Das Lymphödem und die Komplexe Physikalische Entstauungstherapie

Ein Handbuch für die Praxis in Wort und Bild

---

3. erweiterte und vollständig überarbeitete Auflage

Hans Pritschow/
Christian Schuchhardt
(Hrsg.)

DAS LYMPHÖDEM

und die
Komplexe Physikalische Entstauungstherapie

Ein Handbuch für die Praxis in Wort und Bild

---

3. erweiterte und vollständig überarbeitete Auflage

Hans Pritschow/
Christian Schuchhardt
(Hrsg.)

Unter Mitarbeit von Angela Vollmer,
Nicole Severin, Catrin Bromberger,
Oliver Gültig, Ulrike Schwarz
und Kirsten Pritschow

Bibliografische Information der Deutschen Nationalbibliothek
Die Deutsche Nationalbibliothek verzeichnet diese Publikation in der Deutschen Nationalbibliografie; detaillierte bibliografische Daten sind im Internet über www.dnb.de abrufbar.

ISBN 978-3-934371-45-3

Köln 2010

Unveränderter Nachdruck 2013
Belfortstraße 9
D-50668 Köln
post@viavital.net
www.der-niedergelassene-arzt.de
Layout: Rainer Ebertz
Lektorat: Sabine Schneider, Katrin Breitenborn
Druck: D+L Printpartner GmbH, Bocholt
ISBN 978-3-934371-45-3

Hinweis zu geschlechtsneutralen Bezeichnungen
Wenn in diesem Buch bei Personen- und Berufsbezeichnungen die weibliche Form nicht der männlichen Form beigestellt ist, so ist der Grund dafür allein die bessere Lesbarkeit. Dort, wo es sinnvoll ist, ist selbstverständlich immer auch die weibliche Form gemeint.

Inhaltsverzeichnis

Vorwort zur 1. Auflage

Durch die umfangreiche interdisziplinäre Abhandlung des Problems Lymphödem und verwandter Erkrankungen werden mit diesem Buch mehrere Zielgruppen angesprochen: Lymphdrainagetherapeuten, Bandagisten und weitere medizinische Berufsgruppen einerseits, an der Lymphologie interessierte Ärzte und deren Mitarbeiter andererseits. Auch für Patienten kann dieses Buch eine wertvolle Hilfe sein, ihre Erkrankung zu verstehen und mit Hilfe von Arzt und Therapeut zu meistern. Deshalb wurde Wert darauf gelegt, die medizinischen und therapeutischen Aspekte der Lymphödemtherapie auch für Laien in gut verständlicher Weise darzustellen.

Wir hoffen, dass die hier beschriebenen theoretischen und praktischen Wege dazu beitragen, Brücken zu schlagen zwischen Arzt, Therapeut, Bandagist und Patienten mit Lymphödemen. Nur in der intensiven Zusammenarbeit der drei genannten Berufsgruppen mit dem Patienten wird es gelingen, die vielschichtige Erkrankung Lymphödem kompetent und nachhaltig zum Nutzen der Patienten zu behandeln.

Neue Aspekte in der Lymphödemtherapie der letzten Jahre wurden bei der vollständigen Überarbeitung dieses früher schon einmal erschienenen Buches berücksichtigt. In der Zusammenarbeit mit dem Verlag wurde das völlig neue Layout entwickelt und mit Einarbeitung von zahlreichen Tabellen und über 250 farbigen Abbildungen so ausgestattet, dass es nicht nur für die Ausbildung, sondern auch als Nachschlagewerk für den Praktiker geeignet ist.

Wir danken den Mitautoren, wie der Bandagistenmeisterin Angela Vollmer, dem Fachlehrer für MLD Markus Schuster, Diplom-Sportlehrerin Nicole Severin, die mit fachlich versierten Artikeln zum Gelingen dieses Buches beigetragen haben. Bei Kirsten Pritschow bedanken wir uns für die tatkräftige fachspezifische und gestalterische Unterstützung.

Den Ärzten, Patienten und Kollegen, die für die Anfertigung der Bilderdokumentation zur Verfügung standen, danken wir für ihre Bereitschaft und ihr Engagement. Abschließend gilt unser besonderer Dank den Firmen Jobst und BSN, die dieses Buchprojekt großzügig unterstützten.

Waldkirch	Menzenschwand
Hans Pritschow	Christian Schuchhardt

August 2003

Vorwort zur 3. Auflage

Die hervorragende Resonanz auf das vorliegende Buch wie auch der laufende Erkenntniszuwachs in Sachen Lymphologie machten es nötig, bereits zwei Jahren nach Erscheinen der 2. Auflage die 3. Auflage zu konzipieren mit einer neuen Überarbeitung und Aktualisierung. Neue Forschungsergebnisse über die Funktion der Glykokalix im Bereich der Mikrozirkulation mit den aktuellen Vorstellungen, wie der Flüssigkeitsaustausch an der Kapillarmembran stattfindet, wie auch die Integration der Manuellen Lymphdrainage in die modernen Konzepte der Wundversorgung bei Patienten mit chronischen Wunden und wichtige Hinweise zur Selbstbehandlung des Patienten fanden Eingang in die aktuelle Version.
Das Bildmaterial wurde durch mehrere neue Abbildungen ergänzt. Ein leicht gewandeltes Layout, die überarbeiteten und erweiterten Kapitel, das neu hinzugefügte Literatur- und Stichwortverzeichnis sollen unseren gesamten Lesern, vor allem aber der Zielgruppe Arzt, Physiotherapeut, denselben in Ausbildung, Orthopädietechniker und nicht zuletzt dem Patienten selbst das junge Fach Lymphologie verständlich nahe bringen. Wir hoffen, dem Lymphödem und der Komplexen Physikalischen Entstauungstherapie im Spannungsfeld der oben genannten Gruppe so gerecht zu werden, dass eine Zusammenarbeit dieser Bereiche in der ambulanten Praxis erleichtert wird.
Unser Dank gilt den Mitautoren dieses Buches, den Ärzten, Patienten und Kollegen, die für die Anfertigung der Bilderdokumentation zur Verfügung standen, sowie Katrin Breitenborn und Sabine Schneider vom Viavital Verlag. Felix Pritschow danken wir für die Ideen und die tatkräftige Mitarbeit die Neugliederung und Textüberarbeitung betreffend.

Waldkirch — Freiburg

Hans Pritschow — Christian Schuchhardt

Juli 2010

Geleitwort zur 1. Auflage

Der progrediente Verlauf eines unbehandelten lymphostatischen Ödems (Lymphödem) und seiner Kombinations- und Sonderformen lässt sich nur durch eine konsequente Anwendung physikalischer Entstauungsmaßnahmen wirksam beeinflussen. Voraussetzung ist allerdings der richtige Einsatz und die kompetente Durchführung der verschiedenen Einzelmaßnahmen sowie eine intensive und konstante Mitarbeit des betroffenen Patienten.

Es besteht kein Zweifel, dass der Behandlungserfolg wesentlich durch Qualität und Erfahrung des Lymphtherapeuten und Bandagisten beeinflusst wird. An dieser Tatsache hat sich seit dem Erscheinen der ersten Ausgabe dieses Buches nichts geändert.

Für die fachgerechte Behandlung lymphostatischer Ödeme ist seit einigen Jahren eine Spezialausbildung zum „Lymphdrainage-Therapeuten" gesetzlich vorgeschrieben. Leider hat es der Gesetzgeber bisher versäumt, ein vergleichbares Training auch für die Bandagisten einzuführen. Fehler bei der Kompressionsstrumpfversorgung mit negativen Auswirkungen auf Behandlungserfolg, Patienten-Compliance und Kosten sind häufige Folgeerscheinungen.

Die von erfahrenen Spezialisten verfasste zweite Auflage dieses Buches vermittelt in übersichtlicher und einprägsamer Form das Diagnose- und Behandlungskonzept der Autoren. Einleitend werden die notwendigen Basiskenntnisse über Aufbau und Wirkungsweise des Lymphgefäßsystems abgehandelt. Es folgt eine Darstellung der verschiedenen lymphostatischen Krankheitsbilder und ihrer Besonderheiten. Anschließend werden, dem Schwerpunkt des Buches entsprechend, die einzelnen Behandlungsschritte der Manuellen Lymphdrainage, der damit verbundenen Kompressionsbandagierung und der nachfolgenden Versorgung mit medizinischen Kompressionsstrümpfen ausführlich besprochen. Instruktive Bildsequenzen bei der Beschreibung der manuellen Arbeitsabläufe erläutern die einzelnen Schritte der Griff- und Bandagetechnik sowie der Kompressionsstrumpfversorgung und werden der gewünschten praxisnahen Darstellung voll gerecht.

Dem interessierten Arzt, Lymphtherapeuten und Bandagisten aber auch anderen medizinischen Berufsgruppen wird dieses Buch in der täglichen Praxis eine wertvolle Hilfe in Wort und Bild sein.

Prof. Dr. med. Horst Weissleder

Freiburg, August 2003

Geleitwort zur 3. Auflage

Die Behandlung des Lymphödems hat in den letzten Jahren an Bedeutung gewonnen. Das ist nicht zuletzt der zunehmenden Ausbildung von Lymphtherapeuten und der verbesserten Information der Ärzte und Patienten zu verdanken. Lymphödeme werden eher erkannt und häufiger ernst genommen. Gut ausgebildete Lymphtherapeuten und Orthopädietechniker gewährleisten optimale Qualität der Behandlung. Dazu können Bücher wie das vorliegende einen wesentlichen Beitrag leisten.

Das Buch „Das Lymphödem und die Komplexe Physikalische Entstauungstherapie" erscheint in seiner überarbeiteten und erweiterten dritten Auflage. Die Verfasser sind ausgewiesene Spezialisten mit langer Erfahrung in der Behandlung des Lymphödems und erfolgreiche Lehrer mit internationalem Wirkungskreis.

Nach kurzem historischen Rückblick und knapp gehaltenem anatomischen Überblick folgt ein ausführlicher Teil über Physiologie, Pathophysiologie und Klinik des Lymphödems und dessen Kombinationsformen. Der Hauptteil befasst sich mit der konservativen Therapie. Eingehend wird die Manuelle Lymphdrainage, die Kompressionsbandage und die Kompressionsbestrumpfung in allen Modalitäten sowie die Bewegungstherapie abgehandelt. Die einzelnen Arbeitsabläufe sind detailliert Schritt für Schritt erklärt und mit exzellenten Bildsequenzen erläutert. Besonderheiten der jeweiligen Krankheitsbilder werden berücksichtigt. Hervorzuheben ist die eindrucksvolle Abhandlung der konservativen Therapie von Genital- und Kopflymphödemen.

Neu sind unter anderem Kapitel über die erst allmählich erkannte oft entscheidende Rolle der Manuellen Lymphdrainage bei der Therapie chronischer Wunden und über Möglichkeiten, Techniken und Indikationen der Selbstbehandlung von Ödempatienten. Hilfreich ist die jeweilige ausführliche Fremdwörter- und Abkürzungserläuterung, die dem interessierten Laien das Verständnis leicht macht.

Das Buch ist verständlich geschrieben und reich bebildert. Die Lektüre ist auch für den erfahrenen Leser spannend. Es vermittelt als Handbuch Basis- und Spezialkenntnisse in der konservativen Therapie der Lymphödeme in angemessener Ausführlichkeit und leistet als Nachschlagewerk wertvolle Dienste. Die Autoren wenden sich an Lymphtherapeuten, Orthopädietechniker, Patienten und durchaus auch an interessierte Ärzte und Studenten. Dort wo Lymphödeme behandelt werden, wird es eine wertvolle Hilfe sein.

Dr. med. Wolfgang Justus Brauer

Freiburg, Juli 2010

Einführung

Die Autoren dieses Buches entstammen ganz unterschiedlichen Berufsgruppen. Beteiligt sind der Arzt, der Lymphdrainagetherapeut, die Orthopädietechnikerin und die Diplomsportlehrerin. Die Fachkompetenz jeder einzelnen Berufsgruppe stellt aus ihren verschiedenen Ansätzen heraus das Lymphödem in den Brennpunkt und ergibt in der Summe die Handlungskompetenz, die erforderlich ist, um Lymphödeme und lymphödemassozierte Erkrankungen zu erkennen und im zweiten Schritt effektiv zu behandeln. Diese Vielfalt der Beteiligten ergibt die Notwendigkeit der intensiven interdisziplinären Kommunikation, die jedoch immer den Patient in den Mittelpunkt stellt.

Den Patient mit seinem Krankheitsbild im Zentrum zu sehen, bedeutet den ganzen Menschen mit seiner kulturellen, gesellschaftlichen und persönlichen Struktur zu erfassen und die erforderlichen Maßnahmen zur möglichen Genesung wirksam anzuwenden. Dies kann nur mit einer vertrauensvollen Zusammenarbeit aller beteiligten Experten und durch Einbindung des Patienten in das therapeutische Geschehen mit Entwicklung einer Selbstverantwortung realisiert werden. Dies bedeutet, die Aufgabenbereiche und Verantwortlichkeiten der jeweils anderen medizinisch wie therapeutisch Beteiligten gut zu kennen und in regelmäßigen Teambesprechungen zu definieren. Die persönliche Kommunikation kann dieses Buch nicht ersetzen, aber es vermag einen vorläufigen Einblick in die Kompetenzen der einzelnen Fachgebiete zu vermitteln und so die unersetzliche, persönliche Interaktion zu erleichtern.

Ein besonderes Anliegen der Autoren ist es dem/der sich in der Ausbildung befindenden PhysiotherapeutenIn, medizinischen MasseurIn, BandagistenIn und interessierten Laien mit diesem praxisorientierten Handbuch eine Anleitung zu geben, wie umfassend die personenzentrierte Ödemtherapie zur Anwendung kommen kann, ganz besonders auch bei problematischen Ödemen, wie dem Genital- oder Gesichtslymphödem.

Eine zentrale Bedeutung kommt dabei der Komplexen Physikalischen Entstauungstherapie zu. Sie umfasst folgende Maßnahmen: Manuelle Lymphdrainage, Hautpflege, den lymphologischen Kompressionsverband, Bewegungstherapie (Physiotherapie) und die Hochlagerung der betroffenen Extremität. Nach der ersten Phase der Entödematisierung folgt die zweite Phase der Konservierung und Optimierung der Ödemsituation im Alltag.

Dieses Buch hat zum Ziel, zum einen die wichtigsten Ursachen der Entstehung von Ödemen, zu anderen aber auch das Erkennen und Einteilen von verschiedenen Ödemzuständen und damit die Entwicklung der richtigen Indikationen zur Komplexen Physikalischen Entstauungstherapie transparent und verständlich in Wort und Bild darzustellen.

Hans Pritschow, Christian Schuchhardt

A Theoretische Grundlagen der Lymphologie

H. Pritschow, C. Schuchhardt

Unter Lymphologie verstehen wir die Lehre von Aufbau und Funktion des Lymphsystems.

Wir unterscheiden die Lymphangiologie (Lymphgefäßsystem) von der Lymphadenologie (Lymphknoten und immunkompetente lymphatische Gewebe). Die Lymphangiologie beschreibt die Anatomie, Funktion und Pathophysiologie des Lymphgefäßsystems. Die Lymphadenologie beschäftigt sich mit Lymphknoten, Tonsillen, Milz, Thymus, Peyer'schen Plaques, Knochenmark (Abb. 1) und ist eng verknüpft mit den Fachgebieten Immunologie, Hämatologie und Onkologie.

Im Folgenden beschäftigen wir uns vor allem mit dem Lymphgefäßsystem, dem Transportsystem, das verantwortlich ist für den Abtransport der lymphpflichtigen Lasten aus dem Interstitium. Die Insuffizienz dieses Systems führt zum Ödem. Das Ziel unserer physikalisch-therapeutischen Maßnahmen in der Entödematisierung ist die Wiederherstellung einer annähernd funktionalen, ausgeglichenen Gewebedrainage.

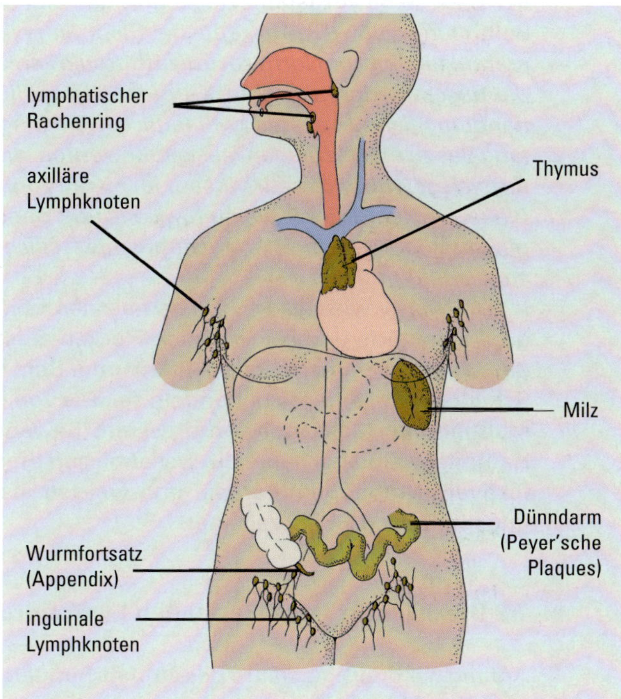

Abb. 1: Die lymphatischen Organe. Nach ihrer Bildung und Prägung wandern die Lymphozyten in die lymphatischen Organe aus.
(Quelle: Huch/Jürgens: Mensch Körper Krankheit, 5. Auflage, © Elsevier GmbH, Urban & Fischer Verlag München 2007)

1 Historischer Rückblick

1.1 Die historische Entwicklung der Manuellen Lymphdrainage

Die Manuelle Lymphdrainage (MLD) ist eine Art der Massage, durch die speziell das Lymphgefäßsystem und das flüssigkeitsführende interstitielle Gewebe (Zwischenzellgewebe) mit dem Ziel beeinflusst werden, eine Anschwellung (Ödem) – das heißt die Ansammlung von interstitieller (Zwischenzell-) Flüssigkeit – zu beseitigen.

Hentschel schreibt zur Entwicklung der Massage: *„Das spezifisch Menschliche an der Massage liegt darin, dass die anfangs spontan und unüberlegt durchgeführten Handgriffe im Laufe der Zeit ausgestaltet, tradiert und schließlich zu regelrechten Massagesystemen entwickelt wurden."*

Entsprechend scheint in den letzten 130 Jahren eine spezifische ödemorientierte Massagemethodenentwicklung stattgefunden zu haben.

Schon *Mosengeil* berichtet 1868 von seinen Versuchen eine intraartikuläre (im Gelenk), durch Tuscheinjektion hervorgerufene Knieschwellung durch Massage zu beseitigen. Er schreibt: *„Spritzt man nun eine Spritze voll der angeriebenen Tuschflüssigkeit in das Knie, so kann man in zwei Minuten das dick geschwollen gewesene (Knie)... wieder völlig dünn durch Massieren bringen. Bei nachfolgender Obduktion konnte man die Tusche in allen Saftkanälen und Lymphbahnen zwischen Synovialis und den Inguinaldrüsen finden."*

1893 beschreibt *Winiwarter* in seinem Buch über die chirurgischen Krankheiten der Haut seine Vorgehensweise und das Ziel der Therapie des elephantiastischen Beinödemes so: *„Die Therapie der Elephantiasis ist darauf gerichtet, entweder den erkrankten Teil zur Norm zurückzuführen oder, wenn dies nicht möglich sein sollte, die Beschwerden des Kranken möglichst zu lindern."* Weiter schreibt er: *„Die Behandlung kann in ein bis zwei täglichen Sitzungen von 15–20 Minuten je nach Umfang des zu massierenden Teils geübt werden, die so genannten Masseure vom Fach, die sich gewöhnlich sehr viel auf ihre Kraft zugute tun und dem Patienten mit Stolz blaue Flecken drücken, leisten, wie ich oft genug gesehen habe, weit weniger als ein verständiger Laie. Am besten ist es freilich, wenn der Chirurg selbst die Massage ausführt."*

Winiwarter wies also schon damals darauf hin, dass der Massagedruck nicht zu groß sein dürfe und keine blauen Flecken entstehen sollten. Er beschreibt weiter, dass vor dem angeschwollenen Arm oder Bein immer die Extremitätenwurzel, also Schulter oder Hüfte, zu behandeln sei. Die von ihm beschriebene Kombination der Maßnahmen Massage, Kompression, Bewegungsübungen, Hochlagerung und Hautpflege sind bis heute die wesentlichen therapeutischen Maßnahmen einer effektiven Lymphödemtherapie und werden als Komplexe Physikalische Entstauungstherapie (KPE) bezeichnet.

1.2 Die „Geburt" der Manuellen Lymphdrainage

Anfang der dreißiger Jahre des 20. Jahrhunderts entwickelte der Däne *Dr. phil. Emil Vodder* (1896–1986) (Abb. 2) eine Lymphdrainagemassage und nannte sie „Manuelle

Lymphdrainage ad modum Vodder". *Vodder,* der 1932 als medizinischer Masseur an der Cote d'Azur arbeitete, schrieb: *„... ich kam auf die Idee, einen Lymphatiker mit hart geschwollenen Halslymphknoten mittels einer leichten Massage zu behandeln ... Es war riskant, aber ich hatte Erfolg ... "*.

Er stellte sich die Frage: „Wäre es möglich, dass die in diesen Ablaufkanälen und Schleusen (Lymphgefäße und Lymphknoten) entstandenen Stauungen durch eine adäquate Massageart behoben werden können?"

Vodder siedelte 1933 nach Paris um und setzte dort seine Studien fort. Er begegnete unter anderem dem bedeutenden Lymphgefäßanatomen *Rouvière* und erwarb das Buch „Die Anatomie der Lymphgefäße" von *Sappey* (1874) (Abb. 3). An diesen Sappey'schen Darstellungen des Lymphgefäßsystems orientieren sich die Vodder'schen Lymphdrainagegriffe mit ihrer Druckrichtung und Reihenfolge bis heute.

1936 stellte *Vodder* erstmals seine Methode auf der „Exposition de Beauté et Santé" in Paris vor. Seine Grundgriffe, nämlich der Stehende Kreis, der Pumpgriff, der Schöpfgriff und der Drehgriff, unterscheiden sich von den klassischen, schwedischen Massagegriffen durch den immer kreisförmig im Sekundenrhythmus durchgeführten Bewegungsablauf, den in Lymphabflussrichtung ansteigenden und dann wieder abnehmenden Druck, die Großflächigkeit und dadurch, dass nicht über die Haut gerieben, bzw. gerutscht wird.

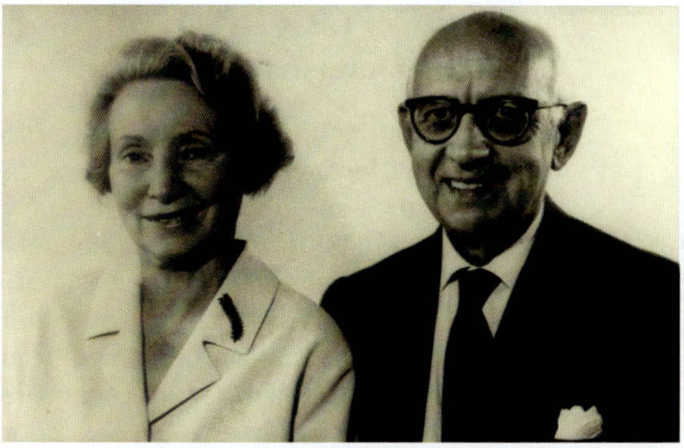

Abb. 2: Dr. Emil and Estrid Vodder
(Quelle: H. Wittlinger/Walchsee, Österreich)

Die Manuelle Lymphdrainage darf niemals schmerzen oder unangenehm sein, da daraus ein Lymphgefäßspasmus resultiert. Stark hyperämisierende Maßnahmen sind unbedingt zu vermeiden, da diese zu einer Erhöhung der lymphpflichtigen Lasten führen.

In den folgenden Jahren und Jahrzehnten wurde *Vodders* Methode trotz guter Erfolge von der Schulmedizin nicht ernst genommen, ja sogar angefeindet. Das lag zum einen sicherlich an dem noch fehlenden physiologischen und pathophysiologischen Wissen über die Aufgabe des Lymphgefäßsystems und der Lymphknoten, auf der anderen Seite aber sicher auch am von *Vodder* propagierten Glauben an die universale Wirkung seiner Manuellen Lymphdrainage.

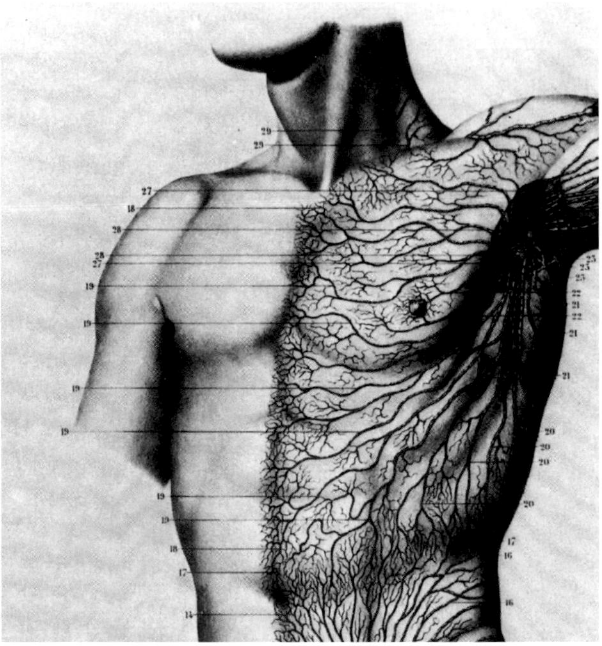

Abb. 3: Die Lymphgefäße im Thoraxbereich
(Illustration von Sappey)

1.3 Entwicklung in Deutschland

In Deutschland fand 1958 ein erster Kurs in Manueller Lymphdrainage nach Dr. Vodder statt. 1963 lernte *Dr. Johannes Asdonk* (1910–2003) (Abb. 4) die Manuelle Lymphdrainage durch seine spätere Ehefrau *Ch. Bartetzko* kennen. Sie hatte als Kosmetikerin einen MLD-Kurs bei *Vodder* besucht. *Asdonk* selbst erlernte die Grifftechnik der Manuellen Lymphdrainage 1964 bei *Vodder* in Dänemark. In seiner allgemeinärztlichen Praxis in Essen setzte *Asdonk* die Manuelle Lymphdrainage in Verbindung mit der von ihm praktizierten Chirotherapie mit großem Erfolg ein. Im Jahr 1966 führte *Asdonk* mit *Vodder* in Essen erstmals einwöchige Lymphdrainagekurse durch.

Asdonk schrieb 1966 über *Vodders* Manuelle Lymphdrainage: *„Die Griffe (Vodders) werden im Übrigen in mannigfacher Weise abgewandelt und kombiniert. Dieses ganze Spiel, das von Vodder in eleganter und m.E. nicht mehr verbesserungswürdiger Weise entwickelt worden ist, lässt sich jedoch nur in persönlichem Unterricht erlernen ...“*.

Gemeinsam wurde 1967 in Essen die „Gesellschaft für Manuelle Lymphdrainage nach Dr. Vodder“ gegründet. Die Gesellschaft führte jährlich wissenschaftliche und praktische Arbeitstagungen durch, mit dem Ziel die Wirksamkeit der MLD zu beweisen. Kurz darauf entstand das „Dr. Vodder Zentrum für Manuelle Lymphdrainage, Forschung – Schulung – Behandlung“ in Essen als Schule unter *Asdonks* Leitung. Die zunehmende Zahl von Patienten mit Lymphödemerkrankungen er-

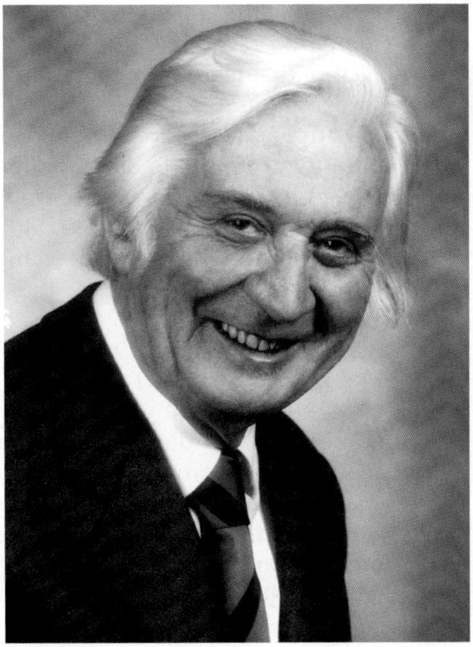

Abb. 4: Dr. Johannes Asdonk (1910–2003)
(Quelle: Feldbergklinik Dr. Asdonk/St. Blasien, www.feldbergklinik.de)

mutigte *Asdonk* 1972 im Schwarzwald die erste Klinik für Lymphödemtherapie weltweit zu gründen.

Die Manuelle Lymphdrainage nach Dr. Vodder wurde 1973 erstmals von den Ersatzkassen in Deutschland in den Abrechnungskatalog aufgenommen. Nun wurde die Manuelle Lymphdrainage von den Krankenkassen als verordnungsfähige Leistung anerkannt. Parallel zu den Kursen in Essen wurde von *Vodder* in Zusammenarbeit mit *Günther Wittlinger* 1969 der erste MLD-Kurs in Österreich am Walchsee durchgeführt. 1973 wurde die „Österreichische Gesellschaft für MLD nach Dr. Vodder" gegründet, die für das deutschsprachige Ausland zuständig war.

Die 8. wissenschaftliche und praktische Arbeitstagung der „Gesellschaft für Manuelle Lymphdrainage nach Dr. Vodder" 1975 war die letzte Veranstaltung der Gesellschaft unter diesem Namen, noch im selben Jahr wurde die Gesellschaft umbenannt in „Gesellschaft für Manuelle Lymphdrainage". 1976 wurde auch diese Gesellschaft aufgelöst und ging in der noch heute bestehenden „Deutschen Gesellschaft für Lymphologie" auf.

In dieser turbulenten Zeit, sicherlich auch wegen einer Spezialisierung der Behandlung von chronischen Lymphödemen, benannte *Asdonk* die von ihm praktizierte Manuelle Lymphdrainage in „Therapeutische Lymphdrainage" um.

Was war passiert? Die bisherige erfolgreiche Zusammenarbeit zwischen *Asdonk* und *Vodder* war beendet.

Auf der einen Seite stand *Vodder,* der Erfinder der Manuellen Lymphdrainage mit der von *Wittlinger* geführten Dr. Vodder-Schule Walchsee (Österreich) und der weiterhin bestehenden österreichischen „Gesellschaft für Manuelle Lymphdrainage nach Dr. Vodder" und auf der anderen Seite *Asdonk* mit der „Therapeutischen Lymphdrainage", die er in seiner Klinik am Feldberg lehrte und der „Deutschen Gesellschaft für Lymphologie".

Aus Partnern waren Gegner geworden, weil *Asdonk Vodder* unterstellte, dessen Griffe seien nicht für die Lymphödemtherapie geeignet. Ein nicht enden wollender Griffestreit und Streit über deren Wirkung ließ keinerlei Kooperation zwischen den Gegnern mehr zu. Trotzdem zahlten viele Schulen *Vodder* bis zu seinem Tode 1986 für die Verwendung seines Namens und seiner Grifftechniken Tantiemen aus den Kurseinnahmen.

1.4 Die neue Zeit

Unter der Federführung des Verbandes Physikalische Therapie gelang es der „Sachverständigenkommission für Manuelle Lymphdrainage" 1985 einen einheitlichen Rahmenlehrplan festzulegen, der für alle Lymphdrainageschulen in Deutschland gleich und bis heute verbindlich ist. Bei den Beratungen zeigte sich, dass alle bestehenden Lymphdrainageschulen ihre Schüler mit dem Ziel ausbildeten, Ödeme zu beseitigen. Dafür verwendeten sie Grifftechniken, die zwar unterschiedliche Namen trugen, sich aber insofern glichen, als sie weder stark hyperämisierten noch schmerzten und einen großflächigen, kreisförmigen Bewegungsablauf aufwiesen, entsprechend der Manuellen Lymphdrainage Vodders.

Die Griffe der Manuellen Lymphdrainage wurden schon immer von erfahrenen Lymphdrainagetherapeuten entsprechend der zu behandelnden Ödeme modifiziert. Dass dabei der besonderen Gewebekonsistenz, einer eventuellen Schmerzhaftigkeit und der zu erwartenden Insuffizienz des Lymphgefäßsystems Rechnung getragen wurde, ist selbstverständlich.

Die Manuelle Lymphdrainage ist die physikalisch-therapeutische Maßnahme, über deren Wirksamkeit ein wissenschaftlicher Nachweis vorliegt *(Kuhnke*, 1979). Heute ist die Manuelle Lymphdrainage nicht mehr aus der Physikalischen Therapie wegzudenken. Ob in der Krebsnachsorge, der Sportphysiotherapie, der Traumatologie oder bei Erkrankungen des rheumatischen Formenkreises, überall wo Ödeme in Zusammenhang mit Lymphabflussstörungen auftreten, kommt die Manuelle Lymphdrainage zumeist in Verbindung mit anderen physikalisch-therapeutischen Maßnahmen zur Anwendung.

In Deutschland wurden in den 1960er-Jahren ca. 400–500 Therapeuten, in den 1970er-Jahren ca. 2.000–3.000, in den 1980er- und 1990er-Jahren ca. 20.000 Lymphdrainagetherapeuten ausgebildet. Heute gibt es ca. zwölf Schulen mit zum Teil über zehn Niederlassungen in ganz Deutschland verteilt.

Betrachten wir die Ausbildungssituation unserer europäischen Nachbarn (mit Ausnahme der Schweiz), so ist festzustellen, dass dort bis heute noch keine einheitlichen Richtlinien für die Ausbildung in Manueller Lymphdrainage existieren. Deutschland hingegen ist, was die Qualitätssicherung der Ausbildung und die Versorgung der Ödempatienten angeht, vorbildlich.

Die von *Vodder* in genialer Weise entwickelte „Manuelle Lymphdrainage" hat mit der Hilfe und dem ärztlichen Wirken *Asdonks* und der zusätzlichen Untermauerung in der theoretischen Lymphologie durch *Földi* ihren festen Platz in der heutigen Physikalischen Therapie gefunden.

Zehntausende dankbarer Patienten zeigen, wie effizient und völlig nebenwirkungsfrei diese spezielle Behandlungsmethode ist.

Die Turbulenzen und Auseinandersetzungen der Vergangenheit sind überwunden. Die „Deutsche Gesellschaft für Lymphologie" (DGL) vereint heute die wertvollen Aspekte beider Strömungen unter einem Dach, mit dem Ziel die Qualität dieser Therapie zum Wohle des Patienten zu sichern.

2 Anatomie des Lymphgefäßsystems

Seit den genauen Untersuchungen des 19. und 20. Jahrhunderts ist die Anatomie des Lymphgefäßsystems bestens bekannt. In den letzten Jahrzehnten hat sich insbesondere die anatomische Schule von *Kubik* in Zürich um diese neuen Kenntnisse verdient gemacht.

Die Schwierigkeit der Beschreibung des Lymphgefäßsystems liegt darin, dass es außerordentlich viele Normvarianten in allen Gefäßabschnitten des Lymphgefäßsystems gibt. So lässt sich anatomisch bei 70–80 % der Menschen der Verlauf der größeren Kollektoren, der Lymphstämme und auch des Ductus thoracicus vorhersagen, in 20–30 % der Fälle bestehen jedoch erhebliche Lage- und Entwicklungsvarianten.

Sämtliche Organe und Gewebestrukturen des Körpers verfügen über Lymphgefäße, außer dem Zentralnervensystem (ZNS). Gehirn, Rückenmark, der Augapfel, das Knochenmark, die Finger- und Zehennägel verfügen über keine Lymphgefäße. Die bestehenden lymphatischen Drainageverhältnisse sind noch unklar und im Moment im Brennpunkt der lymphologischen Forschung.

Merke: Alle Gewebestrukturen außer dem Zentralnervensystem, dem Augapfel, dem Knochenmark, den Finger- und Zehennägeln verfügen über Lymphgefäße.

2.1 Das Lymphgefäßsystem

Das lymphatische Gefäßsystem beginnt im Interstitium (Zwischenzellgewebe). Im Interstitium selbst finden sich die prälymphatischen Kanäle (Gewebekanäle), welche gerichteten Faseranordnungen entsprechen. Sie leiten die interstitielle Flüssigkeit (Zwischenzellflüssigkeit/Gewebeflüssigkeit) in Richtung der zapfenförmig in das Interstitium ragenden initialen Lymphgefäße als erster anatomischer Struktur des Lymphgefäßsystems. Die prälymphatischen Kanäle besitzen keinerlei Wandstruktur. Das initiale Lymphgefäßsystem (Synonym: Lymphsinus) besitzt dagegen einen typischen, zweischichtigen Wandaufbau. Dem Endothelschlauch liegt eine gering entwickelte, sehr lückenhafte Basalmembran in Form eines feinen Filzwerkes zarter Retikulinfasern und Kollagenfasern auf. Die Endothelzellen überlappen sich in ihren Randbereichen, wobei zwischen den Zellen je nach Füllungszustand Öffnungen (Open Junctions) bestehen können, die sich wie schwingende Zipfel öffnen und schließen.

Die netzartig im Interstitium ausgebreiteten initialen Lymphgefäße werden durch so genannte Ankerfasern offen gehalten; diese sind im Interstitium an kollagenen Fasern verankert. Je stärker die Gewebedilatation (Aufquellen) durch ein Ödem ist, desto größer wird der Zug an den Ankerfasern und die Öffnungen zwischen den Endothelzellen der initialen Lymphgefäße erweitern sich (Abb. 5). Die interstitielle Flüssigkeit kann in das Lumen (Lichtung) der initialen Lymphgefäße (Durchmesser bis zu 100 μm) einsickern, der intravasale Druck (Gefäßinnendruck) steigt an und die Interendothelialzellfugen schließen sich wieder. Dieser Vorgang wird als Lymphbildung bezeichnet.

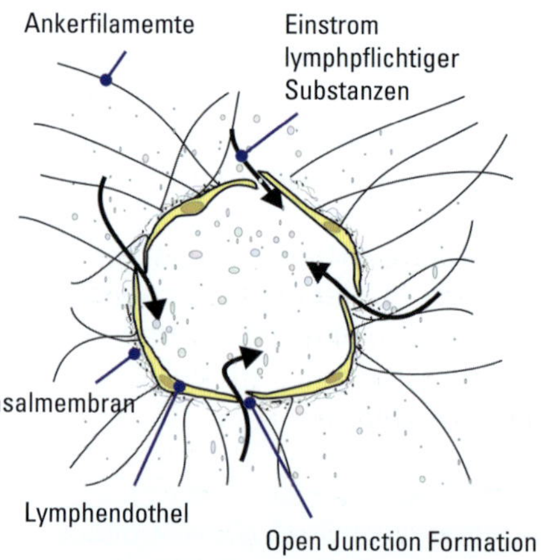

Abb. 5 (oben): Einstrom von Gewebeflüssigkeit in ein initiales Lymphgefäß (Lymphsinus) durch die geöffnete Endothelzellüberlappung
(Grafik: H. Zöltzer/Kassel)

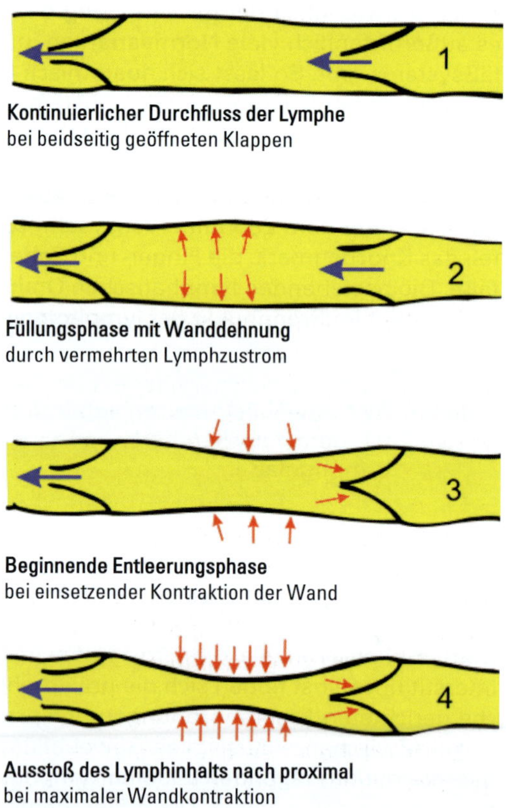

Abb. 6: Füllung und Kontraktion des Lymphangions (nach *Castenholz/Zöltzer*, 1985). Kontraktionsfrequenz in Ruhe 6-10 x pro min, eine Steigerung auf 20 x pro min und mehr ist möglich. Die Kontraktion wird durch die vom ansteigenden Lymphvolumen verursachte Wandspannung ausgelöst. Zudem ist eine vegetative Regulation nachgewiesen.
(Grafik: H. Zöltzer/Kassel)

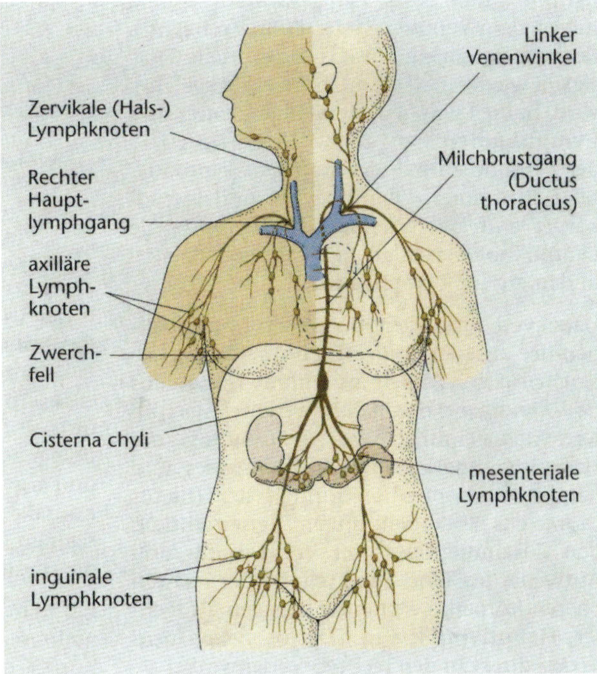

Abb. 7: Drei Viertel der gesamten Lymphe des Körpers werden dem linken Venenwinkel über den Ductus thoracicus zugeführt, ein Viertel fließt über den Ductus lymphaticus dexter in den rechten Venenwinkel.
(Quelle: Huch/Jürgens: Mensch Körper Krankheit, 5. Auflage, © Elsevier GmbH, Urban & Fischer Verlag München 2007)

Im Bereich der Haut wie auch der Schleimhäute unterscheiden wir eine oberflächliche Schicht initialer Lymphgefäße sowie ein tiefer gelegenes Lymphgefäßnetz, welches von Präkollektoren (Durchmesser 20–200 μm) gebildet wird, die zunächst noch unregelmäßig Klappen und Muskelzellen aufweisen. Sie stellen das Bindeglied zu den nächstgrößeren Gefäßen, den Lymphkollektoren, dar und werden von einzelnen Autoren wegen des lediglich schütteren Besatzes mit Klappen und Muskulatur noch dem initialen Lymphgefäßsystem zugerechnet *(Behrens von Rautenfeldt,* persönliche Mitteilung). Ab Höhe der Lymphkollektoren (Durchmesser 100–600 μm) findet sich ein regelmäßiger dreischichtiger Gefäßwandaufbau mit Endothel (Tunica intima), Muskelschicht (Tunica media) und Adventitia (Tunica externa), und es finden sich Klappen, welche segmentartig die Lymphgefäße unterteilen und die Lymphflussrichtung vorgeben. Sämtliche Lymphgefäße vom Niveau der Präkollektoren an sind mit Klappen, Muskelschicht und einer nervösen Versorgung ausgestattet. Das Segment eines Lymphgefäßes, begrenzt von einer distalen und einer proximalen Klappe, bezeichnet man als Lymphangion (Länge 1–20 mm) (Abb. 6). Jedes Lymphangion wird von einem autonomen Nervenzentrum (Schrittmacher) gesteuert, welches schrittmacherartig Impulse zur Muskulatur leitet und hier eine Kontraktion verursacht.

Zusätzlich besteht eine nervöse Versorgung des Lymphgefäßsystems über vegetative Bahnen des sympathischen und möglicherweise auch parasympathischen Nervensystems.

a

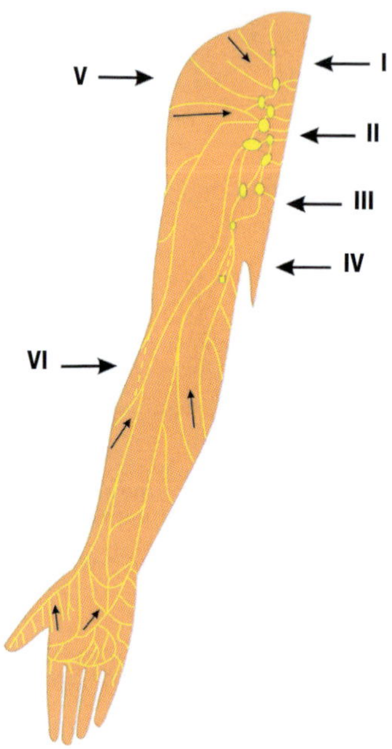

b

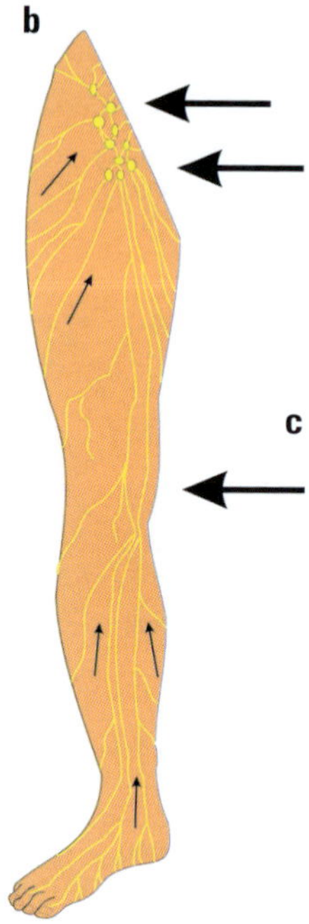

c

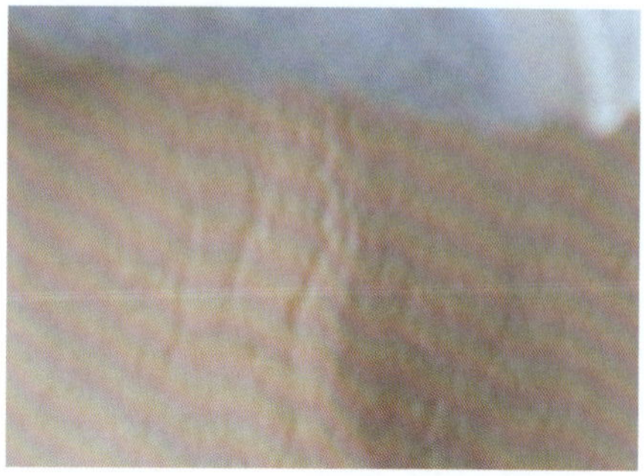

Abb. 8: a) Schematische Darstellung der oberflächige Lymphkollektoren des Armes (Volarseite). Die dünnen Pfeile markieren die Abflussrichtung der Lymphe zu den:
I) supraklavikulären Lymphknoten (LK), II) infraklavikulären LK, III) axillären LK, IV) kubitalen LK, V) Deltoidbündeln, VI) Kollateralgefäßen (gestrichelte Linie)
(Grafik: H. Zöltzer/Kassel)
b) Schema der oberflächigen Lymphkollektoren des Beines
(Grafik: H. Zöltzer/Kassel)
c) Hautlymphgefäße gestaut, in einer Ellenbeuge deutlich sichtbar

Die Kollektoren verlaufen zu den regionären Lymphknoten (Längsdurchmesser 0,2–30 mm), beispielsweise in der Leiste oder der Achselhöhle (Axilla) (Abb. 7). Die nächstgrößere anatomische Lymphgefäßstruktur stellt der Lymphstamm (Truncus lymphaticus) dar. Das größte Lymphgefäß ist der Ductus thoracicus (Milchbrustgang).

Merke: Das initiale Lymphgefäß
1. besitzt keine Klappen,
2. weist eine äußerst lückenhafte Basalmembran auf,
3. hat keine Wandmuskulatur.

Im Bauchraum münden die beiden iliakalen Lymphstämme (Tr. iliacalis) und der Lymphstamm des Magen-Darmtraktes (Tr. gastrointestinalis), welcher auch die Lymphe des Darms (Chylus) transportiert, in den Ductus thoracicus (Milchbrustgang). Der Zusammenfluss dieser Lymphstämme, retroperitoneal in Höhe des zweiten bis dritten Lendenwirbels, wird als Cisterna chyli („Sammelbecken“) bezeichnet.

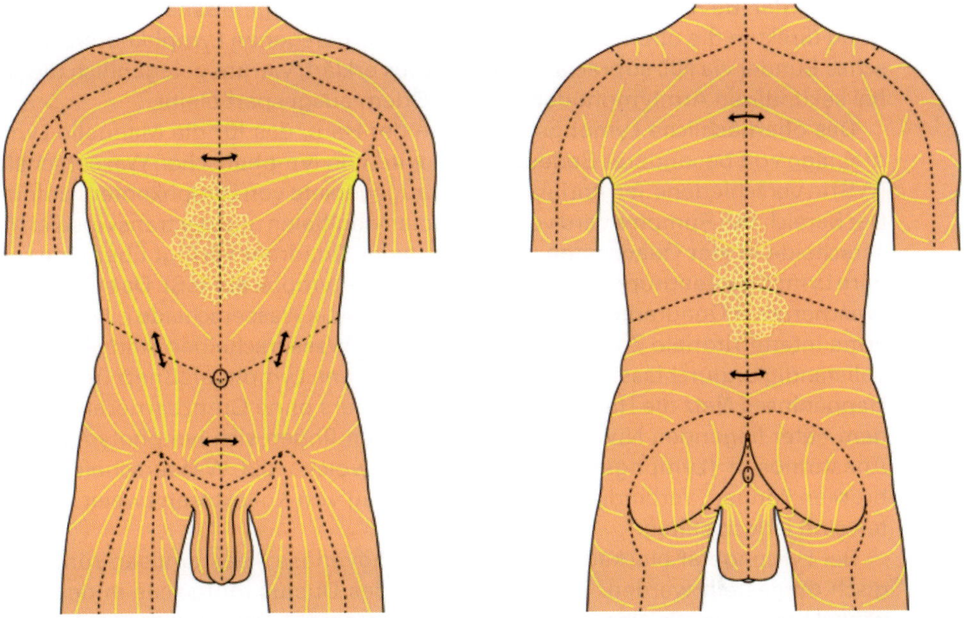

Abb. 9: Lymphatische Wasserscheiden begrenzen das Einzugsgebiet regionaler Lymphknoten. Das kutane klappenlose Lymphgefäßnetz ermöglicht die Drainage in alle Richtungen.
(Grafik: H. Pritschow/Waldkirch)

Der Ductus thoracicus mündet in den linken Halsvenenwinkel, gebildet von der Vena jugularis interna und der Vena subclavia. Über den Ductus thoracicus wird die Lymphe der Beine, der unteren Rumpfquadranten, des linken oberen Rumpfquadranten und des linken Armes sowie der linken Hals- und Gesichtsseite transportiert.

Die Lymphe des rechten Armes, des rechten oberen Rumpfquadranten, der rechten Halsseite wie auch der rechten Gesichtshälfte fließt über den Ductus lymphaticus dexter in den rechten Venenwinkel.

Die großen Lymphstämme, wie der Ductus thoracicus und der Ductus lymphaticus dexter, zeigen bei der Einmündungssituation in die Venenwinkel außerordentlich viele anatomische Varianten.

2.2 Anatomische Varianten

Die Ischiasanastomose entlang des Nervus ischiadicus sowie Lymphkollektoren entlang der Arteria femoralis profunda und entlang der Glutealarterien transportieren einen Teil der Lymphe der Beine unter Umgehung der inguinalen Lymphknoten (LK) direkt in die Nodi lymphatici (NII.) iliacales. Hier ergeben sich therapeutische Drainagemöglichkeiten, z.B. nach inguinaler Lymphknotendissektion (Ausräumung der Leistenlymphknoten).

16 % der Bevölkerung verfügen über eine Lymphgefäßanastomose von der Hand direkt in die oberhalb des Schlüsselbeins gelegenen Lymphknoten (kephalisches Bündel via Nll. supraclaviculares). Dies erklärt, warum gelegentlich die Hand bei sekundären Armlymphödemen vom Ödem ausgespart bleibt.

Das oberflächliche Lymphgefäßsystem der Haut, das für die Manuelle Lymphdrainage von besonderer Bedeutung ist, wird von lymphatischen Wasserscheiden (WS) in verschiedene Territorialzonen (Einzugsgebiete von Lymphknoten) unterteilt. Der Bereich des Rumpfes wird von der median-sagittalen und der transversalen Wasserscheide in vier Quadranten unterteilt. Jeder Quadrant verfügt über eine regionäre Lymphknotengruppe, in deren Richtung die Lymphe abfließt. Das Grenzgebiet zwischen zwei Quadranten nennen wir lymphatische Wasserscheide („lymphgefäßarme interterritoriale Zone" nach *Kubik)*. Diese Wasserscheiden sind jedoch nicht vollständig undurchlässig. Das oberflächige kutane Lymphgefäßnetz überzieht als klappenloses Netz die Haut des gesamten Körpers ohne Grenzbarrieren. Auch auf dem tiefer liegenden Niveau der Präkollektoren finden sich lympholymphatische Anastomosen (Lymphgefäßverbindungen), welche die Wasserscheiden überbrücken können. Verbindungen auf dem Niveau von Kollektoren zweier Quadranten sind jedoch selten.

Bei Lymphgefäßblockaden konnten lymphovenöse Anastomosen röntgenologisch dargestellt werden. Die Einmündung des Ductus thoracicus in den Venenwinkel kann auch als eine lymphovenöse Anastomose (Verbindung des Lymphgefäßsystems mit dem venösen Kreislauf) angesehen werden.

2.3 Für die Therapie wichtige Lymphknotengruppen

Nodi lymphatici (Lymphknoten)	Einzugsgebiet (Tributargebiet)
submentales	Unterlippe mittlerer Anteil, Kinn, Zahnfleisch, Zungenspitze, vorderer Anteil des Mundbodens
submandibulares	Lippen, äußere Nase, Wangen, Augenunterlid, medialer Anteil des oberen Augenlides, Zahnfleisch, Zunge, Mundboden, Gaumen, Wangen, Unterzungenspeicheldrüse
praeauriculares	Vorderteil der Ohrmuschel, Gehörgang, Stirn, Schläfen, Nasenwurzel, lateraler Teil des Augenoberlides, Glandula parotis (Ohrspeicheldrüse)
retroauriculares	Ohrmuschel von hinten, benachbarte Kopfhaut
occipitales	Haut der Hinterhaupt- und Nackengegend, Rachenmandeln (nicht regelmäßig)
cervicales superficiales et profundi, superiores et inferiores axillares	Kopf und Hals obere Extremitäten und oberer Rumpfquadrant, Brustdrüse
pectorales	Brustdrüse, vor allem laterale Quadranten
parasternales	medianer Teil der Brustdrüse, angrenzende Haut

cubitales	ulnare Haut des Unterarmes, Knochen, Gelenke, Muskeln und Bindegewebe des Unterarmes und der Hand
poplitei	Fersen, laterale Achillessehnenregion, tiefe Teile des Unterschenkels
inguinales	Beine, Haut der unteren Rumpfquadranten, äußere Genitalien, Glutealregion, unteres Drittel der Vagina
iliacales	lymphpflichtige Last (s. A 3.7.1 Die lymphpflichtige Last, S. 33) von den Nodi lymphatici inguinales, innere Geschlechtsorgane, Blase, Enddarm
paraaortales	Hoden, Ovarien, Eierstöcke, Uterus

Lymphstämme	**lymphatische Wasserscheiden (WS)**
Ductus thoracicus	Kopfhörer WS
Ductus lymphaticus dexter	untere transversale WS
Truncus jugularis dex./sin.	median-sagittale WS
Tr. subclavicularis dex./sin.	WS über der Klavikula } (obere transversale WS)
Tr. bronchomediastinalis dex./sin.	WS über Spina scapulae } (obere transversale WS)
Tr. gastrointestinalis	Hosenboden WS
Tr. lumbales dex./sin.	

3 Physiologie

3.1 Das Blutgefäßsystem

Das arterielle und venöse Blutgefäßsystem weisen anatomisch wie auch physiologisch Unterschiede auf, welche in erster Linie durch die intravasalen (im Gefäß) Druckunterschiede bedingt sind. Am ausgeprägtesten finden sich diese Unterschiede im Bereich der unteren Extremitäten.

Die starke Pumpe des linken Herzens erlaubt eine hohe und rasche Durchblutung sämtlicher Körperregionen. Im Gegensatz hierzu ist der venöse Rückfluss insbesondere aus dem unteren Körperareal durch die Schwerkraft erschwert. So beträgt die durchschnittliche Blutfließgeschwindigkeit in der Aorta rund 23 cm pro Sekunde, in der Vena cava dagegen 7–8 cm pro Sekunde.

Dennoch ist der venöse Rückfluss, obwohl deutlich langsamer, hämodynamisch ausgeglichen. Zum einen ist dies der Fall, weil die venöse Rückflusskapazität wesentlich höher ist, zum anderen, weil der größte Blutanteil von ca. 75 % sich im venösen Gefäßsystem befindet und nur ca. 25 % in den arteriellen Gefäßen.

Im Blutkapillarbereich sämtlicher Körperorgane finden die Austauschprozesse zwischen Blut und Interstitium statt.

3.2 Transmuraler Flüssigkeits- und Stoffaustausch im Bereich der Blutkapillare

(transmural = durch die Blutgefäßwand hindurch)

Im Wesentlichen finden sich drei physikochemische Austauschvorgänge im Bereich der Blutkapillare:

- Diffusion,
- Pinozytose/Zytopempsis,
- Filtration/Reabsorption.

Beim Austausch von Nährstoffen, Stoffwechselendprodukten, Flüssigkeiten und Atemgasen steht in erster Linie der Austausch durch Diffusion im Vordergrund. Hierbei handelt es sich um einen Stoffaustausch, welcher auf dem Boden von Konzentrationsunterschieden stattfindet. Die „treibende Kraft" für diesen Stoffaustausch ist die „Brown'sche Molekularbewegung". Die notwendige Voraussetzung stellt eine hohe kapillare Austauschrate dank der bestehenden Permeabilität (Durchlässigkeit) im Kapillarbereich dar. Große Austauschflächen, niedrige Blutströmungsgeschwindigkeiten sowie die starke Aufzweigung der Kapillargefäße erklären die Tatsache, dass über 99 % des Stoff- und Flüssigkeitsaustausches im Organismus über Diffusionsprozesse ermöglicht werden. Dank der Poren in der Kapillarmembran (Permeabilität), deren Größe je nach Organ variiert, besteht in Abhängigkeit von der Molekülgröße auch durchaus die Möglichkeit des Stoffaustausches größerer Moleküle durch Diffusion.

Ein zweiter Transportmechanismus besteht in Form der Pinozytose. Hierunter verstehen wir den aktiven Transport von Flüssigkeiten oder gelösten Stoffen durch Endothelzellen (Schleusenmechanismus) hindurch. Besonders Eiweißkörper werden auf diese Art aus dem Gefäßinneren in das Interstitium transportiert.

Einen dritten und vierten Transportmechanismus stellen die Filtration und Reabsorption durch die Kapillarmembranen dar. Eine gestörte Kapillarpermeabilität (z.B. bei Entzündungen, Traumen) sowie diese beiden Transportmechanismen sind für die Entstehung von Ödemen von besonderer Bedeutung und werden später (s. A 3.4 Physikochemische Austauschvorgänge im Bereich der Blutkapillare, Filtration/Reabsorption, S. 28) noch ausführlich abgehandelt.

3.3 Permeabilität des Blutkapillarsystems

Während Arterien und Venen vollständig „wasserdicht" sind und keinen Stoffaustausch zulassen, ist das Kapillargebiet des Blutkreislaufes dank porenartiger Endothelöffnungen (3–6 μm weite Lücken, sog. Gap Junctions) und Fensterbildungen (Fenestration) für den Stoffaustausch bestens vorbereitet. Die Permeabilität der Blutkapillare ist für unseren Stoffwechselaustausch absolut notwendig. Die Durchlässigkeit der Kapillaren des Blutkreislaufes für Flüssigkeiten und darin gelöster Stoffe ist zum einen von der Porengröße, zum anderen von der Glykokalix, einer der Blutkapillarwandung (Endothelzellen) von innen (lumenseitig) aufliegende Lipopolysaccharidschicht, abhängig. Diese Glykokalix ist für eine Vielzahl von Funktionen im Bereich der Kapillarwand verantwortlich, wie z. B. der Regelung des Leukozytendurchtrittes (immunologische Abwehrfunktionen), der Regelung des kolloidosmotischen Druckes im Interstitium oder dem Schutz des Kapillarendothels.

Je nach Organ finden sich unterschiedliche Permeabilitäten. Die größte Permeabilität findet sich bei den Blutkapillaren der Leber und Milz, sie sind fenestriert (gefenstert). Weitgehend undurchlässig sind hingegen die Blutkapillaren des Zentralnervensystems. Haut, Muskulatur und sonstige Organe stehen zwischen diesen beiden Extremen. Die Durchlässigkeit, d.h. Poren- und Fenstergröße, kann durch verschiedene Einflüsse auch variiert werden: So kann eine vermehrte Durchströmung (Hyperämie) durch mäßige Erweiterung der Blutkapillaren auch die Öffnungen in der Gefäßwand vergrößern. Zum anderen kennen wir hormonelle Einflüsse, welche die Permeabilität (Durchlässigkeit) des Kapillargebietes beeinflussen können.

Entsprechend der unterschiedlichen Kapillarpermeabilität der verschiedenen Organe findet sich jeweils auch ein sehr unterschiedlicher Eiweißgehalt im jeweiligen, organspezifischen Interstitium und damit auch in den jeweiligen drainierenden Lymphgefäßen (Tab. 1).

Entgegen früherer Angaben mit einer Gesamtmenge von 20 l Kapillarfiltrat *(Guyton,* 1963), werden nach neueren Untersuchungen im Durchschnitt pro 24 Stunden rund 5–7 l mikrovaskuläres Filtrat gebildet *(Koller et al.,* 1992). Nach neueren Untersuchungen *(Schad,* 2009) findet über die gesamte Blutkapillarstrecke nur eine Filtration statt und keine Resorption. Diese erstaunliche Tatsache ist in erster Linie dadurch bedingt, dass im Interstitium der meisten Gewebe ein gegenüber früheren Berechnungen deutlich höherer kolloidosmotischer Druck (KODi) besteht; zusätzlich liegen die hydrostatischen Drücke im Interstitium im negativen Bereich. Selbst experimentelle Erhöhungen des interstitiellen KOD durch Albumininfusionen haben keine Resorption in Richtung Blutkapillare zur Folge *(Hu et al.,* 2000). Die gesamte im Kapillargebiet herausgefilterte Flüssigkeit (Wasser, Elektrolyte, Glukose, Hormone) durchströmt das Interstitium, erreicht die zu ver- und entsorgenden Gewebezellen und wird anschließend mehr oder weniger ausschließlich über das Lymphgefäßsystem aufgenommen. Das Volumen der Primärlymphe (entsprechend dem Gesamtkapillarfiltrat von 5–7 l) wird während der Lymphknotenpassage durch hier stattfindende Resorptionsprozesse auf die Hälfte reduziert. Somit erreichen insgesamt rund 2–4 l Lymphe den Blutkreislauf in Höhe der Venenwinkel. Eine Resorption mikrovaskulären Filtrats findet lediglich in den Organen statt, die für Resorptionsaufgaben zuständig sind (Leber, Darm, Niere und Lymphknoten). Die unterschiedliche Permeabilität der Blutkapillare führt zu deutlichen Unterschieden des Eiweißgehaltes im Interstitium und entsprechend in der dort gebildeten Lymphe (Tab. 1).

Leber:	ca. 4–6 g/100 ml
Muskulatur:	ca. 2–4 g/100 ml
Haut:	ca. 2–4 g/100 ml
Gehirn:	ca. 0–1 g/100 ml

Tab. 1: Eiweißgehalt der Lymphe verschiedener Gewebe (nach *Schad,* 1998)

3.4 Physikochemische Austauschvorgänge im Bereich der Blutkapillare

Um die physikochemischen Austauschvorgänge im Bereich der Blutkapillare zu verstehen und damit die Pathophysiologie der Ödementstehung zu entwickeln, ist die Kenntnis folgender Grundbegriffe von eminenter Bedeutung:

Peripherer Widerstand

Die Herzaktion führt zu einem systolischen Blutdruck, welcher im Mittel bei 100 mm Quecksilbersäule (mmHg) (systolisch 120, diastolisch 80 mmHg) liegt. Über die großen Arterien wird dieser Blutdruck bis relativ weit in die Peripherie beibehalten und sinkt vor der präkapillaren Arteriole auf ca. 80 mmHg ab. Die präkapillare Arteriole dient als Schutz (peripherer Widerstand) für das empfindliche Blutkapillarsystem, welches den hohen systemischen Drücken des Blutdruckes nicht gewachsen wäre, und steuert die Durchblutung der Blutkapillare. Besonders der präkapillare Sphinkter der Arteriole entwickelt den so genannten peripheren Widerstand, der verhindert, dass das Blut mit „Gewalt" in die Blutkapillare hineinschießt und den Druck auf ca. 35–40 mmHg reduziert. Die präkapillare Arteriole mit ihrem Sphinkter ist also zum einen verantwortlich für die Aufrechterhaltung des Gesamtkreislaufs (retrograde Wirkung), zum anderen steuert sie die Durchblutung der Blutkapillare (anterograde Wirkung). Die Permeabilität der Blutkapillaren ermöglicht den Stoffaustausch mit dem Interstitium.

Merke: Der periphere Widerstand wirkt retrograd auf den Blutdruck, anterograd auf den Blutkapillardruck.

Blutkapillardrücke im Kapillarschenkel

Nach Passage des präkapillaren Sphinkters tritt das Blut in den Blutkapillarbereich ein. Beim Eintritt in den arteriellen Schenkel liegt der Druck bei etwa 35 mmHg. Dieser Druck wird als Blutkapillardruck (BKD) bezeichnet. Mit der Passage des Kapillarsystems bis hin zum venösen Schenkel sinkt der BKD auf einen Druck von ca. 15 mmHg ab. Auf seinem Weg vom venösen Kapillarausgang bis zum rechten Herzen sinkt der Blutdruck weiter auf einen präkardialen Wert (vor dem rechten Vorhof) von ca. 0 mmHg ab.

Osmose

Unter Osmose verstehen wir das Anziehen von Wasser durch eine semipermeable (halbdurchlässige) Membran mittels einer Teilchenlösung höherer Konzentration, wie z. B. mit Zucker, Eiweiß oder Salz. Aus diesem Grunde entwickelt sich ein Druckgradient, indem die wasseranziehende Teilchenlösung Flüssigkeit durch die semipermeable Membran ansaugt. Besteht die Teilchenlösung aus Eiweiß sprechen wir von Kolloidosmose. Der aufgebaute negative Druck/Sog wird kolloidosmotischer Druck (KOD) oder kolloidosmotischer Sog genannt. Bei einer Konzentration der gesamten Plasmaproteine von 7 g pro 100 ml Blut (7g/dl Plasmaproteinkonzentration) entwickelt sich ein Sog/Druck von ca. –25 mmHg.

Merke: Onkotischer oder kolloidosmotischer Sog/Druck ist die Kraft der Eiweißkörper, Wasser an sich zu binden (auf Grund ihrer Molekularstruktur).

Filtration/Reabsorption

Da sich auch im Interstitium Eiweißkörper befinden (Tab. 1), entwickelt sich auch hier ein kolloidosmotischer Druck. Im arteriellen Kapillarschenkel liegt der Blutkapillardruck mit ca. 35 mmHg deutlich über dem ihm entgegen wirkenden negativen Druck der Eiweißkörper (Plasmaproteine) von ca. 25 mmHg. Solange der Blutkapillardruck größer als der kolloidosmotische Druck ist, wird von den Eiweißkörpern das gebundene Wasser durch die permeable Kapillarmembran in das Interstitium abgepresst. Diesen Vorgang nennen wir Filtration. Etwa in der Mitte des Kapillarsystems besteht durch stetiges Absinken des Blutkapillardruckes ein Druckausgleich. Im venösen Kapillarschenkel sinkt der Blutkapillardruck zwar unter den intravaskulären kolloidosmotischen Druck; der relativ hohe interstitielle KOD von 10–15 mmHg verhindert jedoch eine Reabsorption in die venöse Kapillare oder Venole.

Merke:

Blutkapillardruck:	Blutdruck in den Kapillaren, im Laufe der Kapillarpassage abfallend von ca. 35 mmHg auf ca. 15 mmHg.
hydrostatischer Druck im Gewebe (Gewebedruck):	je nach Gewebeart unterschiedlicher Druck im Interstitium (zwischen –1 mmHg und –3 mmHg schwankend)
Osmose:	Anziehen von Wasser durch eine semipermeable Membran mittels einer Teilchenlösung höherer Konzentration
kolloidosmotischer Druck:	Anziehen von Wasser durch eine semipermeable Membran mittels einer Teilchenlösung aus Eiweißmolekülen. Der kolloidosmotische Druck im Blutgefäß und der kolloidosmotische Druck im Interstitium sind abhängig vom Eiweißgehalt.
Filtration:	Abpressen von Flüssigkeit aus den Blutkapillaren durch die Kapillarmembran (BKD > KOD)
Reabsorption:	Anziehen von Flüssigkeit aus dem Interstitium durch die Kapillarmembran in das Gefäßinnere durch den kolloidosmotischen Druck der intravasalen Eiweißkörper (BKD < KOD)

3.5 Starling'sches Gleichgewicht

Die von *Starling* 1886 beschriebene Hypothese eines unter physiologischen Bedingungen bestehenden Gleichgewichts zwischen durchschnittlichem Kapillardruck und durchschnittlichem onkotischen Sog der Plasmaproteine wird als Starling'sches Gleichgewicht bezeichnet. Sie hat nach wie vor ihre Gültigkeit. Dabei wirken folgende Kräfte im Bereich der Blutkapillare:

- zwei hydrostatische Drücke, nämlich der durch die Herzkraft entwickelte Blutkapillardruck sowie der durch die Gewebespannung entwickelte positive interstitielle Druck und
- zwei kolloidosmotische Drücke, nämlich der durch die Bluteiweißkörper entwickelte kolloidosmotische Druck im Gefäßsystem sowie der im Interstitium entwickelte kolloidosmotische Druck der hier befindlichen Eiweißkörper.

Diese vier Drücke sind verantwortlich für den effektiven Filtrations- bzw. Reabsorptionsdruck, der die Flüssigkeitsbewegung über die Kapillarmembran bestimmt. Neuere Untersuchungen haben ergeben, dass den interstitiellen Drücken (P hydrostatisch und KOD) wesentlich mehr Aufmerksamkeit geschenkt werden muss. In der Regel ist der interstitielle KOD so hoch, dass keine Resorption in die Blutkapillare erfolgen kann. Zudem ist die gesamte kapilläre Filtrationsmenge deutlich niedriger, als früher angenommen. Dies erklärt, dass das Lymphgefäßsystem in der Lage ist, das gesamte Filtrationsvolumen zu bewältigen und einen ödemfreien Zustand aufrecht zu erhalten.

Starling'sches Gleichgewicht im Kapillarbereich

effektiver Filtrationsdruck: arterieller Kapillardruck

P hydrostatisch intravaskulär		KOD vaskulär		P hydrostatisch interstitiell		KOD interstitiell
35	-	25	+	3	+	10

= + 23 mmHg Filtrationsdruck

effektiver Filtrationsdruck: venöser Kapillardruck

P hydrostatisch intravaskulär		KOD vaskulär		P hydrostatisch interstitiell		KOD interstitiell
15	-	25	+	3	+	10

= + 3 mmHg Filtrationsdruck

Abb. 10: Das Starling'sche Gleichgewicht und die an der Blutkapillare wirkenden Drücke

Merke: BKD, KOD in der Blutkapillare, KOD im Interstitium und der hydrostatische Druck im Interstitium beeinflussen den Stoffaustausch im Bereich der Blutkapillare. In der Regel findet keine Reabsorption in die Blutkapillare statt.

3.5.1 Störungen des Starling'schen Gleichgewichts

In Kenntnis der vier für die Austauschvorgänge zuständigen Drücke sind mehrere pathologische Einflussmöglichkeiten auf das Starling'sche Gleichgewicht denkbar, welche zu einer erhöhten mikrovaskulären Filtration führen können: Eine Erhöhung des Blutkapillardrucks durch vermehrte Öffnung des präkapillaren Sphinkters (aktive Hyperämie) führt zu einer verstärkten Filtration. Dieser vermehrte Flüssigkeitsaustritt führt zu einer erhöhten lymphpflichtigen Last (LL) und muss durch eine vermehrte Lymphgefäßtätigkeit (Lymphangiomotorik) abgefangen werden. Auch das Gegenteil ist denkbar, nämlich dass retrograd durch ein venöses Abflusshindernis ein venöser Rückstau entsteht und damit mehr Blut in den Kapillarbereich zurückgestaut wird. Diesen Vorgang bezeichnen wir als passive Hyperämie. Als Ursache hierfür kann eine Rechtsherzinsuffizienz, eine Venenthrombose oder schon alleine längeres Stehen (Orthostase) verantwortlich sein. Auch hier führt der erhöhte Kapillardruck zu Erhöhung des Filtrationsdruckes mit vermehrtem Flüssigkeitsaustritt in das Gewebe (erhöhte lymphpflichtige Last), welcher durch die lymphatischen Kompensationsmechanismen abgearbeitet werden muss. Auch Änderungen des Serum-Eiweißgehaltes im Sinne eines Eiweißmangels (Hypoproteinämie), beispielsweise auf Grund von Mangelernährung, Leber-, Nieren- oder Darmerkrankungen, führen zu großer Filtration und damit zu verstärktem Flüssigkeitsaustritt in das Gewebe.

Merke: Die aktive Hyperämie, die passive Hyperämie und die Hypoproteinämie führen durch die verstärkte Filtration zu einem Anstieg der interstitiellen Flüssigkeit und damit der lymphpflichtigen Last. Achtung: Potenzielle Ödemgefährdung!

3.6 Das Lymphgefäßsystem

Das Lymphgefäßsystem ist das Transportsystem, welches im Wesentlichen für den Rücktransport der interstitiellen Eiweiße in die Blutbahn verantwortlich ist.

3.6.1 Lymphbildung

Der Eintritt von interstitieller Flüssigkeit in die initialen Lymphgefäße wird als Lymphbildung bezeichnet. Die in der interstitiellen Grundsubstanz (Matrix) zu findenden prälymphatischen Kanäle (Gewebekanäle) leiten die interstitielle eiweißhaltige Flüssigkeit in Richtung der zapfenförmig in das Interstitium ragenden initialen Lymphgefäße. Der Eintritt der interstitiellen Flüssigkeit in das Lymphgefäß geschieht zum einen über einen transendothelialen (durch die Endothelzelle hindurch), zum größten Teil aber über den interendothelialen (zwischen den Endothelzellen) Einstrom. So finden sich im Bereich der initialen Lymphgefäße weit geöffnete interendotheliale Zellfugen, dort wo sich die Endothelzellen lappenartig (schwingende Zipfel) überlagern. Je nach Flüssigkeitsmenge im Interstitium wird durch Straffung der Ankerfasern die Interendothelialzellfuge weit geöffnet und gestattet somit den Eintritt auch großmolekularer Eiweißkörper, von Zellen und Zelltrümmern. Die Lymphgefäßaktivität (Lymphangiomotorik) der nachgeschalteten größeren Lymphgefäße führt zu einem Unterdruck in den initialen Lymphgefäßen. Ein Zusammenfallen der initialen Lymphgefäße wird durch die Ankerfasern verhindert. Ähnlich einem Staubsauger saugt somit das initiale Lymphgefäß (Lymphkapillare) das Interstitium frei von überflüssiger interstitieller Flüssigkeit. Die „alten Griechen" bezeichneten die Lymphgefäße auch als „Saugadern".

3.6.2 Lymphangiomotorik (intrinsische Faktoren)

Unter Lymphangiomotorik verstehen wir die spontane Lymphgefäßtätigkeit (Angiokontraktion), welche für den Lymphtransport sorgt. Die Lymphangione kontrahieren sich regelmäßig wie aneinander gereihte kleine Herzchen, dem Impuls ihres ortsständigen Schrittmachers folgend. Die Grundfrequenz der Kontraktionen der Lymphangione beträgt etwa 5–10/min. Die Abflussrichtung der Lymphe ist durch die Klappenanordnung in den Lymphkollektoren vorgegeben (Abb. 6: Füllung und Kontraktion des Lymphangions).

Die Menge der Lymphe, die pro Zeiteinheit transportiert wird, das Lymphzeitvolumen, ist im Wesentlichen von zwei Faktoren abhängig:

1. der Häufigkeit der Lymphangiokontraktion (Frequenz) und
2. dem Füllungszustand des Lymphangions (Amplitude).

Wie auch das Herz mit steigender Frequenz bei körperlicher Belastung mehr Blut auswirft, so ist auch das Lymphgefäßsystem bei notwendigem größerem Lymphtransport in der Lage, mit häufigeren Kontraktionen das Lymphzeitvolumen zu steigern. Die zweite Möglichkeit der Steigerung des Lymphzeitvolumens besteht in einer besseren Füllung des Lymphangions, welche sowohl zu einem größeren Auswurf an Lymphvolumen wie auch zu einer größeren und damit effizienteren Kontraktionskraft der Muskulatur des Lymphangions führt. Diesen Mechanismus bezeichnet man als Frank-Starling-Mechanismus.

3.6.3 Frank-Starling-Mechanismus

Von dem Deutschen *Frank* und dem Engländer *Starling* wurde am Herz-Lungen-Präparat der Zusammenhang zwischen der Herzfüllung und seiner Auswurfleistung untersucht. Dabei beobachteten sie, dass der entscheidende Parameter die Vordehnung der Muskelfasern des Herzens ist. Das heißt, je größer die enddiastolische Herzfüllung ist, desto größer ist die Herzmuskelvordehnung und desto größer ist das Schlagvolumen, das ausgeworfen wird. Dieses physiologische Grundgesetz lässt sich auf das Lymphangion übertragen. Durch eine erhöhte enddiastolische Füllung des Lymphangions (Vorlasterhöhung) wird am isolierten Lymphgefäß ein größeres Schlagvolumen ausgeworfen. Umgekehrt führt beim chronischen Lymphstau ein erhöhter Druck im Lymphgefäß (erhöhte Nachlast) zu einem verkleinerten Schlagvolumen.

- vegetatives Nervensystem, sympathikoton/parasympathikoton
- Frank-Starling-Mechanismus
- Spontankontraktion durch lokale Schrittmacherstimulation
- Gewebehormone (Histamin, Bradykinin etc.)

Tab. 2: Lymphzeitvolumen beeinflussende Faktoren (intrinsische Faktoren)

3.6.4 Hilfsmechanismen (extrinsische Faktoren)

Als Hilfsmechanismen des Lymphtransportes können die Muskelpumpe, die Gelenkpumpe und die Sprunggelenkpumpe im Bereich der unteren Extremität bezeichnet werden. Die Atmung bewirkt durch die Druckänderungen im Abdominal- und Thoraxbereich bei der Ein- und Ausatmung eine Sogwirkung auf den Ductus thoracicus. Der durch die Herzpumpe erzeugte negative Druck im zentralen Venenbereich wiederum bewirkt das Ansaugen von Lymphe aus dem Ductus thoracicus in die Vene. Die Pulsation der Arterien wirkt sich auf die mit in der Gefäßscheide liegenden Lymphgefäße angiomotoriksteigernd aus.

- Muskelpumpe
- Gelenkpumpe
- Pulsation der benachbarten Arterien
- Atmung
- Herzpumpe

Tab. 3: Hilfsmechanismen des Lymphtransportes (extrinsische Faktoren)

3.7 Aufgaben des Lymphgefäßsystems

Die Aufgabe des Lymphgefäßsystems besteht im Rücktransport der so genannten lymphpflichtigen Lasten (LL).

3.7.1 Die lymphpflichtige Last

Unter der lymphpflichtien Last verstehen wir die verschiedenen Eiweißmoleküle, die im Interstitium anzutreffen sind, welche nahezu ausschließlich über die Lymphgefäße entsorgt werden müssen. Hinzu gesellt sich die interstitielle Flüssigkeit (Wasser), ohne welche die sonstigen lymphpflichtigen Substanzen gar nicht transportiert werden könnten. Aus diesem Grunde ist es unsinnig, ein Lymphödem mit diuretischen Substanzen (Diuretika) zu behandeln, weil der Wasserentzug zu einer Erhöhung der Eiweißkonzentration im Interstitium führt, was unbedingt zu vermeiden ist (s. Sekundäre Gewebeveränderungen, S. 48). Die Darmlymphgefäße nehmen eiweißummantelte Fettmoleküle (Chylomikrone) auf und sind so neben dem Transport der Nahrungseiweiße auch für den Transport der langkettigen Nahrungsfette verantwortlich. Mit den zusätzlichen Fettmolekülen wird die ansonsten wasserklare Lymphe milchig trüb (Chylus). Immer finden sich in der Lymphe auch Zellen wie Lymphozyten, Makrophagen oder bei hydrostatischen Belastungen bzw. Gewebeverletzungen auch Erythrozyten.

Jede Steigerung der kapillären Filtration (Phlebohypertonie, Herzinsuffizienz, Entzündung, Trauma) führt zu einer vermehrten Flüssigkeitsbelastung des Interstitiums. Sofort reagiert das Lymphgefäßsystem mit einer Erhöhung des Lymphzeitvolumens (Frequenz und Amplitude steigen an), um dem drohenden oder bereits bestehenden Ödem mit Ausschöpfung seiner funktionellen Reserve zu begegnen. Auch bei akutem Volumenmangel im Blutgefäßsystem (Schock) stellt das Lymphgefäßsystem mit unmittelbarer Erhöhung der Transportleistung dem großen Kreislauf eiweißreiche Flüssigkeit zur Bewältigung des Schockgeschehens zur Verfügung.

- Eiweiß
- Wasser
- Zellen
- Fett

Tab. 4: Lymphpflichtige Lasten

Der ausschließliche Abtransport der interstitiellen Eiweißmoleküle über das Lymphgefäßsystem ist verantwortlich für die ganz speziellen klinischen Aspekte einer Lymphabflussstörung (s. A 5.2 Das Lymphödem, S. 43).

- Rücktransport der lymphpflichtigen Last
- Transport der Nahrungseiweiße und Fette
- Sicherheitsreserve: Transportleistung wird zur Verfügung gestellt bei drohendem Ödem (bei Herzinsuffizienz, chronischer venöser Insuffizienz und anderen ödemauslösenden Krankheitsbildern)
- immunologische Funktion: a) Lymphozytenzirkulation, b) Ermöglichung einer Antigen-Antikörperreaktion durch Transport der Antigene (in das Interstitium eingedrungene Eiweißkörper) aus der Peripherie zum regionären Lymphknoten
- Bereitstellung von Volumen bei Volumenmangelsituationen (Schock)

Tab. 5: Funktionen des Lymphgefäßsystems

3.7.2 Herkunft der interstitiellen Eiweißkörper

Es gibt verschiedene Möglichkeiten, wie Eiweißkörper in das Interstitium gelangen können:

Plasmaproteine beispielsweise verlassen kontinuierlich die Blutbahn, um ihre Vehikelfunktion (Transportfunktion) wahrzunehmen. Ferner werden beim ständigen Auf- und Abbau der Gewebe (Gewebemauserung) Eiweißkörper freigesetzt, die aus

Merke: Die gesamte Menge an Plasmaeiweiß von rund 350 g wird täglich im Kapillarbereich ausgeschleust und über das Lymphgefäßsystem dem Blutkreislauf wieder zugeführt (*Schad*, 2009).

dem Interstitium entsorgt werden müssen. Auch eiweißproduzierende Organe wie Leber, hormonproduzierende Drüsen, Bauchspeicheldrüse usw. produzieren Eiweiße. Neben den endogen anfallenden (von innen stammenden) Eiweißkörpern gelangen üblicherweise auch von außen in den Organismus aufgenommene (exogene) Eiweißkörper in das Interstitium. Hierzu gehören in erster Linie Nahrungseiweiße, aber auch über Haut oder Bronchien aufgenommene kleinste Eiweißmoleküle wie Pollen in der Einatmungsluft, Salbenbestandteile oder durch Injektionen oder Stiche aufgenommene Eiweißkörper. Verletzungen, Entzündungen, hormonelle Einflüsse, die die Permeabilität der Blutkapillaren gegenüber Plasmaproteinen erhöhen, führen zu einer starken Eiweißanreicherung im Interstitium.

Eine besondere Form des Eiweißanstiegs im Interstitium findet sich bei der mechanischen Insuffizienz des Lymphgefäßsystems (Lymphödem), bei der das Lymphgefäß nicht mehr in der Lage ist, die physiologisch anfallende Eiweißlast abzutransportieren.

Die lymphpflichtige Zelllast kann auch bei Infekten, bei einem Anstieg der Makrophagen oder posttraumatisch gesteigert sein (s. A 5.5.2 Lymphödem und Erysipel, S. 63). Auch eine lymphogene Tumorzellaussaat bedeutet einen Anstieg der Zelllast.

3.7.3 Lymphzeitvolumen (LZV), Transportkapazität (TK) und funktionelle Reserve (FR)

Das jeweils aktuell pro Zeiteinheit transportierte Volumen an Lymphe stellt das Lymphzeitvolumen (LZV) dar. Die Lymphgefäßtätigkeit passt sich der jeweilig gerade anfallenden lymphpflichtigen Last an. So werden bei gesteigerter Filtration, z.B. bei einer aktiven Hyperämie, die Lymphgefäße mit der Erhöhung der Lymphangiomotorik das anfallende Volumen rasch weg arbeiten. Das Volumen an Lymphe, welches das Lymphgefäßsystem bei maximaler Arbeit und seinem gegebenen Fassungsvermögen pro Zeiteinheit transportieren kann, nennen wir Transportkapazität (TK). Üblicherweise übertrifft diese Transportkapazität bei weitem die unter physiologischen Bedingungen anfallende lymphpflichtige Last. Es besteht somit eine große Sicherheitsreserve gegenüber Flüssigkeitsbelastungen im

Interstitium. Diese Reserve bezeichnen wir auch als funktionelle Reserve (FR). Sie reicht normalerweise aus, um auch einen massiven Anstieg von lymphpflichtiger Last zu bewältigen, ohne dass es zu einem Ödem kommt.

So muss eine operative oder strahlentherapeutisch bedingte Einschränkung der Transportkapazität, z.B. nach Behandlung eines Mammakarzinoms, nicht automatisch zu einem sekundären Armlymphödem führen. Erst wenn die Transportkapazität kleiner als die normale lymphpflichtige Last ist und damit die funktionelle Reserve völlig „aufgebraucht" ist, entsteht ein Lymphödem (s. A 4.1 Insuffizienzformen des Lymphgefäßsystems, S. 38; A 5.4.2 Sekundäres Lymphödem, S. 55).

Merke: Definition lymphologischer Begriffe:

- **Transportkapazität (TK):**
  Volumen an Lymphe, welches das Lymphgefäßsystem bei maximaler Arbeit mit seinem gegebenen Fassungsvermögen pro Zeiteinheit transportieren kann.
- **Lymphpflichtige Last (LL):**
  Alle Substanzen, die über die Lymphgefäße abtransportiert werden müssen (Wasser, Zellen, Eiweiß, Fett).
- **Lymphzeitvolumen (LZV):**
  Transportiertes Volumen (Menge) an Lymphe, welches pro Zeiteinheit vom Lymphgefäßsystem tatsächlich transportiert wird.
- **Funktionelle Reserve (FR):**
  Differenz zwischen Transportkapazität und Lymphzeitvolumen oder auch lymphpflichtiger Last.

3.7.4 Aufgaben des Lymphgefäßsystems

Zusammenfassend kennen wir nun die wichtigsten Aufgaben des Lymphgefäßsystems. Sie bestehen im Rücktransport der interstitiell anfallenden Eiweißkörper endogener wie exogener Herkunft. Das Lymphgefäßsystem reagiert auf eine Erhöhung der lymphpflichtigen Lasten mit einer Erhöhung der Frequenz und Amplitude der Lymphangione, das Lymphzeitvolumen steigt an. In seiner speziellen immunologischen Aufgabe transportiert das Lymphgefäßsystem toxische wie auch infektiöse Substanzen aus dem Interstitium ab, die dann in den Lymphknoten herausgefiltert und entsorgt werden. Eng verknüpft hiermit ist die Vermittlung von Immunität durch den Eiweißtransport aus dem Interstitium in die regionären Lymphknoten, wo dann eine Antigenpräsentation stattfindet. Mit dieser Funktion gewinnt der Körper Immunität gegenüber zahlreichen Krankheitserregern.

Merke: Die wichtigsten Aufgaben des Lymphgefäßsystems sind:

- Rücktransport der interstitiell anfallenden Eiweißkörper endogener wie exogener Herkunft.
- Kompensation interstitieller Flüssigkeitsbelastungen bei Störungen des Starling'schen Gleichgewichts.
- Entsorgung toxischer und infektiöser Substanzen mit Speicherung, bzw. Entgiftung in den regionären Lymphknoten.
- Vermittlung von Immunität durch Eiweißtransport aus dem Interstitium in den regionären Lymphknoten zur Antigenpräsentation.

3.7.5 Schlussbetrachtungen Lymphgefäßsystem

Der ausschließliche über die Lymphbahn stattfindendeTransport von Eiweißkörpern aus dem Interstitium ist für den Organismus von lebenswichtiger Bedeutung. Durch die Möglichkeit des Abtransportes gefährlicher exogener, also von außen in das Interstitium eingetretener Eiweißkörper wie Bakterien, Viren oder sonstiger toxischer oder infektiöser Partikel, ist der Organismus in der Lage, über diesen speziellen, immunologisch stark überwachten Entsorgungsweg (Lymphgefäßsystem, Lymphknoten) schnell und gezielt Abwehrmechanismen wie Antikörperbildung einzuleiten. Infekte werden entweder im Keim erstickt oder im zweiten Schritt, im Sinne einer Immunität, kompetent bekämpft. Auch bei der Verhinderung einer Tumorzellaussaat spielt das Lymphgefäßsystem eine wichtige Rolle, indem die regionären Lymphknotenstationen eine erste Barriere vor dem Weitertransport in den Organismus darstellen. Störungen der physiologischen Lymphdrainage der Gewebe mit der Folge eines Lymphödemes führen damit automatisch zu einer lokalen Immunschwäche (s. A 5.5.2 Lymphödem und Erysipel, S. 63). Über die Albuminbindung organisiert der Organismus auch die Befreiung des Interstitiums von Lipoperoxiden (Radikale).

Merke: Das gesunde Lymphgefäßsystem reagiert auf eine erhöhte lymphpflichtige Last spontan. Die Kontraktionsfrequenz steigt an und die Füllung (Amplitude) der Lymphangione wird größer. Das Lymphzeitvolumen steigt an.

4 Pathophysiologie

4.1 Insuffizienzformen des Lymphgefäßsystems

Insuffizienz des Lymphgefäßsystems bedeutet, dass das System nicht mehr in der Lage ist, die ihm gestellte Aufgabe zu bewältigen. Der Abtransport der lymphpflichtigen Lasten aus dem Interstitium ist nicht mehr gewährleistet, die Folge ist ein Ödem. Einer der wichtigsten Lehrsätze der Lymphologie lautet: Jedes Ödem beruht auf irgendeiner Form der Insuffizienz des Lymphgefäßsystems. Aber Achtung! Nicht jedes Ödem ist ein Lymphödem!

Wir unterscheiden drei Insuffizienzformen:

4.1.1 Dynamische Insuffizienz

Eine pathologisch erhöhte lymphpflichtige Last übersteigt in ihrem Volumen die normale Transportkapazität. Das Lymphgefäßsystem ist anatomisch und physiologisch gesund, d.h. Struktur und Funktion sind völlig intakt. Es arbeitet auf Hochtouren, kann aber die zu große lymphpflichtige Last nicht bewältigen, es ist überfordert.

Bei dieser Insuffizienzform finden wir ein weiches, dellenhinterlassendes Ödem. Es kann unterschiedlichster Genese sein und z.B. auftreten bei Herzerkrankung (kardial), bei Nierenerkrankung (nephrogen), bei Hypoproteinämie (Eiweißmangel im Blut), bei Venenerkrankung oder bei Orthostase (im Stehen ohne sich zu bewegen).

Das entstandene Ödem ist in der Regel eiweißarm, in seltenen Fällen eiweißreich und kann lokal oder generalisiert auftreten.

Die dynamische Insuffizienz ist die am häufigsten auftretende Form einer Lymphgefäßinsuffizienz, sie wird auch als Hochvolumeninsuffizienz bezeichnet. Zum besseren Verständnis könnte man auch von einer Insuffizienz anstelle einer Überforderung des Lymphgefäßsystems sprechen.

Merke Dynamische Insuffizienz = gesundes Lymphgefäßsystem, aber die lymphpflichtige Last ist größer als die normale Transportkapazität.

4.1.2 Mechanische Insuffizienz

Bei dieser Form der Insuffizienz besteht die funktionelle Reserve des Lymphgefäßsystems nicht mehr, die normale lymphpflichtige Last kann nicht mehr abtransportiert werden. Wir sprechen deswegen auch von einer Niedrigvolumen- oder mechanischen Insuffizienz.

Ist das Lymphgefäßsystem durch Operationen, Verletzungen oder Entzündungen direkt geschädigt, dann sprechen wir von einer organischen mechanischen Insuffizienz.

Wenn die Funktion der Lymphgefäße, d.h. die Kontraktion der Lymphangionmuskulatur und/oder die Klappenfunktion der Lymphgefäße, gestört ist, sprechen wir von funktioneller mechanischer Insuffizienz. Diese Situation finden wir z.B. bei Lähmung oder Spasmus der Lymphgefäßmuskulatur, z.B. durch Medikamente, Nikotin, Entzündungsmediatoren wie Bradykinin oder Serotonin sowie bei einer hieraus resultierenden Erweiterung (Dilatation) der Lymphgefäße mit mangelhafter Klappenschlussfunktion.

Diese beiden Formen, also die organische und die funktionelle Form der mechanischen Insuffizienz des Lymphgefäßsystems, treten häufig in Kombination auf.

Merke: Mechanische Insuffizienz = krankes Lymphgefäßsystem = chronisches Lymphödem. Die Transportkapazität ist kleiner als die normale lymphpflichtige Last. Das auftretende Ödem ist immer eiweißreich, was im Laufe der Zeit zu Sekundärveränderungen aller beteiligten Gewebestrukturen führt. Wir unterscheiden eine organische mechanische Insuffizienz von einer funktionellen mechanischen Insuffizienz.

4.1.3 Kombinierte Form der Insuffizienz

Diese dritte Form der Lymphgefäßinsuffizienz ist eine Kombination der dynamischen Insuffizienz mit einer mechanischen Insuffizienz. Die lymphpflichtige Last ist größer als die herabgesetzte Transportkapazität des Lymphgefäßsystems, in der Folge kommt es zu einer totalen Versumpfung der Gewebe. Die kombinierte Form der Insuffizienz findet sich bei Erkrankungen des Venensystems, nach Traumen (posttraumatisch), nach Operationen (postoperativ) und bei Entzündungen. Das auftretende Ödem ist immer eiweißreich und wird auch als akutes Lymphödem bezeichnet. Das Resultat ist eine massive Gewebeschädigung, die zu Gewebeuntergängen in Form von Nekrosen führen kann, d.h. das Überleben der Gewebe ist nicht mehr „gesichert" und wird deswegen auch gelegentlich als „Sicherheitsventilinsuffizienz" bezeichnet (nach *Földi*).

Merke: Kombinierte Insuffizienz = krankes Lymphgefäßsystem. Die herabgesetzte Transportkapazität ist kleiner als die stark erhöhte lymphpflichtige Last. Das auftretende Ödem ist immer eiweißreich und führt zu Bindegewebeproliferationen (Vernarbung).

4.1.4 Lymphangiopathie mit noch suffizienter Lymphdrainage

Hierbei handelt es sich um eine Einschränkung der Transportkapazität, d.h. die funktionelle Reserve ist verringert, die normale lymphpflichtige Last kann jedoch noch bewältigt werden. In dieser Situation sprechen wir auch von Ödembereitschaft.

Wir finden diese Situation immer nach Operationen, durch die das Lymphgefäßsystem geschädigt wurde, z.B. nach chirurgischer Brustkrebsbehandlung mit ausgedehnter Lymphknotenentfernung aus der Achselhöhle (Axilla). Ob diese Patienten ein Lymphödem entwickeln oder nicht, hängt davon ab, ob das Lymphgefäßsystem nach dem Abklingen des postoperativen Ödems (akutes Lymphödem) noch in der Lage ist, die normale lymphpflichtige Last zu bewältigen oder nicht. Den ödemfreien Zeitraum zwischen der Operation und dem ersten Auftreten des Ödems bezeichnen wir als Intervall- oder Latenzstadium.

Das bei einer Insuffizienz des Lymphgefäßsystems auftretende Ödem basiert auf verschiedenen Grunderkrankungen. Im Folgenden wird geklärt, in welchen Fällen das Ödem eine Krankheit ist und wann es als Symptom auftritt.

Patienten, die in einem bestimmten Lebensabschnitt (z.B. Pubertät, Schwangerschaft o.ä.) ein primäres Lymphödem entwickeln, hatten wahrscheinlich auch schon vor Auftreten des Ödems eine Einschränkung der Lymphtransportkapazität.

4.2 Übersicht: Ödemzuordnung zu den Insuffizienzformen des Lymphgefäßsystems

Ödeme: Einteilung

eiweißreiche Ödeme
(beruhend auf einer verstärkten Permeabilität und/oder Verletzung von Gefäß-oder Zellmembranen, oder einer gestörten lymphatischen Drainage)

- entzündlich (akut und chronisch)
- traumatisch
- Lymphödem
- Lipödem Stadium II und III
- CVI Stadium II und III
- postischämisch

eiweißarme Ödeme
(beruhend auf einer verstärkten mikrovaskulären Filtration)

- Eiweißmangel (im Blut)
- kardial
- renal
- hepatogen
- Phlebödem/Lipödem Stadium I
- medikamentös
- endokrin

Merke: Eiweißreiche Ödeme beruhen entweder auf einer Permeabilitätsstörung der Kapillarwand (Entzündung, Trauma) mit zu großem Anfall an Eiweiß oder auf einem mangelhaften Abtransport des Eiweißes (mechanische Insuffizienz des Lymphgefäßsystems) oder beide Ursachen liegen zugrunde (kombinierte Insuffizienz des Lymphgefäßsystems).

5 Klinik der Ödeme

In diesem Kapitel werden die verschiedenen Erscheinungsformen von Ödemen abgehandelt.

5.1 Einführung

Eine pathologisch erhöhte Flüssigkeitsansammlung kann intrazellulär (zelluläres Ödem) oder im Zwischenzellraum auftreten (extrazelluläres oder interstitielles Ödem). Im Weiteren steht der Begriff Ödem für ein interstitielles, also extrazelluläres Ödem. Unter Ödem verstehen wir eine sicht- und tastbare Flüssigkeitsansammlung im Interstitium. Schon der Ödembefund sowie die Ödemanamnese erlauben in einem großen Teil der Fälle die Zuordnung dieses Symptoms Ödem zu einer bestimmten Erkrankung. Eine interstitielle Flüssigkeitsanreicherung, ein Ödem, ist nicht immer als Erkrankung zu sehen, sondern tritt häufig als Symptom unterschiedlichster Grunderkrankungen auf. Zahlreiche internistische Erkrankungen wie die Herzinsuffizienz, die Niereninsuffizienz, Lebererkrankungen und hormonelle Erkrankungen können mit Ödemen einhergehen.

Schon die Einseitigkeit eines Extremitätenödemes schließt die oben genannten, internistischen Erkrankungen als Ödemursache aus.

Um zu klären, um welche Ödemform es sich handelt, sollten wir uns folgende Fragen stellen:

1. Besteht ein generalisiertes Ödem?
2. Befindet sich das Ödem an einer oder an beiden Extremitäten (Beine/Arme)?
3. Tritt die Ödematisierung nur vorübergehend auf oder besteht sie dauernd (passager/chronisch)?
4. Ist das Ödem weich, dellenhinterlassend oder derb bis fest mit nur schwer eindrückbarer Delle?

Mit Beantwortung dieser Fragen wird uns rasch klar, ob ein Ödem akut oder chronisch ist, ob es durch eine internistische Erkrankung wie Herzinsuffizienz oder Nierenschwäche verursacht ist, ob eine venöse Grunderkrankung vorliegt oder ob es sich um ein chronisches Lymphödem handelt. In Kenntnis der Pathophysiologie kennen wir folgende Ursachen, welche für die Entstehung von Ödemen verantwortlich sein können:

Die häufigste Ursache beim älteren Menschen ist eine Rechtsherzinsuffizienz, welche über einen erhöhten Venendruck zum beidseitigen (symmetrischen) Unterschenkelödem (dynamische Insuffizienz des Lymphgefäßsystems) führen kann. Als zweithäufigste Ursache sind venöse Abflussstörungen anzusehen (dynamische Insuffizienz oder kombinierte Insuffizienz des Lymphgefäßsystems). Weit seltener finden sich echte chronische Lymphödeme (s. A 4.1.2 Mechanische Insuffizienz, S. 38; s. A 5.2.4 Stadieneinteilung des Lymphödems, S. 50). Eine akute Schwellnei-

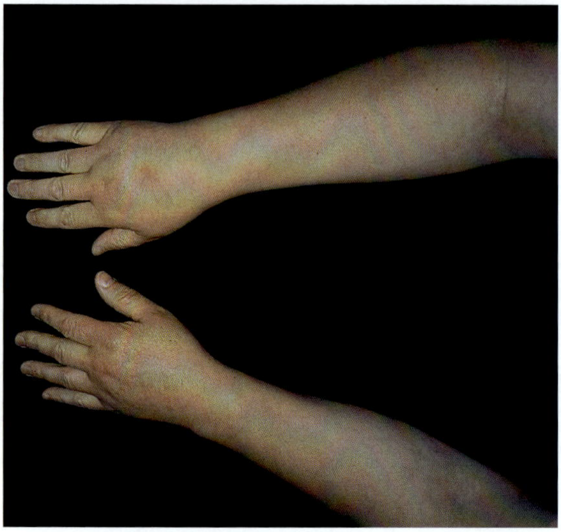

Abb. 11: Dellenhinterlassendes Lymphödem bei primär chronischer Polyarthritis (PCP)

- generalisiertes Ödem
- einseitig oder beidseitig
- akut aufgetretenes oder chronisches Ödem
- gut verschiebbares, dellenhinterlassendes Ödem oder verhärtetes Ödem

Tab. 6: Verschiedene Ödemformen

gung findet sich bei infektiösen Prozessen infolge vonTraumen, Entzündungen oder im Rahmen rheumatischer Erkrankungen.

Ob ein Ödem eiweißreich ist oder nicht, lässt sich im akuten Stadium aus der klinischen Untersuchung nicht ableiten. So lassen sich beim eiweißreichen Ödem im akuten Stadium durchaus Dellen eindrücken (Abb. 11). Die schwerere Dellbarkeit eines Ödems ist auf die Bindegewebevermehrung als Reaktion auf die chronische Eiweißablagerung zurückzuführen, nicht auf den Eiweißgehalt an sich. Allein das Zusammenspiel von Anamnese, Inspektion und Palpation erlaubt uns in der Regel die Diagnose Lymphödem (s. A 5.3.2 Apparative Diagnostik des Lymphödems, S. 53).

- Hypervolämie mit venöser Hypertension bei Herzinsuffizienz, Niereninsuffizienz
- gestörte venöse/lymphatische Drainage
- aktive Hyperämie nachTrauma, bei Entzündungen, hormonell bedingt
- erhöhte Permeabilität der Blutkapillaren beiTrauma, Entzündungen, hormonell bedingt
- Hypoproteinämie
- Disposition

Tab. 7: Mögliche Ursachen für die Ödementstehung

Chronische Ödeme venöser wie auch lymphatischer Ursache führen zu trophischen Störungen der ödematisierten Gewebe, speziell der Haut. Hierfür verantwortlich ist die in ödematös durchtränkten Gewebsbezirken verlängerte Diffusionsstrecke für Sauerstoff, Kohlendioxid sowie Stoffwechselprodukte. Zusätzlich werden die Gewebe durch die schlechtere Entsorgung von Stoffwechselschlacken belastet, was als Auslöser für die chronisch entzündlichen hyperreparativen Gewebereaktionen gilt.

Merke: Mögliche Ödemursachen sind also:

- verstärkte kapilläre Filtration (z.B. kardial, CVI Stadium I)
- Permeabilitätsstörungen (z.B. Entzündungen)
- gestörte physiologische Lymphdrainage (= Lymphödem)

Ödemklassifikation:

- Ödeme können eiweißreich oder eiweißarm sein
- Lymphödeme sind immer eiweißreich
- nicht alle eiweißreichen Ödeme sind Lymphödeme

5.2 Das Lymphödem

Unter einem Lymphödem verstehen wir den Krankheitszustand, bei dem durch eine ungenügendeTransportkapazität auf Grund von zu wenig, fehlgebildeten oder nicht funktionierenden Lymphgefäßen die normale lymphpflichtige Last nicht abtransportiert werden kann (mechanische Insuffizienz). Dies führt in typischer Weise zur Flüssigkeits- und Eiweißbelastung im Interstitium und zu den charakteristischen klinischen Zeichen des Lymphödems. Befindet sich das Lymphödem in der Darmwand, so kommt es im Bereich der Darmlymphgefäße zusätzlich zu einem gestörten Abtransport von langkettigen Fetten (Chylomikrone).

5.2.1 Klinik des Lymphödems

Ein Lymphödem kann generalisiert oder nur bestimmte Körperregionen und Organe erfassend auftreten.

In frühen Stadien des Lymphödems lässt sich ein weiches, gut verschiebbares, dellenhinterlassendes Ödem nachweisen. Dieser Ödemnachweis allein gestattet jedoch noch nicht die Diagnose Lymphödem. Besteht das Lymphödem schon länger, wird es immer schwieriger in das derbe, proliferierte Bindegewebe eine Delle einzudrücken. Die langanhaltende erhöhte Eiweißkonzentration im Interstitium führt im Verlauf von Monaten und Jahren zu einer Hautverdickung und Bindegewebeproliferation. Diese lässt sich im Bereich der unteren Extremitäten, speziell am Rücken der zweiten Zehe, bzw. des Zeigefingers, durch eine im Seitenvergleich verbreiterte, noch abhebbare Hautfalte dokumentieren. Dieser Hautfaltentest wird als Stemmer'sches Zeichen bezeichnet. Im Extremfall finden wir so genannte Kastenzehen, die so hart sind, dass sich keine Hautfalte mehr abheben lässt.

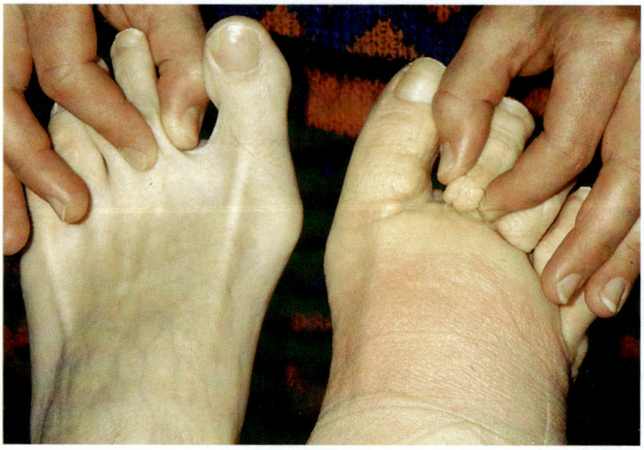

Abb. 12: Das Stemmer'sche Zeichen ist ein diagnostisches Zeichen, das auf ein Lymphödem hinweist. Wenn beide Beine betroffen sind, wird die Hautfalte der Zehen mit jener der Finger verglichen (Aufnahme: H. Pritschow/Waldkirch)

Das Stemmer'sche Zeichen kann als absolutes Frühzeichen des Lymphödems und, wenn positiv, als hundertprozentiger Beweis einer Lymphostase angesehen werden. Ein negatives Stemmer'sches Zeichen schließt allerdings ein Lymphödem nicht aus, z.B. bei einem proximal beginnenden sekundären Lymphödem, das die Hand bzw. den Fuß noch nicht erreicht hat (Stemmer'sches Zeichen negativ).

Hautfaltenverbreiterungen wegen Bindegewebeproliferation lassen sich auch an anderen lymphödematös betroffenen Körperteilen, z.B. am Rumpf, feststellen. Diese bezeichnen wir jedoch nicht als Stemmer'sches Zeichen (Abb. 12).

Merke: Das Stemmer'sche Zeichen wird ausschließlich an den Fingern und/oder den Zehen festgestellt. Die Hautfalte ist fester und breiter als auf der kontralateralen Seite.

5.2.2 Sekundäre Hautveränderungen beim chronischen Lymphödem

Durch die Einlagerung der Eiweißkörper im Interstitium kommt es, ähnlich einer Fremdkörperreaktion, zu einer chronischen Entzündungsreaktion des benachbarten Bindegewebes der Haut wie auch der Unterhaut. Im Falle eines unzureichenden Lymphabtransportes fallen vermehrt freie Radikale im Gewebe an mit der Entwicklung von Lipoperoxiden, welche ihrerseits zur Makrophagenanreicherung im lymphatisch gestauten Gewebe führen. Durch Ausschüttung von Zytokinen (Gewebefaktoren wie Interleukine, IGF, Angiogenesefaktoren u.ä.) wird die Zellproliferation sämtlicher beteiligter Gewebetypen ausgelöst.

Zellen der Epidermis

Basal- wie Stachelzellen weisen im Rahmen der chronischen Entzündung eine verstärkte Aktivität wie auch Proliferation auf. Diese führt in typischer Weise zur Hautverdickung, zur vermehrten Verhornung (Hyperkeratose) sowie zur Entwicklung von Papillomatosen (pickelartig).

Melanozyten

Auch die Pigmentzellen (Melanozyten) nehmen an der verstärkten Proliferation teil. Dies führt zur verstärkten Pigmentierung (Hyperpigmentierung), die als Braunfärbung der Haut beim chronischen Lymphödem zu sehen ist.

Fibroblasten

Die verstärkte Proliferation der Bindegewebezellen (Fibroblasten) führt zur vermehrten Entwicklung von Grundsubstanz und Kollagenfasern im Sinne eines typischen Narbengewebes. Hierdurch kommt es zunächst zur Fibrose, später zur Sklerose.

Adipoblasten

Die Fettzellen (Adipoblasten) des Unterhautgewebes nehmen ebenfalls an der Proliferation teil, was sich in einer vermehrt zonalen Verfettung äußert. Diese ist zusammen mit der Bindegewebevermehrung für die Volumenvermehrung beim chronischen Lymphödem mit verantwortlich.

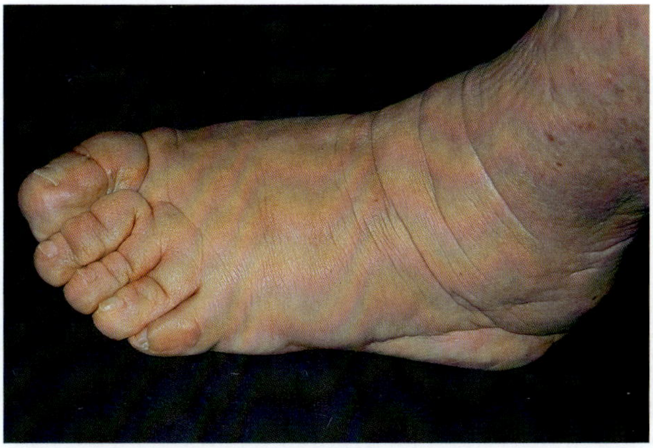

Abb. 13: Lymphödematöser Fuß: Hautfaltenvertiefung im Gelenkbereich, Hyperkeratose und Papillomatose

Gefäßzellen

In typischer Weise finden wir beim chronischen Lymphödem eine verstärkte Kapillarisierung der Blutgefäße mit entsprechender Hyperämie. Nicht nur die Blutgefäße nehmen an der Proliferation teil, sondern auch die Lymphgefäße, was auch zur vermehrten Entwicklung von Lymphvarizen und Lymphzysten führen kann.

Die chronische Lymphostase führt also zu den für das Lymphödem charakteristischen Gewebeveränderungen im Bereich der Haut und Unterhaut. So findet sich eine deutliche Hautverdickung (Pachydermie) mit vermehrter Verhornung (Hyperkeratose) (Abb. 13). Häufig sind rasenartige, körnige Hautveränderungen (Papillomatose), speziell im Bereich der ventralen Unterschenkelgegend, gelegentlich auch an der lymphostatisch gestauten Bauchhaut (Abb. 14) sicht- und tastbar. Die chronisch lymphostatisch gestaute Haut kann Lymphzysten entwickeln, aus welchen sich wasserklare Lymphe entleert. Hält dieser Lymphfluss über die Haut an, nennen wir

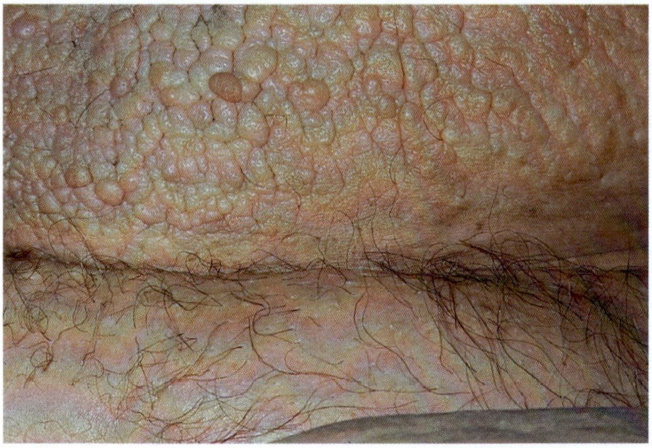

Abb. 14: Papillomatose bei einem Lymphödem der Bauchhaut

ihn Lymphorrhö und die Verbindung zwischen tieferen Lymphgefäßen und der Hautoberfläche Lymphfistel. Im Laufe der Monate und Jahre führt die chronische Lymphostase zu einer massiven Gewebsverhärtung im Sinne einer Gewebefibrose oder Fibrosklerose. Jetzt lässt sich praktisch kein Ödem mehr eindrücken. Häufig verfärbt sich die chronisch gestaute Haut leicht bräunlich (Fuszinose).

Zusammenfassend lassen sich also sämtliche Gewebeveränderungen beim chronischen Lymphödem durch die vermehrte Proliferation der beteiligten Zellen erklären. Theoretisch ist bei allen genannten Zellreihen im Rahmen der verstärkten Zellteilung auch an die Entwicklung maligner Tumoren zu denken.

- Hautverdickung (Pachydermie)
- Hyperkeratose/Papillomatose
- Lymphzysten/Lymphfisteln
- Gewebefibrose/Sklerose
- Hautfaltenvertiefung im Gelenkbereich

Tab. 8: Typische Gewebeveränderungen bei chronischer Lymphostase

Es ist beim chronischen Lymphödem die Entwicklung folgender Tumoren bisher beobachtet worden:

- Hautkrebs (Stachelzellkarzinom),
- Liposarkom (bösartiger Tumor der Fettgewebszellen),
- Angiosarkom, das im Lymphödem auftretend auch als Stewart-Treves-Syndrom bezeichnet wird.

Es ist auch durchaus vorstellbar, dass die chronische Entzündung beim chronischen Lymphödem die Entwicklung von Basaliomen, Fibrosarkomen oder Melanomen begünstigt.

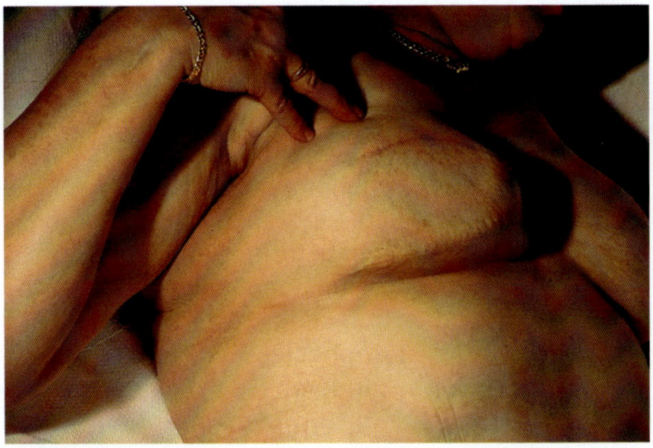

Abb. 15: Brustlymphödem nach brusterhaltender Therapie. Deutlich ist die „starre" Kante der proliferierten Hautfalte zu erkennen

- verstärkte chronische Gewebeproliferation
- Einlagerung von Radikalen (Lipoperoxide)
- gestörte Immunabwehr der Gewebe unter chronischem Lymphstau

Tab. 9: Begünstigende Faktoren für die Tumorentstehung bei chronischen Lymphödemen

5.2.3.1 Akutes Lymphödem

Das Lymphödem ist nach *Földi* als passagere oder dauernde Einschränkung der Transportkapazität definiert, die unter die Menge einer normalen lymphpflichtigen Last fällt, welche in einer bestimmten Zeit transportiert wird. Die Störung der Lymphangiomotorik ist hierbei durch eine plötzliche strukturelle Schädigung (mechanische organische Insuffizienz) oder eine Funktionsstörung des Lymphgefäßsystems (mechanische funktionelle Insuffizienz) bedingt. Eine plötzliche Einschränkung der Transportkapazität mit Entwicklung eines akuten Lymphödems sehen wir zu Beginn eines primären Lymphödems, beim malignen Lymphödem (siehe später) oder direkt im Anschluss an ein schweres Lymphgefäß- oder Lymphknotentrauma, wie z.B. eine ausgedehnte Axillarrevison (Tab. 9). Auch bei vorbestehender, vielleicht gar nicht bekannter Lymphangiopathie kann eine lymphgefäßbelastende Erkrankung wie ein Erysipel zunächst zu einem akuten Lymphödem mit eventuell späterem Übergang in ein chronisches Lymphödem führen (Tab. 10).

Das akute Lymphödem entspricht in den ersten sechs Monaten einem Lymphödem im Stadium I. Es kann sich bei den genannten Situationen mit einer korrekten Abheilung komplett zurückbilden (Übergang in latente Lymphangiopathie) oder bei inkompletter Wiederherstellung des Lymphgefäßsystems in ein chronisches Lymphödem im Stadium II übergehen. Ein Lymphödem im Stadium I kann durchaus auch länger als sechs Monate bestehen (chronisches Lymphödem im Stadium I).

Von dem akuten Lymphödem abzugrenzen ist die passagere Lymphabflussstörung, wie wir sie z.B. bei jedem akuten Trauma, bei Entzündungen, bei der sympathischen Reflexdystrophie (Sudeck-Syndrom), dem komplexen regionalen Schmerzsyndrom (CRPS), oder bei Autoimmunerkrankungen (PCP, Sklerodermie, Psoriasis) finden. Bei all diesen Krankheitsbildern führt die immer begleitende, entzündliche Reaktion zu einem massiven Anstieg der lymphpflichtigen Last, zu einer Störung der Lymphbildung und durch Verletzung oder Destruktion gleichzeitig zu einer vorübergehenden organischen mechanischen Insuffizienz des Lymphgefäßsystems. Die Transportkapazität ist herabgesetzt (kombinierte Insuffizienz). Der begleitende Schmerz führt immer reflektorisch zur Blockade der Lymphpumpe und damit zu einer funktionellen mechanischen Insuffizienz (Abb.16). Da dieses begleitende Ödem immer nur kürzere Zeit während der akuten Krankheitsschübe besteht, führt diese Lymphostase in der Regel nicht zu den für das chronische Lymphödem typischen sekundären Gewebeveränderungen. Dass bei diesen Krankheitsbildern eine begleitende Lymphabflussstörung besteht, bestätigt die funktionelle Lymphszintigraphie, aber auch die Wirksamkeit der Manuellen Lymphdrainage.

Mit der Kenntnis dieser pathophysiologischen Zusammenhänge erschließen sich eine Fülle neuer Indikationen für die Manuelle Lymphdrainagetherapie, z.B. postoperative oder posttraumatische Ödemzustände. Schon früh erkannte *Brügger* (1986) die Bedeutung der Lymphdrainage bei Erkrankungen aus dem rheumatischen Formenkreis (PCP, Sklerodermie, CRPS) oder bei Schwellungszuständen nach Traumen. Somit finden wir die in der Medizin nicht seltene Situation, dass die Kenntnis der Wirksamkeit einer Therapie der Klärung der pathophysiologischen Zusammenhänge des Krankheitsbildes vorangeht.

- Beginn eines primären Lymphödems
- direkt im Anschluss an eine ausgedehnte Lymphknotenentfernung (LK-Dissektion)
- direkt nach Lymphknotenbestrahlung
- malignes Lymphödem
- Frühphase des chronischen posttraumatischen Lymphödems
- nach gefäßchirurgischen Eingriffen (komplette Saphenektomie, Gefäßersatz)
- nach Erysipel bei latenter vorbestehender Lymphangiopathie

Tab. 10: Auftreten eines akuten Lymphödems

5.2.3.2 „Vorübergehende Lymphabflussstörung"

Von dem akuten Lymphödem abzugrenzen ist die passagere Lymphabflussstörung, wie wir sie z.B. bei jedem akuten Trauma, bei Entzündungen, bei der sympathischen Reflexdystrophie (Sudeck-Syndrom = komplexes regionales Schmerzsyndrom = CRPS), oder bei Autoimmunerkrankungen (PCP, Sklerodermie, Psoriasis) antreffen. Die Ödementwicklung ist bei all diesen Krankheitsbildern in erster Linie durch eine Zerstörung von Gefäß- und Zellmembranen bedingt mit entsprechendem Flüssigkeitsaustritt in das Gewebe. Die immer begleitende, entzündliche Reaktion führt zu einem massiven Anstieg der lymphpflichtigen Last, zu einer Störung der Lymphbildung und durch Verletzung oder Destruktion gleichzeitig zu einer vorübergehenden organischen mechanischen Insuffizienz des Lymphgefäßsystems.

Die Transportkapazität ist herabgesetzt aber nicht unbedingt unter eine normale lymphpflichtige Last, wie es die Definition eines echten Lymphödems erfordern würde. Der begleitende Schmerz führt immer reflektorisch zu einem Lymphangiospasmus und damit auch zu einer funktionellen Einschränkung der Lymphangiomotorik (Abb. 16).

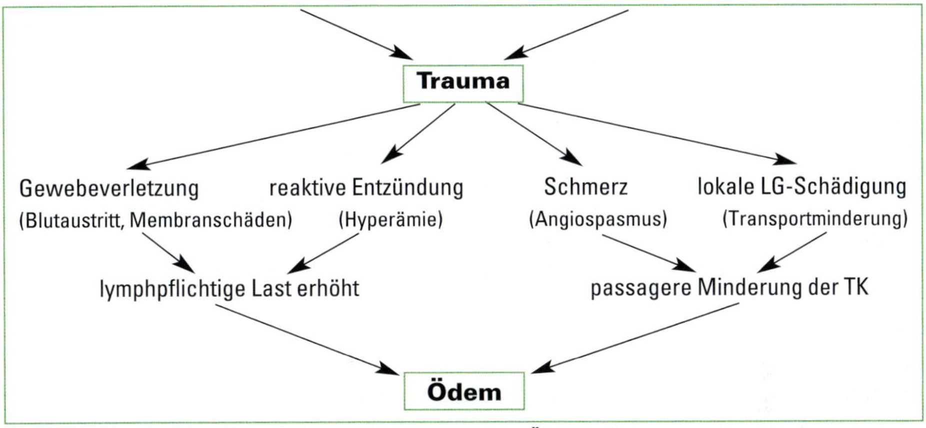

Abb. 16: Traumatische begleitende Lymphabflussstörung bei Ödemen im Wesentlichen anderer Genese

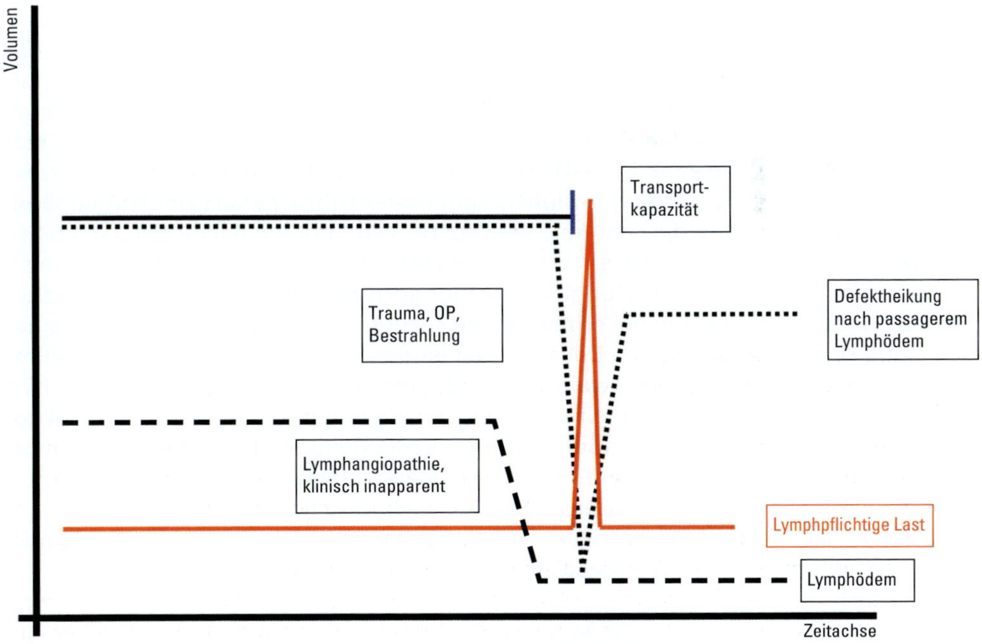

Abb. 17: Begleitende Lymphabflussstörung nach Trauma, OP oder Bestrahlung

5.2.4 Stadieneinteilung des Lymphödems

Ein chronisches Lymphödem entwickelt sich normalerweise über Jahre und Jahrzehnte hinweg. Entsteht es in ganz kurzer Zeit innerhalb weniger Wochen, dann sollte differenzialdiagnostisch ein maligner Prozess als Ursache der Lymphabflussstörung ausgeschlossen werden.

Die im Folgenden genannten Stadien treffen sowohl für anlagebedingte (primäre) als auch für erworbene (sekundäre) Lymphödeme zu.

Stadium I

Im Stadium I findet sich beim Lymphödem ein weiches, dellenhinterlassendes Ödem, welches noch nicht zu einer wesentlichen Gewebereaktion (Proliferation) führte. Das Stemmer'sche Zeichen kann bereits positiv sein, dies ist jedoch nicht obligatorisch.

Gelegentlich ist dieses Stadium I äußerst schwer von Ödemformen anderer Ursachen zu trennen. Hier kann lediglich die Anamnese oder eine Spezialuntersuchung, wie z.B. die Funktions-Lymphszintigraphie (s. A 5.3.2 Apparative Diagnostik des Lymphödems, S. 53), weiterhelfen. Mit der Lymphszintigraphie lässt sich eine erhebliche Minderung der Transportkapazität des Lymphgefäßsystems nachweisen. Das Stadium I wird auch als spontan reversibel bezeichnet, da in den meisten Fällen das Hochlagern der Extremität noch ausreicht, um das Ödem zurückzubilden.

Stadium Ia, Stadium Ib

Das Stadium Ia (sog. Lymphangiopathie) zeigt bei der klinischen Untersuchung keinen pathologischen Befund. Lediglich die Funktions-Lymphszintigraphie weist mit einem geringeren Transport des radioaktiv markierten Eiweißes auf eine Einschränkung der Lymphgefäßfunktion hin. Diese Situation entspricht einer Lymphangiopathie, es besteht klinisch noch keine Insuffizienz des Lymphgefäßsystems, d.h. ein Ödem ist nicht vorhanden außer bei extremem Anstieg der lymphpflichtigen Last. Beispielsweise nach Ablatio mammae (Brustamputation) mit Axillarrevision (Ausräumung axillärer Lymphknoten) besteht immer eine Lymphangiopathie (Ödemgefährdung), die noch kein sekundäres Lymphödem entwickelt hat. Im Stadium Ib findet sich klinisch ein weiches, dellenhinterlassendes Ödem. Zeichen sekundärer Gewebeveränderungen sind aber noch nicht nachweisbar. Das Stadium Ib findet sich zum einen bei primären und sekundären Lymphödemen, also reinen Lymphgefäßerkrankungen. Des Weiteren ist davon auszugehen, dass bei zahlreichen Krankheitsprozessen, welche mit Ödemen einhergehen, zusätzlich eine lymphatische Komponente mit einer akuten Schädigung des Lymphsystems vorliegt. Dieser zusätzliche Ödemfaktor liegt während der Regenerationsphase des Lymphgefäßsystems nach Operation, Trauma oder Bestrahlung oder bei chronischen rheumatischen Entzündungsprozessen vor. Auch chronische Schmerzen können zu einer funktionellen Einschränkung der Lymphangiomotorik mit entsprechender Ödembildung führen. Wir sprechen dann vom „akuten Lymphödem".

Stadium II
Das Stadium II wird auch als spontan irreversibel bezeichnet, d.h. ohne spezielle Therapien bildet sich dieses Lymphödem nicht zurück. Es ist charakterisiert durch eine zunehmende Gewebeproliferation sämtlicher oben genannter Zellarten sowie von Haut, Bindegewebe, Fetten, Gefäßen etc. (s. A 5.2.2 Sekundäre Hautveränderungen beim chronischen Lymphödem, S. 44). Die Haut weist zunehmend Hautfaltenvertiefungen auf, der Nagelwuchs ist gestört. Wegen der sekundären Hautveränderungen sowie der gestörten immunologischen Abwehr entwickeln sich zunehmend Infekte (Erysipele, Hautpilzerkrankungen), welche rasch zur Verschlechterung der gesamten Situation führen.

Stadium III
Unter dem Stadium III verstehen wir das Stadium der lymphostatischen Elephantiasis, d.h. sämtliche oben genannten Gewebereaktionen sind maximal vorhanden. So bietet sich tatsächlich das Bild eines Elefantenbeines mit starker Pigmentierung und extrem verdickter Haut, gelegentlich einer lobulären (blasenartigen) Gewebevermehrung mit Hautfalten- und Ödementwicklung, begleitet von immer wieder auftretenden Wundroseinfekten (rezidivierenden Erysipelen).

5.3 Diagnostik des Lymphödems

Die Anamnese, Inspektion und Palpation als Basisdiagnostik sichert die Diagnosestellung des Lymphödems in 95 % der Fälle.

5.3.1 Anamnese, Inspektion, Palpation

Die Diagnostik des Lymphödems, primär wie sekundär bedingt, ist im Wesentlichen mit Erfragung der Krankheitsgeschichte (Anamnese) sowie mit Erheben des körperlichen Sicht- und Tastbefundes möglich. Nur in seltenen Ausnahmen, wie z.B. bei gutachterlichen Fragestellungen oder bei Frühstadien des Lymphödems, ist eine apparative Diagnostik notwendig. Als aussagekräftigste Untersuchungsmethode hat sich hier die Funktions-Lymphszintigraphie (s. A 5.3.2 Apparative Diagnostik des Lymphödems, S. 53) herausgestellt.

Anamnese (Befragung zur Krankheitsgeschichte)
Wichtige Fragen an den Patienten sind der Zeitpunkt und die Lokalisation des ersten Auftretens der Ödematisierung, auslösende Momente wie Verletzungen, Infektionen oder spezielle Belastungssituationen sowie die bisherige Dauer der Erkrankung und ihre Entwicklung (Tab. 11). Bei Lymphödemen nach Operationen oder Bestrahlungen sollte immer der Ablauf der Wundheilung, ob primär verheilt oder mit Sekundärkomplikationen behaftet, erfragt werden. Eventuell durchgemachte Komplikationen wie Wundroseinfekte (Erysipel) oder belastende diagnostische Verfahren wie die ölige Lymphographie müssen festgehalten werden. In der Regel ist mit diesen anamnestischen Fragen ein primäres Lymphödem von einem sekundären zu unterscheiden. Problematisch kann beim sekundären Lymphödem

nach Tumorbehandlungen die Klärung der Frage sein, ob eventuell ein Tumorrezidiv ein sogenanntes „malignes Lymphödem" ausgelöst hat (s. A 5.5.1 Das maligne Lymphödem, S. 61).

- Zeitpunkt des Auftretens
- bisherige Dauer der Erkrankung
- Vorbehandlungen
- Wundheilungsstörung (z. B. nach Axillarevision)
- durchgemachte Erysipele
- familiäre Belastung
- Schmerzen
- Durchblutungsstörungen der Beine?

Tab. 11: Fragen zur Anamnese

Inspektion (Sichtbefund)
Die Inspektion erfasst das gesamte Ausmaß des vorliegenden Lymphödems sowie die eingetretenen sekundären Haut- oder Gewebeveränderungen. Dokumentiert werden muss das Vorhandensein von Hautfaltenvertiefungen, Lymphzysten, Papillomen oder vermehrten Pigmentationen. Eine starke Rötung, begleitet von einer Überwärmung, weist auf die typische Komplikation in Form von Wundroseinfekten hin (s. A 5.5.2 Lymphödem und Erysipel, S. 63) (Tab. 12).

- Ausmaß des vorliegenden Lymphödems
- Hautveränderungen, z.B. Pigmentierungen, Zysten, Fisteln
- Entzündungszeichen
- Lymphorrhö
- hämatomartige Flecken
- Gesamtbeweglichkeit des Patienten

Tab. 12: Inspektion, Befunde

Palpation (Tastbefund)
Die Palpation beurteilt die Konsistenz des vorliegenden Lymphödems, womit die Einteilung in Stadien (z. B. Stadium I oder Stadium II) vorgenommen werden kann. Die regionären Lymphknoten sollten bezüglich Größe und Konsistenz überprüft werden. Die Dellenbildung wie auch die Schmerzhaftigkeit beim Eindrücken erlaubt die Differenzialdiagnose zwischen Lipödem und Lymphödem (Tab. 13).

- Konsistenz
- Lokalisation
- Verteilung und Ausmaß der Fibroseentwicklung
- Schmerzen bei der Palpation
- Papillome
- Stemmer'sches Zeichen
- Lymphknotenbeschaffenheit
- Fußpulse?

Tab. 13: Palpation, Befunde

Diese Auflistungen geben nur ein grobes Raster der zu erhebenden Befunde wieder. Festzuhalten bleibt, dass die Anamnese, Inspektion und Palpation des Lymphödems sowie die Stadieneinteilung mit entsprechender Sorgfalt und in der Regel erheblichem zeitlichen Aufwand erhoben werden. Die Diagnose des Lymphödems ist in der Regel ohne jede apparative Zusatzuntersuchung möglich.

5.3.2 Apparative Diagnostik des Lymphödems

Früher diente die Anfärbung der Kollektoren zur Ermöglichung der direkten öligen Lymphographie, einer diagnostischen Maßnahme, welche heute weitgehend wegen der erheblichen Nebenwirkungen obsolet ist. Bei der stattdessen entwickelten, indirekten Lymphographie wird das wasserlösliche Kontrastmittel in das Interstitium injiziert und vom Kollektor aufgenommen. Hiermit gelingt eine Darstellung der Lymphgefäße über eine Distanz von maximal 20 bis 30 cm.

Als diagnostischer Durchbruch hat sich die Lymphszintigraphie erwiesen: Hierbei wird in das Interstitium radioaktiv markiertes Albumin (99m-Technetium Albumin) injiziert, welches anschließend von den Lymphgefäßen aufgenommen wird. Mittels Impulszähler (Gamma-Kamera) kann jetzt über den regionären Lymphknoten:

a) die Geschwindigkeit, mit welcher die Radioaktivität erscheint,
b) die Menge der Radioaktivität, welche erscheint,
bestimmt werden.

Diese beiden Messergebnisse erlauben Aussagen über die Funktion und Leistungsfähigkeit des Lymphgefäßsystems. Bei mäßiger „Kontrastierung" lassen sich auch gelegentlich morphologische Aussagen, z. B. über eine Gefäßunterbrechung o.ä., machen. In standardisierter Technik nach *Brauer* (2003) durchgeführt, ist die Funktions-Lymphszintigraphie die Methode der Wahl, um den Lymphtransport und eventuell die Lokalisation der Lymphabflussstörung zu erfassen.

5.3.3 Antworten des Körpers auf eine chronische Lymphostase

Wird der Organismus mit einer plötzlichen Lymphabflussstörung konfrontiert, verursacht z.B. durch ein Trauma, eine Operation oder eine Infektion, entwickelt er entsprechende Kompensationsmöglichkeiten. Zunächst reagieren die verbliebenen Lymphgefäße mit einer vermehrten Lymphangiomotorik, das Lymphzeitvolumen steigt an und die vermehrt anfallende Lymphe wird abtransportiert. Reicht dieser Einsatz der funktionellen Reserve nicht aus, kommt es zum Zweiten zur Entfaltung und Entwicklung von Kollaterallymphgefäßen, welche das Hindernis umgehen und damit die lokal eingeschränkte Transportkapazität steigern. Zum Dritten entwickelt jede Verwundung, Entzündung, Operation mit dem Regenerationsgewebe auch neue Lymphgefäße. Diese Neoangiogenese des Lymphgefäßsystems mit Entwicklung lympholymphatischer Anastomosen, z.B. durch eine frische Operationsnarbe hindurch, ist in Tierexperimenten nachgewiesen (*Hutzschenreuter*, 1989).

Als vierte Reaktion des Organismus auf eine chronische Lymphostase wird die Entwicklung lymphovenöser Anastomosen diskutiert. Zuletzt führt die im lymphostatisch gestauten Gewebe erhöhte Makrophagenanzahl zu einem verstärkten Abbau des interstitiellen Eiweißes.

- Einsatz der funktionellen Reserve
- Entwicklung von Kollaterallymphgefäßen
- Neoangiogenese mit lympholymphatischen Anastomosen
- Öffnung lymphovenöser Verbindungen?
- Makrophagenstimulation

Tab. 14: Antworten des Organismus auf eine chronische Lymphostase

5.4 Klassifikation des Lymphödems

Zum besseren Verständnis der verschiedenen Ursachen eines Lymphödems hat sich folgende Klassifikation bewährt:

I. primär – sekundär
II. maligne – benigne
III. reines Lymphödem – kombiniertes Lymphödem (mit anderen Krankheiten)
IV. akutes Lymphödem – chronisches Lymphödem

5.4.1 Primäres Lymphödem

Das primäre Lymphödem ist durch eine Unterentwicklung und/oder Fehlentwicklung des Lymphgefäßsystems mit entsprechender Herabsetzung der Transportkapazität verursacht.

Die Unterentwicklung der Lymphgefäße kann so ausgeprägt sein, dass bereits bei der Geburt ein Ödem besteht. Bei geringerer Ausprägung der Lymphgefäßschwäche wird sich das Ödem erst später im Laufe des Lebens bei entsprechenden Belastungssituationen entwickeln. 10 % der primären Lymphödeme sind familiäre

Lymphödeme, 90 % treten sporadisch auf, d.h. ohne sicheren hereditären Zusammenhang. Ein primäres Lymphödem, welches bis zum 35. Lebensjahr aufgetreten ist, wird als Lymphoedema praecox, ein später auftretendes als Lymphoedema tardum bezeichnet. Erfahrungsgemäß sind die meisten primären Lymphödeme bis zum 20. Lebensjahr aufgetreten.

Pathologisch anatomische Ursachen für ein primäres Lymphödem sind die Hypoplasie (Unterentwicklung der Lymphgefäße), d.h. es sind zu wenige, zu kleinkalibrige Lymphgefäße vorhanden sowie eine Hyperplasie (Überentwicklung), d.h. es gibt zu viele, nicht voll ausgebildete Lymphgefäße. Diese Überentwicklung geht nicht mit einer vermehrten Transportkapazität einher, weil die überentwickelten Lymphgefäße meist Fehlentwicklungen im Sinne von Erweiterungen, Kurzschlüssen und Klappendefekten aufweisen.

Eine Aplasie, d.h. das völlige Fehlen von Lymphgefäßen, ist mit dem Leben nicht vereinbar, jedoch wird eine zonale Aplasie von initialen Lymphgefäßen für möglich gehalten.

Gelegentlich ist das primäre Lymphödem auch mit anderen Entwicklungsstörungen des Körpers kombiniert (Herzfehlern, Blutgefäßmissbildungen, Skelettmissbildungen). Als problematisch stellt sich die Beurteilung der Situation bei der Entwicklung eines Lymphödems nach einem Trauma dar. Es muss die Frage gestellt werden: Ist die Verletzung, also die Schädigung des Lymphgefäßsystems, in ihrem Ausmaß ausreichend für die Entwicklung eines sekundären Lymphödems? Wenn nicht, bestand vor der Verletzung bereits eine Einschränkung der Lymphgefäßtransportkapazität durch eine anlagebedingte primäre Lymphgefäßfehlanlage, wobei vor der Verletzung die lymphpflichtige Last noch bewältigt werden konnte? Diese Unterscheidung ist wichtig, da praktisch alle Patienten, welche im Laufe der Pubertät ein Lymphödem entwickeln, ein auslösendes Trauma schildern (s. A 4.1.4 Lymphangiopathie mit noch suffizienter Lymphdrainage, S. 39).

Beispiel: Der Fall eines zwölfjährigen Mädchens, bei dem sich nach einem Bagatelltrauma, einer Distorsion des Fußes, ein Lymphödem entwickelte. Das entstandene Lymphödem passt nicht zur Geringfügigkeit der Verletzung. Hier ist ein schon vorher geschwächtes, aber noch suffizientes Lymphgefäßsystem (LL = TK) anzunehmen, welches durch die Verletzung aus dem Gleichgewicht (TK < LL) geraten ist. Wir bezeichnen dieses Ödem im Gegensatz zu dem vorher besprochenen sekundären Lymphödem als primäres Lymphödem, posttraumatisch apparent.

5.4.2 Sekundäres Lymphödem

Wir sprechen von einem sekundären Lymphödem, wenn die Ursache bekannt ist. Es kann auftreten:

- postinfektiös, bei einer Lymphangitis durch Pilze, Bakterien, Parasiten oder Viren,
- postoperativ (nach Operation),
- posttraumatisch (nach Verletzung),
- postradiogen (nach Bestrahlung),

- durch maligne Prozesse mit Verlegung der abführenden Lymphbahnen durch Tumorwachstum,
- artifiziell (verursacht durch Selbstschädigung),
- durch chronische Entzündungen,
- geochemisch (Einlagerung von Silikaten),
- beim Ringbandsyndrom.

5.4.3 Das sekundäre, posttherapeutische Lymphödem

Tumoroperation und/oder Bestrahlung maligner Tumoren sind in den westlichen Industriestaaten die häufigsten Ursachen für ein sekundäres Lymphödem.

Solange kein Tumorrezidiv im Spiel ist, handelt es sich um ein benignes Lymphödem. Nach Mastektomie mit Bestrahlung muss in etwa 30–40 % der Fälle mit einem Lymphödem des betroffenen Armes und des Rumpfquadranten gerechnet werden. Bei 50.000 jährlichen Neuerkrankungen an Mammakarzinomen in der Bundesrepublik Deutschland muss in 25 % der Fälle mit dem Auftreten eines behandlungsbedürftigen, sekundären Rumpfwand-, Arm- oder Brustlymphödems gerechnet werden. Meist ist das Lymphödem nur diskret ausgeprägt. Nur etwa 15 % der auftretenden Lymphödeme bedürfen einer intensiven therapeutischen Betreuung.

In der Regel treten die meisten Lymphödeme nach Tumorbehandlungen innerhalb der ersten zwei Jahre nach den Primärmaßnahmen (OP, Bestrahlung etc.) auf. Später auftretende Lymphödeme sind immer verdächtig auf eine maligne Ursache und müssen differenzialdiagnostisch abgeklärt werden.

Bei brusterhaltenden Operationstechniken kann in der behandelten Brust ein sekundäres Lymphödem auftreten, besonders nach zusätzlicher strahlentherapeutischer Behandlung.

Monate	N	Prozent
0– 6	143	29 %
7–12	165	33 %
13–24	159	31 %
später:	33	7 %
gesamt:	500	100 %

Tab. 15: Zeitpunkt des ersten Auftretens sekundärer Armlymphödeme post OP

Auch hier kommt die Komplexe Physikalische Entstauungstherapie zum Tragen, wobei die Kompressionstherapie mit maßgefertigten Kompressionstrümpfen, in manchen Fällen mit gepolsterten Miedern, durchgeführt wird.

Unmittelbar postoperativ bzw. nach Bestrahlung, kommt es bei jedem Patienten zu einer Schwellneigung des betroffenen Rumpfquadranten oder der Extremität. Diese ist als unmittelbare Operationsfolge mit entsprechender Lymphabflussstörung zu sehen. Innerhalb von vier bis sechs Wochen sollte eine ausreichende Wundheilung genügend Kollateralen entwickelt haben, um ein Ödem zu verhindern. Von diesem Moment an besteht definitionsgemäß eine Lymphangiopathie mit noch suffizienter Lymphdrainage. In jedem Falle ist selbstverständlich die funktionelle Reserve eingeschränkt.

Das sekundäre Lymphödem ist nach Eingriffen im Bereich des kleinen Beckens mit ca. 5–10 % seltener. Hierfür ist die ausgeprägte Proliferationsfähigkeit der Gewebe des kleinen Beckens mit Kollateralgefäßentwicklung verantwortlich. Anatomisch gesehen hat die Lymphknotenentfernung aus dem kleinen Becken nicht die ausgeprägten Folgen wie die Ausräumung axillärer Lymphknoten. Dagegen hat die totale Lymphknotendissektion der Leiste praktisch immer ein Beinlymphödem zur Folge. Selbstverständlich können auch nach anderen, nicht onkologisch bedingten Operationen sekundäre Lymphödeme auftreten. So konnten gelegentlich sekundäre Lymphödeme nach operativen oder diagnostischen Eingriffen im lymphologischen Problembereich Leiste beobachtet werden, z.B. nach Herniotomie, Venenkrossen-Unterbindung oder Lymphknotenexstirpation. In unserem Krankengut finden sich zwei Patienten, bei denen eine notwendige Operation wegen einer Nachblutung nach Koronarangiographie zu einem sekundären Lymphödem geführt hat.

5.4.4 Akutes Lymphödem, posttraumatisch/postoperativ

Jede Gewebeverletzung, ob durch Unfall, Operation oder Bestrahlung, führt zu einem lokalen Ödem im Verletzungsbereich. Wir unterscheiden mechanische, thermische, chemische oder durch Bestrahlung verursachte Noxen, die zu einem Trauma führen können. Die einzig immer gleiche Antwort des Körpers auf ein Trauma ist die Entzündung mit begleitendem Ödem.

Die klassischen Zeichen für eine Entzündung sind:

- Ödem (Tumor)
- Schmerz (Dolor)
- Rötung (Rubor)
- Wärme (Calor) und
- eingeschränkte Funktion (Functio laesa)

Tab. 16: Anzeichen einer Entzündung

Zu unterscheiden sind die akuten von den chronischen Verletzungsfolgen. Dementsprechend unterscheiden wir ein akutes posttraumatisches Ödem von dem chronischen posttraumatischen Lymphödem.

5.4.5 Akutes posttraumatisches Ödem

Jede Gewebeverletzung führt über Membranschädigungen (Zellwände, Gefäßzerstörung, Kapillarmebranuntergänge) zu einem lokalen Ödem. So beweist z.B. ein Hämatom anlässlich einer Sprunggelenksdistorsion die Zerstörung von Blutgefäßen. Die gleichzeitige Zerstörung von Lymphgefäßen stellt sich nicht durch eine Verfärbung dar, da die Lymphe farblos ist. Ein posttraumatisches Ödem ist also immer ein multifaktorielles Ödem (Tab. 17).

Ein Teil des akuten posttraumatischen Ödems ist also durch den Untergang von Lymphgefäßen bedingt und als vorübergehende (passagere) Einschränkung der Transportkapazität zu sehen. Somit liegt eine, wegen der hervorragenden Lymphgefäßregeneration meist nur vorübergehende, kombinierte Insuffizienz des Lymphgefäßsystems vor. Klinische Erfahrungen der Wirksamkeit der inzwischen häufig direkt im Anschluss an Traumen, Operationen (Hüft-TEP, Knie-TEP, Lymphknotendissektion in Axilla, Becken, Leiste) oder Bestrahlungen durchgeführten Manuellen Lymphdrainagen bestätigen diesen pathophysiologischen Zusammenhang. Eine besondere Form des akuten posttraumatischen Ödems mit Lymphgefäßbeteiligung stellt das Sudeck-Syndrom (CRPS) dar: Hier liegt keine mechanisch organische Beeinträchtigung des Lymphtransportes, sondern eine funktionelle mechanische Insuffizienz vor. Lymphszintigraphisch wurde die Einschränkung des Lymphtransportes beim Sudeck-Syndrom (CRPS) bestätigt. Auch hier beweist die gute Beeinflussbarkeit des Krankheitsbildes durch die Manuelle Lymphdrainage den pathophysiologischen Zusammenhang.

- Blutgefäßverletzung
- Lymphgefäßverletzung
- Gewebszerstörung
- Bewegungsstörung (Inaktivitätsödem)
- Hyperämie (Entzündung, Schmerz)

Tab. 17: Ursachen des akuten posttraumatischen (Lymph)-Ödems

5.4.6 Chronisches posttraumatisches Lymphödem (chronisches Lymphödem)

Eine völlig andere Situation liegt bei dem chronischen posttraumatischen Lymphödem vor. Hier hat die Schwere der Verletzung mit dauerhafter Zerstörung von Lymphgefäßen zu einem typischen chronischen Lymphödem geführt. Dank der guten Regenerationsfähigkeit und dank der großen funktionellen Reserve des Lymphgefäßsystems ist das chronische posttraumatische Lymphödem in der Traumatologie selten. Wir sehen es nur, wenn entweder großflächige Verletzungen (Hautablederungen) oder Verletzungen an typischen Stellen der Bündelung von Lymphgefäßen wie Kniekehle, Leiste, Achselhöhle auftreten. Die genannten Lokalisationen entsprechen auch den bekannten Problemregionen, bei welchen im Gefolge chirurgischer Eingriffe ein erhöhtes Lymphödemrisiko besteht.

5.4.7 Lymphödem und Reflux

Normalerweise ist die Flussrichtung der Lymphe durch die Klappenanordnung von peripher nach zentral vorgegeben. Bei defekten Klappen kann es zur Flussumkehr (Reflux) kommen mit Austritt von Lymphe in der Peripherie aus Lymphzysten und

-fisteln an Armen, Beinen, Händen, Füßen oder Genitalien. Zu unterscheiden ist, ob klare Lymphflüssigkeit oder fetthaltige Lymphe (Chylus) zum Austritt kommen. Beim Nachweis von Chylus im Sinne einer Chylorrhö handelt es sich meist um eine ausgeprägte Lymphangiektasie (Lymphgefäßerweiterung), die anlagebedingt oder nach Operationen/Bestrahlungen im Abdominal- oder Thoraxbereich auftreten kann. Ein chylöser Reflux kann dementsprechend nicht nur in die Haut erfolgen, sondern auch in die großen Körperhöhlen wie Bauchhöhle, Perikard oder Pleurahöhle. Der Nachweis eines Refluxes bedeutet, dass es sich um ein kompliziertes Lymphödem handelt, welches anfangs unbedingt stationär zu behandeln ist. Ausgedehnte Infektionserkrankungen, wie bei einer Filariasis, können durch massive Beeinträchtigung des Lymphgefäßsystems mit Entwicklung von Lymphfisteln ebenfalls bis zur Chylorrhö in verschiedenste Organe, besonders in die Genitalorgane, führen.

Merke: Lymphorrhö = kompliziertes Lymphödem, primär stationäre Therapie.

5.4.8 Lymphostatische Enteropathie

Bei der lymphostatischen Enteropathie handelt es sich um ein Lymphödem des Darmes, verursacht durch eine Fehlentwicklung der Darmlymphgefäße meist mit Lymphangiektasien. Dieses Ödem führt zu einer entsprechenden Dysfunktion der Darmschleimhaut mit Malabsorption. Klinische Zeichen sind Durchfälle sowie eine Störung der Resorption der verschiedenen Nahrungsanteile, insbesondere Eiweiß, Eisen etc.

Auch sekundäre Lymphödeme des Darmes sind bekannt, z.B. bei chronischen Darmentzündungen, wie Morbus Whipple, Morbus Crohn, Kolitis oder Tuberkulose. Hierbei führt die durch eine chronische Entzündung bedingte Obstruktion der regionären Mesenterialwurzellymphknoten zur Lymphostase.

Die Durchfälle wie auch die Störung der Eiweißresorption führen zu einer Hypoproteinämie, welche ihrerseits generalisierte Ödeme und insbesondere einen Aszites (Wasseransammlung im Bauchraum) bewirken können. Zwangsläufig wird auch das Lymphödem durch diese generalisierte Ödemneigung verstärkt. Die Behandlung besteht in erster Linie in einer Diät (MCT-Diät®), bei welcher als Öl oder Margarine kurz- bis mittelkettige Fettsäuren sowie eine sehr fettarme Nahrung verabreicht wird.

5.5 Lymphödem und Schmerz

Das unkomplizierte „banale" primäre oder sekundäre Lymphödem entwickelt auch bei elephantiastischer Ausprägung keine schmerzmittelbedürftigen Schmerzen. Natürlich klagt der Patient über Schweregefühl, Spannungsgefühl oder/und eine Beeinträchtigung der Beweglichkeit der betroffenen Extremität. Da sich das chro-

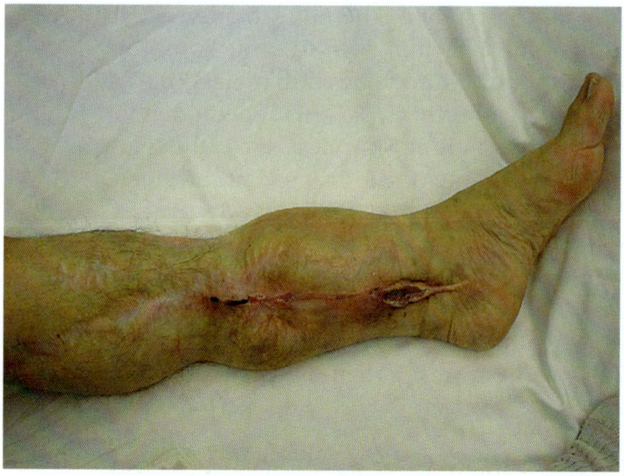

Abb. 18: Artifizielles Lymphödem

nische Lymphödem mit seinen sekundären Gewebeveränderungen über Monate, eher Jahre, entwickelt, können sämtliche Gewebe der Volumenvermehrung folgen und es kommt hierdurch nicht zu stärkeren Druckschmerzen. Ganz anders ist die Situation bei einer plötzlichen Anschwellung. Hier kommt es sofort zu erheblichen Beschwerden, bedingt durch die rasche Druck- und Spannungsentwicklung, unter welche die Gewebe geraten. Dieses „schmerzende Lymphödem" finden wir in vier typischen Situationen:

- Erysipel
- malignes Lymphödem
- begleitende radiogene Plexusschädigung
- artifizielles Lymphödem

Tab. 18: Schmerzen und Lymphödem

Häufigste Ursache ist ein akutes Erysipel. Durch die entzündlichen Vorgänge kommt es zu einer massiven Hyperämie (Mehrdurchblutung). Die bestehende bakterielle Lymphangitis (Lymphgefäßentzündung) führt zu einem plötzlichen Lymphstau. Beides ist verantwortlich für die akute Schwellung (starke Volumenzunahme) mit einhergehenden Schmerzen. Auch das „maligne Lymphödem" mit rascher Verlegung der abführenden Lymphbahnen durch Tumorkompression oder Lymphgefäßverstopfung mit Tumorzellen führt zu einem plötzlichen Stau mit entsprechender Druck- und damit auch Schmerzentwicklung.

Anders ist die Situation bei der gelegentlich nach Bestrahlung auftretenden, radiogenen Plexusschädigung (zentrale Nervenschädigung), welche sekundäre Arm- oder Beinlymphödeme nach Tumorbehandlung begleiten kann. Hierbei klagen die Patienten über stechende, wechselnd ausgeprägte Schmerzen, welche meist analgetikabedürftig sind. Der Patient mit artifiziellem Lymphödem (Abb. 18) klagt in der Regel über ein stark schmerzendes Lymphödem. Dies kann durchaus zutreffen, da der Patient ja durch die selbst durchgeführte Abschnürung einer Extremität (Strangulation) eine plötzliche Stauung mit raschem Druckanstieg bewirkt (Tab. 18).

5.5.1 Das maligne Lymphödem

Unter dem malignen Lymphödem verstehen wir die Situation, bei der ein bösartiger Prozess zu einer Störung, bzw. zur Blockade des Lymphabflusses führt. Dies kann durch direkte Tumorinfiltration, durch Lymphknotenmetastasen oder durch Verschleppung von Tumorzellen in die Lymphbahnen verursacht werden.

Das maligne Lymphödem begegnet uns in drei Formen:

Ein plötzlich innerhalb weniger Tage neu entstandenes Lymphödem, z.B. an einer Extremität, kann erstes Symptom eines bis dahin unbekannten bösartigen Tumors sein. Das Rezidiv einer früher behandelten bösartigen Tumorerkrankung kann durch Kompression (raumfordernder Prozess) oder durch Aussaat von Tumorzellen in Lymphgefäßen (Lymphangiosis carcinomatosa) zu einer Lymphabflussblockade führen. Hier ist die Diagnostik schwierig, da bereits die vorangegangene Tumorbehandlung mit z.B. Operation und Bestrahlung zu einem sekundären Lymphödem geführt haben könnte. Durch ein Rezidiv der Grunderkrankung, welches auch noch Jahrzehnte nach der Primärtherapie auftreten kann, kommt es dann zu einer plötzlichen Verschlechterung des Lymphödems. Dies ist die häufigste Form des Auftretens eines malignen Lymphödems.

Das Lymphgefäß selbst kann einen malignen Tumor (Stewart-Treves-Syndrom) entwickeln, der den Lymphabfluss blockiert. Das Stewart-Treves-Syndrom kann bei länger andauerndem Lymphödem durch chronische Überreizung der Lymphgefäßwand mit einer darauf zurückzuführenden Hyperregeneration entstehen (Tab. 19 und 20).

- schnell entstandenes Ödem, innerhalb weniger Tage und Wochen
- schmerzmittelbedürftige Schmerzen
- rasche Verschlechterung eines vorbestehenden Lymphödems
- fehlende Rückbildung auf KPE, Therapieresistenz

Tab. 19: Typische Anamnese des malignen Lymphödems

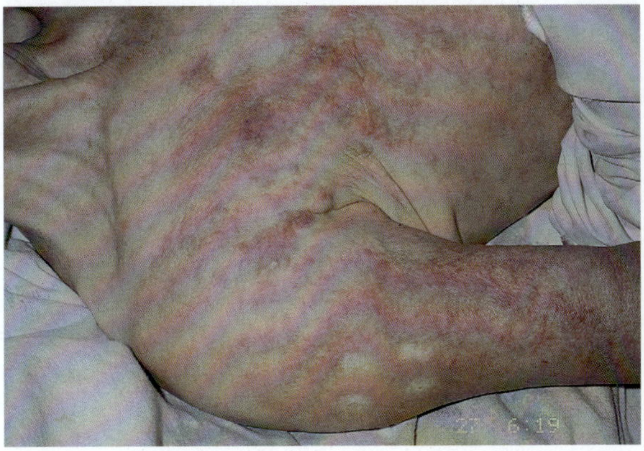

Abb. 19: Zustand nach Brustamputation mit Hautmetastasen und proximal betontem Ödem

- zentral betontes Ödem, proximale Betonung, nach distal abnehmend
- Reflexverlust, begleitende Lähmung
- zunehmende Verkürzung des Akromion-Kopf-Abstandes (bei Armlymphödem)
- dumpfe, bohrende Schmerzen
- Kollateralvenenzeichnung
- glasig, wachsartig spannendes Ödem
- sicht- und tastbare Knoten (Lymphknotenmetastasen)
- zunehmende Einschränkung der Schultergelenksbeweglichkeit bzw. Hüftgelenksbeweglichkeit
- schlecht heilende Wunden
- rasche Verschlechterung eines vorbestehenden Lymphödems
- fehlende Rückbildung auf KPE, Therapieresistenz
- harte pickelartige Hautveränderungen (Hautmetastasen, Abb. 19)
- Tumorzellinfiltration der abführenden Lymphgefäße (Lymphangiosis carcinomatosa)
- hämatomartige Flecken, leicht erhaben (Angiosarkom, Abb. 20).

Tab. 20: Klinische Befunde beim malignen Lymphödem

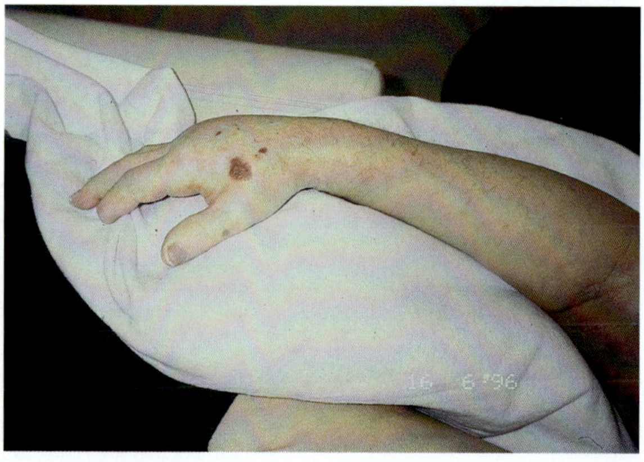

Abb. 20: Wachsartiges, glänzendes Lymphödem bei einer Patientin nach Brustkrebsoperation. Innerhalb weniger Wochen sehr schnell entstandene „hämatomartige" Flecken am Handrücken, Angiosarkom

Merke: Bei jedem schnell aufgetretenen Lymphödem nach einer Tumorbehandlung und bei jeder vordergründig grundlosen Verschlechterung eines vorbestehenden Lymphödems muss differenzialdiagnostisch eine maligne Ursache ausgeschlossen werden!

5.5.2 Lymphödem und Erysipel

Die Wundroseinfektion (Erysipel) ist die häufigste Komplikation des primären oder sekundären Lymphödems. Sie ist bedingt durch die im lymphostatischen Gebiet bestehende immunologische Abwehrschwäche, verbunden mit den meist bestehenden lymphostatischen Hautveränderungen.

Bakterien, in der Regel Streptokokken, treten durch die geschädigte Haut in den Organismus ein und entwickeln, zusätzlich begünstigt durch die schlechte Gewebsdrainage, hochfieberhafte Gewebeentzündungen mit Schmerzen, Hautrötung, Überwärmung. Typisch ist ein abrupter Beginn aus vollem Wohlbefinden mit Schüttelfrost, Erbrechen, starkem Krankheitsgefühl (Abb. 21).

Diese Infekte können wiederholt auftreten, gelegentlich in hoher Frequenz, z.B. alle vier Wochen. Die erforderliche Therapie ist Antibiotikabehandlung (Vorsicht bei Penicillin-Allergie), Ruhigstellung (Bettruhe) sowie Kühlung der Extremität. Ebenso sollte der Patient vermehrt Flüssigkeit aufnehmen.

Das Erysipel stellt eine absolute Kontraindikation für die Manuelle Lymphdrainage dar.

- Immunschwäche in der lymphostatischen Region
- schlechte Gewebedrainage, Hautveränderungen
- Lymphzysten, -fisteln
- Verletzungen der Haut (Mykosen, Psoriasis etc.)

Tab. 21: Lymphödem und Erysipel, Ursachen

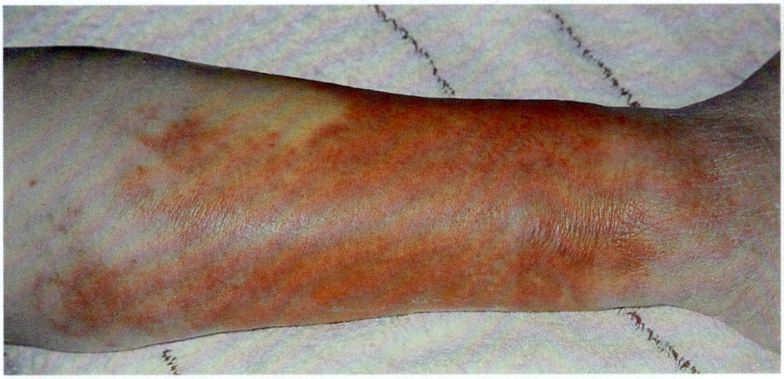

Abb. 21: Erysipel bei einem Beinlymphödem innerhalb einer halben Stunde abrupt aufgetreten

Merke: Erysipel = Hautinfektion (Streptokokken), abruptes, schlagartiges Auftreten, Schmerz, Fieber, Hautrötung, Überwärmung, gelegentlich Erbrechen, Durchfall

5.5.3 Lymphödem und radiogener Plexusschaden

Bestrahlungen können zu einem Nervenschaden des Arm- oder Beinnervenplexus mit entsprechender Beeinträchtigung der Motorik, der Sensibilität und der Entwicklung schwerster Schmerzbilder führen. Diese Komplikationen traten vor dreißig Jahren relativ häufig auf, die moderneren Bestrahlungstechniken entwickeln nur noch selten radiogene Nervenschäden. Radiogene Plexusschäden können unter Umständen erst sehr spät nach einer Latenzzeit von 20–25 Jahren auftreten.

6 Kombinationsformen des Lymphödems

Das Lymphödem tritt nicht nur in „Reinform" auf, sondern häufig in Kombination mit anderen Erkrankungen.

6.1 Lipödem (Synonyme: Pannikulitis, Lipomatose)

Ob das Lipödem eine Erkrankung oder eine konstitutionelle Normvariante darstellt, steht noch nicht fest. Die Tatsachen, dass eine Ödemneigung besteht, häufig Depressionen auftreten sowie die Kombination mit einem Lymphödem möglich ist, sprechen eher für das Erstere.

Definition: Chronische Erkrankung mit symmetrischer Fettverteilungsstörung. Es handelt sich um eine reithosenartige, zonale Fettgewebevermehrung in Höhe der Hüften und Oberschenkel, häufig auch die Unterschenkel erfassend, selten auch die Arme und den Schultergürtel betreffend. Typischerweise fällt der Unterschied zwischen schlankem Rumpf und voluminösen, säulenartigen Extremitäten auf. Das reine Lipödem erscheint immer symmetrisch, reithosenartig im Bereich beider Beine und endet kragenförmig in Höhe der Fußknöchel. Die Füße sind beim reinen Lipödem nicht betroffen. Die Gewebe sind spontan – wie auch druckschmerzhaft – verstärkt in der zweiten Tageshälfte wegen der jetzt hinzutretenden, orthostatischen Ödemneigung. Es sind nur Frauen von der Erkrankung betroffen, was auf eine mögliche hormonelle Genese hinweist. Beim Mann kann es ebenfalls zur Entwicklung von Lipödemen kommen, allerdings nur bei erhöhtem Östrogenspiegel, z.B. nach Prostatakarzinom-Behandlung, Leberzirrhose o.ä.

Der Fußrücken ist ödemfrei, das Stemmer'sche Zeichen negativ (Abb. 22).

Wir unterscheiden drei Stadien: Im ersten Stadium besteht eine homogene, druckschmerzhafte Volumenvermehrung der Beine, welche im zweiten Stadium in eine fein- bis mittelgroß knotige Bindegewebeveränderung übergeht. Im dritten Stadium entwickeln sich großlappige, die Extremitäten entstellende Gewebevermehrungen mit in der Regel begleitender, lymphostatischer Hautveränderung (s. A 5.2.2. Sekundäre Hautveränderungen beim chronischen Lymphödem, S. 44).

Im Gegensatz zum Lymphödem ist das Gewebe an den Oberschenkeln meist druckschmerzhaft. Schon geringe Drücke führen zu Hämatomen wegen der bestehenden Blutkapillarfragilität. Die feingewebliche Untersuchung des Fettgewebes

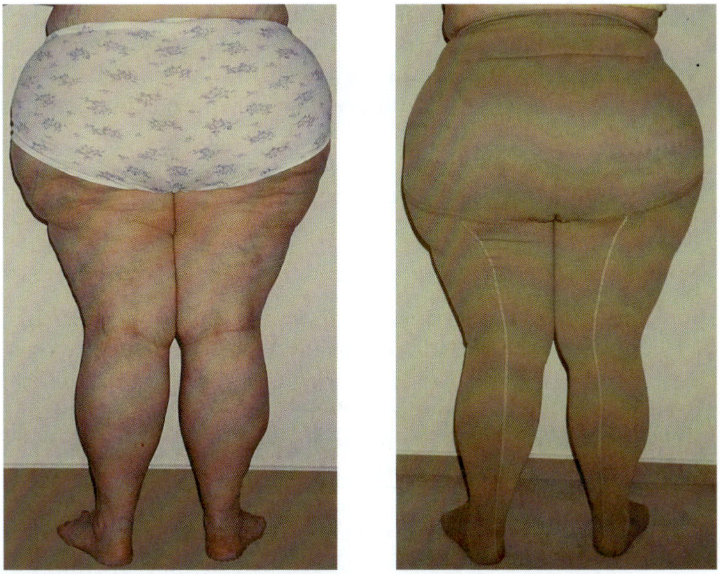

Abb. 22: Lipödem, reithosenartige, symmetrische Fettansammlung

beim Lipödem im Stadium I zeigt eine vermehrte Gefäßentwicklung mit begleitender, vermehrter Fibrose perivaskulär der gefäßführenden Bindegewebesepten. Das subkutane Fettgewebe zeigt sich körbchenartig wie abgesteppt als „Matratzenphänomen". Im Tagesablauf füllt sich das Fettgewebe vermehrt mit Flüssigkeit, was in der zweiten Tageshälfte zu dellenhinterlassenden Ödemen, vorwiegend im Bereich der Unterschenkel führt.

Therapeutisch ist ein Normgewicht anzustreben. Die Gewichtsreduktion führt nicht zu einer Rückbildung der zonalen Fettgewebe, d.h. diese antworten nicht auf eine hypokalorische Diät. Aber das Übergewicht führt im Laufe der Jahre zu Komplikationen des Lipödems mit der Entwicklung eines Lymphödems. Diesen Zustand bezeichnen wir als Lipo-Lymphödem. Es handelt sich also um ein sekundäres Lymphödem bei chronischem Lipödem.

Neben dem Anstreben des Normgewichtes ist das konsequente Tragen von Kompressionsstrumpfhosen unbedingt erforderlich, nur hierdurch lassen sich Volumenreduktionen erreichen. Die Manuelle Lymphdrainage ist bei verstärkter Ödemneigung ebenfalls indiziert. Bei fehlender Lymphostase, also im Frühstadium des Lipödems, kann durchaus auch als Therapie die apparative Entstauung mit einem Mehrkammergerät durchgeführt werden.

Mit der konservativen Therapie gelingt es in der Regel, einen ödemfreien Zustand mit Rückbildung der Spontanschmerzen zu erreichen. Die jedoch häufig unbefriedigende Beeinflussung des kosmetischen Aspektes hat in den letzten Jahren zunehmend zum Einsatz operativer Maßnahmen geführt. Während sich die früher durchgeführten Verfahren wie Lipektomien oder Fettabsaugungen in Vollnarkose mit scharfen Absaugkanülen als zu nebenwirkungsreich (Blutungen, sekundäre Lymphödementwicklung) erwiesen haben, setzt sich in den letzten Jahren mehr und mehr die Liposuktion in Tumeszenz-Lokalanästhesie durch. Sie gilt inzwischen als

Standardverfahren. Die Eingriffe optimieren deutlicher als die konservative Therapie das äußere Erscheinungsbild der Patientinnen. Schädigungen des Lymphgefäßsystems konnten bei dieser modernen Form der Liposuktion weder anatomische noch lymphszintigraphische Untersuchungen bestätigen.

6.2 Phlebo-lymphostatisches Ödem

6.2.1 Pathophysiologie

Der regelrechte Rücktransport des Blutes in den Venen bedarf verschiedener Hilfsmechanismen, wie Gelenk- und Muskelpumpe, „Herz-Thorax-Saugpumpe" und eines suffizienten venösen „Leitungssystems". Ein venöses Abflusshindernis und/oder eine Klappeninsuffizienz der Venen führen zur passiven Hyperämie. Der ungenügende Druckabfall im peripheren Venensystem (Phlebohypertonie) ist die Voraussetzung für die Entwicklung einer chronischen venösen Insuffizienz (CVI). Der intravasale Druck im gesamten Bereich der Blutkapillare steigt an, was zur Folge hat, dass die Filtration massiv ansteigt und die Resorption auf Grund der venösen Hypertension (venöser Überdruck) sinkt. Die lymphpflichtige Wasserlast steigt an. Solange das Lymphgefäßsystem noch in der Lage ist die lymphpflichtige Last zu bewältigen, entsteht kein Ödem.

6.2.2 Ursachen einer CVI

Wir unterscheiden die primäre Varikose (Krampfadern) von der sekundären Varikose. Bei der primären Varikose ist die Ursache unbekannt, und häufig liegen noch andere Anzeichen einer Bindegewebeschwäche sowie eine familiäre Prädisposition vor. Bei der sekundären Varikose ist die Ursache bekannt. Sie tritt posttraumatisch durch Vernarbung auf, z.B. nach Thrombose, sowie bei Tumoren die raumfordernde Prozesse sind (Kollateralvenen), oder bei Leberzirrhose (Ösophagus-Varizen).

6.2.3 Die drei Stadien der chronischen venösen Insuffizienz nach Widmer

Stadium I (Abb. 23a)
Besenreiser (Corona phlebectatica paraplantaris), perimalleoläre Kölbchenvenen, diskretes, reversibles (über Nacht), retromalleoläres Ödem (Bisgaard'sche Kulisse). Die lymphpflichtige Last ist durch die passive Hyperämie so hoch, dass die Transportkapazität des Lymphgefäßsystems nicht mehr ausreicht, um sie zu bewältigen. Es besteht ein Phlebödem auf Grund einer phlebo-lymphodynamischen Insuffizienz.

Stadium II (Abb. 23b)
Hämosiderineinlagerungen (bräunliche Verfärbung) distale Unterschenkelhaut; trockene, schuppende Hautveränderungen (trophisch = ernährungsbedingt); umschriebene, meist schmerzhafte, weiße, indurierte (eingezogene) Areale der Haut (Atrophie blanche); Dermatoliposklerose (Fibrose von Haut und Unterhaut). Durch die langanhaltende Überforderung werden die Lymphgefäße krank. Die Gefäßwand

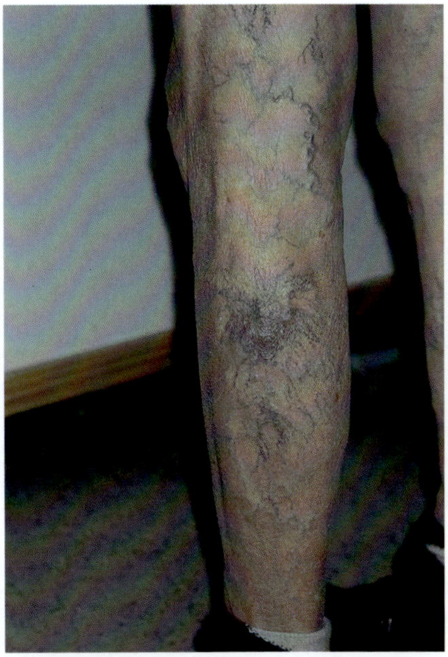

Abb. 23a: Phlebo-lymphodynamische Insuffizienz bzw. Ödem CVI Stadium I

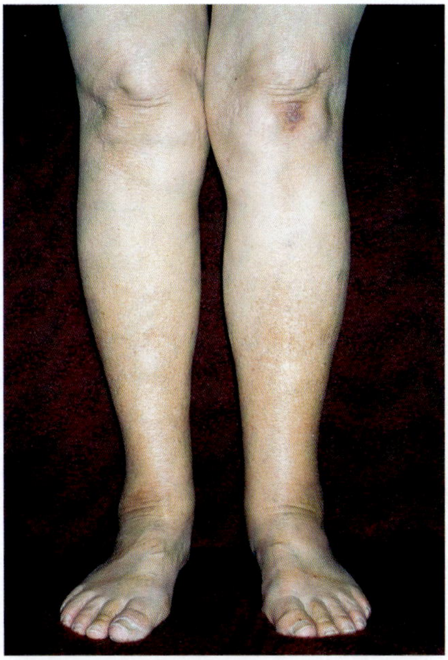

Abb. 23b: Phlebo-lymphostatische Insuffizienz bzw. Ödem CVI Stadium II

wird ödematös durchtränkt, sie proliferiert (wird fibrotisch), die Transportkapazität sinkt und das Lymphgefäßsystem wird insuffizient. Zur dynamischen Insuffizienz tritt jetzt eine mechanische Insuffizienz des Lymphgefäßsystems hinzu, d.h. es entsteht eine kombinierte Lymphgefäßinsuffizienz. Das Ödem erstreckt sich bis zur Mitte des Unterschenkels, es verschwindet jetzt nicht mehr über Nacht, es ist manifest. Das Stemmer'sche Zeichen ist meist positiv. Es besteht eine phlebo-lymphostatische Insuffizienz, d.h. ein Phlebo-Lymphödem.

Stadium III (Abb. 24a/b)
Klinisches Bild wie Stadium I bis II mit zusätzlich bestehendem oder abgeheiltem Ulcus cruris venosum. Die über einen längeren Zeitraum bestehende passive Hyperämie provoziert ein Schließen von präkapillaren Sphinktern. Das Blut läuft verstärkt über arteriovenöse Anastomosen (Verbindungen) direkt in die postkapillare Venole. Es erfolgt eine Rarifizierung der Blutkapillaren, die Haut wird schlechter durchblutet, trophische Störungen in Form von rissiger, spröder, pergamentartiger Haut entstehen. Die Haut juckt, der Patient kratzt, aus der Bagatellverletzung entsteht ein Ulcus cruris venosum. Am häufigsten findet sich das Ulcus cruris venosum im Bereich des medialen Malleolus, ca. 8–15 cm von der Fußsohle nach proximal, seltener im Bereich des Malleolus lateralis. Finden sich Ulzera an diversen anderen Stellen am Unterschenkel, so sollte der Therapeut mit dem Arzt abklären, ob ein Diabetes, eine arterielle Durchblutungsstörung oder andere internistische Begleiterkrankungen zusätzlich vorliegen und die Ulzera verursachen. Sollte eine

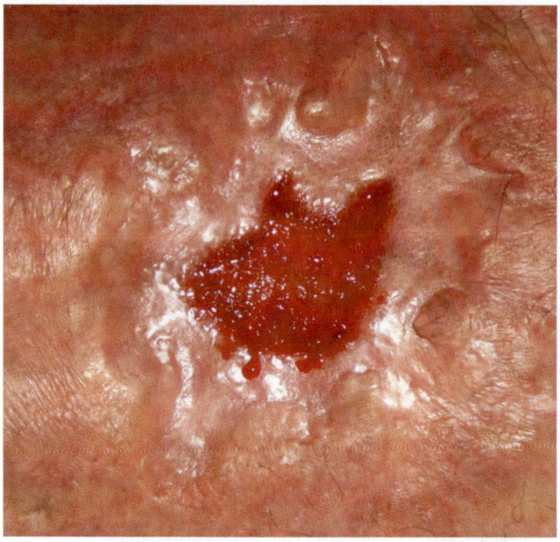

Abb. 24 a: Ulkus, Epithelisierungsphase, Zustand nach Débridement (Wundsäuberung)

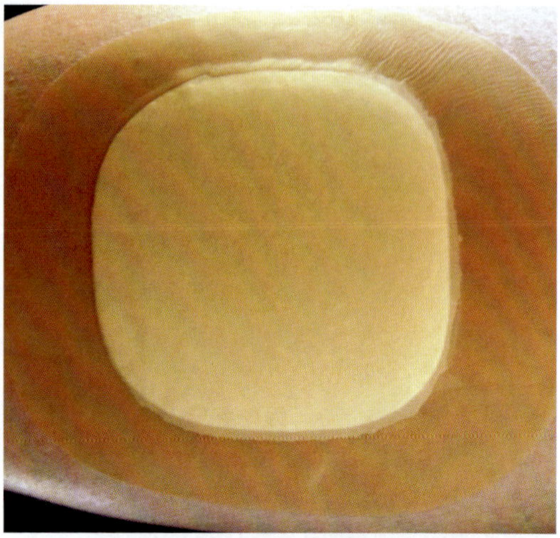

Abb. 24 b: Hydrokapillärer Wundverband - adhäsiv, für schwach bis stark exsudierende Wunden
(Aufnahme: Schülke & Mayr GmbH, Norderstedt)

arterielle Durchblutungsstörung oder ein Diabetes vorliegen, so ist nicht mit einem baldigen Abheilen des Ulkus zu rechnen.

6.2.4 Abschließende Bemerkung

Das phlebo-lymphostatische Ödem ist die Folge der kombinierten Insuffizienz des Lymphgefäßsystems, d.h. das Lymphgefäßsystem ist nachhaltig geschädigt, seine Transportkapazität herabgesetzt und die lymphpflichtige Last stark erhöht. Im Stadium II und III der chronischen venösen Insuffizienz besteht somit immer auch eine kombinierte Insuffizienz des Lymphgefäßsystems, welche den Einsatz der Manuellen Lymphdrainage/KPE erfordert und begründet.

6.3 Idiopathisches Ödem (zyklisch)

Diese Ödemform betrifft nur Frauen, d.h. es besteht eine zyklische, hormonelle Abhängigkeit der Wassereinlagerungstendenz. Hier ist in erster Linie eine hormonelle Dysbalance als Ursache anzunehmen. Klinisch fällt auf, dass in zyklischen Abständen (meist in der zweiten Zyklushälfte) eine vermehrte Ödemneigung des ganzen Körpers besteht, die am Morgen im Gesicht beginnt und im Laufe des Tages in die Unterschenkel absteigt (prämenstruelles Syndrom). Ursache ist wahrscheinlich eine hormonell bedingte, erhöhte Permeabilität der Blutkapillaren mit hierdurch verstärkter Hyperfiltration. Häufig werden diesen Patientinnen Diuretika (harntreibende Mittel) verabreicht, die das Gesamtbild verschlechtern.

Therapeutisch sind in der zweiten Zyklushälfte Manuelle Lymphdrainage wie auch eine Kompressionsstrumpfbehandlung indiziert.

6.4 Seltene Erkrankungen, die mit einem Lymphödem einhergehen können

Insgesamt sind über 200 Syndrome bekannt, bei denen begleitende Lymphödeme auftreten können. Die Ausprägung und der Schweregrad der syndromtypischen Lymphödeme ist unterschiedlich. Im Folgenden werden einige der häufigsten Syndrome beschrieben.

Turner-Syndrom: Der Verlust eines X-Chromosoms führt zu typischen Anomalien wie Zwergwuchs, Gonadendysgenesie und Flügelfellbildung. In 50 % der Fälle findet sich ein symmetrisches Lymphödem

Klippel-Trénaunay-Syndrom: Isolierter Riesenwuchs, z.B. im Bereich der Extremitäten, aber auch des Rumpfes oder innerer Organe begleitet von Gefäßmissbildungen wie Hämangiomen, arteriovenösen Fisteln sowie ektatisch erweiterten Lymphgefäßen.

Erkrankungen des rheumatischen Formenkreises: PCP, Sklerodermie, Arthritis führen im Rahmen der chronischen Entzündungsprozesse mit entsprechender Stoffwechselschlackenbelastung zu einer organischen und funktionellen Störung des Lymphabflusses mit typischer Entwicklung von eiweißreichen Ödemen.

Erkrankungen aus dem neurologischen Formenkreis: Motorische Nervenstörungen, z.B. bei einer Hemiparese nach Schlaganfall, nach Polio, bei Multipler Sklerose, auch nach traumatischen Nervenverletzungen, führen häufig zur Entwicklung von Ödemen im Bereich der betroffenen Extremitäten. Es handelt sich relativ häufig um ein weiches, mäßig bindegewebig durchsetztes (proliferiertes), gut dellenhinterlassendes Lymphödem, welches im Sinne einer funktionellen mechanischen Insuffizienz zu werten ist. Die meist gleichzeitig bestehende Schädigung des vegetativen Nervensystems führt auch zu einer Dysfunktion des Lymphgefäßes.

Myxödem: Bei einer Unterfunktion der Schilddrüse kann es zu peripheren Ödemen im Bereich der Unterschenkel kommen (Abb. 25).

Yellow-Nail-Syndrom: Hier handelt es sich um eine Anomalie der Lymphbahnen der Lungen mit Entwicklung chronischer Bronchitiden, gelegentlich durch die chro-

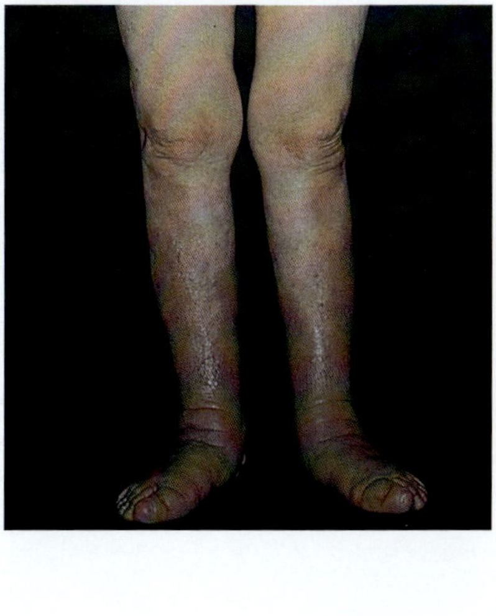

Abb. 25: Myxödem, Ödematisierung der Unterschenkel auf Grund einer Schilddrüsenunterfunktion

nische Lymphstauung auch von Pleuraergüssen. Begleitet wird die Erkrankung von typischen Nagelveränderungen mit Verdickung und Gelbfärbung der Nägel. Generell ist festzuhalten, dass chronische Entzündungsprozesse, egal welcher Genese, zu vermehrten Belastungen und zur Insuffizienz der Lymphgefäße mit entsprechender Ödembildung führen können.

7 Therapie des Lymphödems

7.1 Chirurgische Behandlung des Lymphödems

In den letzten Jahrzehnten wurde mit verschiedenen Operationstechniken versucht, das Lymphödem zu behandeln, mit nur mäßigem Erfolg (Abb. 26).

Bei der ödemresezierenden Operation nach *Thomson* wird die ödematöse Extremität der Länge nach aufgeschnitten und das ödematös durchtränkte subkutane Fettgewebe herausgeschält. Anschließend wird die deepithelisierte Haut, nachdem die Muskelfaszie gespalten wurde, zwischen Beuge- und Streckmuskulatur „versenkt". Mit der verbleibenden Haut wird die Wunde verschlossen. Ziel der Operation ist die Umfangsreduktion sowie die „Umleitung" der interstitiellen Flüssigkeit von der Oberfläche in die subfaszialen Bereiche.

Die Fadendrainage hat *Handley* 1908 beschrieben. Dabei werden Fäden oder kleine Schläuche implantiert, an oder in denen die interstitielle Flüssigkeit von den ödematösen Gewebearealen in Richtung ödemfreie Areale abgeleitet werden soll. Kurze Zeit später, 1912, widerrief *Handley* wegen der schlechten Ergebnisse. Trotzdem gibt es heute noch Chirurgen, die diese Methode anwenden.

Baumeister führt die autologe Lymphgefäßtransplantation durch. Bei dieser sehr aufwändigen Operation werden beispielsweise Lymphgefäße aus dem Bein entnommen und dann zur Überbrückung eines axillären Abflusshindernisses, z.B. vom Arm zum Hals, benutzt.

Merke: Die Methode der Wahl bei der Therapie des Lymphödems ist die KPE. Vor allem: absolut nebenwirkungsfrei!

7.2 Medikamentöse Behandlung des Lymphödems

Eine medikamentöse Aktivierung der Lymphgefäßtätigkeit ist nicht möglich. Sämtliche bisher eingesetzten Medikamente zeigten in geringer Dosis Nebenwirkungen im Bereich des großen Kreislaufsystems mit Herzjagen, Herzrhythmusstörungen etc. Die zur Lymphgefäßstimulation notwendigen höheren Dosen sind aus diesem Grunde nicht möglich.

Der Einsatz von Diuretika verbietet sich beim Lymphödem, da lediglich die Wasserlast, jedoch nicht die Eiweißlast im Gewebe von dem Medikament erreicht wird. Dadurch kommt es zu einer Erhöhung der Eiweißkonzentration im Gewebe mit den bekannten negativen Folgen.

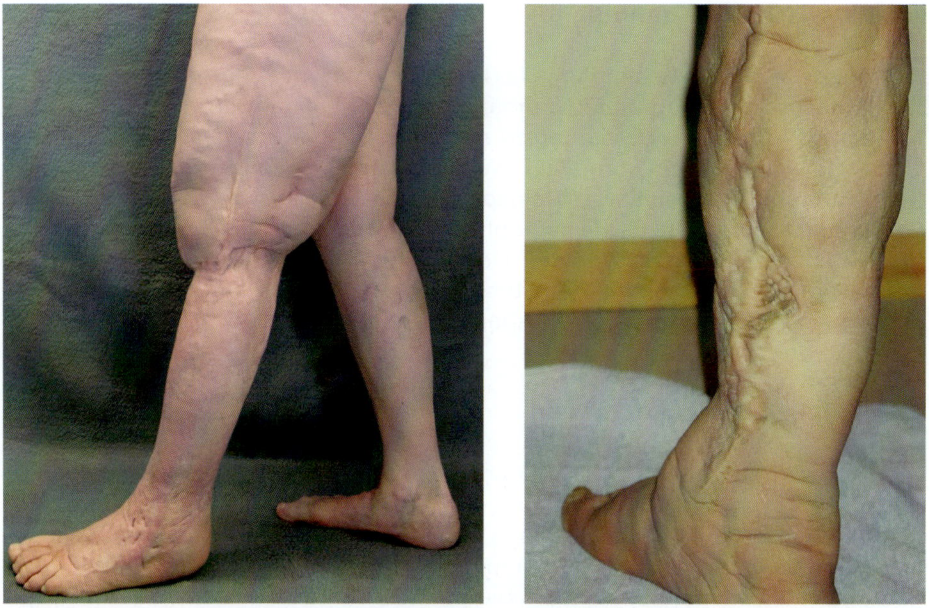

Abb. 26: Zustand nach ödemresezierender Operation des Unterschenkels bei einem primären Beinlymphödem. Beachte die riesige Vernarbung und den Kalibersprung vom Unterschenkel zum Oberschenkel

7.3 Apparative Entstauung (apparative intermittierende Kompression)

Zur apparativen Entstauung (apparative intermittierende Kompression, AIK) wurden viele Geräte entwickelt, welche über stiefel- oder ärmelartige Luftdruckmanschetten mit wellenförmiger Kompression die Extremitäten unter Druck setzen, um hierdurch das Ödem von der Extremität in Richtung Extremitätenwurzel (Schulter, Hüfte) zu verschieben. Der Nachteil besteht in der Gefahr, dass es an der Extremitätenwurzel, in der die eigentliche Abflussstörung vorliegt, zu Stauungen kommt mit wiederum sekundären Gewebeveränderungen. Des Weiteren wird durch diese Methode wiederum die Eiweißlast nicht erfasst, es wird lediglich die Ödemflüssigkeit ausgepresst. Die apparative Kompressionstherapie ist lediglich als Hilfe zu verwenden, wenn

a) garantiert ist, dass der betreffende Rumpfquadrant ödemfrei ist und der Abfluss gewährleistet ist,
b) vor und nach der Kompressionstherapie garantiert ist, dass der jetzt gefüllte Rumpfquadrant mit Manueller Lymphdrainage entleert wird.

Sonstige druckerhöhende Behandlungen, wie z.B. Auswickelung unter hohem Druck (*van der Molen*), sind völlig abzulehnen, da sie massiv gewebe- und lymphgefäßschädigend sind.

7.4 Diätetische Maßnahmen

Eine spezielle Diät zur Behandlung des Lymphödems gibt es nicht. Lediglich bei der lymphostatischen Enteropathie (primäres Lymphödem der Darmwand) ist mit Hilfe einer MCT-Diät® eine Besserung zu erreichen. Beim normalen Lymphödem der Extremitäten besteht ein normaler Eiweißgehalt im Blut, sodass diese Diäten nicht notwendig sind. Auch eine wassereinsparende Diät oder eine eiweißarme Diät sind vollständig abzulehnen, da sie pathophysiologischer Unsinn sind.

Die Diätempfehlung muss lauten: Gewichtsreduktion bei Übergewicht, gute Zuckereinstellung bei Diabetes mellitus, d.h. die zusätzlich ein Lymphödem verschlechternden Faktoren müssen behandelt werden.

7.5 Hautpflege und Lymphödem

Die Haut beim chronischen Lymphödem ist trocken, rissig und neigt zu Infektionen (Erysipel). Bei etwa 80 % der Lymphödempatienten, die sich in unserer lymphologischen Schwerpunktpraxis erstmalig vorstellten, war die Hautpflege in der vorangegangenen Lymphdrainagetherapie weder vom Arzt noch vom Lymphdrainagetherapeuten thematisiert worden. Die sich über Jahre entwickelnde Pachydermie (Hautverdickung), die Papillomatose (warzenartige Ausbildung der Hautpapillen) und die lymphostatische Hyperkeratose (Verhornung) zeigen die Abwärtsspirale, in der sich ein unbehandeltes chronisches Lymphödem befindet.

Trockene Haut ist die Folge des Verlustes an Wasser, natürlichen Feuchthaltefaktoren (Natural Moisturizing Factors, z.B. Harnstoff) und Lipiden. Durch therapeutische Maßnahmen wie der Manuellen Lymphdrainage, dem lymphologischen Kompressionsverband und der Kompressionsstrumpfversorgung wird die Haut zusätzlich belastet und die Zerstörung des natürlichen Schutzfilmes forciert. Als Gründe sind der mechanische Massageeffekt der Kompression und die „Dochtwirkung" des Bandagematerials (saugt Feuchtigkeit auf) zu nennen. Schon *Winiwarter* beschrieb 1892 die Hautreinigung und Pflege als wichtige Maßnahmen der Komplexen Physikalischen Entstauungstherapie. Um die Haut unter dieser Beanspruchung elastisch und belastbar zu erhalten, darf bei der Reinigung keine Seife verwendet werden, die den Säureschutzmantel und den Fettschutzfilm zerstört. Milde, seifenfreie, pH-neutrale Waschlotionen für den Alltagsbedarf und Duschöle, die die Rückfettung der Haut gewährleisten, sind zu bevorzugen.

Nach dem Waschen oder Duschen ist auf sorgfältiges Abtrocknen zu achten. Vor allem tiefe Hautfalten (Brustbereich, lobuläre Ödeme) und der Zwischenzehenbereich bergen die Gefahr der Bildung von feuchten „Kammern" und damit von Mazerationen (Wundwerden) und der Ansiedelung von Mykosen (Hautpilzen). Im Anschluss an die Hautreinigung muss der angegriffene Hautfett- und Säureschutzmantel der Haut wieder „ergänzt" werden. Hierfür eignen sich unparfümierte, natürliche Präparate, wie z.B. kalt gepresstes Mandelöl (Primavera). Bei Patienten, die zu allergischen Reaktionen neigen, sollte vor Anwendung eines neuen Präparates ein 24-stündiger Testversuch an der nicht betroffenen Extremität erfolgen, um anschließend die Unbedenklichkeit des Präparates zu erkennen. Der Lymphdrainagetherapeut sollte nie von sich aus Hautpflegepräparate anwenden.

Zu Beginn der Komplexen Physikalischen Entstauungstherapie vorliegende Hautinfektionen sollten zunächst vom Arzt saniert werden. Die Hautpflege sekundärer Hautveränderungen infolge einer Bestrahlung ist bei der Behandlung besonders zu berücksichtigen und muss vom Therapeuten mit dem behandelnden Arzt vorher besprochen werden.

Wann sollte die protektive Hautpflege erfolgen? Grundsätzlich nach dem Baden oder Duschen, morgens möglichst vor dem Aufstehen, also im Bett. Um die Kompressionsstrümpfe nicht durch das Hautpflegemittel zu schädigen, sollte abgewartet werden, bis das Präparat in die Haut eingezogen ist. Da die Haut individuell unterschiedlich viel Hautpflegemittel aufnimmt, sollte mit Bedacht die richtige Menge herausgefunden werden, um eine Ölung der Kompressionsmaterialien zu vermeiden.

7.6 Komplexe Physikalische Entstauungstherapie (KPE)

Die Komplexe Physikalische Entstauungstherapie wurde 1892 von *Alexander von Winiwarter,* einem Wiener Chirurgen, beschrieben. Sie besteht aus den Maßnahmen Manuelle Lymphdrainage, Kompressionsbandage, Hautpflege, Bewegungstherapie (Physiotherapie) und Hochlagerung. Nur die Anwendung aller Einzelmaßnahmen führt bei der Lymphödemtherapie zum Erfolg.

Wir unterscheiden zwei Phasen der effektiven Lymphödemtherapie:

a) **Erste Phase der Entödematisierung:** Hier wird, je nach Ödemausprägung und Schweregrad, drei bis sechs Wochen lang täglich behandelt. Der nach der MLD angelegte lymphologische Kompressionsverband (LKV) bleibt bis zur nächsten Behandlung an der Extremität. Der Patient erhält ein individuell für sein Krankheitsbild entwickeltes Bewegungsprogramm und wird über die Selbstbehandlung mit MLD, Hautpflege und Verbandstechnik unterrichtet. Der Patient wird angehalten, über ein „Ödemtagebuch" seine „Daily Life Activities" in Hinsicht auf sein Lymphödem zu beurteilen, d. h. was ist wohltuend, was nicht etc.! Nach einer Entödematisierung von 70–80 % wird eine Woche vor Abschluss der Therapie ein Kompressionsstrumpf angemessen. Wenn nach Lieferung des Kompressionstrumpfes die adäquate Passform festgestellt werden kann, wird der Patient in die zweite Phase der Therapie entlassen.

b) **Zweite Phase der Konservierung und Optimierung:** Sie dauert, da es sich beim Lymphödem um eine chronische Erkrankung handelt, lebenslang. Entsprechend der Reödematisierungstendenz wird das Behandlungsintervall festgelegt. Mit Reödematisierungstendenz ist die Zeit gemeint, bis sich das Ödem trotz der Selbstbehandlung des Patienten wieder bildet und therapeutischer Hilfe bedarf. Das kann in schweren Fällen drei bis vier Mal die Woche oder in leichteren Fällen nur alle 10–14 Tage sein. Die KPE kommt zur Anwendung als MLD, Bandage (LKV) und bewegungstherapeutische Maßnahmen, die aktualisiert werden. Der Patient trägt den LKV bis abends, in der Zeit zwischen den Behandlungsintervallen seinen Kompressionsstrumpf. Sollte das Ödem sich massiv verschlechtern, muss eventuell die erste Phase wiederholt werden.

Mit der Komplexen Physikalischen Entstauungstherapie als kausalem Therapieprinzip gelingt es durch vermehrte Lymphangiomotorik die lymphpflichtige Last zu mobilisieren, Ödemflüssigkeit zu verschieben und Bindegewebeproliferationen zu lockern. Mit der Kompressionsbandage wird das Therapieergebnis erhalten (konserviert), zusätzlich kommt es durch die Druckentwicklung bei Bewegung in der Bandage zu einem „Massageeffekt" und damit zur Rückbildung/Lockerung der Fibrose und Sklerose. Auch wird die Reabsorption in die Venen durch den erhöhten Gewebedruck verbessert. Um die optimale Wirkung der Bandage zu erzielen, muss eine entsprechende Bewegung (Gymnastik, Gehen, Wandern o.ä.) in der Bandage durchgeführt werden. Hautpflege und Hochlagerung sind weitere, wichtige Maßnahmen der KPE, die einer Reödematisierung entgegenwirken.

7.6.1. Die Behandlung des malignen Lymphödems, Palliativbehandlung des Lymphödems

Die Behandlung eines Patienten mit malignem Lymphödem bedeutet für den behandelnden Arzt und Therapeuten eine besondere Herausforderung. Zunächst ist festzuhalten, dass die Diagnose „malignes Lymphödem" keine absolute Kontraindikation zur KPE darstellt. Immer wieder ergeben sich Fragen und Probleme, die Durchführung der Komplexen Physikalischen Entstauungstherapie bei der Behandlung des malignen Lymphödems betreffend. Es finden sich in der Literatur Autoren, die das maligne Lymphödem auch als Kontraindikation für die Manuelle Lymphdrainage bezeichnen. Die verbreitete Befürchtung, dass durch die Manuelle Lymphdrainage Krebszellen verschleppt würden und damit eine „verstärkte" Metastasierung erfolge, ist nicht begründet.

Zwei Faktoren sind für die Entwicklung von Metastasen im Organismus verantwortlich:

a) **die Tumoreigenschaften:** Jeder Tumor weist eine inhomogene Tumorzellpopulation auf, wobei aggressive Zellrassen durch ihre Enzymausstattung rasch das umgebende Gewebe auflösen und in die Gefäßsysteme infiltrieren können. Des Weiteren ist die Fähigkeit zur amöboiden Beweglichkeit der Tumorzellen für ein rasches Metastasierungsverhalten verantwortlich;

b) **die körpereigenen Abwehrmechanismen:** Unser immunologisches Abwehrsystem (Lymphknoten, lymphatische Gewebe usw.) ist darauf ausgerichtet, Krebszellen zu erkennen und zu vernichten. Störungen dieser Immunabwehr, z.B. bei Autoimmunerkrankungen, Aids, immunsuppressiven (dämpfenden) Behandlungen, erleichtern das Anwachsen von Krebsmetastasen.

Beide Faktoren können durch die Manuelle Lymphdrainage wie auch durch sonstige mechanische Manipulationen nicht beeinflusst werden. Ein Tumor entwickelt Metastasen wegen seiner Kapazität, bzw. dem gestörten Körperimmunsystem, jedoch nicht durch mechanische Einwirkungen von außen.

Zwangsläufig ist die KPE bei einem malignen Lymphödem ohne nützlichen Effekt in Form einer Rückbildung des Lymphödems. Sie ist als rein palliative Maßnahme vorwiegend psychologischer Natur und führt aber häufig zu einer subjektiven Beschwerdeerleichterung beim Patienten. Deshalb kann sie als solche durchaus indiziert sein.

7.7 Therapieversagen der KPE

Woran müssen wir denken, wenn eine durchgeführte KPE keine Wirksamkeit zeigt?

Mögliche Ursachen eines Therapieversagens liegen vor allem in der nicht fachgerecht ausgeführten Physikalischen Therapie bei der lediglich Manuelle Lymphdrainagen, aber keine Kompressionsbehandlung mit Bandagen oder Kompressionsstrümpfen durchgeführt werden. 65 % aller nicht ansprechenden Lymphödeme sind auf diesen Fehler zurückzuführen. Voraussetzung zur Wirksamkeit der entödematisierenden Behandlung ist zwangsläufig eine korrekt durchgeführte Komplexe Physikalische Entstauungstherapie mit allen erforderlichen Maßnahmen. Sollte bei korrekt durchgeführter KPE immer noch ein Therapieversagen/eine Therapieresistenz vorliegen, so sind folgende Ursachen möglich:

- malignes Lymphödem
- artifizielles Lymphödem, wozu auch eine schlechte Kooperation des Patienten zu rechnen ist
- chronische Entzündungsprozesse
- ödemverstärkende Faktoren, wie Übergewicht, internistische Erkrankungen, die Ödeme verursachen o.ä.
- falsche Diagnose

Tab. 22: Ursachen für Therapieversagen/Therapieresistenz bei korrekt durchgeführter KPE

8 Literatur

Asdonk J. Manuelle Lymphdrainage - Ein Sammelwerk in Einzeldarstellungen. Karl F. Haug, Heidelberg 1970.

Asdonk J. Zur Geschichte und Wirkung der manuellen Lymphdrainage. Erfahrungsheilkunde 1972; 3: 56-61.

Baumeister R. Funktionelle Verbesserung an lymphödematösen Extremitäten durch Lymphgefäßtransplantation. Langenbecks arch surg 1985; Bd 366: 664.

Brauer W, Herpertz U, Schuchhardt C, Weissleder H. Therapierichtlinie: Lymphödem, Diagnose und Therapie. LymphForsch 2003; 7 (1): 39-42.

Brügger A. Weichteil- und degenerativer Rheumatismus und Lymphgefäßsystem. Therapiewoche Schweiz 6 1986; 536-544.

Castenholz A, Zöltzer H. Funktionsmorphologische Mechanismen des Lymphtransportes. Z Lymphol 1985; 9 (1): 14-20.

Deutsches Netzwerk für Qualitätsentwicklung in der Pflege (Hrsg.). Expertenstandard Pflege von Menschen mit chronischen Wunden. Schriftenreihe des Deutschen Netzwerks für Qualitätsentwicklung in der Pflege, Osnabrück 2008.

Fischer H (Hrsg.). Chronische Veneninsuffizienz: Pathogenese und medikamentöse Therapie. Schattauer, Stuttgart 1984.

Fischer R, Früh G. Varikose und Lymphödem - wann ist eine Operation sinnvoll? 39. Jahrestagung der Deutschen Gesellschaft für Phlebologie. vasomed 1997; 4 (Suppl): 23.

Földi E. Über das Stemmersche Zeichen. vasomed 1997; 9: 187-189.

Földi E, Baumeister G, Bräutigam P, Tiedjen K. Zur Diagnostik und Therapie des Lymphödems. Dtsch Arztebl 1998; 95: A-740-747.

Földi E, Földi M, Weissleder H. Conservative treatment of lymphedema of the limbs. Angiology 1985; 36: 171-189.

Gregl A, Pavi Z, Schauer A, Wilke C, Zinn H. Stewart-Treves syndrome of the edematous arm following breast cancer option. Z Lymphol 1988; 12 (2): 66-83.

Guyton AC. A concept of negative interstitial fluid pressures in implanted perforated capsules. Circ. Res. 1963; 12: 399-414

Gültig O. Erfolg und Misserfolg bei Einsatz der Apparativen Intermittierenden Kompressionstherapie (AIK) - Ergebnisse einer breit angelegten Fragebogenaktion bei Patienten mit chronischem Lymphödem der Extremitäten. LymphForsch 2004; 8 (2): 91-92.

Hauck G. Kapillare Permeabilität und Mikro-Lymphdrainage. VASA 1994; 23: 93-95.

Hauck G, Castenholz A. Beitrag prälymphatischer Strukturen zur Lymphdrainage. Z Lymphol 1992; 16: 6-9.

Herpertz U. Messung und Dokumentation von Ödemen. Z Lymphol 1994; 18: 24-30.

Henle M. Aufgaben und Ziele einer Psychosozialen Krebsnachsorge. Z Lymphol 1981; 5 (2): 51.

Hiller-Schneidewendt A, Schuchhardt C. Psychologische Aspekte der Kompressionsstrumpfbehandlung des sekundären Armlymphödems nach Brustkrebsbehandlung. LymphForsch 1998; 2 (2): 83-86.

Hu X, Adamson RH, Liu B et al.: Starling forces that oppose filtration after tissue oncotic pressure is increased. Am J Physiol 2000; 279: H1724-H1736

Huch R, Jürgens KD. Mensch Körper Krankheit. 5. Aufl. Elsevier GmbH, Urban & Fischer Verlag München 2007

Hutzschenreuter P, Brümmer H. Lymphangiomotorik und Gewebedruck. Z Lymphol 1986; 10: 55-57.

Hutzschenreuter P, Weissleder H. Manuelle Lymphdrainage - Qualitätsmanagement - Qualitätssicherung und Qualiätskontrolle. LymphForsch 1999; 3 (1): 7-10.

Kaiserling E. Morphologie der Lymphangiome. LymphForsch 1997; 1 (2): 59-67.

Kaiserling E. Pathophysiologie der Lymphknoten - Lymphangiologische Aspekte. Klinikarzt 1999; 28: 19-23.

Koller ME, Bert J, Segedal L et al. Estimation of total body fluid shifts between plasma and interstitium in man during extracorporeal circulation. Acta Anaesthesiol Scand 1992: 36: 255-259.

Kujath P, Michelsen A. Wunden - von der Physiologie zum Verband. Dtsch Arztebl 2008; 105 (13) 239-247.

Kubik S, Kretz O. Anatomie des Lymphgefäßsystems. In Földi M, Kubik S. Lehrbuch der Lymphologie für Mediziner, Masseure und Physiotherapeuten. Elsevier, Urban & Fischer, München 6. Aufl. 2005; 5. Ausg.: 1-150.

Kubik S, Manestar M. Anatomische Grundlagen der Therapie des Lymphödems. Ödem 1986:19-31.

Kuhnke E. Wirksamkeitsnachweis der Behandlung von sekundären Armlymphödemen nach einseitiger Ablatio Mammae mit therapeutischer Lymphdrainage. Physiotherapie 1979; 10: 70.

Marshall M. Studienlage zur evidenzbasierten Anwendung der intermitterenden pneumatischen Kompression bei CVI in CEAP-Stadien 3-6. vasomed 2004; 16 (4): 136.

Michel CC. Starling: The formulation of this hypothesis of microvascular fluid exchange and its significance after 100 years. Exp Physiol 1997; 82: 1-30.

Mosengeil K v. Beitrag zur Geschichte der osteoplastischen Resectionen. Gustav Lange, Leipzig 1868.

Pain S. Variation in lymphatic function may predispose to development of breast cancer related lymphedema. Ejso 2004; 30: 508-514.

Pecking A, Cluzan R, Desprez-Curely J. Indirect lymphoscintigraphy in patients with limb edema. Immunology and hematology reseach, progress in lymphology, proceedings IX International Congress of Lymphology 1983, Tel Aviv; 201-208.

Pritschow H. Die Manuelle Lymphdrainage - ein historischer Rückblick. In Schuchhardt C (Hrsg.). Lymphologie - State of the Art. Kargerer Kommunikation, Bonn 1998; 61-67.

Pritschow H. Therapeutisches Qualitätsmanagement in der ambulanten Lymphologischen Schwerpunktpraxis. LymphForsch 2008; 12 (1): 44.

Schad H. Das Lymphgefäßsystem - Funktion und Störung. LymphForsch 1998; 2 (2): 69-80

Schad H. Gilt die Starling'sche Hypothese noch? LymphForsch 2009; 13 (2): 71-77.

Schmeller W, Meier-Vollrath I. Lipödem. In Weissleder H, Schuchhardt C (Hrsg.). Erkrankungen des Lymphgefäßsystems. Viavital, Essen 2006; 301-321.

Schuchhardt C. Das „Lipödem-Syndrom" - neue Antworten auf alte Fragen? LymphForsch 2001; 5: 68-70.

Schuchhardt C. Hautveränderungen bei artifiziellem Lymphödem. In Clodius L, Baumeister RGH, Földi E et al. (Hrsg.). Lymphologica. Medikon, München 1989; 54-55.

Schuchhardt C, Gültig O, Pritschow H, Weissleder H. Therapiekonzepte. In Weissleder H, Schuchhardt C (Hrsg.). Erkrankungen des Lymphgefäßsystems. Viavital, Essen 4. Aufl. 2006; 411-468

Schwarz U. Die Häufigkeit des primären Lymphödems. Eine epidemiologische Studie an über 1000 Probanden. vasomed 1990: 29-34.

Strößenreuther R. Lipödem und Cellulitis. Viavital, Essen 2001

Vodder E. Le drainage lymphatique, une nouvelle methode therapeutique. Sante pour tous 1936.

Vodder E. Manuelle Lymphdrainage. Badebetriebe 1965; 56: 386-388.

Weissleder H. AIK und Lymphödem - Glaube und Wirklichkeit. LymphForsch 2004; 8 (2): 93-95.

Weissleder H. Lymphödemtherapie: Stellenwert der apparativen intermittierenden Kompression - Literaturüberblick. LymphForsch 2003; 7 (1): 15-18.

Weissleder H. Lymphszintigraphische Untersuchungen beim Armlymphödem. Therapiewoche 1985; 35: 2448-2458.

Weissleder H, Schuchhardt C (Hrsg.). Erkrankungen des Lymphgefäßsystems. Viavital, Essen 4. Aufl. 2006.

Winiwarter A, (Hrsg.). Elephantiasis. In: Die chirurgischen Krankheiten der Haut und des Zellgewebes. Stuttgart: Enke 1892; 205-222.

Winter J. Gerätegestützte Lymphologie. Apparative intermittierende Kompressionstherapie. Pro und Kontra. Physiotherapie 2004; 5: 15-26.

Zöltzer H. Funktionelle Anatomie der Lymphbildung. LymphForsch 2003; 7(2): 60-68.

B Die Manuelle Lymphdrainage (MLD)

H. Pritschow

1 Griffe der Manuellen Lymphdrainage

Die Manuelle Lymphdrainage nach Vodder kennt vier Grundgriffe, den Stehenden Kreis, den Pumpgriff, den Schöpfgriff und den Drehgriff. Diese Griffe dienen der Steigerung der Lymphangiomotorik und der Verschiebung von Flüssigkeit im kutanen klappenlosen Lymphgefäßnetz sowie in den interstitiellen Spalten. Zur Lockerung von Bindegewebeproliferationen als Folge einer Lymphostase verwenden wir spezielle Lockerungsgriffe wie Knetungen und „Auswringgriffe". Ein weiterer effektiver „Ödembeseitiger" bei Thoraxödemen ist der Kieblergriff, und als „Verschiebegriff" wird der Ödemgriff an den Extremitäten angewendet.

MLD-Grundgriffe	MLD-Spezialgriffe
Stehender Kreis	Knetung „Auswringgriff"
Pumpgriff	Kieblergriff
Schöpfgriff	Ödemgriff
Drehgriff	

Tab. 1: Griffe der Manuellen Lymphdrainage

Bevor die Behandlung mit Manueller Lymphdrainage begonnen wird, muss der Lymphdrainagetherapeut Kontraindikationen für die MLD ausschließen. Die Missachtung der absoluten Kontraindikationen kann zu irreversiblen Schäden führen. Das kardiale Ödem ist ein symmetrisch auftretendes Ödem meist in der Fuß-Knöchel-Region, es ist weich und dellenhinterlassend. Die akute bakterielle Infektion tritt meist bei offenen Prozessen (Wunden) und Interdigitalmykosen auf. Das Erysipel (Wundrose) ist beim Lymphödem als häufige Streptokokkeninfektion der Haut zu beobachten (35 %). Diese absolute Kontraindikation (Tab. 2a) kann bei Missachtung zur Sepsis führen und damit lebensbedrohlich sein. Akute Venenerkrankungen, meist durch Rötung, Schwellung und Schmerz im Venenverlauf festzustellen, stellen ebenfalls absolute Kontraindikationen dar und sollten dem Arzt direkt mitgeteilt werden. Bei relativen Kontraindikationen (Tab. 2b) kann nach Rücksprache mit dem Arzt die Manuelle Lymphdrainage modifiziert angewendet werden, entweder indem der betroffene Körperbereich ausgespart wird (Karotis-Sinus, Anus praeter usw.) oder die Druckintensität so reduziert wird, dass die MLD-Griffe auf keinen Fall als unangenehm oder schmerzhaft empfunden werden.

Absolute Kontraindikationen
- kardiales Ödem (manifeste Herzinsuffizienz)
- akute bakterielle Entzündungen
- akute Venenerkrankungen
- Erkrankungen, die mit Fieber einhergehen

Tab. 2a

Relative Kontraindikationen
- maligne Prozesse (evtl. palliative Behandlung möglich)
- Hals:
  - Karotis-Sinus-Überempfindlichkeit
  - Herzrhythmusstörungen
  - bei Patienten über 60 Jahre
  - Schilddrüsenfunktionsstörungen
- Bauch:
  - akut entzündliche Prozesse
  - Strahlenkolitis oder Strahlenzystitis
  - Anus praeter
  - Morbus Crohn
  - Colitis ulcerosa
  - Divertikulitis
  - Schwangerschaft
  - Menstruation

Tab. 2b

Keine der im Folgenden beschriebenen Behandlungen darf für den Patienten schmerzhaft oder unangenehm sein!

1.1 Der Stehende Kreis

Die Haut wird flächig, kreisförmig verschoben, in Lymphabflussrichtung druckanschwellend, in die Ausgangsposition zurück abschwellend.

Also von fünf vor 12:00 Uhr bis fünf vor 6:00 Uhr anschwellend und von 6:00 Uhr bis fünf vor 12:00 Uhr abschwellend.

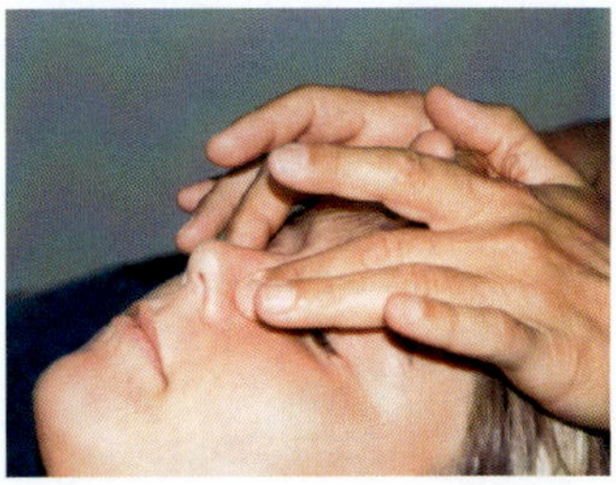

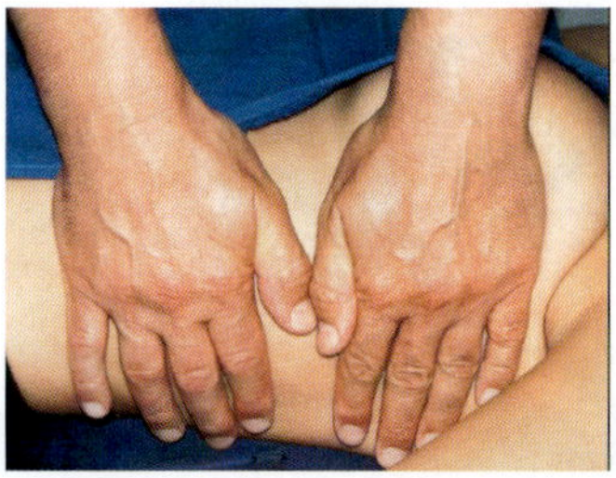

Der Stehende Kreis wird im Sekundentakt und auf der Stelle etwa fünfmal ausgeführt. Die Auflagefläche derTherapeutenhand reicht von der Fingerspitze bei der Behandlung der Patientennase bis zur ganzen Handfläche bei derThoraxbehandlung. Wir rutschen dabei nicht über das Gewebe, sondern setzen jeden Griff neu an. Der Kreis ist so groß, wie sich die Haut verschieben lässt.

1.2 Der Pumpgriff

Die Finger sind gestreckt, der Daumen abduziert, das Handgelenk ist aufgestellt, die „Schwimmhaut" zwischen Daumen und Zeigefinger berührt die Extremität ohne Druck. Während der Handteller abgelegt wird, erfolgt der Druck in einem Winkel von 45° in das Gewebe hinein bis zur Verschiebegrenze. Im Handgelenk findet dabei eine scharnierartige Bewegung statt. In der zweiten, der „Loslassphase", trägt das Gewebe die Hand in ihre Ausgangsposition zurück. Die Hand wird ein Stück weiter wieder aufgesetzt und der Griff beginnt von neuem. Dieser Griff wirkt bis in den subfaszialen Raum hinein.

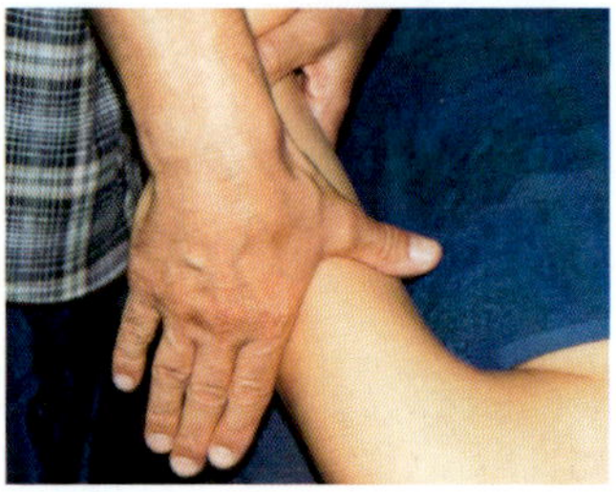

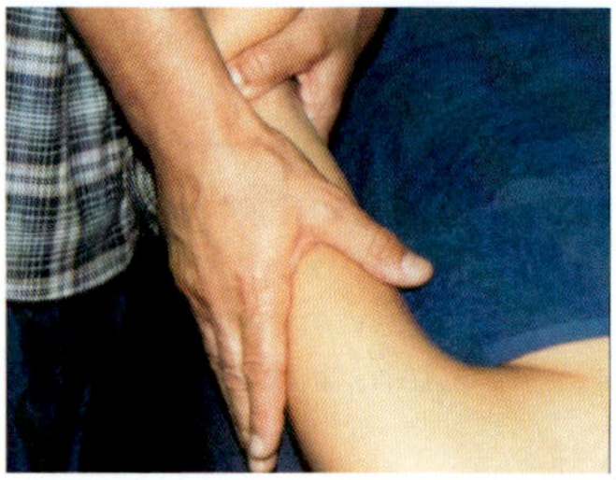

1.3 Der Schöpfgriff

Die Ausgangsposition ist dieselbe wie beim Pumpgriff. Also Finger gestreckt, Daumen abduziert, Handgelenk aufgestellt. Der Drehpunkt ist jetzt allerdings das Zeigefingergrundgelenk. Das Handgelenk fällt zu Seite und die gestreckten Finger schwingen in Abflussrichtung ein. Der Griff wird ohne Unterbrechung fortgesetzt, er schraubt sich sozusagen die Extremität hoch. Der Druck erfolgt rhythmisch anschwellend in der Einschwingphase und abschwellend in der Aufstellphase. *Vodder* bezeichnete die Bewegung als „gebende Bewegung". Der Druck ist sehr leicht, man „streicht" förmlich über das Gewebe. Der Griff wirkt vor allem auf das kutane, klappenlose Lymphgefäßnetz.

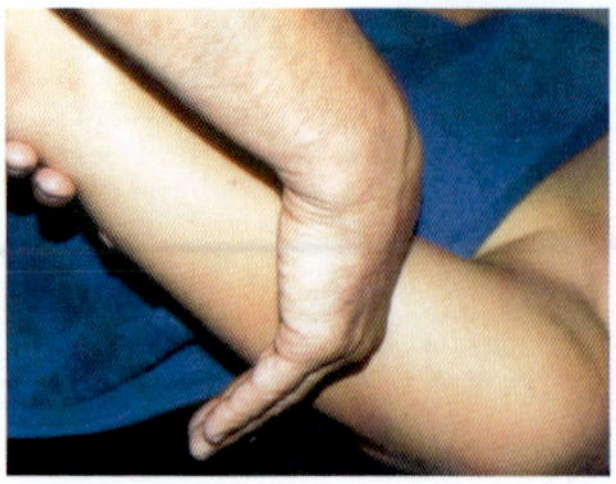

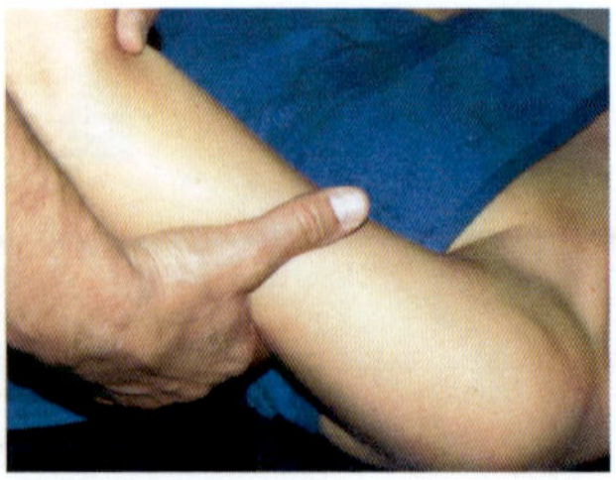

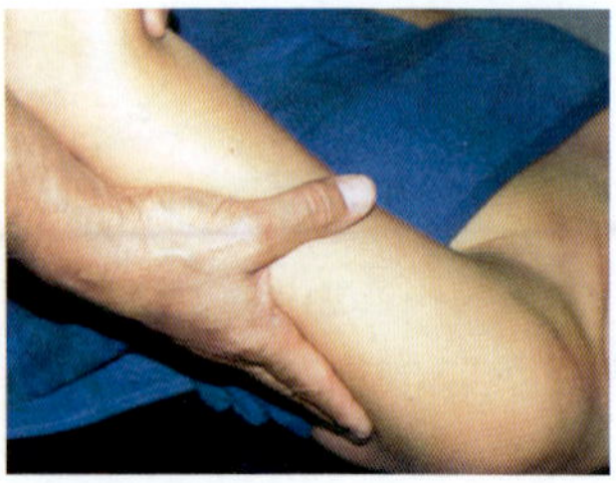

1.4 Der Drehgriff

Die Hand mit dem abduzierten Daumen liegt flächig auf. In der Druckphase verschiebt die gesamte Handfläche die darunterliegenden Gewebe kreisförmig in Abflussrichtung. Die Finger zeigen immer in Abflussrichtung. Während der Schubphase wird der Daumen an die Handfläche herangeführt und streicht dabei über das Gewebe. In der zweiten Phase trägt das Gewebe die Hand wieder in ihre Ausgangsposition zurück. Der Daumen bleibt stehen, die Finger gehen vorwärts, als ob sie ein Stück Stoff abmessen wollten. Der Handteller wird abgelegt, dabei rutscht der Daumen zur Seite. Sobald die ganze Hand aufliegt, beginnt der Griff von neuem.

Der Drehgriff ist ein Griff für große Flächen, z.B. am Thorax.

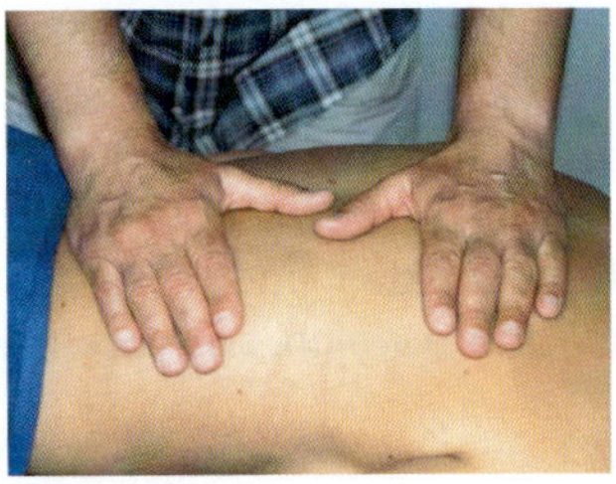
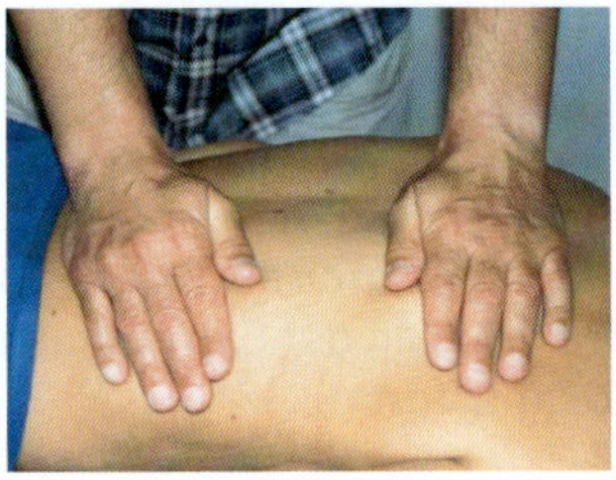
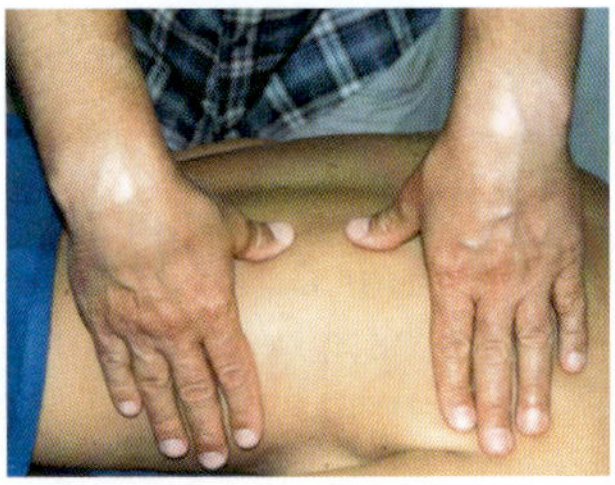

1.5 Die Knetung „Auswringgriff"

Im Gegensatz zur Knetung der klassischen Massage, die die Muskulatur bearbeitet, richtet sich diese Knetung auf die Bindegewebeproliferation als Folge eines Lymphödems oder eines posttraumatischen Ödems. Das betroffene Gewebe wird zwischen beiden Händen gegeneinander verschoben, sozusagen wie in einer liegenden Acht.

Der Griff wird solange auf einer Stelle wiederholt, bis die Gewebekonsistenz weicher wird, d.h. die Hautfalte schmaler ist als zu Beginn der Behandlung. Dieser Griff führt lokal zu einer aktiven Hyperämie.

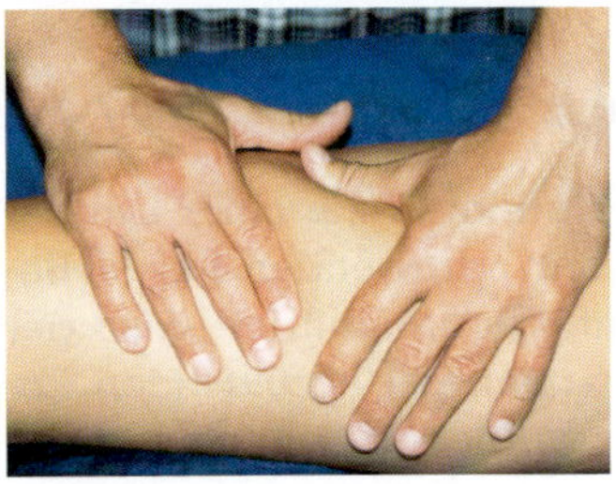
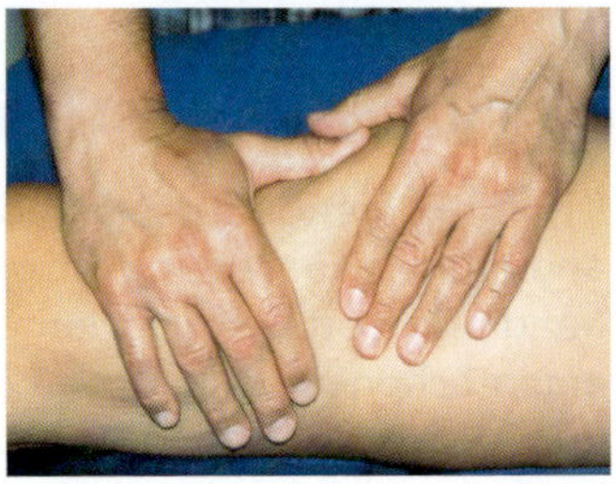

1.6 Der Kieblergriff

Mit ganz kleinen Daumenkreisen im Wechsel schiebt der Daumen das „Ödem" vor sich her in angrenzende ödemfreie Gebiete. Dieser Griff ist kein Hautrollen! Sondern einem Schneeschieber gleich, verschieben wir interstitielle Flüssigkeit im kutanen klappenlosen Lymphgefäßnetz in ödemfreie Gebiete.

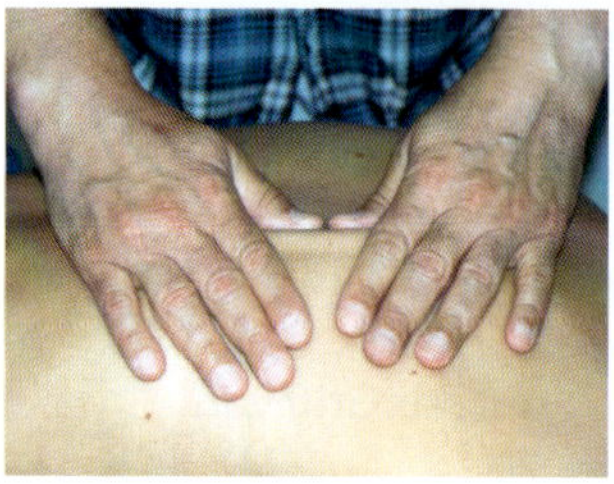
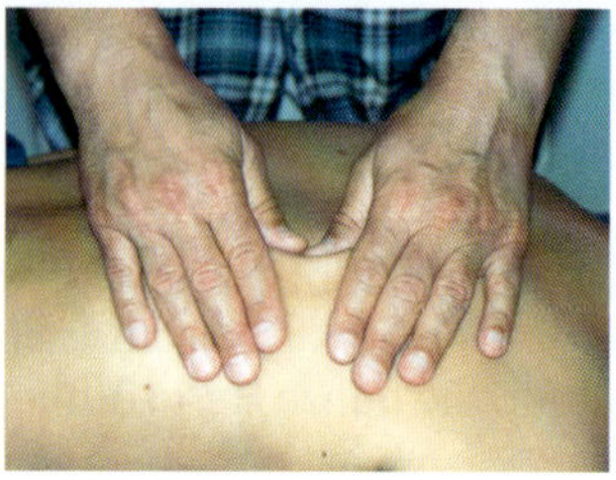
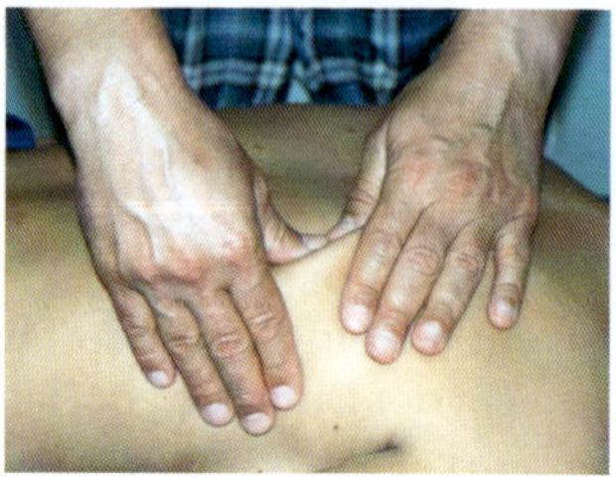

1.7 Der Ödemgriff

Großflächig mit der ganzen Hand wird das Ödem mit parallelen Pumpgriffen in den Gewebekanälen und dem subkutanen klappenlosen Lymphgefäßnetz verschoben. Der Griff wird langsam und mit großem Druck ausgeführt. Ist das Ödem fest bis hart, beginnt der Griff proximal an der Extremität, ist das Ödem weich, so schreitet man von distal nach proximal fort.

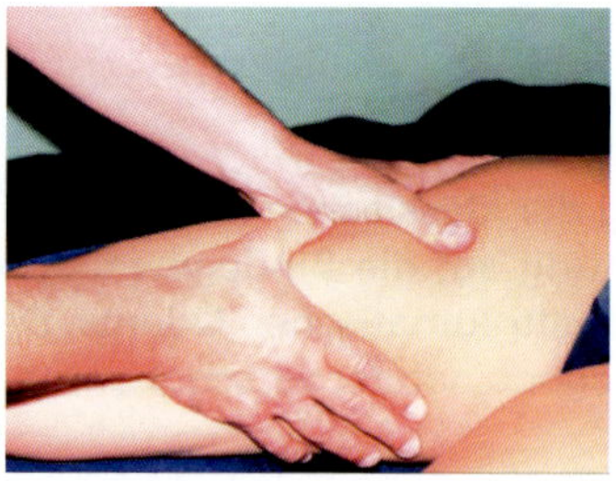

2 Griffreihenfolge der Manuellen Lymphdrainage

Die im Folgenden beschriebenen Griffreihenfolgen sind im Sinne einer Lymphangiomotorikanregung am gesunden Lymphgefäßsystem anzuwenden. Bei der Behandlung von Lymphödemen sind diese Griffreihenfolgen modifiziert, also der entsprechenden Insuffizienz des Lymphgefäßsystems angepasst, anzuwenden, immer entsprechend dem Leitsatz: „Wir arbeiten auf Reaktion bedacht ohne zu schädigen!

2.1 Behandlung Hals

DerTherapeut steht seitlich neben dem Patienten. Der Patient liegt auf dem Rücken.

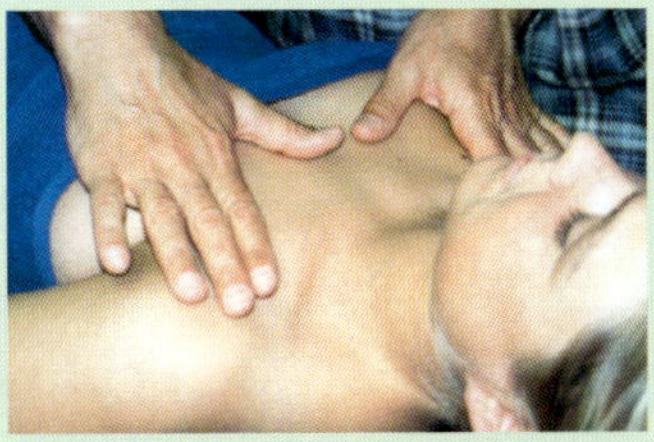

1: Effleurage: Flächige Streichung vom Sternum zum Akromion.

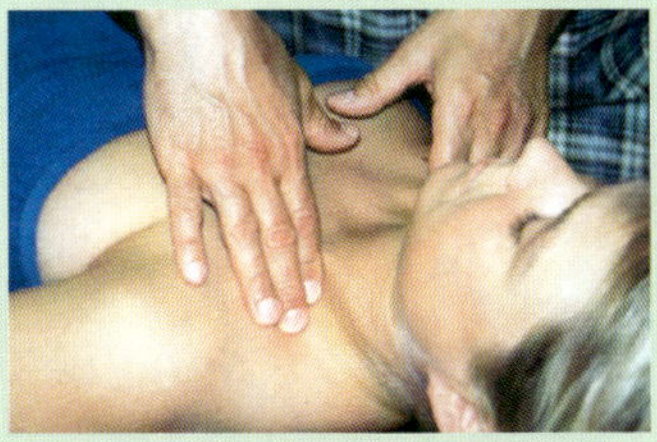

2: Stehende Kreise in der Fossa supraclavicularis auf den NII. (Nodi lymphatici) cervicales inferiores (NII. supraclaviculares).

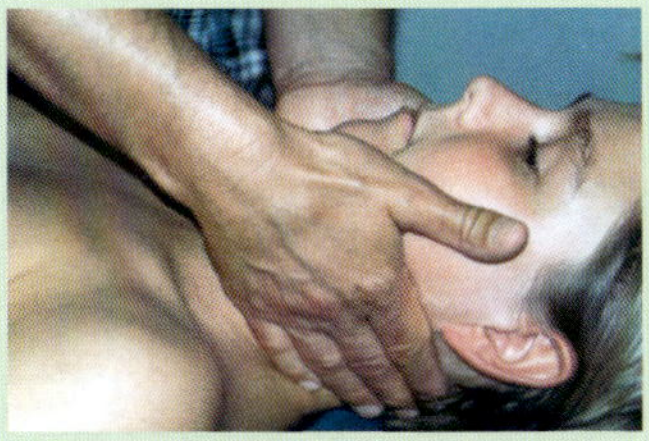

3: Behandlung der Halslymphknoten. Stehende Kreise vom Angulus mandibularis über die NII. cervicales superiores und inferiores zur Fossa supraclavicularis.

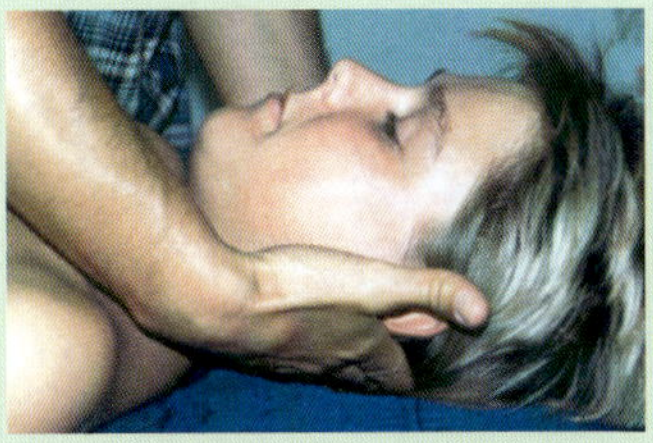

4: Stehende Kreise entlang der Linea nuchae auf den NII. occipitales über Processus mastoideus zur Supraklavikulargrube.

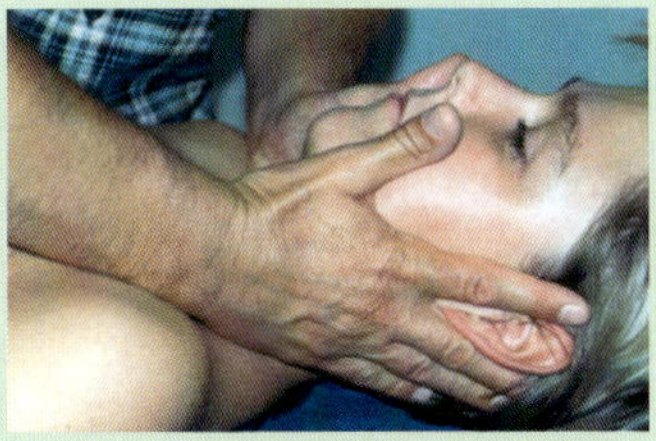

5: „Parotis-Gabelgriff": Stehende Kreise vor und hinter dem Ohr auf den NII. praeauriculares und NII. retroauriculares, dann zur Fossa supraclavicularis.

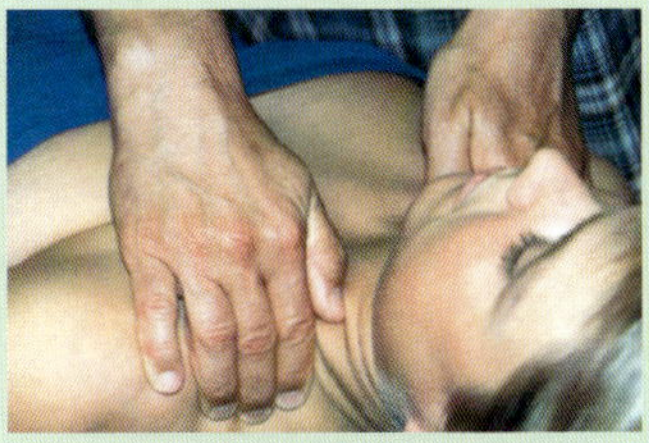

6: Durchbewegen des Schultergürtels, dann Stehende Kreise vom Akromion entlang der Spina scapulae bis Th 2 (zweiter Brustwirbel), von dort in die Fossa supraclavicularis („Langer Weg").

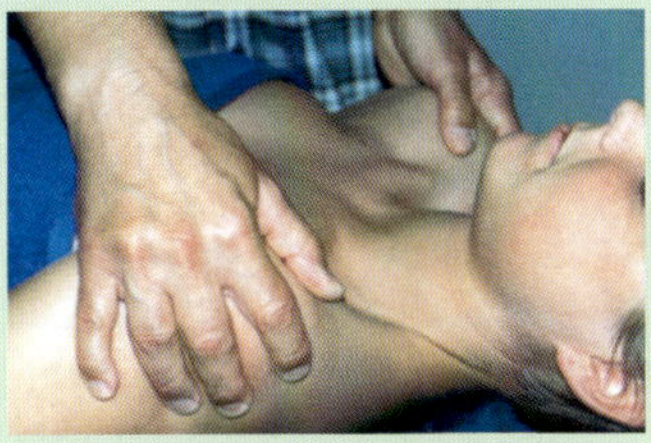

7: Durchbewegen des Schultergürtels, dann Stehende Kreise vom Akromion direkt zur Fossa supraclavicularis („Kurzer Weg").

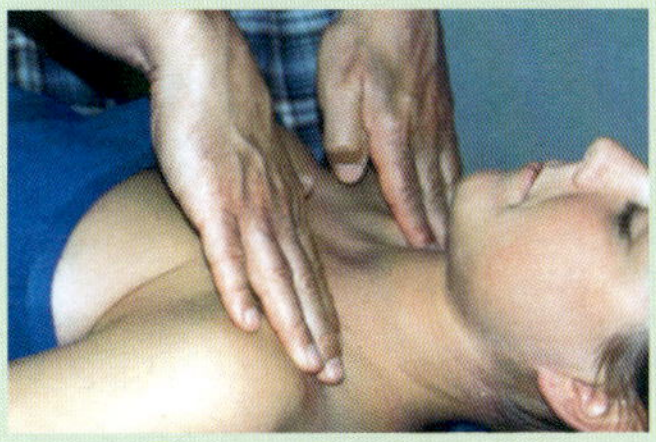

8: Nacharbeiten entsprechend Befund. Stehende Kreise in der Fossa supraclavicularis.

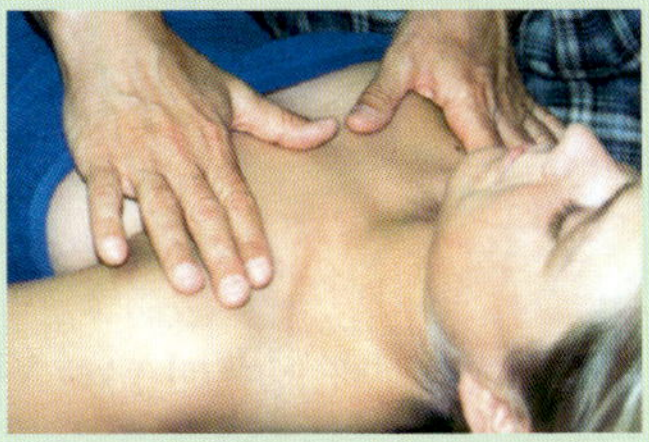

9: Abschlusseffleurage wie in Nr. 1

2.2 Behandlung Gesicht

DerTherapeut steht oder sitzt am Kopfende. Vorbehandlung: Hals.

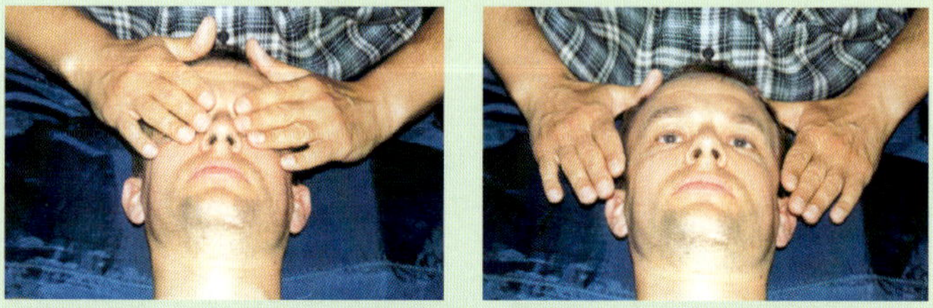

1: Effleurage: Parallele Streichungen über Unterkiefer, Oberkiefer, Nase-Wange, Stirn.

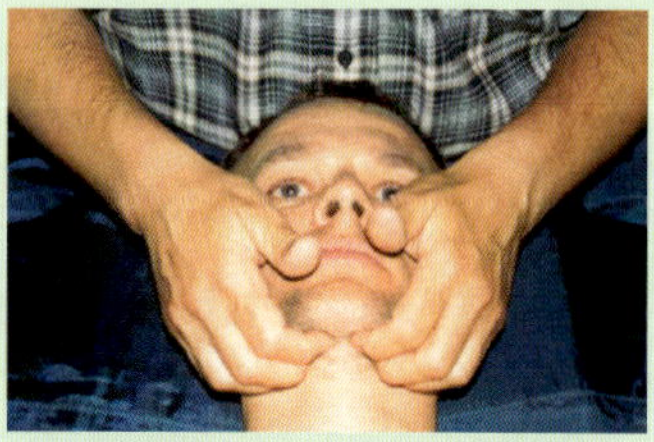

2: „Bergsteigergriff" – entlang des Unterkiefers Stehende Kreise von der Kinnspitze bis zum Angulus mandibularis auf den NII. submentales und NII. submandibularis.

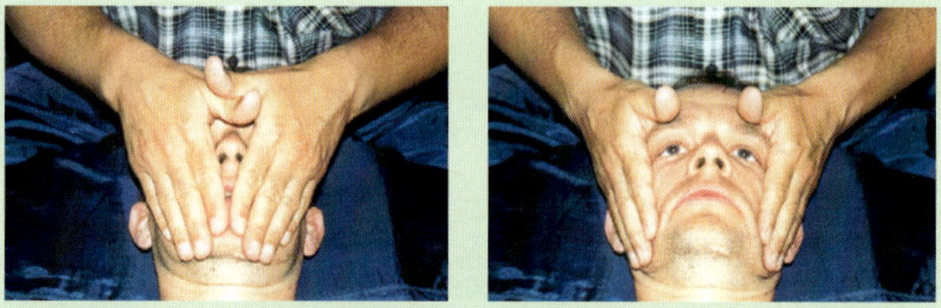

3: Stehende Kreise auf dem Unterkiefer von der Kinnspitze bis zum Angulus mandibularis, Druck in Richtung NII. submentales und NII. submandibulares von dort zur Supraklavikulargrube.

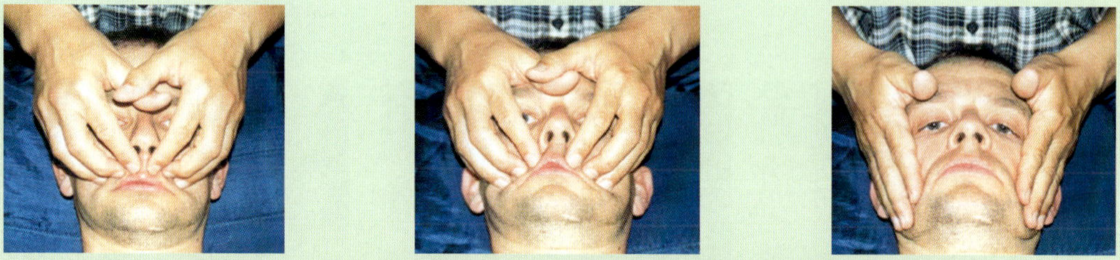

4: Stehende Kreise von Mitte des Oberkiefers auf der Oberlippe beginnend über die Wangen …

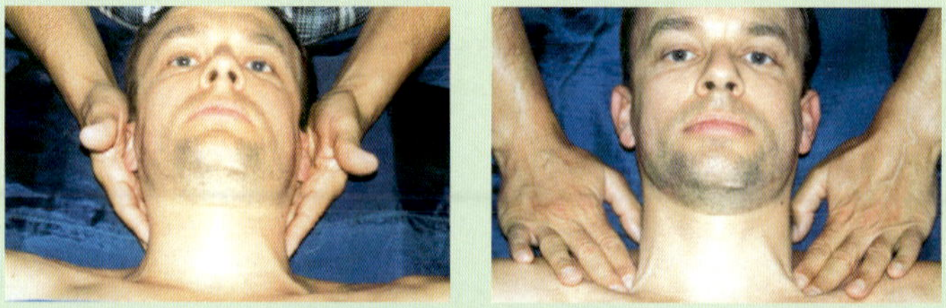

… zum Angulus mandibularis, von dort zur Fossa supraclavicularis.

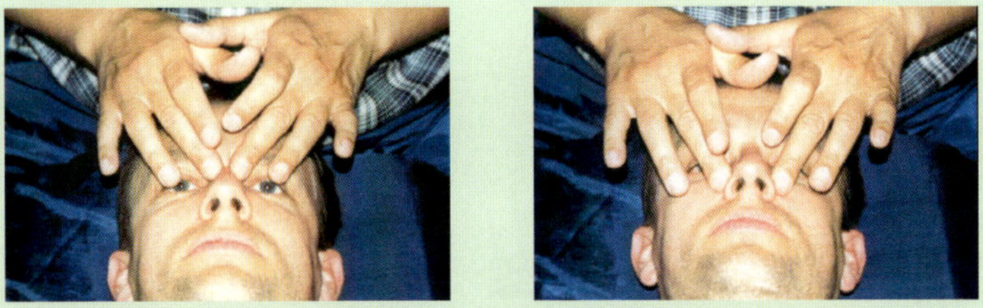

5: Stehende Kreise mit einem Finger vom Nasenrücken seitlich bis zur Wange.
a. Nasenspitze b. Nasenmitte c. Nasenwurzel

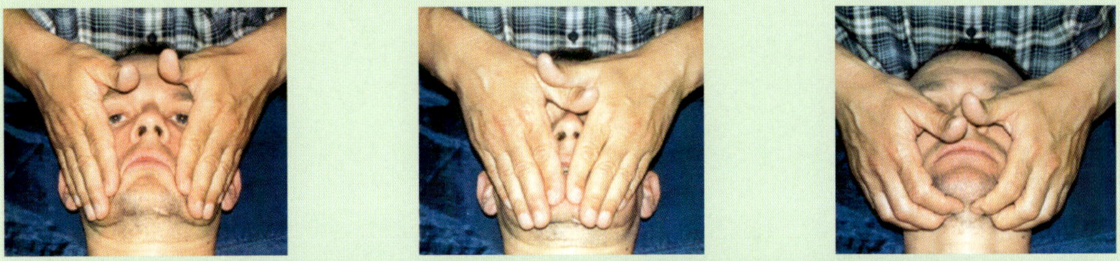

6: Die „Lange Reise“: Stehende Kreise auf dem Jochbein unter den Augen beginnend an den Mundwinkeln vorbei, Unterlippe und Kinn, Druck in Richtung NII. submandibulares, dann der „Bergsteigergriff“ …

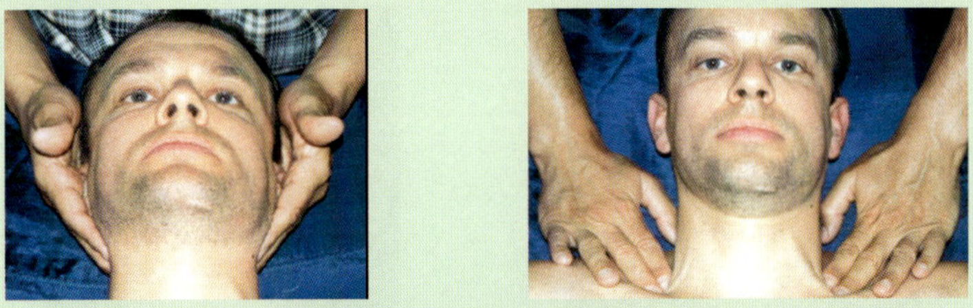

… bis zum Angulus mandibularis, von dort weiter zur Fossa supraclavicularis.

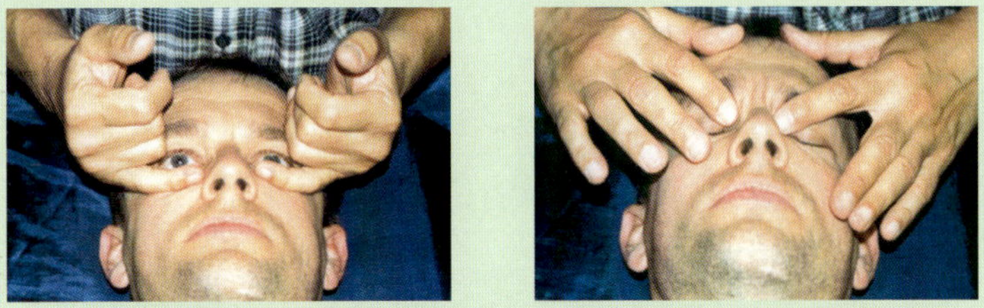

7: Augenbehandlung, Tränensäcke und Lid behandeln:
a) Unterlid mit kleinem Finger, Stehende Kreise mit je einem Finger, Druckrichtung weg vom Auge. b) mediales Oberlid, Druckrichtung Nase.
c) laterales Oberlid, Druckrichtung Ohr.

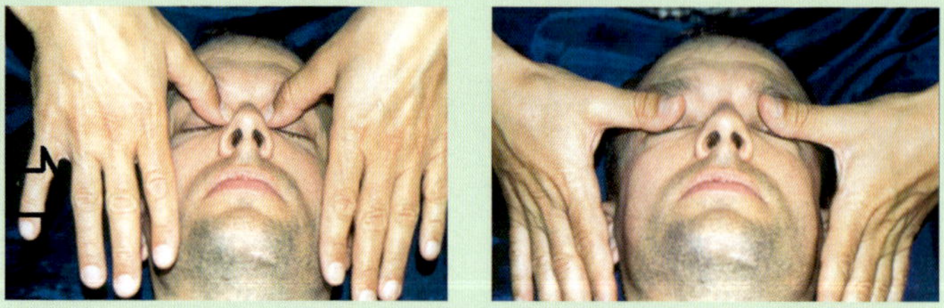

8: Mit dem Daumen rutschen wir von der Nasenwurzel zum Augenwinkel und rollen dann sanft die Daumenspitzen über die Augäpfel nach außen ab.

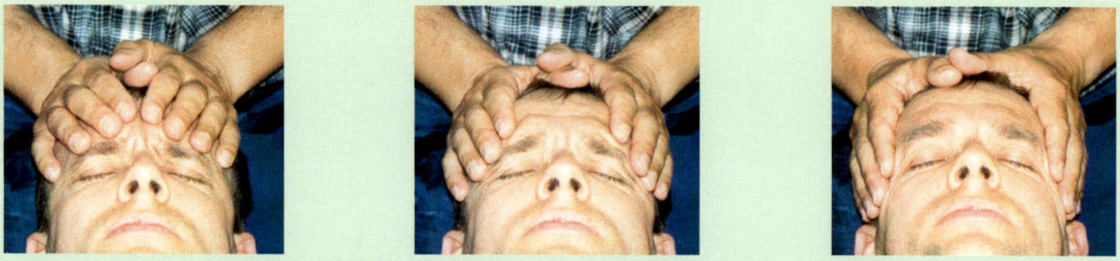

9: Stehende Kreise mit den flach aufgelegten Händen von der Stirnmitte bis Os temporale. Druckrichtung zu den NII. praeauriculares.

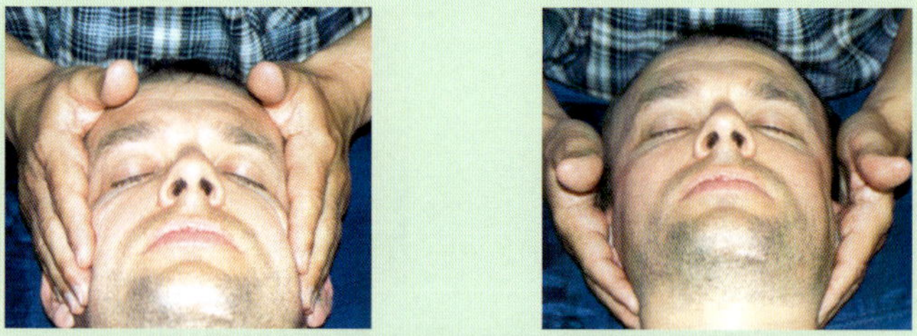

10: Stehende Kreise vom Os temporale bis Angulus mandibularis. Druckrichtung NII. submandibulares und NII. cervicales superiores.

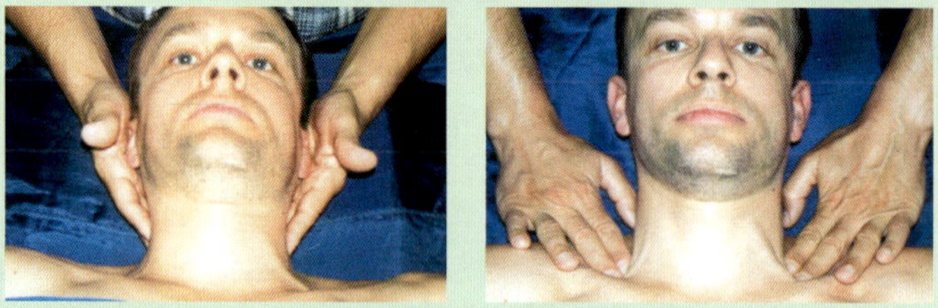

11: Stehende Kreise über den NII. cervicales superiores, Intensivbehandlung. Dann abdrainieren bis zur Supraklavikulargrube.

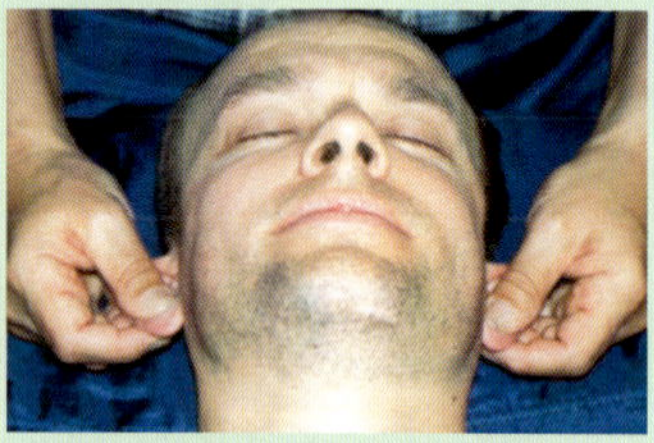

12: Stehender Kreis mit den Ohren, die Ohren an der Ohrmuschel fassen und in der Verschiebbarkeit kreisen.

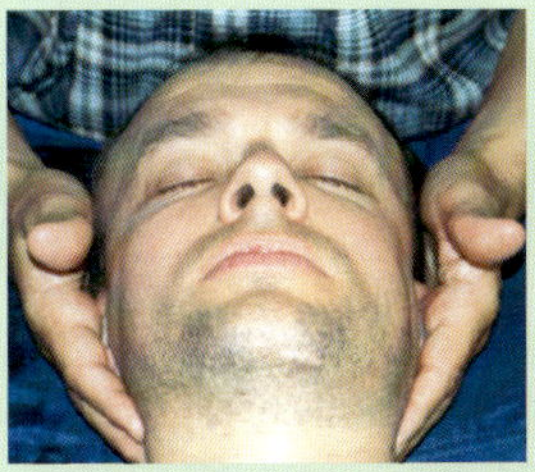

13: Nacharbeiten entsprechend Befund. Stehende Kreise wie in Nr. 10.

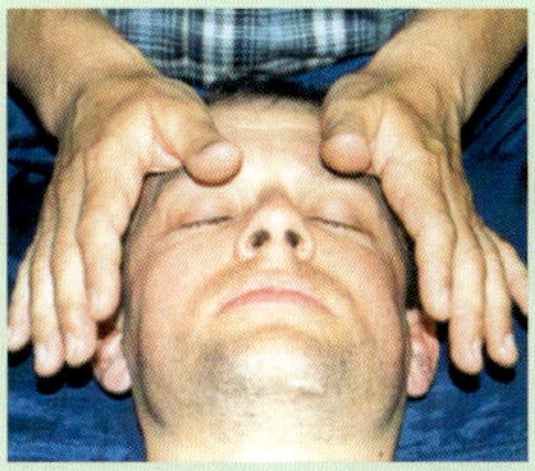
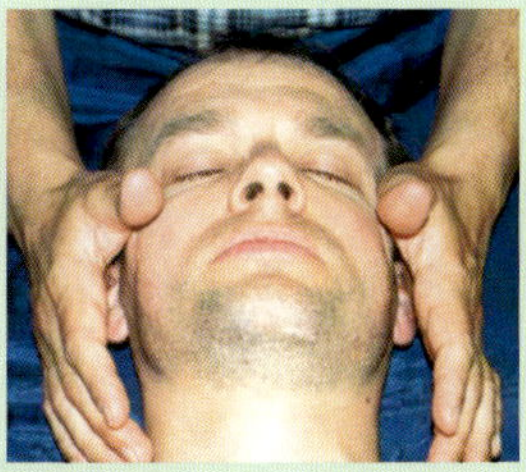

14a: Abschlusseffleurage:
Ausstreichung mit dem Daumenballen von der Stirnmitte zum Os temporalis.

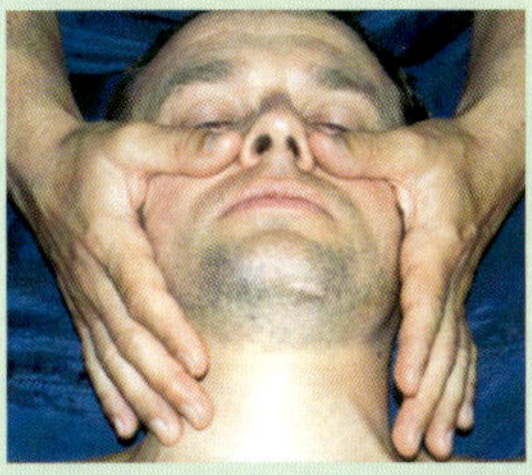
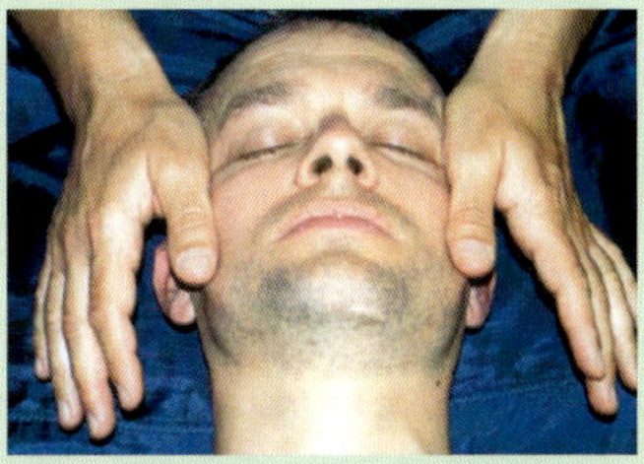

14a: Abschlusseffleurage:
Die Daumen unter den Augen anlegen und wie ein „Scheibenwischer" nach außen streichen.

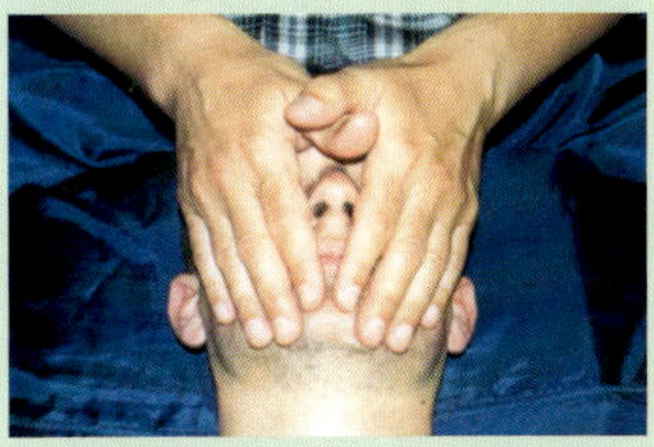
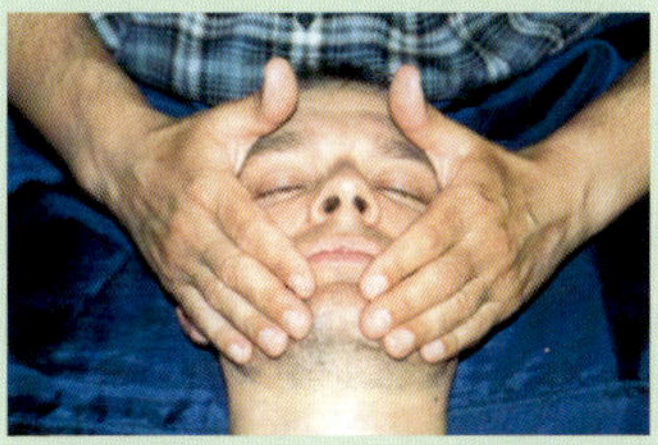
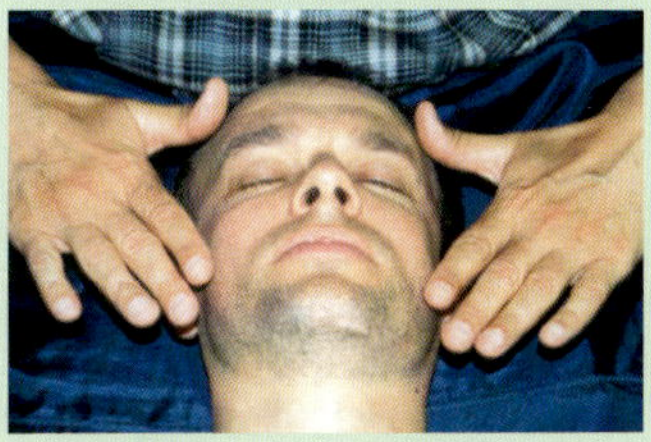

14b: Die Hände bilden eine Kuppel über dem Gesicht des Patienten. Fingerspitzen Kinn, Handwurzel Stirn. „Ruhe geben". Oben wegstreichen, unten wegstreichen.

2.3 Behandlung Rücken

Der Therapeut steht seitlich vom Patienten.

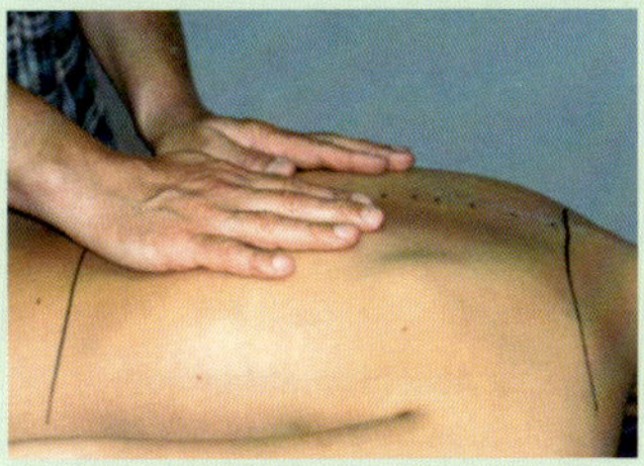

1: Effleurage: Flächige Streichungen von kranial nach kaudal über den ganzen Rücken.

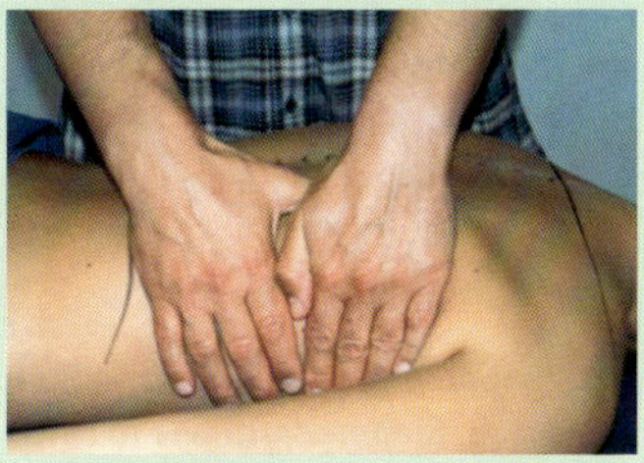

2: Stehende Kreise mit der ganzen Hand an der Flanke von der unteren transversalen Wasserscheide zur Axilla.

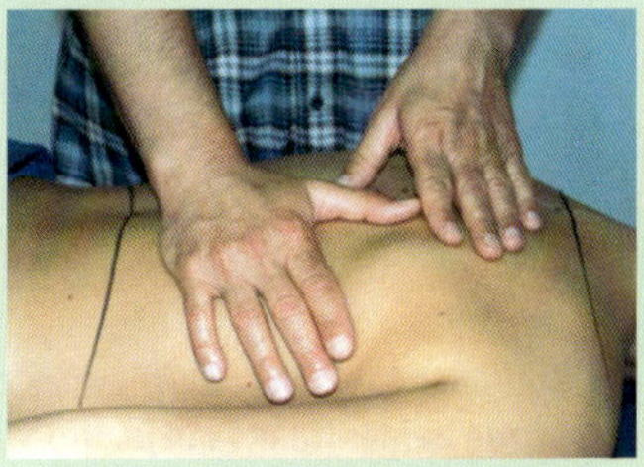

3: Drehgriffe im Wechsel von der Wirbelsäule aus in Richtung Axilla.

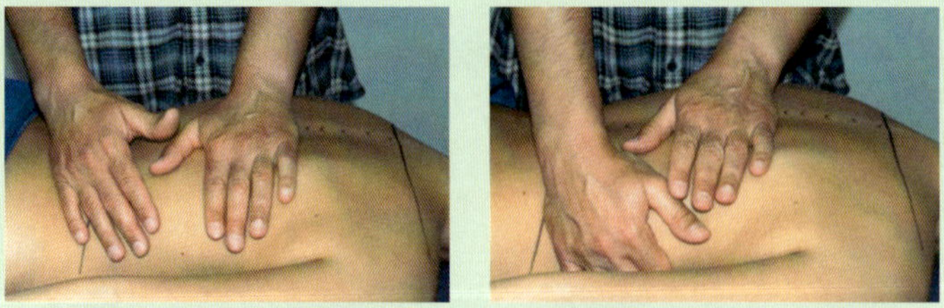

4: Siebenergriff: Mit der kopfwärts gelegenen Hand beginnen, von der Rückenmitte seitwärts mit Drehgriffen wechselweise auf vier, …

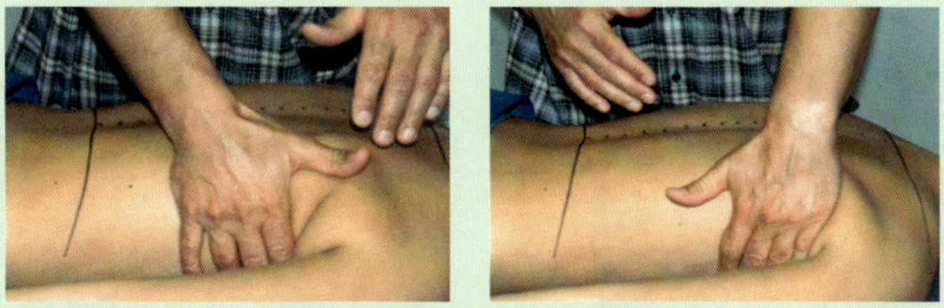

… dann mit Stehenden Kreisen im Wechsel in Richtung Axilla auf sieben.

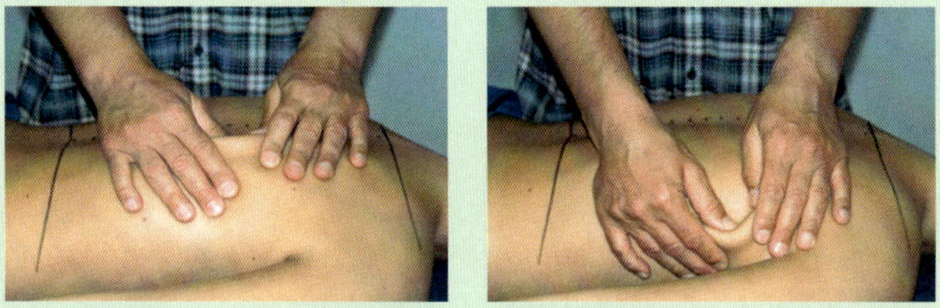

5: Kieblergriff von der Wirbelsäule in Richtung NII. axillares.

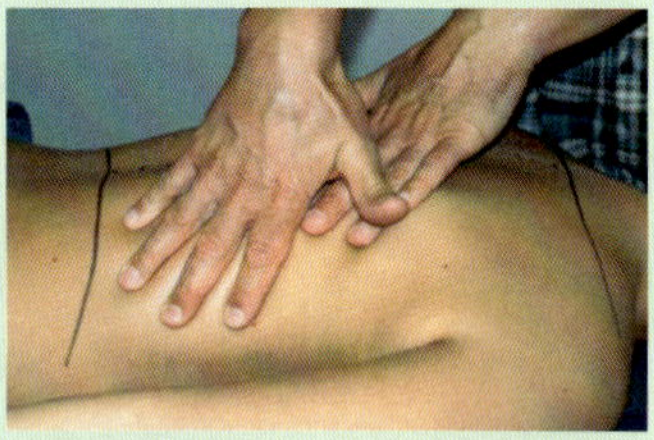

6: Behandlung der Rippenzwischenräume, Stehende Kreise mit langen Fingern Druckrichtung in die Tiefe in Richtung Ductus thoracicus. Nr. 2–6 noch einmal, jetzt wird die andere Rückenseite behandelt.

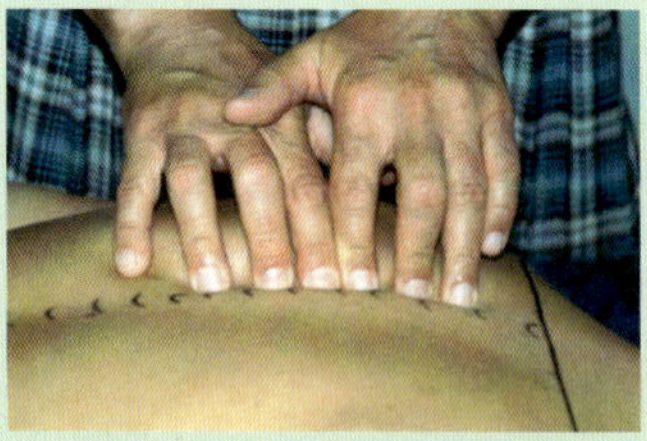

7: Stehende Kreise mit den Fingerspitzen beider Hände mit je drei Fingern links und rechts der Dornfortsätze, Druck in die Tiefe zum Ductus thoracicus.

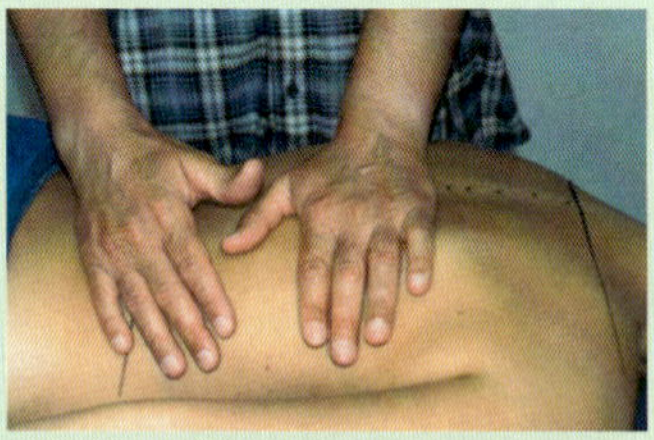

8: Nacharbeiten entsprechend Befund, z. B. Siebenergriff wie in Nr. 4.

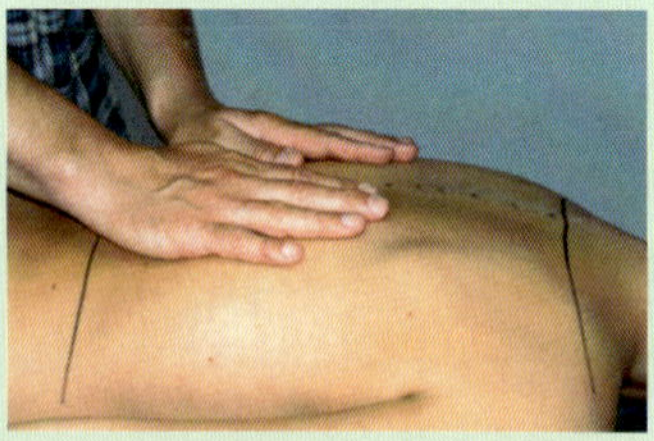

9: Abschlusseffleurage: Flächige Streichung wie Nr. 1.

2.4 Behandlung Lende

DerTherapeut steht seitlich vom Patienten.

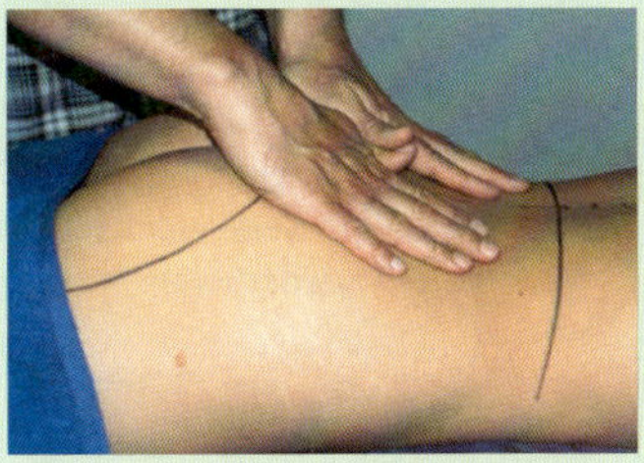

1: Effleurage: Von kranial nach kaudal von der unteren transversalen Wasserscheide zum Kreuzbein.

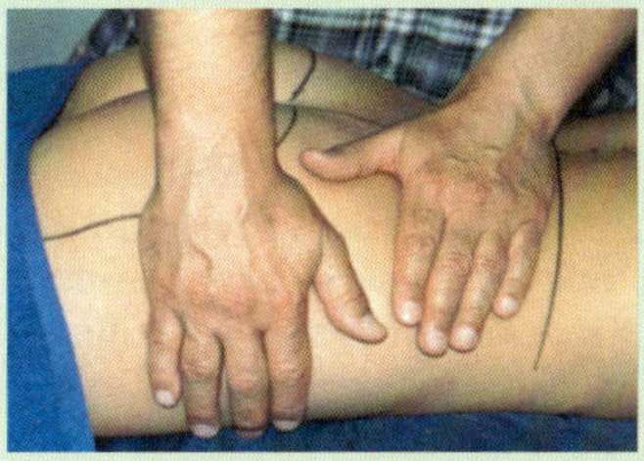
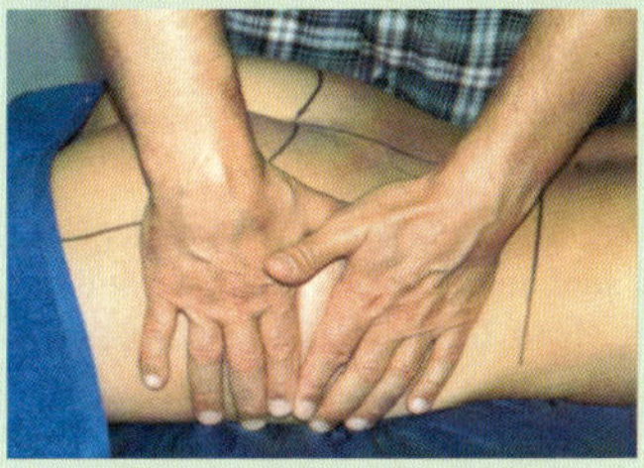

2: Drehgriffe wechselweise von der Lendenwirbelsäule zur Spina iliaca anterior superior, dort Stehende Kreise mit Druckrichtung zu den NII. inguinales.

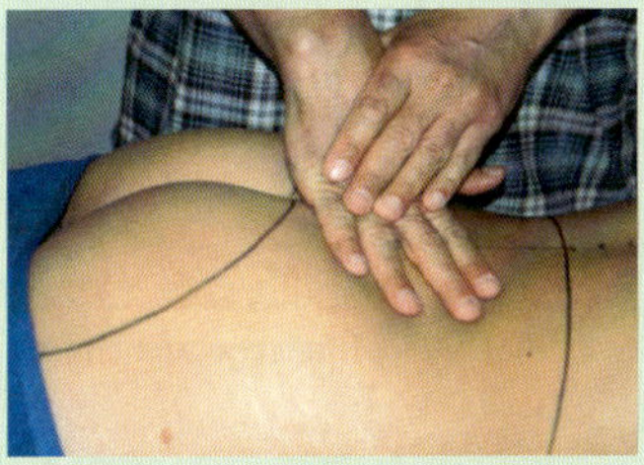
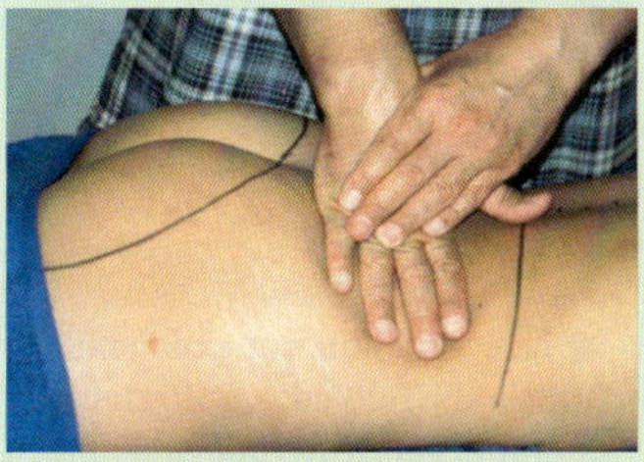
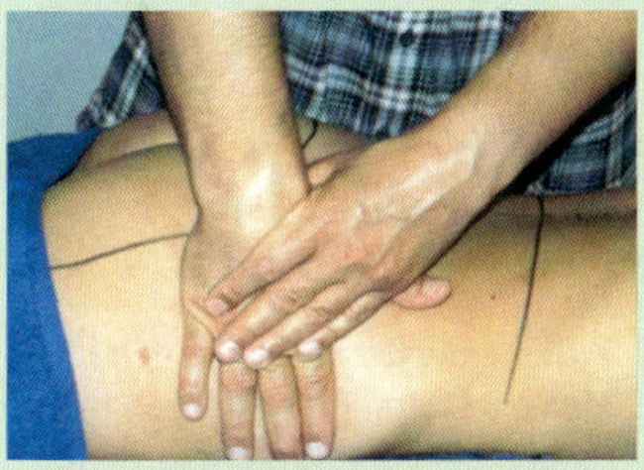

3: Stehende Kreise, Hand auf Hand, die fußwärtige Hand liegt unten, lateral der „Hosenboden-Wasserscheide" in zwei Halbkreisen:
a) Stehende Kreise über die Crista iliaca zur Spina iliaca anterior superior, von dort zum Trochanter major femoris. Druckrichtung zu den NII. inguinales.

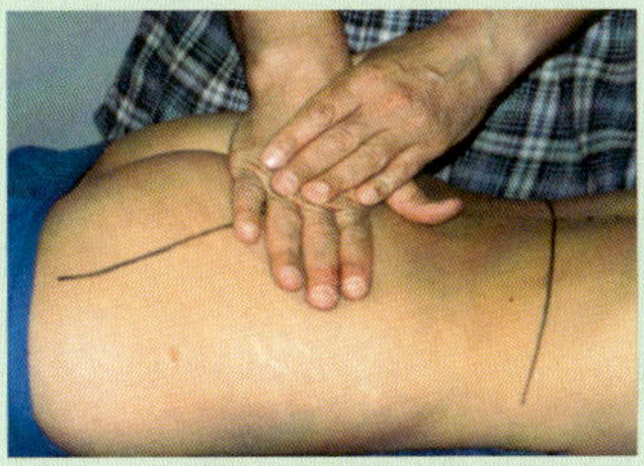
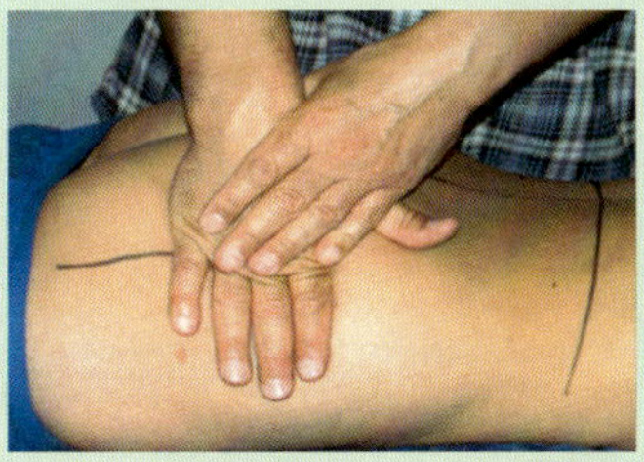
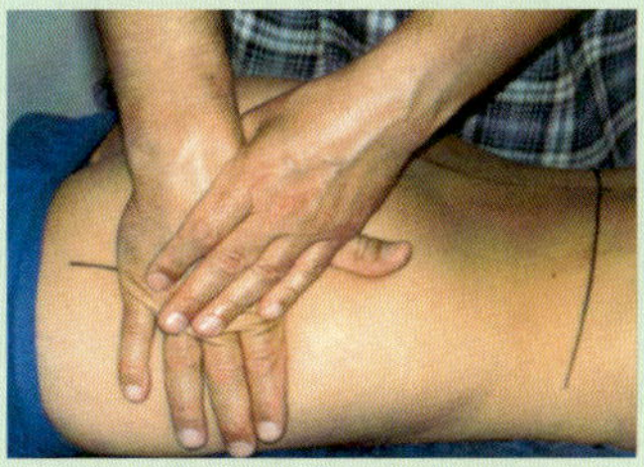

3: b) Stehende Kreise am Kreuzbein beginnend über den Musculus glutaeus medius (entlang der „Hosenboden-Wasserscheide") zum Trochanter major femoris. Druckrichtung zu den NII. inguinales.

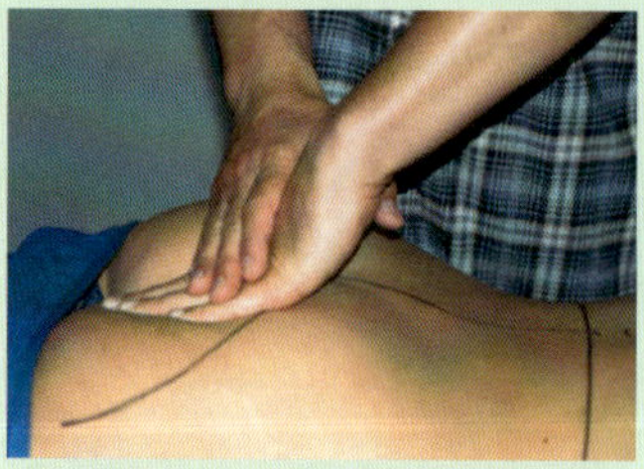

4: Stehende Kreise medial der Hosenboden-Wasserscheide Hand auf Hand. Die kopfwärtige Hand liegt parallel zur Analfalte. Druck zum Schritt in Richtung medialer Anteil der Nll. inguinales.

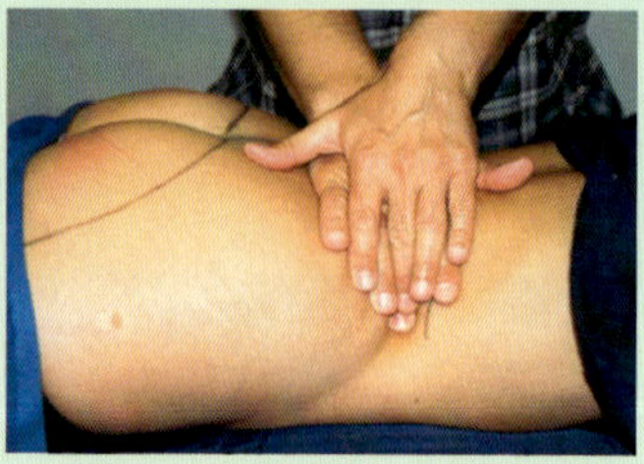

5: Hand auf Hand Stehende Kreise zwischen Crista iliaca und zwölfter Rippe, von außen nach innen. Druckrichtung zur Cisterna chyli. „Quadratus-lumborum-Griff".

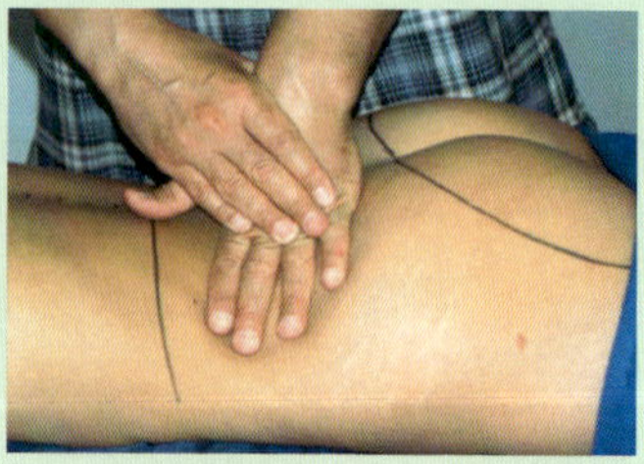

6: Auf die andere Seite wechseln, Nr. 2–5 wiederholen.

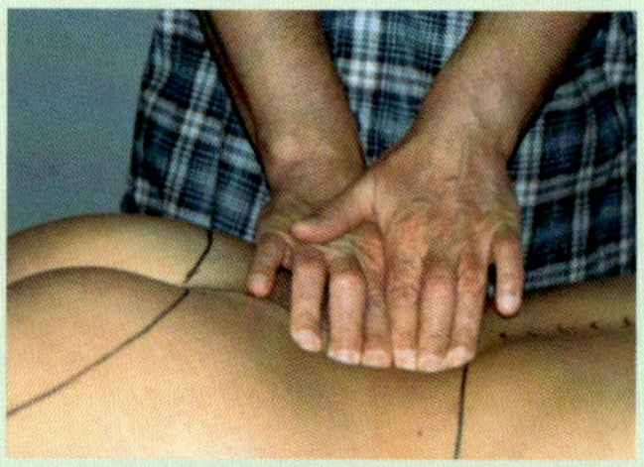

7: Stehende Kreise mit beiden Händen mit je drei Fingerspitzen links und rechts der Dornfortsätze der Lendenwirbelsäule. Druck in die Tiefe in Richtung Cisterna chyli.

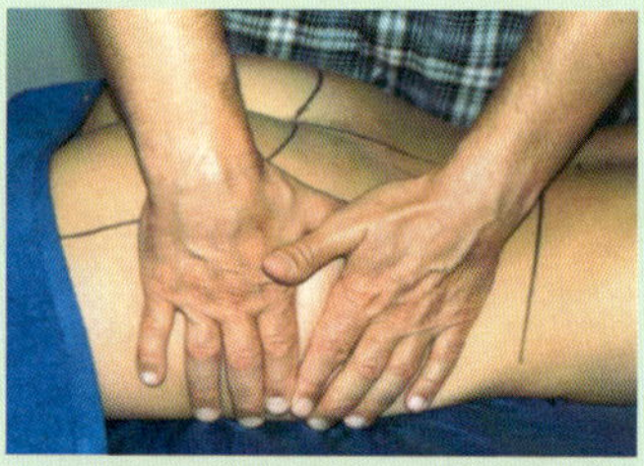

8: Nacharbeiten, entsprechende Griffe nach Befund, z. B. Drehgriffe parallel vom Kreuzbein über die Crista iliaca zur Spina iliaca, dort Stehende Kreise mit Druckrichtung zu den Nll. inguinales.

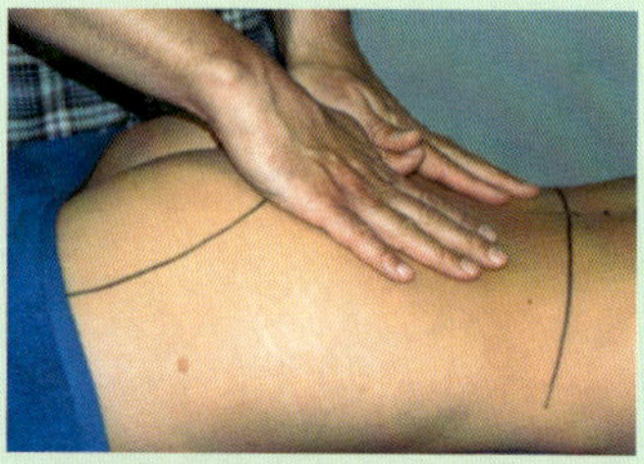

9: Abschlusseffleurage wie Nr. 1.

2.5 Behandlung Bein

DerTherapeut steht links bzw. rechts seitlich vom Patienten.

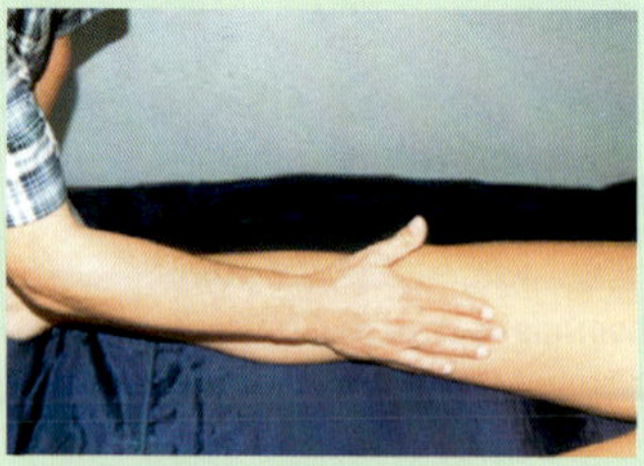

1: Lange Effleurage, außen herunter, innen hoch.

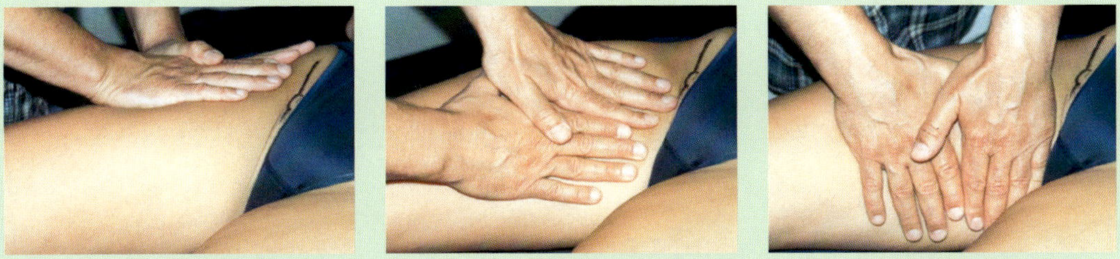

2: NII. inguinales mit Stehenden Kreisen, in drei Absätzen, lateral, medial und im Bereich der Adduktoren, Druckrichtung zur Lacuna vasorum.

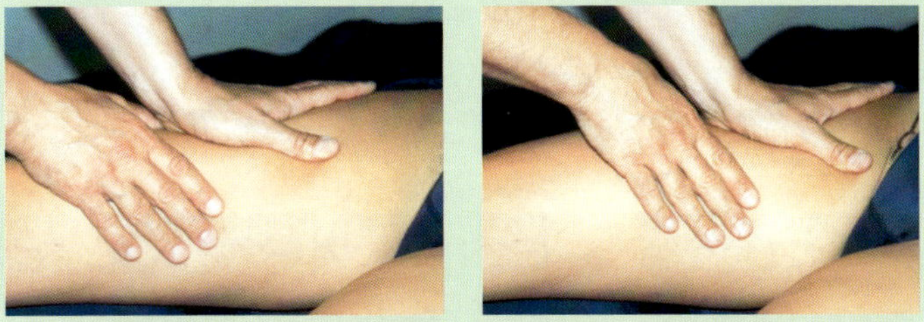

3: Pumpgriff im Wechsel am Oberschenkel ventral. Die Hände laufen hintereinander her, vom Knie über den Musculus rectus femoris zur Leiste.

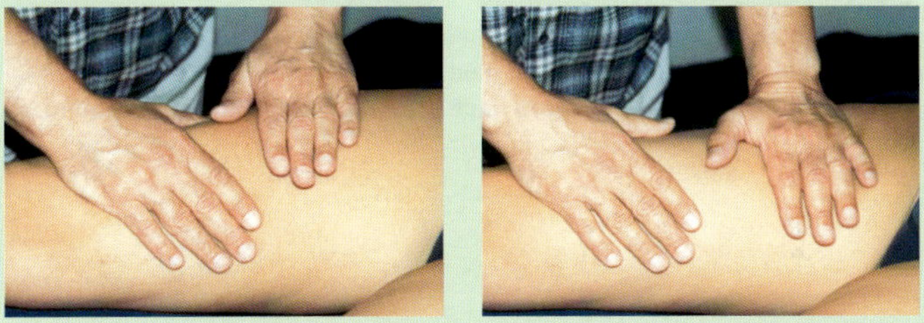

4: Pumpgriffe und Stehende Kreise im Wechsel ventral und lateral.

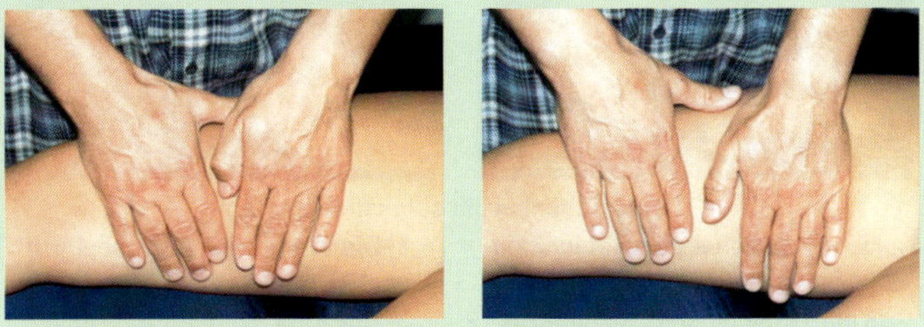

5: Stehende Kreise im Wechsel medial am Oberschenkel vom Knie über die Adduktoren zum Schritt.

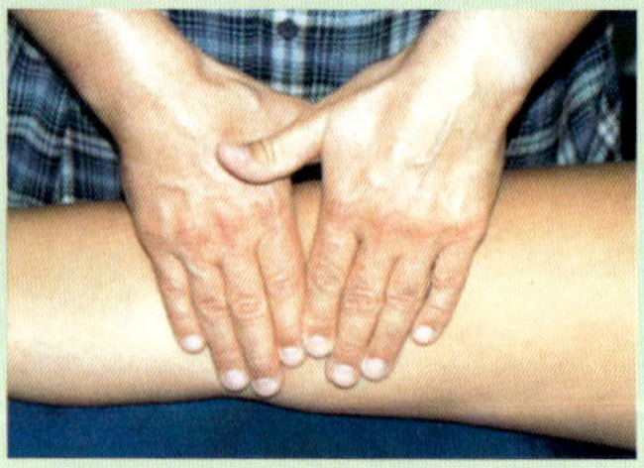

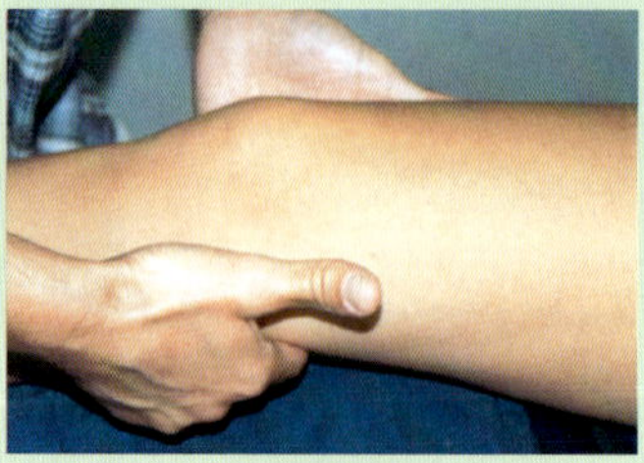

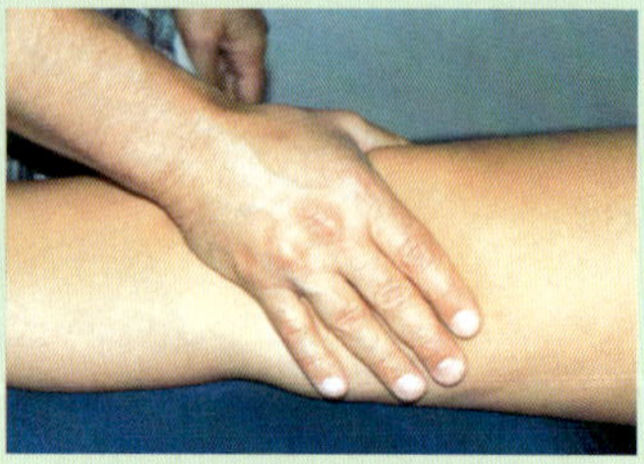

6: Knie

a) Stehende Kreise mit den Fingern wechselweise, über dem Ligamentum collaterale mediale, Druckrichtung zu den NII. inguinales.

b) Fortschreitende Stehende Kreise durch die Kniekehle auf den NII. popliteales. Die Fingerspitzen treffen sich in der Kniekehle, der Druck geht in die Tiefe und nach proximal.

c) Pumpgriff über das Knie.

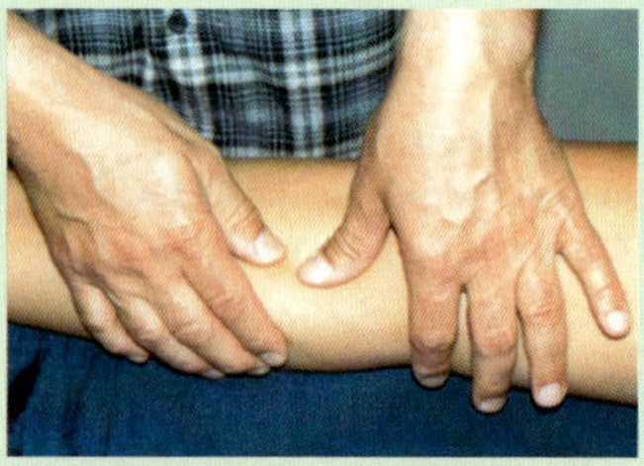

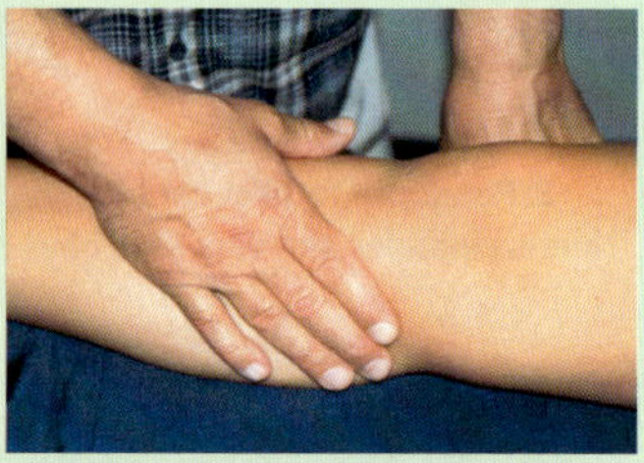

d) Stehende Kreise im Sulkus zwischen dem Pes anserinus superficialis und dem medialen Kopf vom Musculus gastrocnemius mit Daumenkreisen wechselweise oder mit vier Fingern flach. Druckrichtung nach dorsomedial.

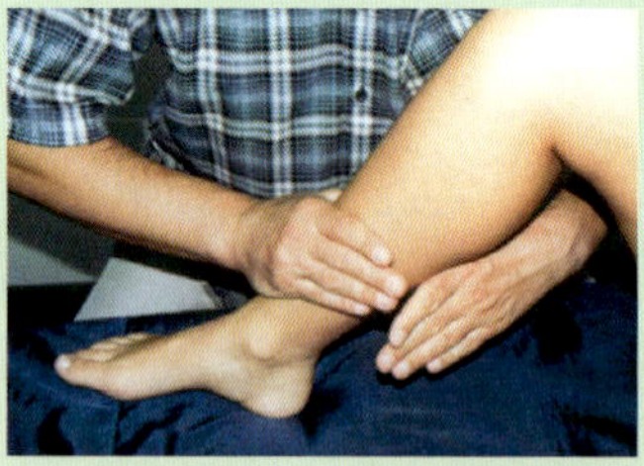

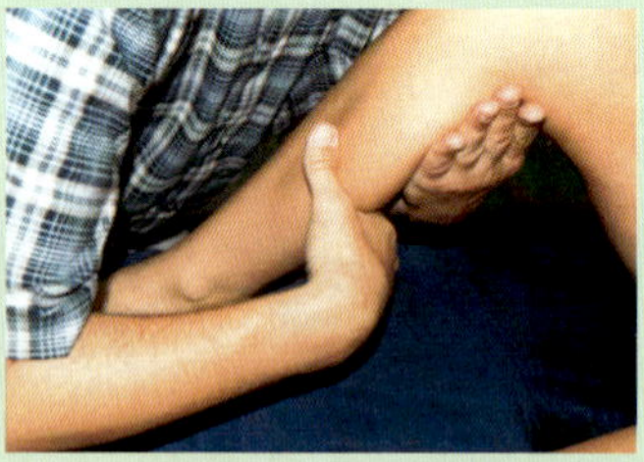

7: Unterschenkel mit aufgestelltem Bein

a) Eine Hand über dem Schienbein mit dem Pumpgriff, die andere Hand an der Wade mit dem Schöpfgriff, von den Malleolen zum Knie.

b) Die Wade mit dem Schöpfgriff wechselweise von den Malleolen zum Knie „Kniebeißergriff".

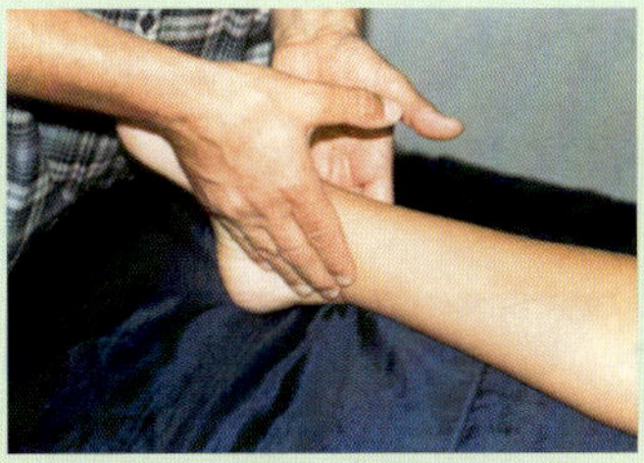

8: Bei ausgestrecktem Bein. Stehende Kreise parallel mit den Fingern unterhalb der Malleolengabel beginnend entlang der Achillessehne.

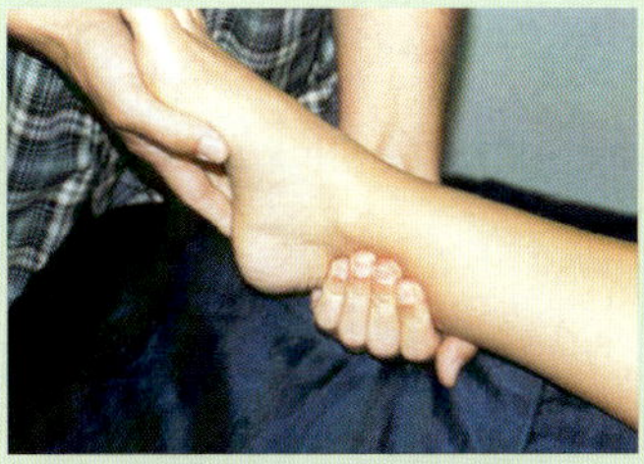

9: Retromalleolargrube mit Bewegung. Die kopfwärtige Hand greift von lateral die Achillessehne, während die fußwärtige Hand den Fuß in Flexion und Extension bewegt.

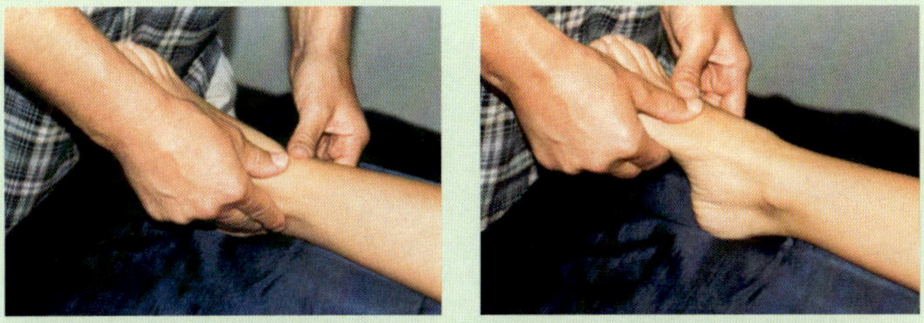

10: Sprunggelenk und Fußrücken wechselweise mit den Daumen Stehende Kreise, in mehreren Bahnen. Die Daumen stehen in der Ausgangsposition rechtwinklig zur Abflussrichtung.

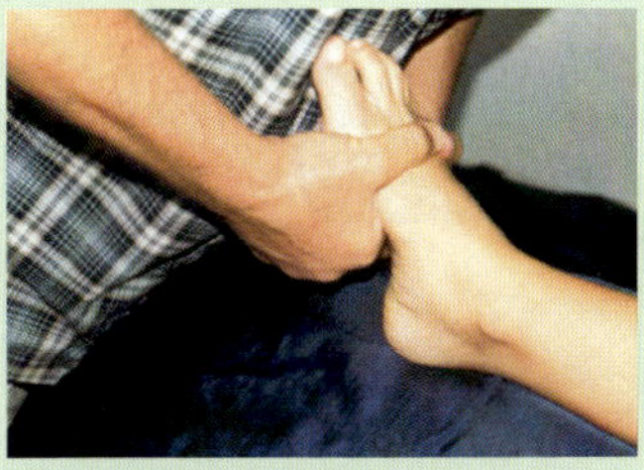

11: Ödemgriff am Vorfuß. Die Daumen liegen flächig auf dem Vorfuß auf und pressen diesen nach proximal aus, die Finger halten an der Fußsohle dagegen.

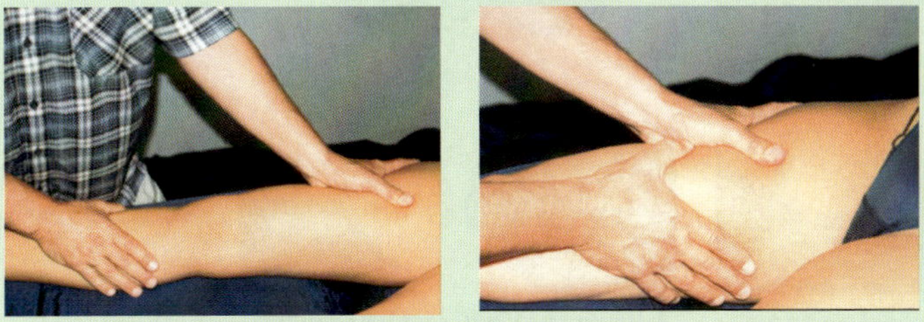

12: Nacharbeiten, entsprechende Griffe nach Befund, z.B. Pumpgriff gleichzeitig am Unterschenkel und Oberschenkel oder parallele Pumpgriffe (Ödemverschiebegriffe) fortschreitend vom Unterschenkel über den Oberschenkel zur Leiste.

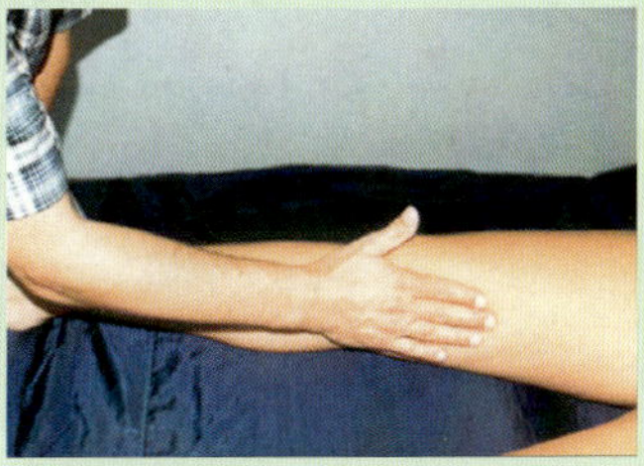

13: Abschlusseffleurage wie Nr. 1.

2.6 Behandlung Arm

DerTherapeut steht links bzw. rechts seitlich vom Patienten.

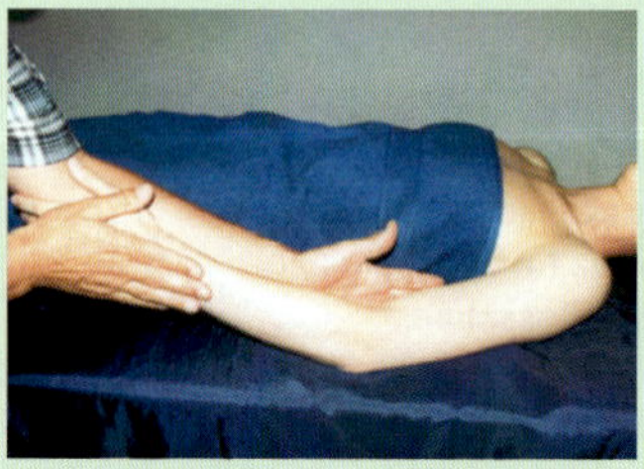

1: Lange Effleurage, innen herunter, außen hoch.

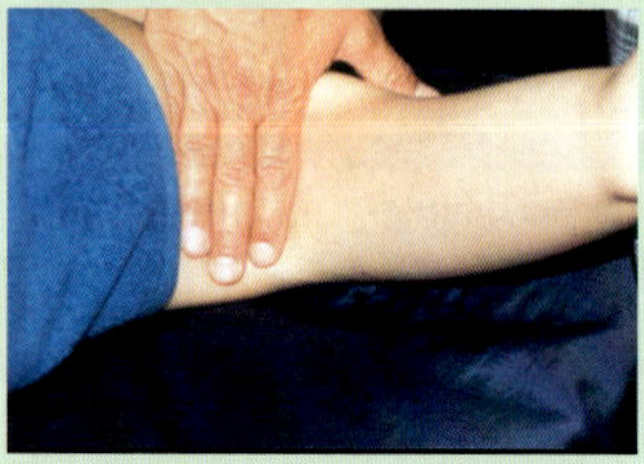

2: Behandlung der axillären Lymphknoten mit Stehenden Kreisen. Druckrichtung Fossa supraclaviculares.

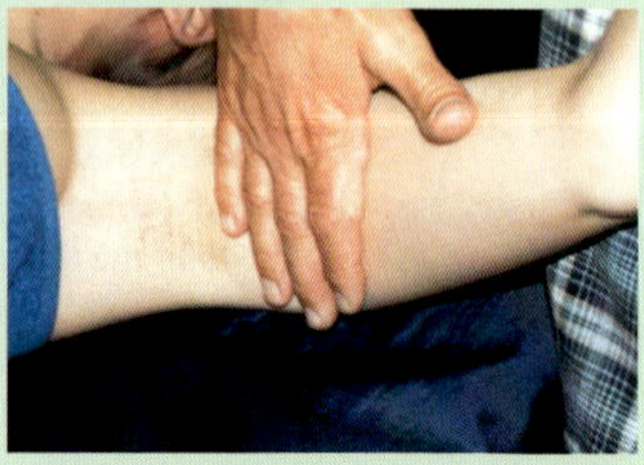

3: Stehende Kreise mit einer Hand über Sulcus bicipitalis medialis, NII. brachiales Druckrichtung zur Axilla. Die andere Hand hält den Arm des Patienten.

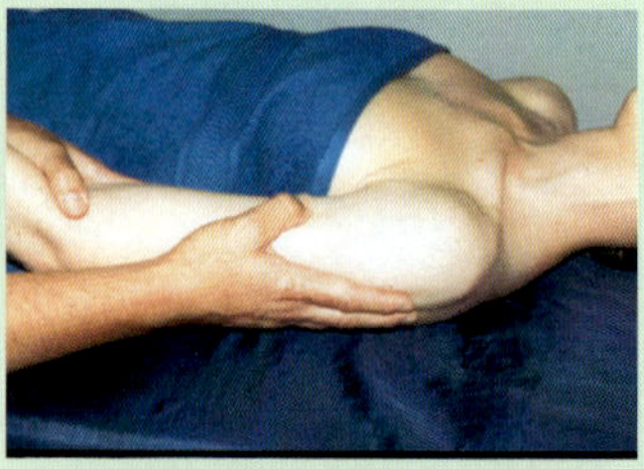

4: Schulterkreisen auf der sagitalen Ebene, dabei soll sich die Klavikula bewegen. Die fußwärtige Hand fasst den Arm, die kopfwärtige das Schultergelenk und kreist.

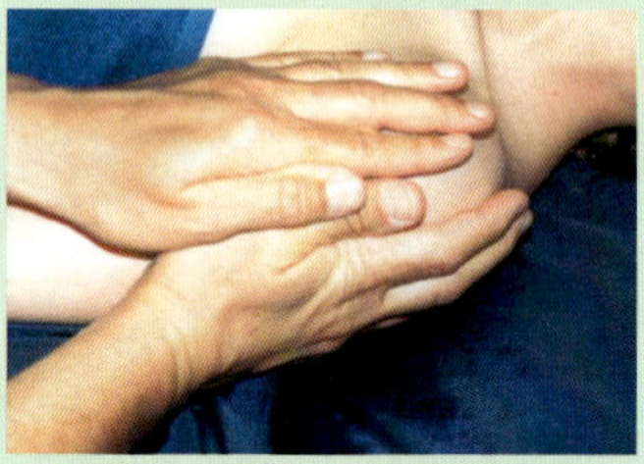

5: Stehende Kreise wechselweise auf dem Musculus deltoideus. Die Fingerspitzen liegen auf dem Akromion und die Hände bedecken flächig den Musculus deltoideus. Die ventrale Hand bringt den Druck „vorne rüber" und die dorsale Hand „hinten rüber" in Richtung Axilla.

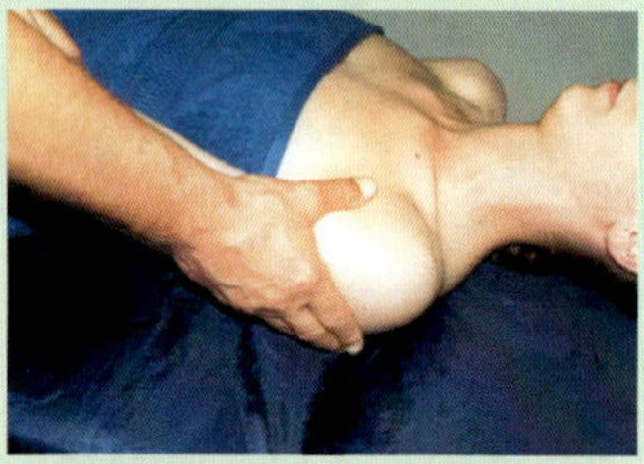

6: Pumpgriff mit einer Hand über den Musculus deltoideus, die fußwärtige Hand hebt den Arm des Patienten dabei etwas an, damit die Finger der pumpenden Hand nicht auf der Bank anstoßen.

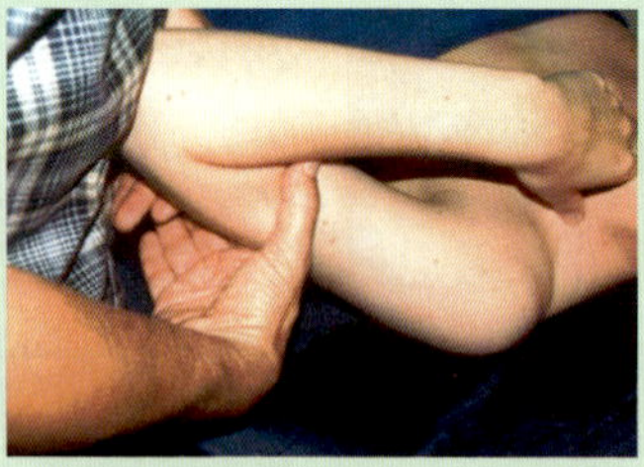

7: Schöpfgriff wechselweise am Oberarm vom Ellenbogen in Richtung Axilla. Der Ellenbogen des Patienten wird am Bauch des Therapeuten abgestützt.

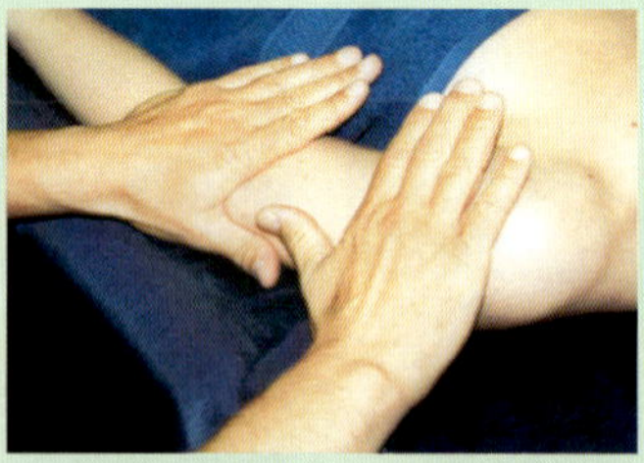

8: Pumpen – Weiterschieben wechselweise lateral am Oberarm. Der Handteller arbeitet, die Finger stehen über.

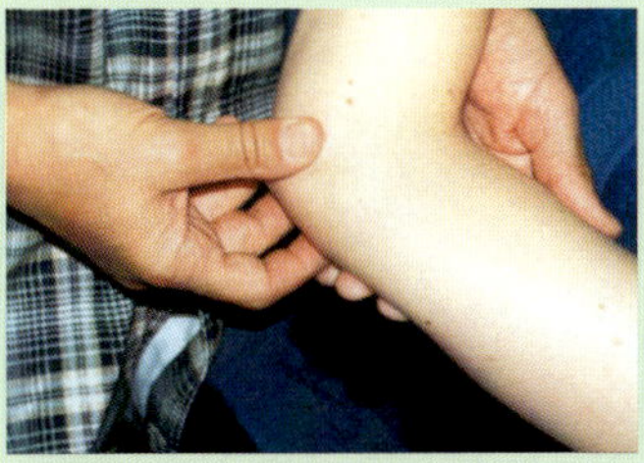
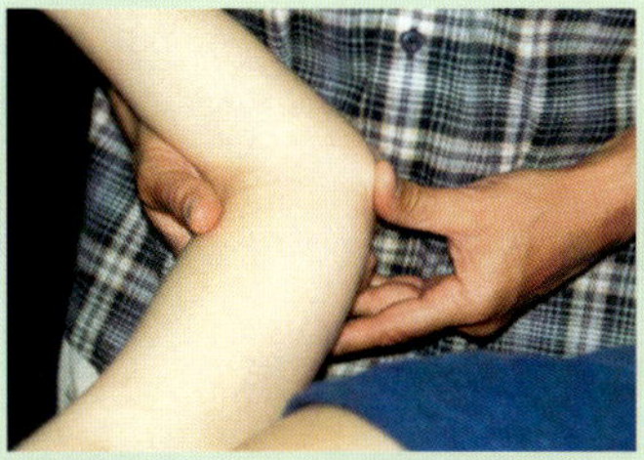

9: Ellenbogen. Daumenkreise, erst um den Epicondylus lateralis und dann um den Epicondylus medialis. Von distal nach proximal fortschreitend, einmal lateral und einmal medial um den Epikondylus. Dabei sind die Daumen immer in Kontakt mit dem Epikondylus.

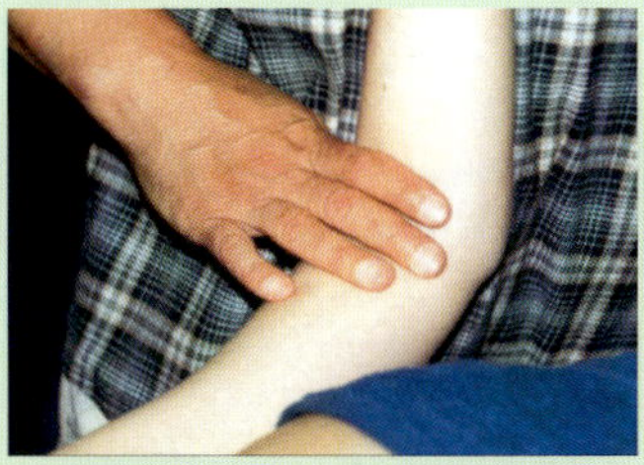

10: Stehende Kreise mit den Fingern in der Ellenbeuge auf den NII. cubitales, Druck in Richtung Axilla.

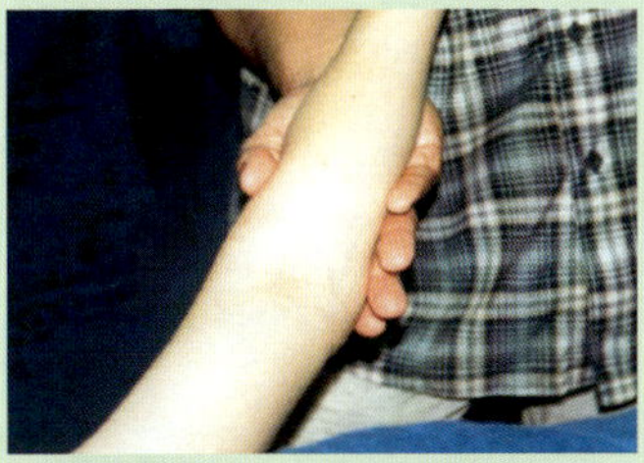

11: Schöpfgriff am Unterarm, Flexoren- und Extensorenseite. Wir halten die Hand des Patienten, als ob wir „Guten Tag" sagen wollten. In Supination schöpfen wir über die Extensoren, in Pronation über die Flexoren.

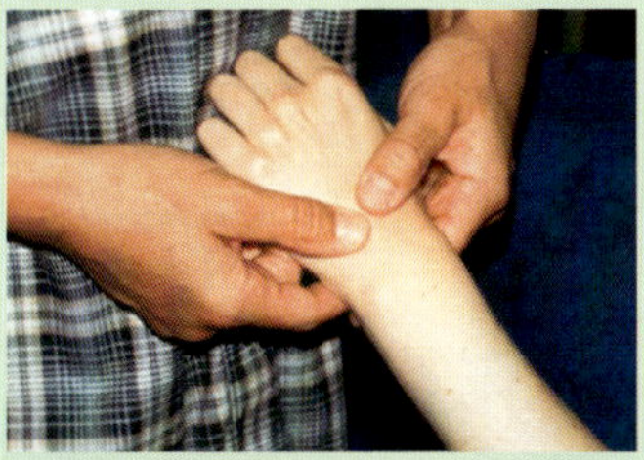

12: Daumenkreise wechselweise über das Handgelenk, dorsal und volar. In der Ausgangsposition stehen die Daumen rechtwinklig zur Abflussrichtung, dann schwingen wir aus dem Handgelenk locker ein (Büchsenöffnerbewegung).

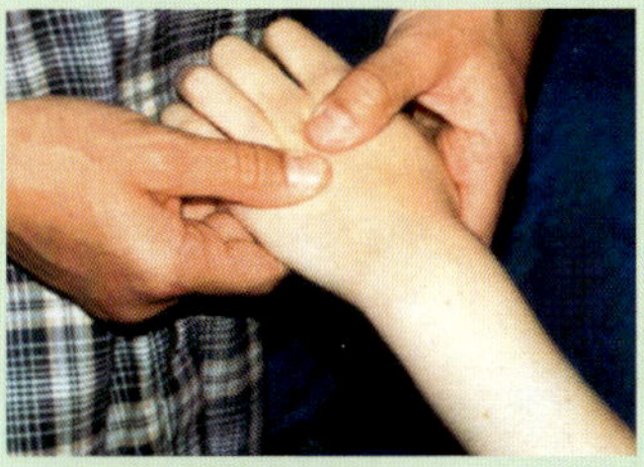

13: Daumenkreise wechselweise über den Handrücken in mehreren Bahnen. Druckrichtung Unterarm.

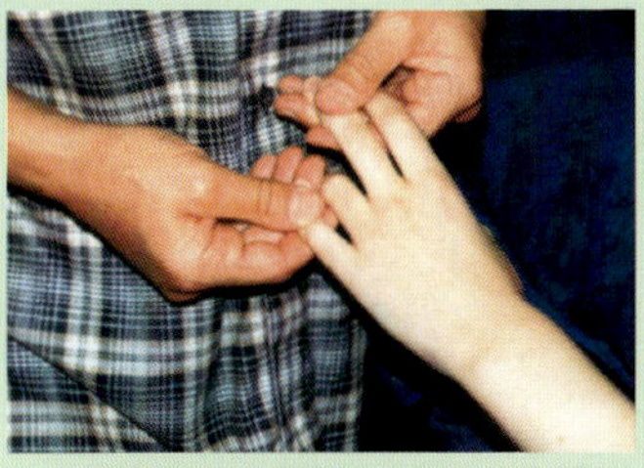
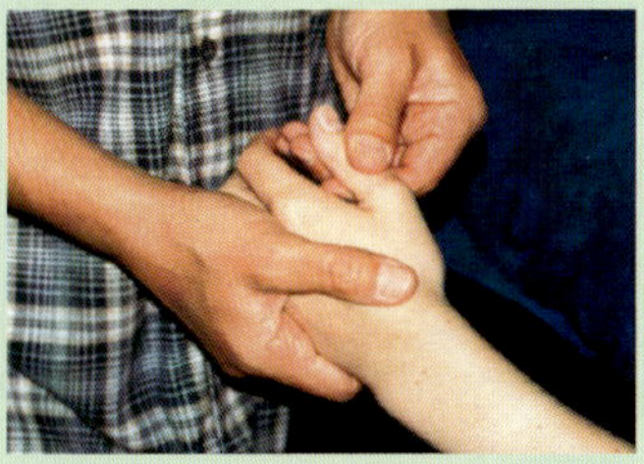

14: Finger- und Daumenbehandlung mit Daumen- und Fingerkreisen im Wechsel. Der Zeigefinger arbeitet volar, der Daumen dorsal.

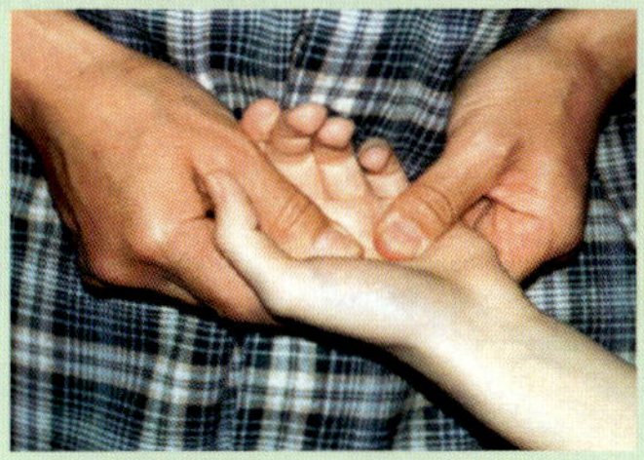

15: Handinnenseite mit Daumenkreisen wechselweise und parallel in mehreren Bahnen. Druckrichtung nach „außen" zur Handkante.

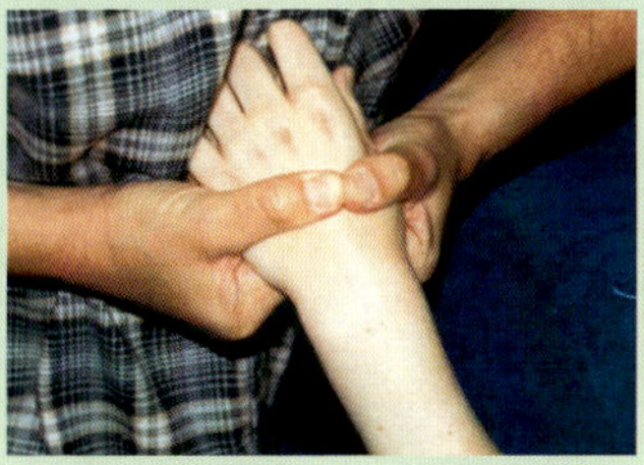

16: Daumenkreise parallel über den Handrücken mit flach aufliegenden Daumen, kräftig und langsam, Ödemverschiebegriff.

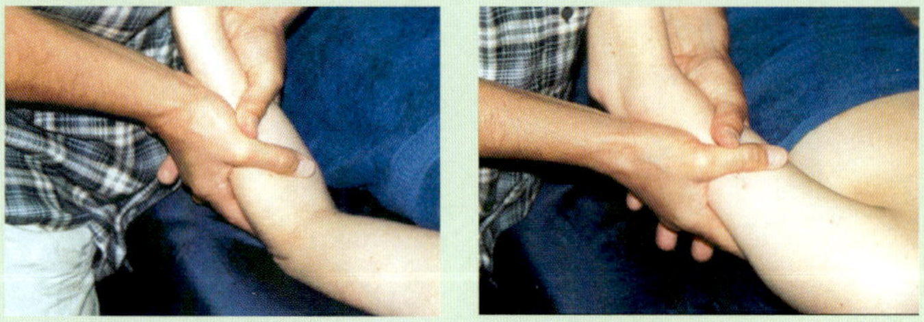

17: Nacharbeiten, entsprechende Griffe nach Befund, z. B. Pumpgriffe (Ödemgriff) am Unterarm und am Oberarm.

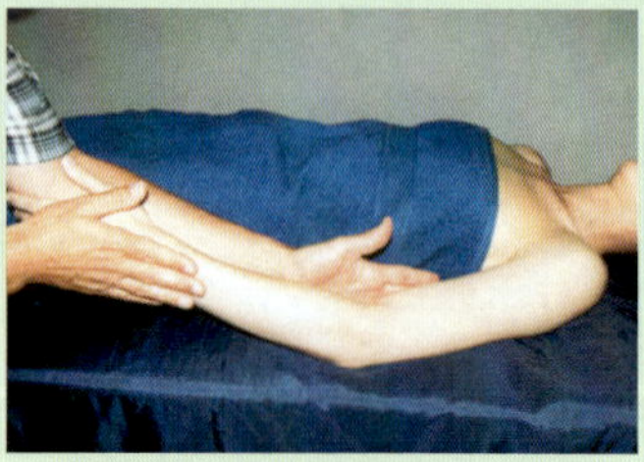

18: Lange Abschlusseffleurage wie Nr. 1.

2.7 Behandlung Brust

DerTherapeut steht links bzw. rechts seitlich vom Patienten.

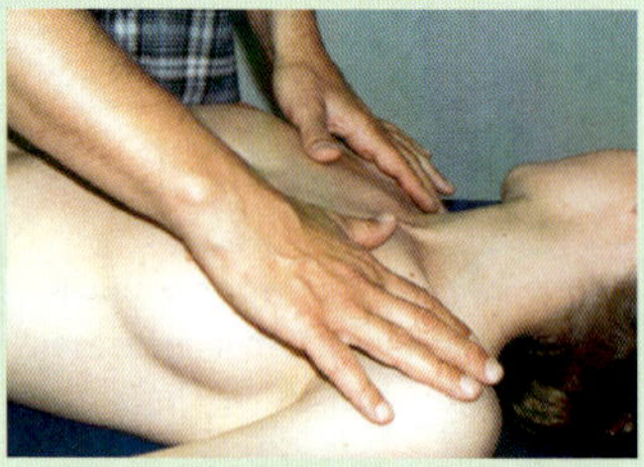

1: Effleurage. Streichung mit beiden Händen flächig vom Sternum zum Akromion.

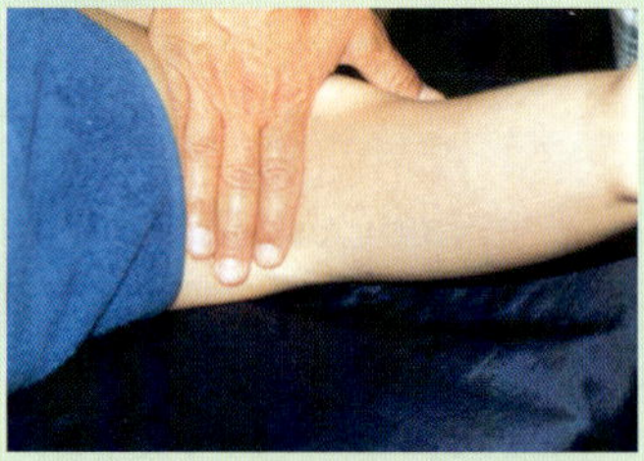

2: Stehende Kreise mit vier Fingern flächig auf den Nll. axillares, Druckrichtung zur Fossa supraclavicularis.

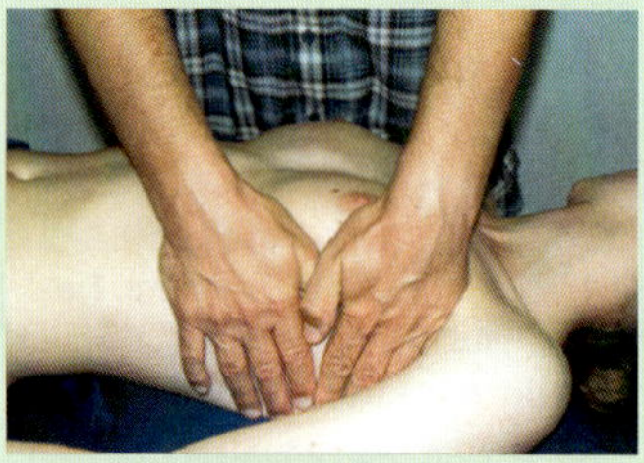

3: Stehende Kreise Hand neben Hand auf den Nll. pectorales, seitlich der Brust, Druckrichtung zur Axilla.

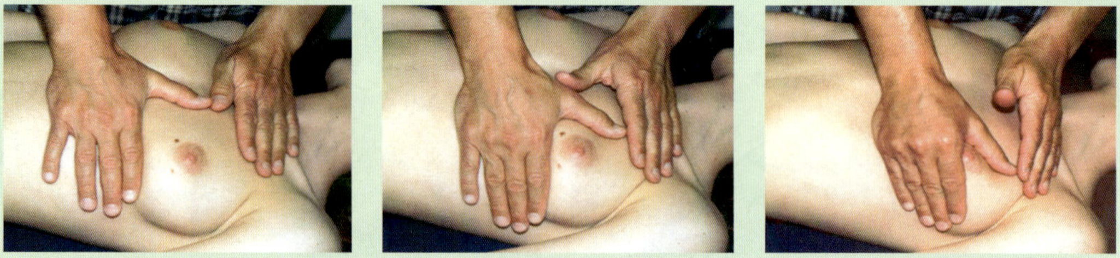

4: Behandlung der Mamma mit Pumpen – Weiterschieben in Richtung der axillären Lymphknoten. Die fußwärtige Hand pumpt vom epigastrischen Winkel in drei Ansätzen zur Mamilla. Erstens flach pumpen, zweitens flach pumpen und beim dritten Mal vorsichtig die Brustdrüse ausdrücken. Weiterschieben, die kopfwärtige Hand wandert im Wechsel mit Stehenden Kreisen vom Sternum zur Axilla, die Finger zeigen dabei immer in Richtung Axilla.

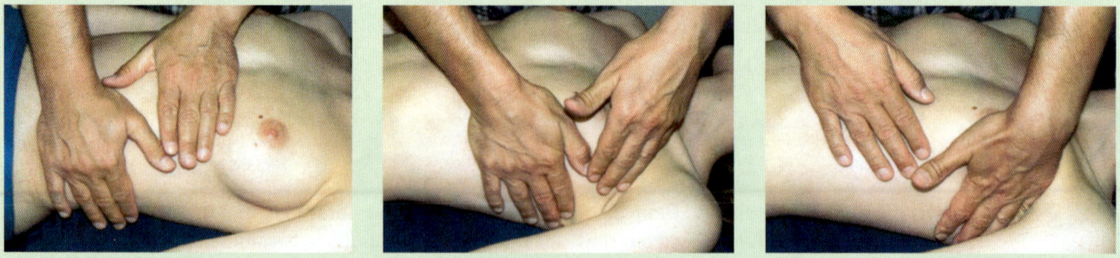

5: „Siebenergriff": Drehgriffe im Wechsel von der median sagittalen Wasserscheide über den Rippenbogen auf vier zur Flanke, von dort mit Stehenden Kreisen im Wechsel zur Axilla.

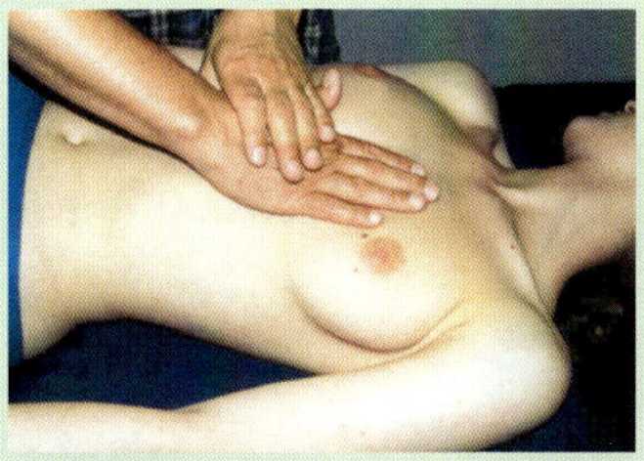
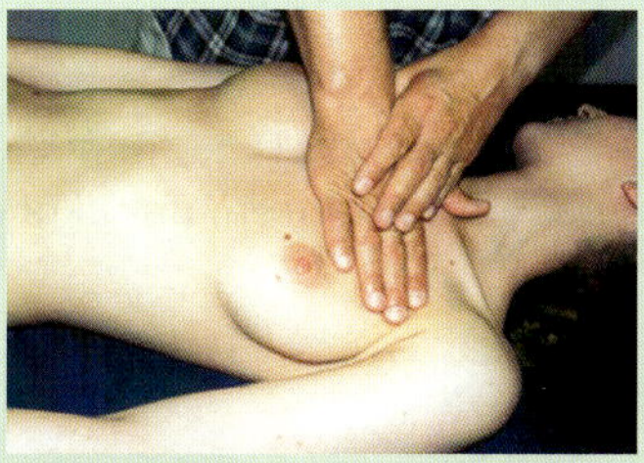

6: Stehende Kreise Hand auf Hand seitlich vom Sternum um die Mamma herum zur Axilla. Druckrichtung zu den NII. axillares.

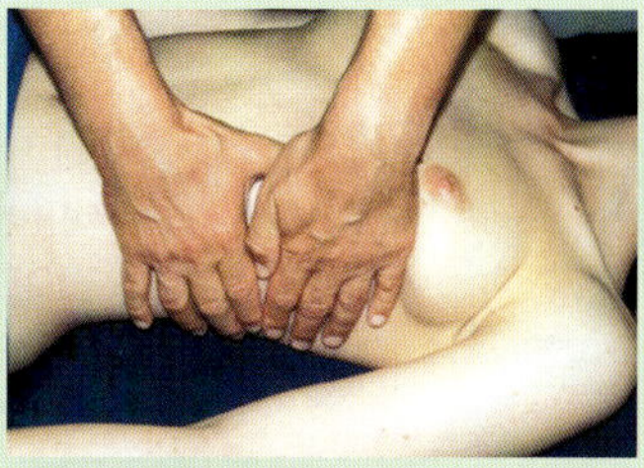

7: Stehende Kreise flächig mit beiden Händen von der unteren transversalen Wasserscheide zur Axilla.

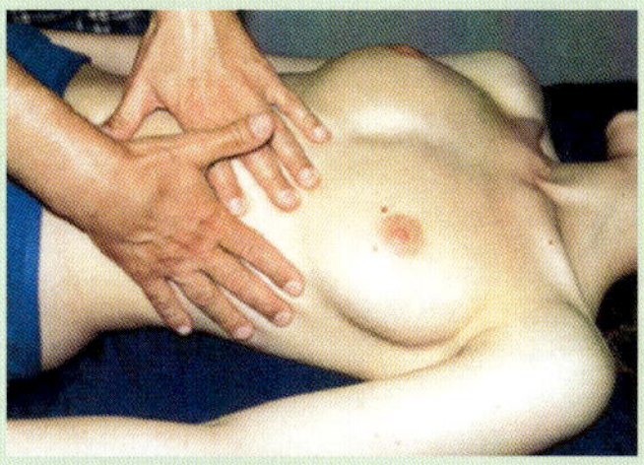
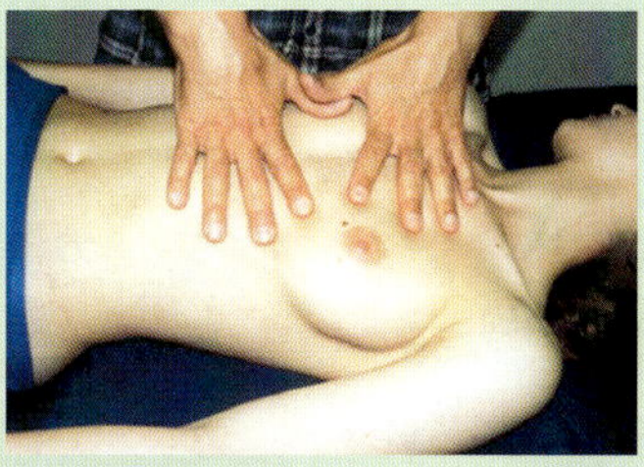

8: Behandlung der Rippenzwischenräume mit Stehenden Kreisen der Finger, Druck in die Tiefe. An der Flanke Hand über Hand, neben dem Sternum liegen die Finger parallel.

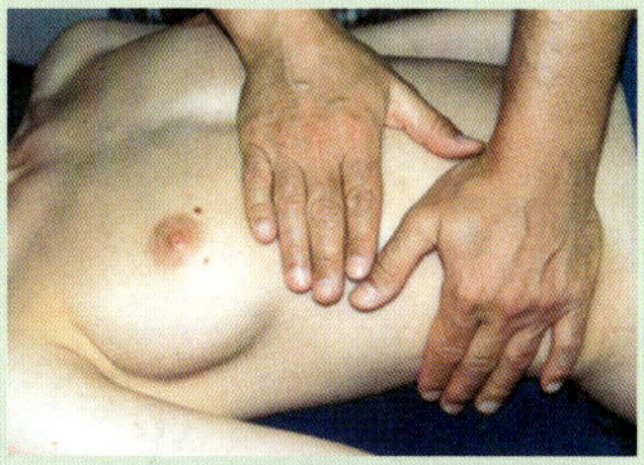

9: Auf der anderen Seite die Griffe Nr. 2–8 wiederholen.

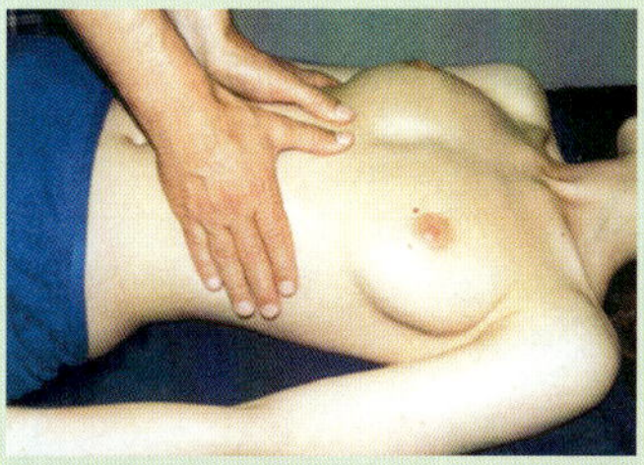
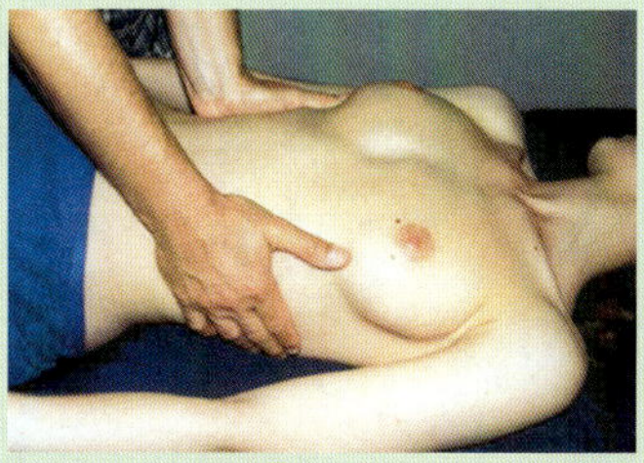
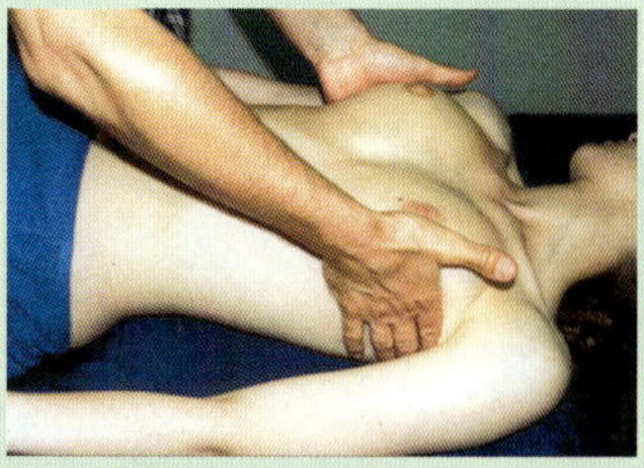

10: Vier Drehgriffe parallel vom Sternum zur Seite, dann parallel Stehende Kreise zur Axilla. „John-Wayne-Griff".

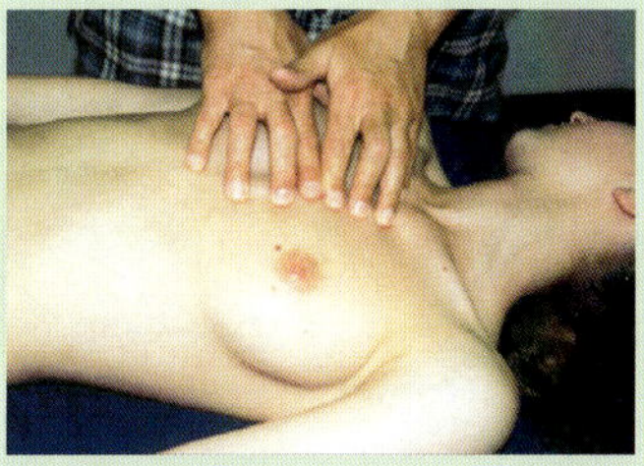

11: Stehende Kreise mit je drei Fingerspitzen beider Hände neben dem Sternum, auf den NII. parasternales. Druckrichtung in die Tiefe.

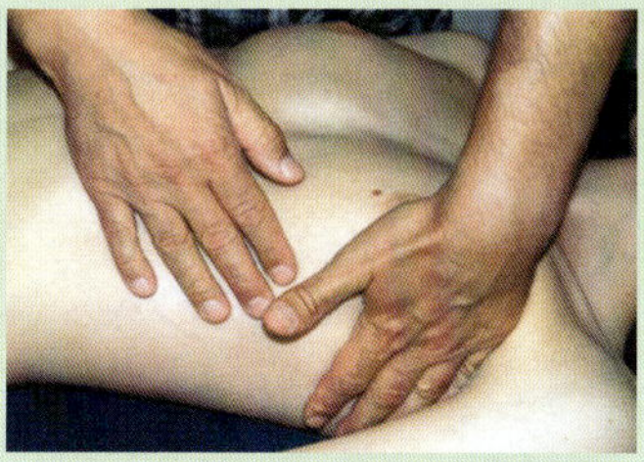

12: Nacharbeiten, entsprechende Griffe nach Befund, z. B. „Siebenergriff" wie Nr. 5.

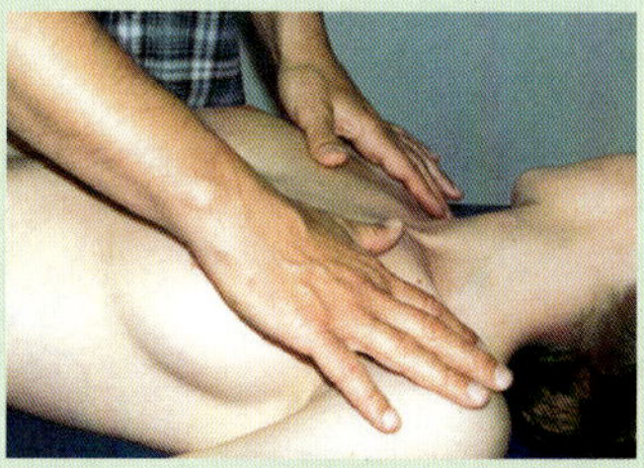

13: Abschlusseffleurage wie Nr. 1.

2.8 Behandlung Bauch

DerTherapeut steht rechts seitlich vom Patienten. Vor der Behandlung den „Loslass-Test“ und „Nierenklopftest“ durchführen, um akut entzündliche Prozesse (Kontraindikationen) auszuschließen!

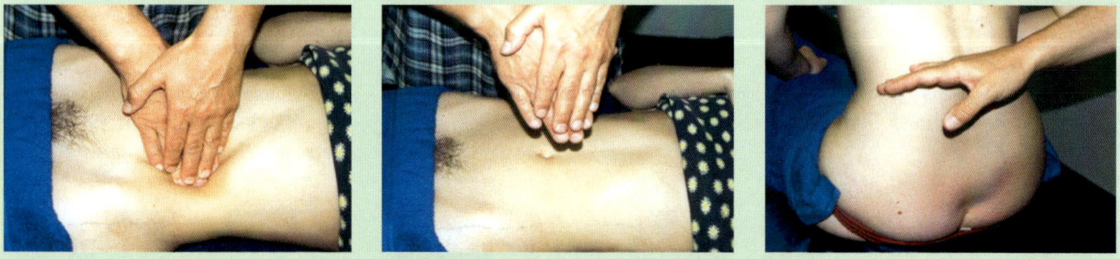

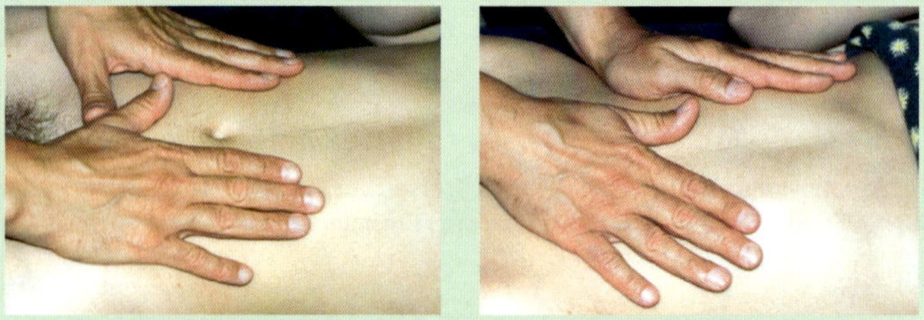

1: Effleurage. Streichung vom Schambein bis zum Sternum, beim dritten Mal bleibt die linke Hand auf dem rechten Rippenbogen liegen und die rechte Hand streicht flächig über den Plexus solaris.

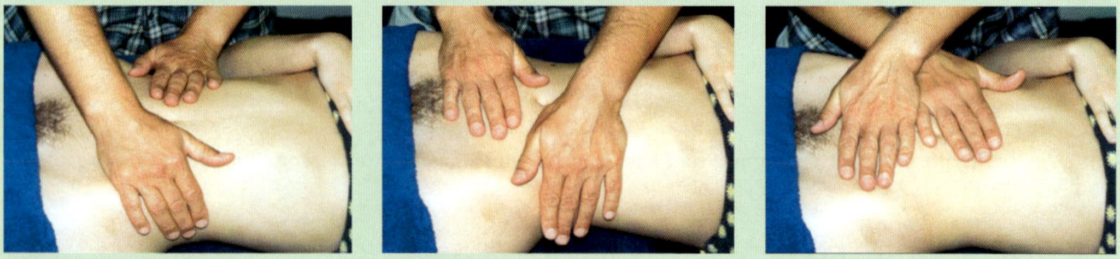

2: Streichung über das Colon descendens, Colon ascendens und Colon transversum mit beiden Händen (Kaffeemühle), die Hände laufen hintereinander her.

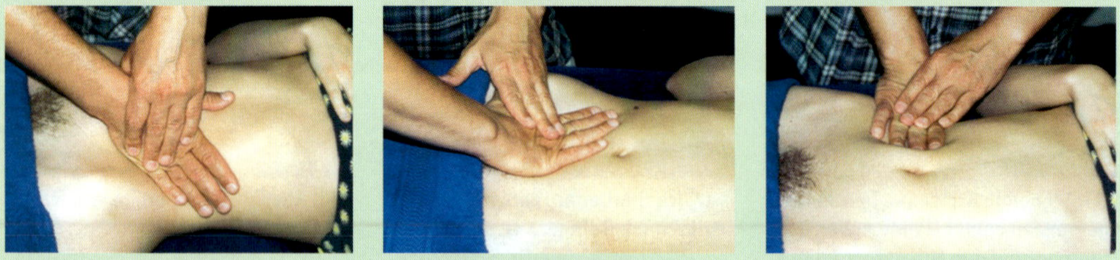

3: Stehende Kreise Hand auf Hand über Colon descendens, Colon ascendens und Colon transversum. Beginnend in der Milzbeuge, parallel zum Darm in Richtung Blase, überspringen der Blase und dann in Richtung Flexura hepatica und von dort …

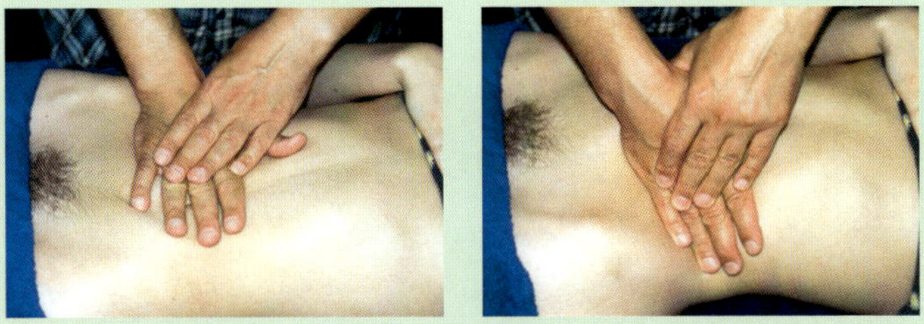

3: ... über den Bauchnabel wieder zur Milzbeuge. Die Finger liegen dabei jeweils parallel zum Darmverlauf und der Druck erfolgt zur Cisterna chyli. „Kolonbehandlung".

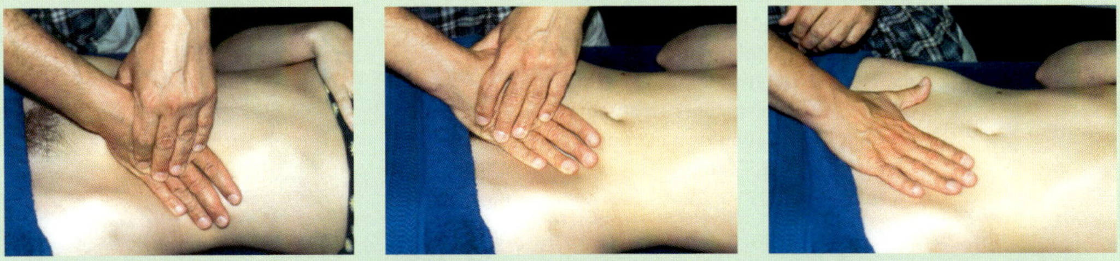

4: Siebenergriff: Hand auf Hand fortschreitende Kreise über Colon descendens von der Milzbeuge bis zur Blase. Der Bereich der Blase wird ausgelassen. Mit Stehenden Daumenkreisen behandeln wir entlang dem Colon ascendens, wechselweise seitwärtsgehend bis zur Flexura hepatica, ...

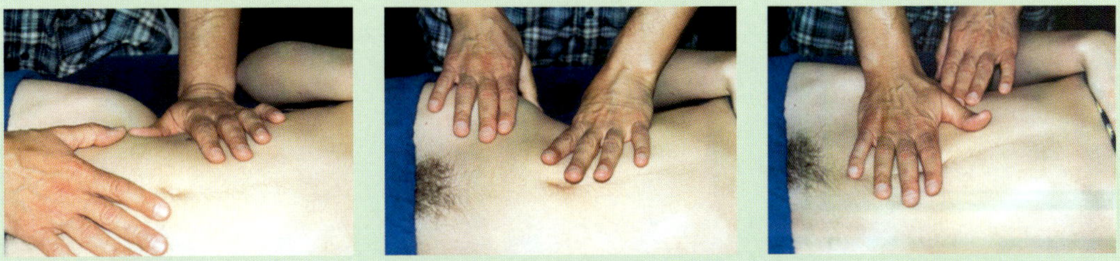

... von dort mit Stehenden Kreisen (vier Finger) wechselweise über den Bauchnabel wieder zurück ...

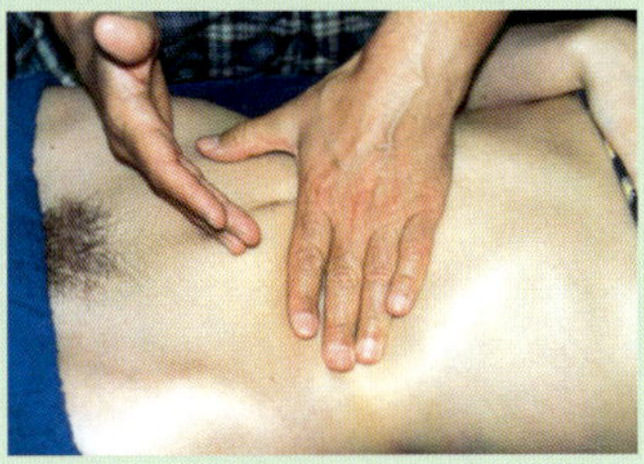

... bis zur Milzbeuge. Druckrichtung zur Cisterna chyli.

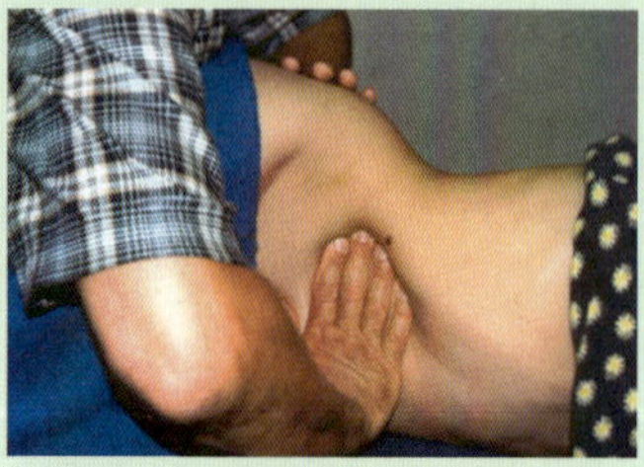

5: Behandlung der Nll. iliacales. Patient in Seitenlage. Therapeut sitzt oder steht hinter dem Patienten. Die eine Hand des Therapeuten stützt an der Crista iliaca den Patienten von dorsal, während die andere Hand parallel vom Nabel des Patienten in die Tiefe in Richtung Cisterna chyli Stehende Kreise ausführt. Achtung: Der Bauch des Patienten muss völlig „o. B." sein.

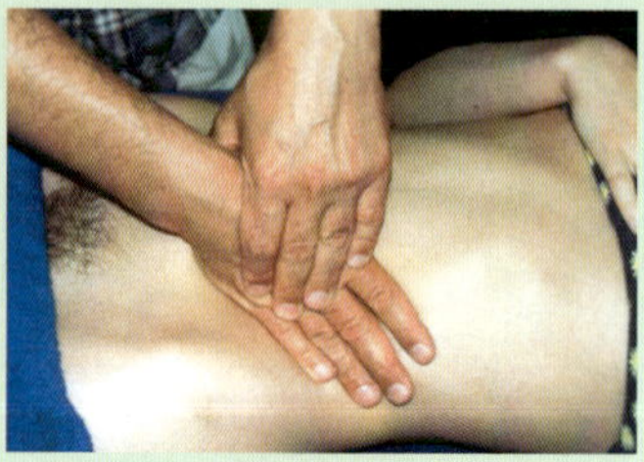

6: Nacharbeiten, z. B. mit dem „Siebenergriff".

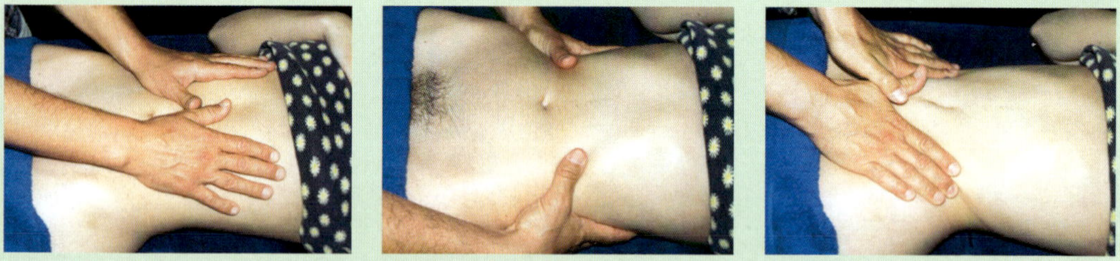

7: Abschlusseffleurage mit Atmung: Beim Einatmen Streichung von Os pubis (Schambein) bis unterhalb des Sternums; beim Ausatmen parallele Streichungen mit den Daumen um die Rippenbögen zur Flanke, dann entlang der Crista iliaca mit den Fingern bis zum Schambein.

2.9 Bauchatemgriffe (früher Bauchtiefdrainage)

Der Therapeut steht rechts seitlich vom Patienten. Vorbehandlung: Kontaktaufnahme, Hals, Bauch.

Die Bauchatemgriffe erfolgen über neun fiktive Punkte auf der Bauchdecke: Die fußwärtige Hand liegt passiv auf der Bauchdecke. Die kopfwärtige Hand führt und übt den Druck aus. Während der Patient ausatmet, senken sich die Hände des Therapeuten mit der Bauchdecke. In der Einatmungsphase geben die Hände der sich aufwölbenden Bauchdecke leichten Widerstand („Einspritzeffekt" in den Ductus thoracicus) und lassen sich langsam heraustragen. Kurz vor Ende der Einatmungsphase wechselt der Therapeut zum nächsten Punkt.

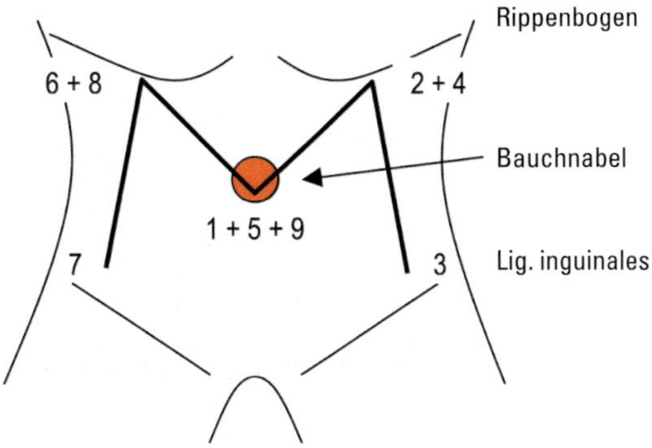

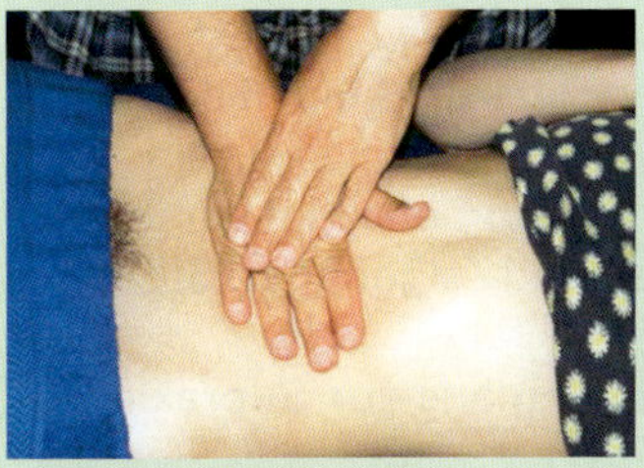

1: Auf dem Bauchnabel.

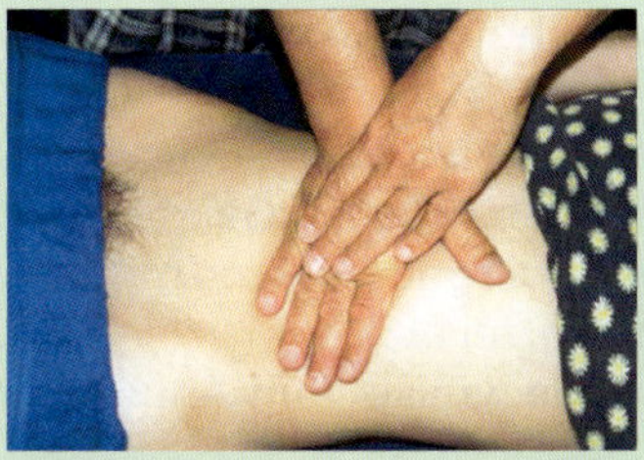

2: Parallel zum linken Rippenbogen.

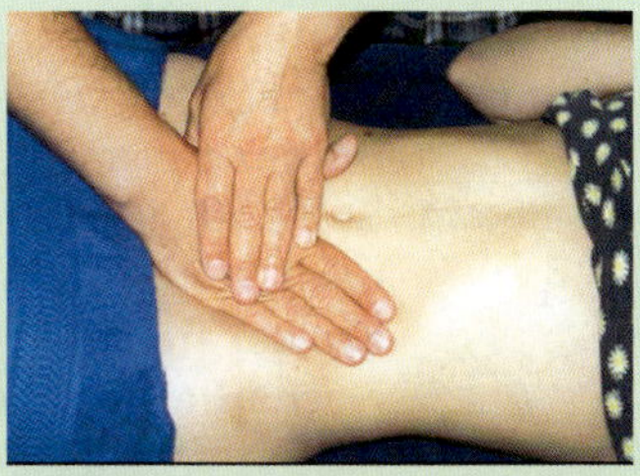

3: Parallel zum linken Leistenband.

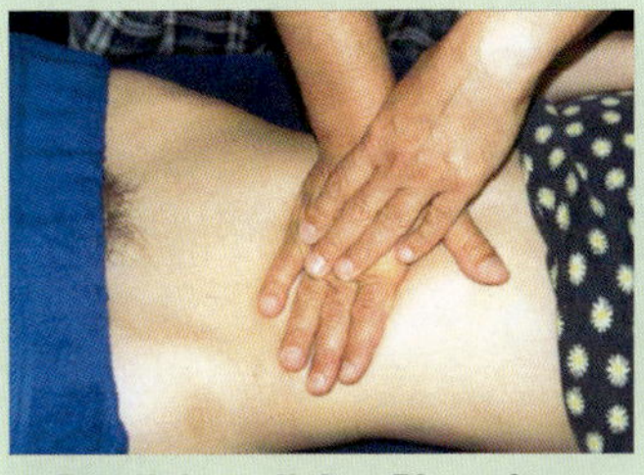

4: Parallel zum linken Rippenbogen.

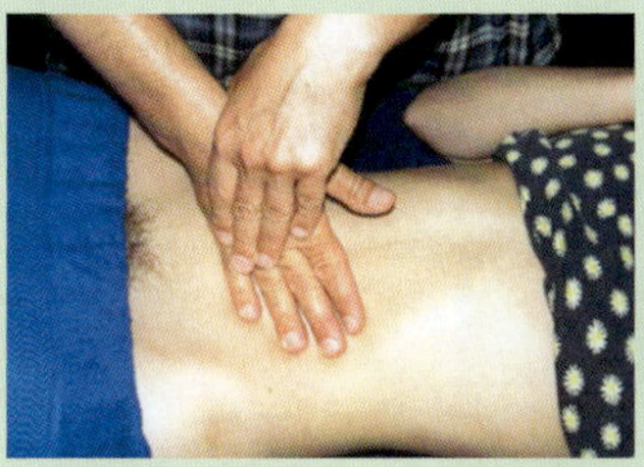

5: Auf dem Bauchnabel.

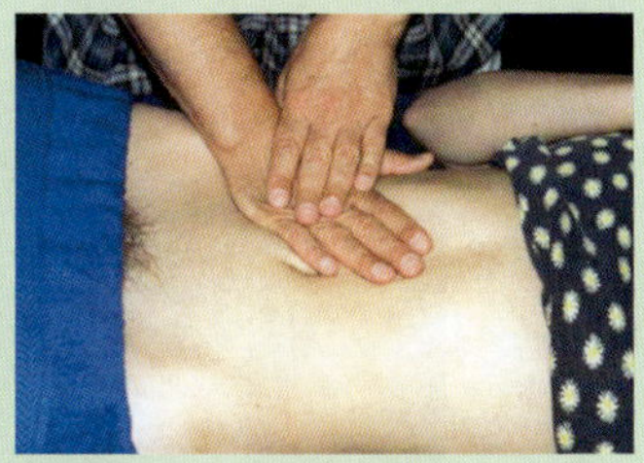

6: Parallel zum rechten Rippenbogen.

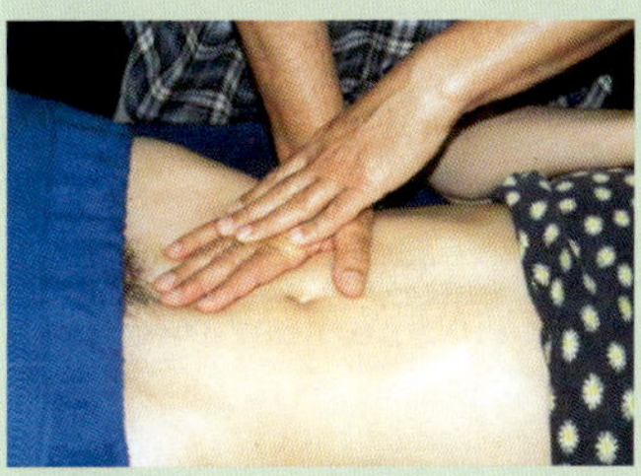

7: Parallel zum rechten Leistenband.

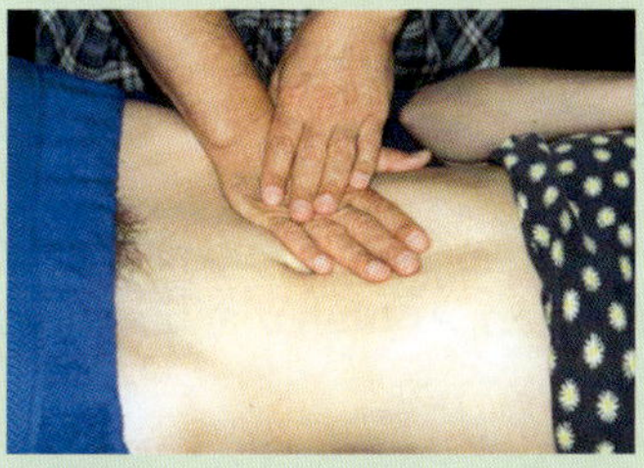

8: Parallel zum rechten Rippenbogen.

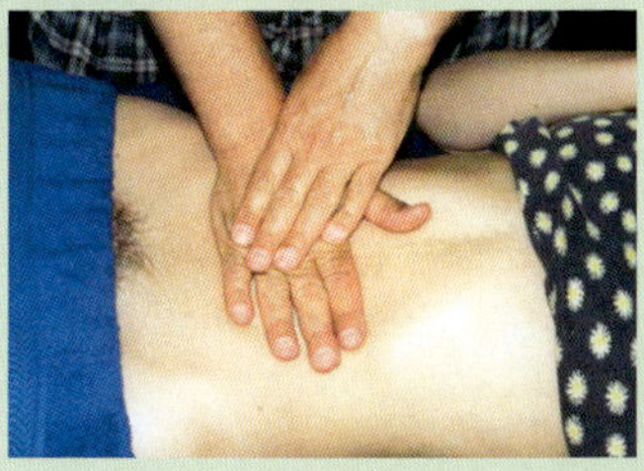

9: Auf dem Bauchnabel.

2.10 Mundinnendrainage

Drainagewege: Die Schleimhaut der Unterlippe drainiert zu den Nll. submentales, die Oberlippen- und Wangenschleimhaut zu den Nll. submandibulares und Nll. mandibulares. Der harte Gaumen (Palatum durum) drainiert zum einen in Richtung der Nll. submandibulares und zusammen mit dem weichen Gaumen (Palatum molle) zu den Nll. jugulares interna.
Technik: Während der Zeigefinger die Lippen- und Wangen-Schleimhaut behandelt, hält die andere Hand an der Wange von außen mit den Fingerrücken dagegen, um einen regelgerechten Druckablauf zu gewährleisten. Der Therapeut trägt an der behandelnden Hand bzw. am Finger einen Gummihandschuh oder einen Gummifingerling. Er sollte bei der Behandlung nicht im Mund umherrutschen. Hilfreich ist ein Glas Wasser, in dem der Therapeut seinen Finger vor Behandlungsbeginn anfeuchten kann, um zu verhindern, an der Mundschleimhaut „festzukleben".
Der Therapeut steht rechts oder links vom Patienten. Vorbehandlung: Hals und Gesicht.

1. Stehende Kreise von Mitte der Oberlippe zur Wange in Richtung Nll. submandibulares.
2. Stehende Kreise vom Jochbein zur Mandibula, eine Bahn nach der anderen in Richtung Nll. submandibulares.
3. Stehende Kreise am harten Gaumen von medial nach lateral. Bahn neben Bahn, bis der ganze Gaumen behandelt ist, Druckrichtung Nll. cervicales superioris.
4. Stehende Kreise über den weichen Gaumen und die Gaumensegel von medial nach lateral, dabei lenkt die andere Hand mit Daumen und Zeigefinger (Stehende Kreise) an der Nasenwurzel ab.
5. Nacharbeiten, Stehende Kreise vom Angulus mandibularis zur Supraklavikulargrube.
6. Abschlusseffleurage wird im Mund nicht durchgeführt!

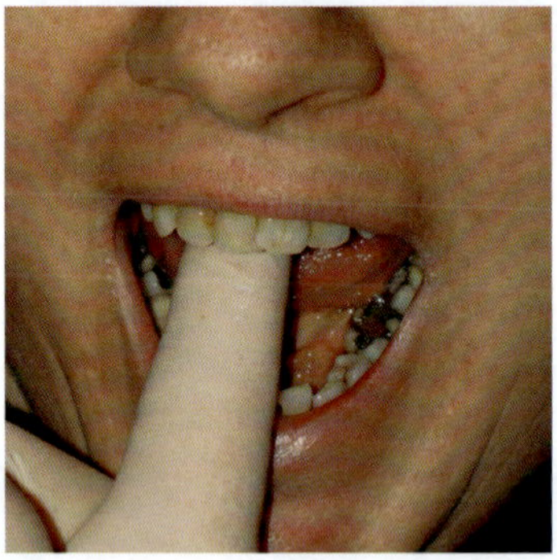

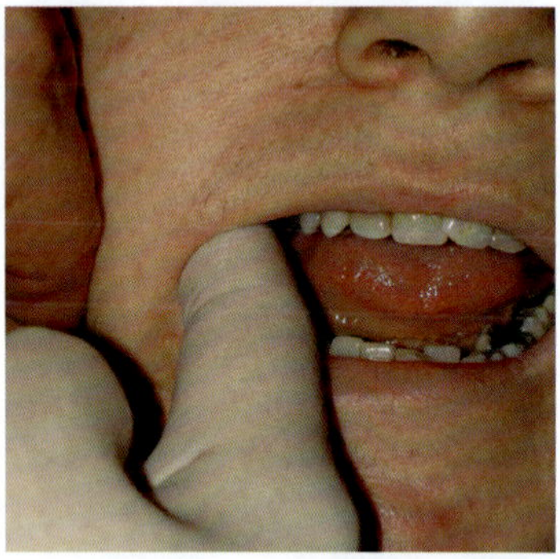

Kontraindikationen: ansteckende Krankheiten, Wunden in der Mundhöhle, z.B. Zustand nach Zahnextraktion, Aphten u.ä., Zahnprothesen sind herauszunehmen.

3 Literatur

Asdonk J. Manuelle Lymphdrainage - ein Sammelwerk in Einzeldarstellungen. Haug, Heidelberg 1970.

Herpertz U. Ödeme und Lymphdrainage. Diagnose und Therapie von Ödemkrankheiten, 3. überarb. Aufl. Schattauer, Stuttgart 2006.

Hutzschenreuter P, Einfeldt H, Besser S (Hrsg.). Lymphologie für die Praxis. 24 Tabellen. Hippokrates, Stuttgart 1991.

Schuchhardt C, Gültig O, Pritschow H, Weissleder H. Therapy Concepts. In Weissleder H, Schuchhardt C (eds.). Lymphedema, Diagnosis and Therapy. Viavital, Essen 4th edition 2008; 403-434.

Vodder E. Die technischen Grundlagen der Manuellen Lymphdrainage. Physikalische Therapie 1983; 17-23.

Wittlinger H, Wittlinger G. Lehrbuch der manuellen Lymphdrainage nach Dr. Vodder: Grundlagen. Haug, Stuttgart 2001.

C Die Komplexe Physikalische Entstauungstherapie in der niedergelassenen Physiotherapie-Praxis

1 Therapeutisches Qualitätsmanagement

K. Pritschow, H. Pritschow

„Qualität ist das, was dem Patienten nutzt."

Management bedeutet den richtigen Umgang mit den erforderlichen Maßnahmen, um den angestrebten Nutzen für den Patienten und die Anleitung aller Beteiligten zu effizientem Handeln zu erreichen.

Die Interdisziplinarität im Bereich der Lymphödemtherapie ist bekannt. Nicht nur der Therapeut und der Patient sind an der Therapie beteiligt. Die Intensität der Zusammenarbeit mit den Ärzten und den Orthopädietechnikern nimmt immer mehr zu, vor allem, wenn die Zielsetzung die personenzentrierte Ödemtherapie ist. Hinter diesem Begriff steht ein Komplex von Prozessen, der die individuelle Therapie des Patienten gewährleistet.

Wir behandeln primäre Lymphödeme, sekundäre Lymphödeme, Schwellungen der Beine bei Venenerkrankungen, „offene Beine" (Ulcus cruris venosum), Lipödeme und Kombinationserkrankungen, Schwellungen bei Rheuma, nach Sportverletzungen sowie Hämatome und lymphatische Kinder. Die ständige Fort- und Weiterbildung als Therapeut und der fachliche Austausch mit Kollegen ermöglichen es, in der Behandlung dieser Erkrankungen die Theorie direkt in die Praxis der ambulanten Therapie umzusetzen. Um den Anforderungen unseres Qualitätsmanagements nachkommen zu können, beziehen wir jegliche interne wie externe Ressourcen mit ein. Ausgerichtet am Wohl des Patienten versuchen wir miteinander und füreinander, zielgerichtet und begleitend, kompetent und lösungsorientiert zu arbeiten. Dabei zeigt die Erfahrung der letzten zwanzig Jahre, dass qualitatives Handeln auch Wirtschaftlichkeit zur Folge hat, sowohl für den Patienten, den Arzt und uns Therapeuten wie auch für die Kostenträger.

Zur Umsetzung in der ambulanten Physiotherapie-Praxis:
In der Regel kommt der Patient mit einer Rezeptverordnung des Arztes zu uns. Die ausgeschriebene Anzahl der Behandlungen reicht oft nicht aus, um den Patienten adäquat zu behandeln. Eine Ursache dafür ist die immer noch unzureichende Bekanntheit der Erkrankung Lymphödem und dessen Kombinationsformen. So hat von 1.000 Patienten einer allgemeinmedizinischen ärztlichen Praxis nur ca. ein Patient eine Lymphödemerkrankung. Bei ca. 80–90 % der Verordnungen suchen wir das Gespräch mit dem Arzt, um eine für das spezifische Krankheitsbild des Patien-

ten adäquate Verordnung zu erhalten. Die Manuelle Lymphdrainage/Komplexe Physikalische Entstauungstherapie (MLD/KPE) ist unser Spezialgebiet. Unser Ziel ist es, im fachlichen Austausch mit den Fachärzten (Onkologie, Orthopädie, Chirurgie, Allgemeinmedizin ...) die optimale Synergie (Zusammenwirken verschiedener Kräfte und Faktoren) der Erfahrungen und Fachkompetenzen für die Lymphödempatienten zu erreichen. Wir sehen uns als spezialisierte Mitarbeiter des Arztes.

Die Behandlungsmethode ist die Komplexe Physikalische Entstauungstherapie (KPE) (s. A 7.6 Komplexe Physikalische Entstauungstherapie (KPE), S. 73). Sie umfasst die Maßnahmen Manuelle Lymphdrainage, Hautpflege, lymphologischer Kompressionsverband (LKV), Bewegungstherapie (Physiotherapie) und die Hochlagerung der betroffenen Extremität. Nach einer ersten Phase der Entödematisierung zu deren Abschluss die Kompressionsstrumpfanmessung gehört, folgt eine zweite Phase der Konservierung und Optimierung der Ödemsituation. Eine wichtige Grundlage der Behandlung ist das Therapiemanagement, für das der Therapeut verantwortlich zeichnet.

Faktoren für qualitatives therapeutisches Handeln sind:

a) Die Zusammenarbeit der Therapeuten in der Praxis

– Kollegiale Intervision

Ziel in den Intervisionen und Patientenbesprechungen ist es, Neubefunde vorzustellen, Therapiezielprognosen zu diskutieren und gegebenenfalls anzupassen, schwierige Arzt- sowie Patientengespräche in Rollenspielen zu üben und innerhalb des Teams Unsicherheiten oder akute Nöte zu thematisieren. Dieser Austausch bewirkt eine Förderung der Teambildung und rückt den Patienten mit seiner Situation in den Mittelpunkt, um eine Verwirklichung der Therapieziele zu ermöglichen. Das gemeinsame Wissen macht die Teammitglieder flexibel und gewährleistet im Falle von Urlaub oder Krankheit eines Therapeuten einen reibungslosen Therapeutenwechsel.

– Regelmäßige kollegiale Fortbildung

Der regelmäßige Austausch untereinander ermöglicht es uns, mit den gleichen Vorstellungen bzgl. Qualität und Lymphödemtherapie zu arbeiten. Themenspezifisch stellen die Therapeuten aus ihren unterschiedlichen Kompetenzfeldern Therapie- und Behandlungsformen dar, halten Kurzvorträge zu neuen Erkenntnissen aus der Fachliteratur oder informieren über wertvolle Erfahrungen aus dem Praxisalltag. Das Wissen wird im Sinne einer kollegialen Fortbildung zur Verfügung gestellt und im Austausch ein Qualitätsverständnis entwickelt, dass allen –Therapeuten und Patienten – nutzt. Es begünstigt aus unserer Sicht langfristig den Erfolg der Praxis und fördert das Image.

Merke: Kontinuierliche Fort- und Weiterbildung sind die Voraussetzung für immer effektivere Behandlungsergebnisse und ständig wachsende Kompetenz des Therapeuten.

b) Das Behandlungskonzept

– Der Einstieg in die Behandlung ist die *Erstbefundung.*
Die Erstbefundung dauert grundsätzlich 60 Minuten und legt den Grundstein für dieTherapie und deren Erfolg. Nach der Anamnese, Inspektion und Palpation folgt die Prognose über den Therapieverlauf auf Grund des Befundergebnisses.

– Die *Therapieprognose* schließt die persönlichen Faktoren des Patienten mit ein wie Eigenarten des Ödems (chronisch, akut), Fitness, aber auch räumliche Faktoren wie Anfahrtsdauer, evtl. Hausbesuche etc. Sie beschreibt den wahrscheinlich benötigten Aufwand, die Behandlungsdauer, die erforderliche Behandlungsfrequenz und den Materialaufwand.

– Die *Patienten-Therapeuten-Therapiezielvereinbarung (PTZ)* ist wichtig, um die nötige Transparenz und Patienten-Compliance zu erreichen. Für eine erfolgreiche Ödemtherapie ist die Patienten-Compliance ein unabdingbares Muss. Bei der Therapeuten-Patienten-Zielvereinbarung geht es aber um mehr als um die Mitarbeit des Patienten während des Behandlungsprozesses. Der Mensch strebt nach Zielen. Ziele schaffen Klarheit und Orientierung. Je bewusster wir Ziele mitgestalten und ausformulieren, desto höher ist unser Identifikationsgrad. Mit einem Ziel vor Augen haben wir ein Motiv für unser erfolgsorientiertes Handeln und damit die Motivation für den Weg zur Zielerreichung. Den meisten Menschen fällt es schwer, ein angestrebtes Ergebnis zu formulieren. Umso wichtiger ist die Aufgabe des Therapeuten, gemeinsam mit dem Ödempatienten ein dem Krankheitsbild entsprechendes Ziel zu definieren. Erst wenn dies erfolgt ist, kann der Therapieplan besprochen werden. Hilfreich und entscheidend für den Therapieerfolg ist eine schriftliche Formulierung der Zielvereinbarung. Diese Vereinbarung kann allen Beteiligten – dem Arzt, Patienten, Therapeuten – zur Überprüfung des angestrebten Zieles bzw. der „Etappenziele" dienen. In der Regel ist das gemeinsame Ziel die Entödematisierung des Lymphödems um 70–80 %, eine Verbesserung der Beweglichkeit der betroffenen Extremität und eine Rückbildung der für das chronische Lymphödem typischen sekundären Gewebeveränderungen.

– Der *Therapieplan* wird gemeinsam mit dem Patienten entwickelt, basierend auf dem Befundergebnis (Diagnose). Er ist individuell und keineswegs statisch. Der Therapeut kann jederzeit auf den Patienten eingehen und den Therapieplan entsprechend dem Alter, der Mobilität oder/und der Belastbarkeit anpassen, also situativ den aktuellen Anforderungen entsprechend. Sollte z.B. der Patient während der Chemotherapie Erschöpfungszustände auf Grund der Lymphdrainage zeigen oder die Anfahrt ihn zu sehr ermüden, muss die Behandlungsfrequenz angepasst werden, eventuell kann ein Hausbesuch erforderlich werden. Da es sich um ein chronisches Krankheitsbild handelt, ist auch nach der Entödematisierung die regelmäßige Behandlung entsprechend der Reödematisierungstendenz nötig. So wird nach der Entödematisierung die Behandlungsfrequenz vom individuellen Wiederauftreten des Ödems bestimmt.

– Das *Arztgespräch:* Die Patienten-Therapeuten-Zielvereinbarung wird nach Möglichkeit während des Erstbefundes mit dem Arzt besprochen und abgestimmt (Details s.u.). Der Patient erfährt somit Zusammenarbeit konkret und ist in einem harmonischen Verhältnis Arzt-Therapeut aufgehoben.

– Das *Krankheitsselbstmanagement* und die Selbstbehandlung werden dem Patienten im Verlauf des Therapieprozesses Stück für Stück beigebracht. Es beinhaltet die Information des Patienten über den Behandlungsverlauf, die Selbstbehandlung mittels MLD, die Selbstbandage und die speziellen individuell gestalteten Bewegungsübungen. Während der einzelnen Therapiesitzungen werden die einzelnen Maßnahmen eingeübt und dann in der Folge immer wieder reflektierend vom Therapeuten kontrolliert. Zur Patienten-Compliance gehört auch die Kenntnis der Verhaltensmaßregeln, also was tut dem Patienten und seinem Ödem gut und was nicht.

– Die *Dokumentation,* die mit der Erstbefundung beginnt, wird während des Behandlungsverlaufs regelmäßig aktualisiert und der Therapieverlauf (Ödemreaktion, Umfangsdifferenz etc.) festgehalten. Optimale Therapie erfordert dabei Kommunikation und situatives Handeln, d.h. dass die vereinbarte Vorgehensweise und das Therapieziel dem aktuellen Krankheitsgeschehen angepasst werden müssen. Am Ende der Entödematisierung wird ein Abschlussbefund erhoben. Dieser dokumentiert das Behandlungsergebnis und stellt eine Ergebniskontrolle für den Therapeuten, den Arzt, den Patienten und ggf. die Krankenkasse dar.

– *Personenzentrierte Ödemtherapie* bedeutet, dass wir den Patienten ganzheitlich betreuen. Das seelische Befinden des Patienten wahrzunehmen und das Verständnis für die persönlichen Belange des Patienten als ganzen Menschen sind uns eminent wichtig. Wir möchten dem Patienten ermöglichen, ein „Selbst"-Bewusstsein für seine Erkrankung zu entwickeln. Die Kenntnisse über den menschlichen Kreislauf, seine Körperfunktionen, die eigene, spezielle Erkrankung und deren Verlauf, helfen dem Patienten, seine Situation besser zu verstehen und die Patienten-Compliance im Krankheitsselbstmanagement weiter auszubilden. Anderseits ist uns die seelische Fürsorge ebenso wichtig. Der Therapeut unterstützt durch seine Gesprächsführung (Empathie, aktives Zuhören) den Patienten bei der Reflexion seiner Alltagsfragen (Selbstexploration). Unser Ziel dabei ist, dass sich der Patient angenommen und verstanden fühlt. Denn fühlt sich der Patient im Ganzen nicht wohl, erschwert das die Behandlung, und der Therapieerfolg ist in Frage gestellt. Die ganzheitliche Sichtweise und der nötige Respekt vor der speziellen Situation jedes Patienten sind uns wichtig. Ratschläge sollten vermieden werden, stattdessen Potenziale (Stärken) und Ressourcen (Möglichkeiten) beim Patienten gefördert werden.

Merke: Die Therapie nach dem Qualitätsregelkreis erfordert die Kenntnis der Einzelmaßnahmen und führt zum Erfolg.

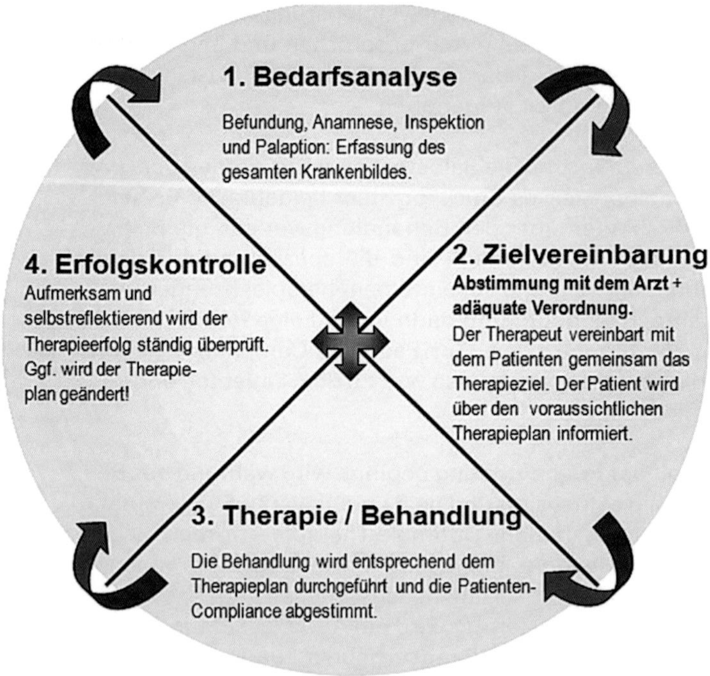

Abb. 1: Qualitätsregelkreis (nach Pritschow)

1. Bedarfsanalyse
Anamnese, Inspektion und Palpation (Befundung): Befundergebnis (Diagnose), Prognose für den Therapieverlauf, Erfassung des gesamten Krankheitsbildes.

2. Erfolgskontrolle
Aufmerksam und selbstreflektierend wird der Therapieerfolg ständig überprüft. Gegebenenfalls wird der Therapieplan geändert.

3. Zielvereinbarung
In Abstimmung mit dem Arzt und auf Basis einer adäquaten Verordnung vereinbart der Therapeut mit dem Patienten gemeinsam das Therapieziel. Der Patient wird über den voraussichtlichen Therapieplan informiert.

4. Therapie
Die Behandlung wird entsprechend dem Therapieplan durchgeführt und die Patienten-Compliance abgestimmt.

Selbstreflektierende Fragen des Therapeuten …
1. … zur Bedarfsanalyse
- Sind alle Symptome erfasst (Komplexität) und aufgezeichnet (Dokumentation)?
- Liegen Mischerkrankungen vor, und welche Bedeutung haben diese für die Prognose, den Therapieplan und den Therapieerfolg?

2. ... zur Erfolgskontrolle

- Welche Einflussfaktoren fördern bzw. verhindern den Therapieerfolg (Ödemtagebuch)?
- Ist der Patient über die erforderlichen Folgemaßnahmen informiert?
- Bin ich bereit, nach Rücksprache mit dem Arzt, konsequent die Therapie abzubrechen, wenn der Patient nicht mitarbeitet?

3. ... zur Zielvereinbarung

- Wurde das Behandlungsziel wirklich gemeinsam mit dem Patienten vereinbart?
- Wurde der Therapieplan mit dem Patienten und dem Arzt abgestimmt?
- Hat der Patient das Krankheitsbild und den Therapieplan verstanden?

4. ... zur Therapie

- Wird der Patient nach Veränderungen gefragt?
- Hält der Patient sich an die Vereinbarungen (z.B. Tragen der Bandagen) und
- wenn nicht, wie gehen wir damit um?

Merke: Qualitätsmanagement im Sinne der personenzentrierten Ödemtherapie

- ist die Strategie, mit der die größte Zufriedenheit des Patienten, des Therapeuten und des Arztes erreicht werden soll.
- ist das Krankheitsselbstmanagement, mit dem der Patient in die Lage versetzt wird, sein Leben in der höchstmöglichen Unabhängigkeit zu führen.
- bewirkt, dass der Patient selbst mithilft, die drohende Verschlechterung der Erkrankung zu verhindern.
- heißt, dass das Erreichen der Therapieziele partnerschaftlich vom Patienten, Arzt, Lymphdrainagetherapeuten, Orthopädietechniker und der Krankenkasse ermöglicht wird.
- bedeutet die Dokumentation des Behandlungsprozesses. Sie dient der reflektierenden Betrachtung und ermöglicht eine lernende Qualitätssicherung und -steigerung.

Mitarbeit und Selbstverantwortung des Ödempatienten in der Therapie

Der langfristige Erfolg der Ödemtherapie mit den Zielen, starke Einschränkung in den Alltagsaktivitäten oder gar Invalidität, zu vermeiden, hängt von situativen Umständen, dem Therapeuten, aber wesentlich auch von der Haltung des Lymphödempatienten seiner Krankheit gegenüber selbst ab.

Welche Aspekte dabei ein Rolle spielen, wie in der Zusammenarbeit von Lymphdrainagetherapeut und Patient ein Krankheitsselbstmanagement entwickeln werden kann und was der Patient selbst in diesem Prozess beitragen kann, wollen wir im folgenden Kapitel erläutern. Dabei wird die Rolle des Therapeuten besonders berücksichtigt.

1.1 Erfolgreiche Ödemtherapie heißt: Hand-in-Hand-Arbeit von Kompetenzträgern

Die Versorgungskette in der Behandlung von Lymphödemen, phlebolymphostatischen Ödemen, Lipödemen und deren Kombinationsformen besteht in Deutschland aus den Einzelgliedern: Patient, Arzt, Lymphdrainagetherapeut, Bandagist (Orthopädietechniker), evtl. Wundmanager, bei Bedarf der Pflegedienst und die Krankenkasse als Kostenträger.

Der Behandlungserfolg der Ödemtherapie ist nur gewährleistet, wenn es nicht zu einem so genannten „Therapiebruch“ (Unterbrechung in der Versorgungskette) kommt.

Zur Aufgabe des Therapeuten gehört es, die interdisziplinäre Zusammenarbeit im Auge zu behalten und in Abstimmung mit dem Patienten entsprechend zu koordinieren bzw. zu organisieren. Nur er kann den Verlauf der Entödematisierung beurteilen, die Rezeptverordnung einschätzen und absprechen sowie die Abmessung des Kompressionsstrumpfes zum richtigen Zeitpunkt einplanen.

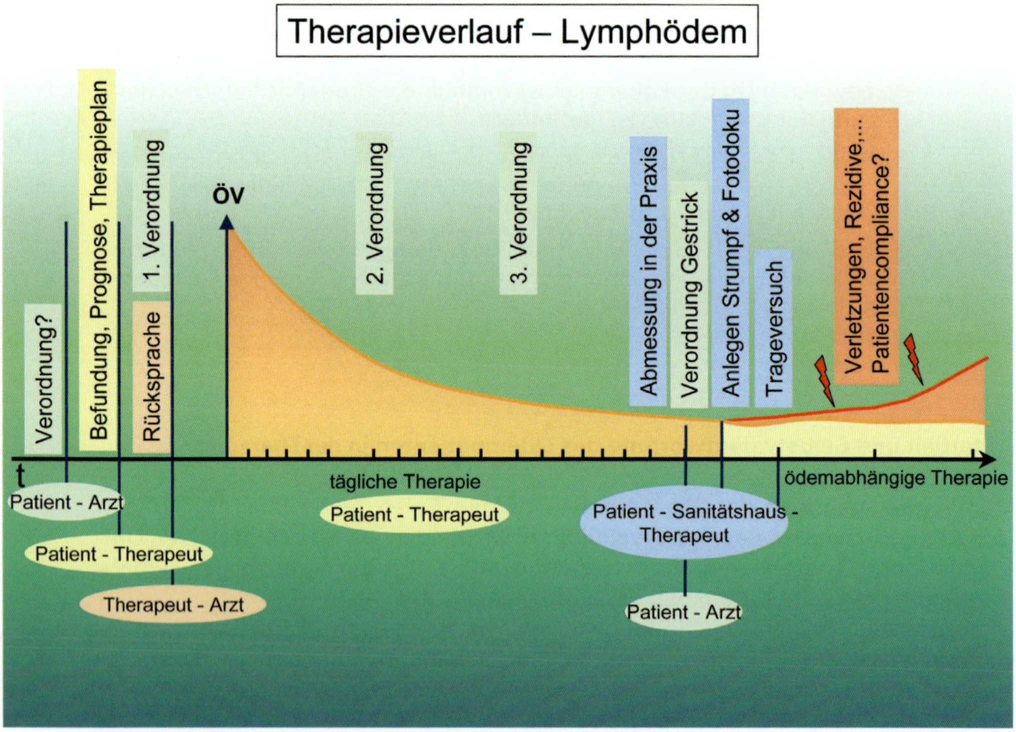

Abb. 2: Beispiel für den optimalen Verlauf einer Entödematisierung

1.2 Die Bedeutung des Lymphdrainagetherapeuten

Sobald der Patient die Erkrankung erkennt, sucht er einen Arzt seines Vertrauens auf, wird untersucht und erhält gegebenenfalls ein Rezept über Manuelle Lymphdrainage (MLD). Mit dieser Verordnung macht sich der Patient auf die Suche nach einem guten Therapeuten.

Wie in diesem Buch umfassend erläutert unterscheiden wir in der Behandlungssystematik der Komplexen Physikalischen Entsstauungstherapie (s. A 7.6 Komplexe Physikalische Entstauungstherapie, S. 73) zwei Phasen, der Entödematisierung von Lymphödemen und der Erhaltung und Optimierung von Lymphödemen.

Speziell die Phase der Entödematisierung (eine erfolgreiche Reduktion von Ödemen durch Intensivbehandlung) ist in der ambulanten Praxis nur möglich, wenn die Aspekte des Qualitätsregelkreises (nach Pritschow, Abb. 1; S. 108) für die Lymphödemtherapie befolgt werden.

Aber auch im Sinne der Erhaltung und Optimierung eines Ödems ist eine professionelle Betreuung von Lymphödempatienten mit den notwendigen Kompetenzen des Lymphdrainagetherapeuten erforderlich.

Der Therapeut

- führt eine Erstuntersuchung durch, eine sogenannte schriftliche Befunderhebung,
- ist aufmerksam, hört zu, erkennt Bedürfnisse des Patienten und macht sich Notizen,
- informiert ausführlich über die Maßnahmen der Komplexen Physikalischen Entstauungstherapie,
- gibt, entsprechend dem Therapieziel, eine Prognose zum Verlauf,
- erstellt gemeinsam mit dem Patienten einen Therapieplan zu Machbar- und Notwendigkeiten,
- dokumentiert das mit dem Patienten besprochene Behandlungsziel,
- stimmt das Untersuchungsergebnis und die Rezeptierung mit dem Arzt ab,
- informiert den Patienten über die Rezeptverordnung,
- führt eine Krankenakte und dokumentiert Absprachen und Behandlungsverlauf in Schrift und Bild,
- organisiert und kontrolliert die Kompressionsversorgung von der Abmessung bis zur Anpassung,
- bespricht und leitet den Patienten an in der MLD-Selbstbehandlung und der Selbstbandagierung.

Mit diesem Verhalten und der darin stattfindenden Transparenz ist die Basis geschaffen, den Patienten selbstverantwortlich mit in den Behandlungsprozess einzubinden. Seine Mitarbeit ist für den Therapieerfolg unverzichtbar.

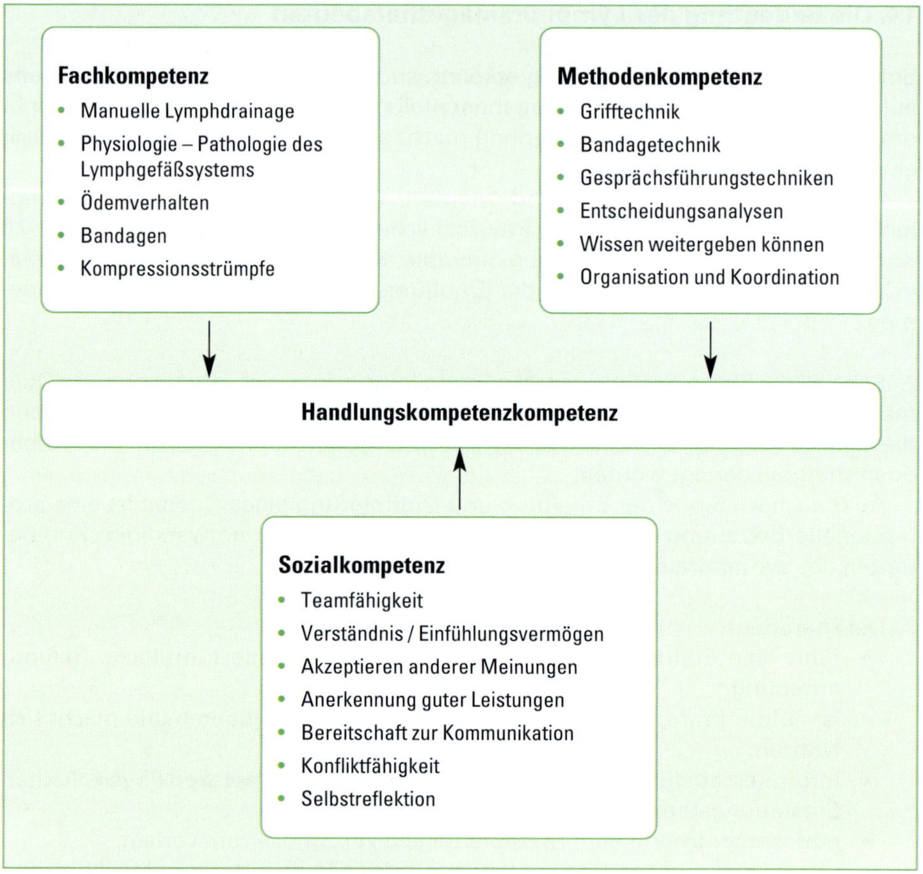

Abb. 3: Anforderungsprofil Handlungskompetenz
(nach Engelhard, 1998, aus Weissleder, Schuchhardt (Hrsg.): Erkrankungen des Lymphgefäßsystems, Viavital Verlag, Essen 2006)

1.3 Die Mitarbeit des Patienten

Die Patienten-Compliance hat viele Facetten, die wir hier differenziert vorstellen wollen.

Die Mitarbeit des Patienten in der Entödematisierungphase ist unabdingbar. Im Sinne der oben beschriebenen Gesprächsqualität wird der Patient umfassend aufgeklärt und informiert. Hierzu einige Gedanken:

- Der Patient ist herausgefordert die Kompressionsbandage konsequent zu tragen, d.h. die Bandage muss von einer bis zur nächsten Behandlung an der Extremität gelassen werden.
- Abgewickelt werden darf nur dann, wenn Schmerzen auftreten oder das „Einschlafen" (Kribbeln und/oder Taubheit) einer bandagierten Extremität vom Patienten wahrgenommen wird.
- Hat der Patient den Wunsch die bandagierte Extremität zu waschen oder zu du-

schen, kann er das direkt vor der Behandlung in der Praxis tun. Die Kompressionsbandage ist während der Phase I der KPE (Entödematisierung) die einzige Möglichkeit zu verhindern, dass das Ödem, welches mit der Manuellen Lymphdrainage „herausdrainiert" wurde, wieder „zurückläuft."
- Zum Abschluss der Entödematisierungsphase, also nach zwei bis drei Wochen täglicher Behandlung, erhält der Patient einen Kompressionsstrumpf, der weniger belastend ist als die Kompressionsbandage.
- Während dieser Behandlungsphase lernt der Patient vom Therapeuten, wie er die Hautpflege, die Bewegungsübungen, die MLD und die Bandage selbst durchzuführen kann.
- Die entstauenden Bewegungsübungen, die der Patient vom Lymphdrainagetherapeuten gelernt hat, sollen täglich aktiv oder, falls erforderlich, passiv (bei Lähmung) in der Bandage durchgeführt werden.

Eine zusätzliche Aufgabe für den Lymphdrainagetherapeuten besteht darin, dem Patienten entsprechend seinem Krankheitsbild die Manuelle Lymphdrainage, Selbstbehandlung und die Selbstbandage beizubringen. Die MLD-Selbstbehandlung und Selbstbandage kann den Lymphdrainagetherapeuten nicht ersetzen, aber den Erfolg der Therapie entscheidend unterstützen. Dabei sind selbstverständlich die individuellen Möglichkeiten des Patienten zu berücksichtigen.

Die Manuelle Lymphdrainage Selbstbehandlung soll vom Lymphödempatienten an den behandlungsfreien Tagen oder bei Bedarf durchgeführt werden. Streichungen, stehende Kreise und andere Griffe der Manuellen Lymphdrainage, die der Lymphdrainagetherapeut seinem Patienten beigebracht hat, führt der Patient selbstständig in den für ihn erreichbaren Körperregionen durch.

Jedes Lymphödem ist anders, deshalb lehnen wir verallgemeinernde Selbstbehandlungsschemata ab und erwarten, dass der Therapeut dem Patienten die jeweils individuelle und krankheitsbildabhängige MLD beibringt.

Anleitung zur Selbstbehandlung

Als Vorbereitung erläutert der Therapeut während seiner Behandlungen die wichtigen Punkte zum Ablauf, bis der Patient die Systematik verstanden hat.

Während der täglichen Behandlung in der Entödematisierungsphase wird dem Patienten mit kleinen Einheiten, Schritt für Schritt, entsprechend der individuellen Fähigkeiten, das Handling der Selbstbehandlung und Selbstbandage beigebracht. Um den Patienten nicht zu überfordern, sollte der Therapeut immer wieder prüfen, „abfragen," was der Patient verstanden hat und was nicht.

Wenn der Patient die Selbstbehandlung durchgeführt hat, berichtet er dem Therapeuten, wie die Behandlung und die Bandagierung bei ihm gewirkt haben. Probleme und Fragen werden direkt besprochen!

Merke: Während der täglichen Intensivbehandlung erlernt der Patient die Verhaltensregeln, die Hautpflege, die MLD-Selbstbehandlung und die Selbstbandagierung.

Was der Patient zur Selbstbehandlung wissen muss
Für Lymphdrainagetherapeuten gilt es, wichtige verbindliche Grundregeln zu beachten, die ebenso für die Selbstbehandlung der Patienten gelten:

Kontraindikationen oder „Wann ist es verboten MLD durchzuführen?“
- fiebrige oder ansteckende Erkrankungen, bakteriell infizierte Wunden (Erysipel),
- akute Venenerkrankungen,
- kardiales Ödem (Schwellung beider Beine auf Grund einer Herzschwäche!),
- die MLD, die Bandage oder der Kompressionsstrumpf dürfen nie Schmerzen verursachen,
- individuell können noch andere Kontraindikationen vorliegen, diese werden dem Patienten von seinem Lymphdrainagetherapeuten erläutert.
- entstehen während der Selbstbehandlung Schmerzen oder bekommt der Patient Herzrasen, so muss der Patient die Selbstbehandlung sofort beenden und dies mit seinem Therapeuten oder Arzt besprechen!

Verhaltensmaßregeln für den Lymphödempatienten:
- Verletzungen vermeiden (Infektionsgefahr!), für Bagatellverletzungen empfiehlt es sich, eine antibiotikahaltige Creme in der Tasche bei sich zu tragen,
- intensive Sonneneinstrahlung vermeiden, Sonnebrandgefahr, starke Mehrdurchblutung erhöht den Flüssigkeitsanfall im Gewebe = Ödemverschlechterung,
- heißes Baden vermeiden, Mehrdurchblutung s.o.,
- Injektionen und Infusionen nach Möglichkeit am Lymphödemarm vermeiden (Infektionsgefahr!),
- Blutdruckmessen auf der ödematösen Seite vermeiden, Verletzungen der Blut und Lymphgefäße möglich,
- keine engen, abschnürenden Ringe, Armreife oder Armbanduhren am Lymphödemarm tragen,
- keine schweren Lasten, Taschen, Koffer o.ä. auf der ödematösen Seite tragen, Überanstrengung vermeiden,
- bei plötzlich auftretender Schwellung, Schmerzen und Fieber sofort den Arzt informieren.

Manuelle Lymphdrainage-Selbstbehandlung:
- für die Selbstbehandlung begibt sich der Patient in eine für ihn bequeme Position,
- der geschwollene Arm bzw. das betroffene Bein soll entspannt gelagert sein (nicht runterhängen lassen!),
- es werden nur die Körperteile behandelt, die gut und bequem zu erreichen sind,
- das Lymphödem an Arm oder Bein wird immer erst dann behandelt, wenn die angrenzenden ödemfreien, nicht betroffenen Gebiete vorbehandelt sind!

„Es ist noch kein Meister vom Himmel gefallen!“ Ermutigen Sie Patienten, wenn die MLD-Selbstbehandlung nicht gleich wie gewünscht gelingt.

Merke: Die MLD-Selbstbehandlung darf nie wehtun oder Schmerzen zur Folge haben. Bei plötzlicher Unruhe, Unwohlsein oder Herzrasen muss die Selbstbehandlung sofort beendet werden und mit dem Arzt oder Therapeut besprochen werden.

1.4 Anleitung zur Selbstbandage

Die Selbstbandagierung eines Lymphödemarmes oder Lymphödembeines erfordert viel Übung. Sinnvoll ist es, sich anfangs nicht zu überfordern und zunächst „klein anzufangen."

Klein anfangen, heißt die Finger oder Zehenbandage solange zu üben bis eine gewisse Sicherheit eintritt, dann ist der nächste Schritt, die Unterarm- oder Unterschenkelbandage an der Reihe und so fort ...

Insbesondere bei der Zehen-, Fuß- und Unterschenkelbandage ist ein intaktes Hüftgelenk und Kniegelenk Voraussetzung, um diese Körperbereiche mit der Hand selbst erreichen zu können.

Auch hier gilt: „Übung macht den Meister!"

Hilfreiche Informationen für den Patienten:
Die Besonderheit der von uns verwendeten textilelastischen Kurz- oder Mittelzugbinden besteht darin, dass sie ohne Gummifäden produziert werden (s. D 1.1.1 – D1.1.4, S. 174). Während der Kompressionsstrumpf Gummifäden enthält und deshalb nachts (im Bett) nicht getragen werden darf, kann die Selbstbandage bei Bedarf auch über Nacht an der Extremität belassen werden. Tagsüber kann die Bandage, die über den Strumpf gewickelt wird, die Wirkung des Kompressionsstrumpfes intensivieren und verbessern.

Merke: Unerwünschte und schädliche Wirkungen der Bandage sind Schmerzen, Einschnürungen, Herunterrutschen, Scheuerstellen, Einschlafen, Taubheit oder „Absterben" des Armes oder Beines. In diesen Fällen muss sofort abgewickelt werden!

1.5 Bewegung in der Lymphödemtherapie

Entscheidend für die Wirksamkeit der Kompression, sowohl der Bandage wie auch des Kompressionsstrumpfes, ist Bewegung. Der Verband und auch der Strumpf bieten der sich zusammenziehenden Muskulatur und in der Gelenkbewegung ein Widerlager, damit entsteht ein Pumpeffekt, der den Abstrom des Blutes wie auch den Lymphstrom beschleunigt.

Die physiotherapeutischen Übungen, die der Lymphdrainagetherapeut dem Patienten während der Entödematisierung beigebracht hat, sollen täglich weiter durchführt werden. Untersuchungen zeigen, dass normal- oder untergewichtige Personen weniger zu Ödemen neigen als Übergewichtige und sich lieber und leichter bewegen. Studien belegen außerdem, dass kontinuierliches Training positiven Einfluss auf die Psyche hat *(Dimeo et al.*,1999).

Bei der Beurteilung, welche Sportart für den Lymphödempatienten durchführbar ist, bedarf es der Hilfe des Physiotherapeuten oder Arztes. Beispiele zeigen, dass ggf. selbst Wettkampfsportarten wie Großkanurennen von Patientinnen mit sekundären Armlymphödemen bestritten werden können.

Merke: Die Kompression entwickelt ihre beste Wirkung nur mit Bewegung.

Zusammenfassende Stichpunkte für das Krankheitsselbstmanagement:

Die folgende Auflistung enthält Voraussetzungen und Ideen für eine optimale Patienten-Compliance von Lymphödempatienten:

- Kenntnisse vom Lymphgefäßsystem und von der Ödementstehung,
- ein Ödemtagebuch gibt Aufschluss darüber, was dem Ödem „gut tut" und was ihm „nicht gut tut",
- persönliche Verhaltensmaßregeln, „Do's" und „Dont's" entdecken und ernst nehmen,
- Hautpflege (s. A 7.5 Lymphödem und Hautpflege, S. 72)
- MLD-Selbstbehandlung,
- tägliches Tragen des Kompressionsstrumpfes, ggf. Selbstbandagierung,
- tägliches Bewegen in der Kompression, bei Bedarf spezielle Bewegungsübungen (s. E 1 – E 2.2, S. 243);
- aufmerksames Wahrnehmen der Ödemsituation, bei unerklärlichen Veränderungen direkt Rücksprache mit dem Arzt oder Therapeuten nehmen:

1.6 Folgende Fragen bewegen Patienten – Reflexion für Therapeuten

Folgende von Patienten häufig gestellte Fragen sollen im „Ödem Alltag" Orientierung geben. Im Zweifelsfall bitte immer mit dem Arzt oder Therapeuten Rücksprache nehmen!

Wie oft braucht der Lymphödempatient die Hilfe des MLD-Therapeuten (Behandlungsfrequenz)?

Nach der Entödematisierung ist die erforderliche KPE Behandlungsfrequenz abhängig von der Reödematisierungstendenz (s. A 7.6 Komplexe Physikalische Entstauungstherapie, S. 73) des Lymphödemes. Witterungsverhältnisse, körperlicher oder psychischer Stress, hormonelle Dispositionen u. ä. können zu Schwankungen im Ödemvolumen führen.

Wann sollte der Patient den Arzt oder Therapeuten aufsuchen?
Wenn der Patient nicht mehr in der Lage ist das Ödem selbst zu beherrschen (MLD-Selbstbehandlung, Selbstbandage u.a.), muss er erneut einen Lymphdrainagetherapeuten aufsuchen. Manche unserer Patienten kommen nur alle 14 Tage zur Behandlung.

Nach dem Anmessen des neuen Kompressionsstrumpfes gewähren manche Sanitätshäuser einen so genannten Trageversuch, warum ist das so wichtig?
Bei einer Kompressionsstrumpfneuanmessung können Fehler auftreten (s. D 3, Folgen einer falschen Kompressionsbestrumpfung, S. 212), oft sind die nicht sofort sichtbar. Erst nach einem oder mehreren Tagen werden Scheuerstellen oder Ödemverschiebungen in Regionen der Extremität sichtbar, wo sie nicht hingehören. Dann muss der Kompressionsstrumpf nach Maß korrigiert oder neu hergestellt werden. Gute Sanitätshäuser bieten Trageversuche bis zu fünf Tagen an.

Was muss der Patient bei der MLD-Selbstbehandlung (s.o.) beachten?
MLD darf nie Schmerzen verursachen. Reaktionsveränderungen des Ödemes im Sinne einer plötzlichen Ödemzunahme oder Behandlungsresistenz, müssen zeitnah mit dem Therapeuten oder Arzt besprochen werden.

Wann ist ein neuer Kompressionsstrumpf erforderlich?
Bei einem Kompressionsstrumpf der kontinuierlich getragen wird, ermüden die gummielastischen Fasern und das Gewebe des Strumpfes wird porös und abgenutzt. Die erforderliche Kompressionswirkung ist nicht mehr gegeben und es kommt z. B. zu Schwellungen in Bereichen, wo sie nicht hingehören. In der Regel ist eine neue Versorgung nach spätestens sechs Monaten erforderlich u.U. bei Rückbildung des Ödemes schon früher.

Die Kompressionskurzzugbinden halten bei entsprechender Pflege acht bis zwölf Monate. Elastomull®-Binden, Schlauchverband und Artiflex®-Wattebinden sind Verbrauchsmaterialien und müssen nach Tagen oder Wochen erneuert werden, sobald ihre Funktion nicht mehr gewährleistet ist.

Worauf muss der Patient allgemein mit seinem Lymphödem achten?
Eine plötzliche Ödemzunahme, Schmerzen im Lymphödem, Lähmungserscheinungen, allgemeines Unwohlsein, tastbare oder sichtbare Knoten, Hautrötungen ohne Grund, schlecht heilende Wunden oder Lähmungserscheinungen, plötzlich auftretende Schwellung und Rötung in Verbindung mit Fieber müssen sofort dem Arzt mitgeteilt werden.

Das Lymphödem muss mindestens einmal jährlich dem Arzt oder Lymphdrainagetherapeuten gezeigt werden und der Patient soll eine Rückmeldung zur Situation erhalten.

2 Krankheitsbilder

H. Pritschow

Im Folgenden werden die Voraussetzungen für eine effektive Lymphödemtherapie erläutert und die häufigsten mittels der KPE behandelbaren Ödemformen kurz beschrieben, mögliche Komplikationen dargestellt, die mögliche ärztliche Verordnung besprochen und die entsprechende Therapie erklärt. Die Komplexe Physikalische Entstauungstherapie ist die Methode der Wahl (nebenwirkungsfrei) zur effektiven Therapie von Lymphödemen und deren Kombinationsformen. Außer beim Lymphödem im Stadium I und direkt postoperativ (s.u.) ist die KPE nur dann erfolgreich, wenn alle ihre Einzelmaßnahmen zur Anwendung kommen.

2.1 Voraussetzungen für die effiziente Lymphödemtherapie

Beim Lymphödem im Stadium I (s. A 5.2.4 Stadieneinteilung des Lymphödems, S. 50) und direkt postoperativ (akutes Lymphödem) (s. A 5.2.3.1 Akutes Lymphödem, S. 47) nach einer Krebsoperation ist in der Regel nur Manuelle Lymphdrainage und Bewegungstherapie nötig, um die volle Beweglichkeit wiederherzustellen und das postoperative Ödem zu beseitigen. Sollte durch ausgeprägte chirurgische Lymphgefäßschädigung ein massives Arm- bzw. Thoraxlymphödem entstehen, kommen natürlich alle Einzelmaßnahmen der KPE zum Einsatz! Nach Krebsoperationen muss der frisch operierte Patient über die das Lymphgefäßsystem betreffenden pathophysiologischen Vorgänge unterrichtet und über die für sein Krankheitsselbstmanagement erforderlichen Details (wie z.B. die Verhaltensmaßregeln) aufgeklärt werden (s. A 5.4.2 Sekundäres Lymphödem, S. 55). Der Patient sollte wissen, dass bei ihm eine Ödemgefährdung (Latenzstadium, s. A 4.1.4 Lymphangiopathie mit noch suffizienter Lymphdrainage, S. 39) vorliegt und er bei Schweregefühl oder der ersten auftretenden Schwellung den Arzt aufsuchen sollte, um das Fortschreiten des Ödems zu verhindern. Bei frühzeitigem Beginn der Behandlung kann in vielen Fällen eine Chronifizierung des Lymphödemes verzögert bzw. verhindert werden („Wehret den Anfängen!").

Liegt ein Stadium II (s. A 5.2.4 Stadieneinteilung des Lymphödems, S. 50) des Lymphödems vor, so ist eine KPE erforderlich. Je nach Ausprägungsgrad der Ödematisierung und der Weichteilbeschaffenheit (Bindegewebeproliferationen) muss der Lymphdrainagetherapeut mit dem Arzt und dem Patienten eine Entscheidung treffen, ob die KPE Phase I der Entödematisierung (tägliche Behandlung über drei bis vier Wochen) oder die Phase II der Konservierung und Optimierung erforderlich ist (lebenslang).

a) In der KPE Phase I der Entödematisierung wird das Lymphödem auf ein Minimum reduziert. Die Bandage bleibt von einer bis zur nächsten Behandlung dran, um eine Reödematisierung (Wiedereinlaufen des Ödems) zu verhindern. Der Patient wird täglich über einen Zeitraum von drei bis vier Wochen behandelt. Zum Abschluss dieser ersten Phase wird er mit einem Kompressionsstrumpf versorgt. Nach der entödematisierenden Phase der Therapie ist die Lymphödembehandlung nicht abgeschlossen! Das chronische Lymphödem wird mit der KPE kausal, also die Erkrankung des Lymphgefäßes betreffend, aber nicht kurativ (heilend) behandelt. Das chronische Lymphödem des Patienten wird sein Leben lang therapiert werden müssen!

b) Nachdem das Lymphödem auf ein Minimum reduziert wurde, wird der Erfolg konserviert, d.h. es folgt die KPE Phase II der Konservierung und Optimierung. Die Behandlungsfrequenz wird entsprechend der Reödematisierungstendenz mit dem Arzt und dem Patienten abgestimmt.

Merke: Für den unerfahrenen Therapeuten gilt: Lässt sich das Lymphödem mit einer dreimaligen wöchentlichen KPE-Behandlung nicht auf ein zufriedenstellendes Maß reduzieren, so muss eine KPE Phase I der Entödematisierung durchgeführt werden. Beim Lymphödem im Stadium III, der lymphostatischen Elephantiasis (s. A 5.2.4 Stadieneinteilung des Lymphödems, S. 50), kommt zu Beginn der Behandlung auf jeden Fall nur die Entödematisierungsphase mit allen Maßnahmen der Komplexen Physikalischen Entstauungstherapie in Frage.

Achtung: Der Lymphdrainagetherapeut kann nicht voraussetzen, dass der verordnende Arzt über die KPE Bescheid weiß. Das heißt, in der Regel muss die Art der Therapie, der zeitliche Umfang, die erforderliche Bandagierung und Kompressionsstrumpfversorgung sowie die Rezeptformulierung erklärt werden!

Für eine entödematisierende Phase der KPE sind drei verschiedene Verordnungen/Rezepte des Arztes erforderlich.

Beispiel einer ärztlichen Erstverordnung für die KPE Phase I
(Deutschland, Ersatzkassen, Stand März 2010. Ohne Gewähr, da krankenkassenspezifisch und wegen der Umstrukturierungen des Gesundheitswesens Änderungen auftreten können.)

1. Rezept (Therapie):
Innerhalb des Regelfalles
Indikationsschlüssel: LY 2
Erste Rezeptzeile: 6 x Manuelle Lymphdrainage 60 min, inklusive Bandagierung (LKV einseitig/beidseitig), Frequenz 5–6 x pro Woche
Zweite Rezeptzeile: 6 x Bewegungsübungen, Frequenz 5–6 x pro Woche,
Diagnose: sekundäres Lymphödem des rechten/linken Armes/Beines (nach z.B. Brustkrebsbehandlung)

Nach sechs Behandlungen sollte der Patient den Arzt konsultieren und ihm das erreichte Therapieergebnis präsentieren. Nachdem der Arzt sich von der Effizienz der Therapie überzeugt hat, erfolgt die zweite Verordnung diesmal über weitere sechs Behandlungen.

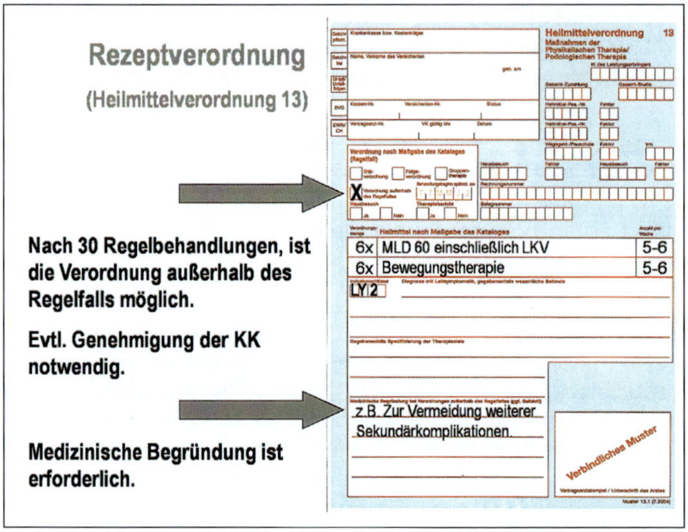

Abb. 4: Rezeptmuster

2. Rezept (Bandagematerial):

DerTherapeut vereinbart mit dem Arzt persönlich, dass er dem Patienten einem Vordruck (s. D 2, Technik der Extremitäten-Kompressionsbandage, S. 182) mitgibt, auf dem er das tatsächlich für diesen Patienten erforderliche Bandagematerial vermerkt und bittet den Arzt, dem Patienten das Rezept mitzugeben. Der Patient besorgt das Material in der Apotheke und bringt es zur nächsten Behandlung mit.

Verordnungsbeispiel (pro Rezept können nur drei Hilfsmittel aufgeschrieben werden): Hilfsmittel 7, Diagnose Armlymphödem, 1 APTricofix® E6, 1 AP Elastomull® 4 cm, 1 Rolle Leukotape® 3,75 cm.

Auf der zweiten Verordnung: Hilfsmittel 7, Diagnose Armlymphödem, Comprilan®-Binden: 2 x 6 cm, 2 x 8 cm, 2 x 10 cm, 2 x Artiflex®-Wattebinden 10 cm.

3. Rezept (Kompressionsstrumpf):

Bei einer vier Wochen dauernden entödematisierenden Phase der Therapie muss nach drei Wochen ein Kompressionsstrumpf angemessen werden. Die Herstellung und Lieferung des Kompressionsstrumpfes darf maximal eine Woche in Anspruch nehmen, so dass der Patient rechtzeitig zum Abschluss der ersten Phase der Therapie seine Kompressionsstrumpfversorgung zur Verfügung hat. Bei Lymphödemen kommt in der Regel nur der flachgestrickte Kompressionsstrumpf (s. D 3.1.1 Fehler bei der Kompressionstrumpfanmessung und deren Folge, S. 208) in Frage.

Verordnungsbeispiel Beinlymphödem beidseitig: Hilfsmittel 7, Diagnose Lymphödem, ein Paar Kompressionsstrümpfe, Kompressionsklasse II, flachgestrickt, oberschenkellang, mit Haftband, Fußspitze geschlossen, nach Maß evtl. retromalleolare Kompressionspelotten.

Verordnungsbeispiel Armlymphödem: Hilfsmittel 7, Diagnose Lymphödem, Armstrumpf Kompressionsklasse II, flachgestrickt, mit Befestigung und Handteil, eine Anziehhilfe Easy-Slide® Arm.

Die weitere Behandlung in der KPE Phase II

In der jetzt folgenden zweiten Phase der Konservierung und Optimierung wird die Behandlungsfrequenz (Häufigkeit) bestimmt von der Reödematisierungstendenz. Was heißt das? Ein Beispiel: Der Patient beschreibt, dass er mit dem Kompressionsstrumpf und der Selbstbehandlung sein Ödem zehn Tage beherrschen kann. Vom elften Tag an erlebt der Patient eine Zunahme des Druckes in der Extremität. Die Finger und die Hand, die sonst ödemfrei sind, beginnen anzuschwellen. Das bedeutet, der Patient muss spätestens alle neun bis zehn Tage zur Behandlung kommen. Die Witterung und die Alltagsanforderungen (Stress, psychische Anspannung, schwere körperliche Arbeit) beeinflussen die Reödematisierung erheblich. Die Langfristverordnung des Arztes könnte folgendermaßen lauten:

Rezept:
Außerhalb des Regelfalles (da 30 Behandlungen durchgeführt wurden und wegen des chronischen Krankheitsbildes regelmäßig weitere MLD/KPE-Behandlungen erforderlich sind)
Indikationsschlüssel: LY 2
Erste Rezeptzeile:10 x MLD 45 oder 60 min einschließlich der erforderlichen Kompressionsbandage links/rechts/beidseitig
Zweite Rezeptzeile: 10 x Bewegungsübungen
Diagnose: sekundäres/primäres Lymphödem des Armes/Beines links/rechts/beidseitig und/oder Rumpfwandlymphödem

Auch in dieser zweiten Phase wird nach der Manuellen Lymphdrainage bandagiert, eventuell auch über den Kompressionsstrumpf. Somit können wir den aktuellen Zustand des Ödems mit dem individuellen, dem „Ödem-Istzustand" entsprechenden Kurzzugverband konservieren. Der Patient trägt die Bandage von der MLD-Behandlung bis er zu Bett geht.

Merke: Auch in der zweiten, der Erhaltungs- und Optimierungsphase wird das Ergebnis der MLD wird durch den anschließenden lymphologischen Kompressionsverband (LKV) effektiver konserviert und damit optimiert.

2.2 Die Befundung

Anamnese, Inspektion und Palpation (AIP) – ermöglichen dem Therapeuten eine Diagnosestellung.

Anamnese: Mit der Anamnese erfasst der Therapeut die Krankengeschichte (Entwicklung) des Krankheitsbildes, sie gibt uns wichtige Hinweise für die Behandlung und den später zu erstellenden Therapieplan. Die Anamnese sollte systematisch durchgeführt werden, auf die soziale Anamnese gehen wir hier nicht ein. Um dem Leser eine entsprechende Richtschnur an die Hand zu geben, sind im Anhang vorgefertigte Befundbögen beigefügt. Beispielhaft findet der Leser hier einige Fragen, die für die Behandlung eines Patienten mit einem sekundären Lymphödem nach einer Krebsoperation wichtig sind:

1. **Wann hat die Operation stattgefunden, und wurde eine Bestrahlung durchgeführt?**
   Die Antwort gibt uns die Information, wie (brusterhaltend oder radikal) und wann operiert wurde (Lymphödem noch akut oder schon chronisch) und ob evtl. Strahlenschäden (Strahlendermatitis, Fibrose) vorliegen könnten.

2. **Wo befindet sich das Ödem, proximal (rumpfnah) der Schulter oder des Hüftbereichs oder distal (peripher) im Bereich der Hand oder des Fußes?**
   Sekundäre Lymphödeme, die proximal betont sind, können ein Hinweis auf einen stattfindenden malignen Prozess sein. Distal beginnende Lymphödeme sind in der Regel benigne (gutartig).

3. **Steht das erste Auftreten des Lymphödems im Zusammenhang mit irgendeinem Ereignis?**
   Eine Verletzung, ein Sonnenbrand, körperliche Überanstrengung etc. lassen die lymphpflichtige Last stark ansteigen oder können das Lymphgefäß direkt schädigen, so dass hier die Ursache für das Umkippen des delikaten Gleichgewichtszustandes zwischen lymphpflichtiger Last und Transportkapazität des Lymphgefäßsystems zu suchen wäre.

4. **Entwickelte sich das Lymphödem sehr schnell oder langsam über einen größeren Zeitraum?**
   Die Progression (Fortschreiten) eines Lymphödems gibt uns Hinweise auf einen eventuellen malignen Prozess. Langsam d.h. über Monate und Jahre sich entwickelnde Lymphödeme sind in der Regel benigne (gutartig). Lymphödeme, die sich schnell in wenigen Tagen und Wochen vergrößern, ohne dass eine Verletzung oder eine Wundrose vorlagen, können durch einen malignen Prozess verursacht sein. Hier muss der Arzt informiert und mit ihm Rücksprache wegen eventueller differenzialdiagnostischer Maßnahmen genommen werden.

5. **Liegen andere Beschwerden/Erkrankungen vor, wie äußern sie sich, wo treten sie auf?**
   Die Art und die Lokalisation der Beschwerden geben uns Auskunft über mögliche Ursachen, die eventuell Einfluss auf unsere Therapie nehmen könnten. Hierzu einige Beispiele:

   Beispiel a) Der Patient klagt über Druck- und Spannungsschmerzen im ganzen Arm. Das Ödem war schnell entstanden, so dass das Gewebe sich nicht schnell anpassen konnte. Deshalb entstand ein Spannungsschmerz. Das benigne Lymphödem schmerzt normalerweise nicht. Schmerz im Lymphödem sollte uns immer aufhorchen lassen, weil dahinter ein maligner Prozess stecken könnte.
   Beispiel b) Der Patient klagt über ausstrahlende Schmerzen vom Nacken in den Arm, Kribbeln in den Fingern und intermittierende Taubheit der Finger. Für diese Beschwerden können verschiedene Faktoren verantwortlich sein, z.B. können starke Verspannungen der Nackenmuskulatur durch psychischen Stress oder in Folge der Schonhaltung bei einseitiger Brustamputation dazu führen. Aber auch hier Vorsicht, eventueller maligner Prozess!

Beispiel c) Der Patient beschreibt Irritationen und Sensibilitätsstörungen einzelner Dermatome (Hautzonen) oder Funktionsausfälle, die auf einen Schaden der innervierenden Nerven und/oder des Plexus brachialis schließen lassen. Hier könnte z.B. eine radiogene Plexopathie (Nervenschaden durch Bestrahlung) vorliegen, aber auch eine maligne Infiltration des Nervengewebes könnte solche Beschwerden provozieren. Hier muss auf jeden Fall durch den Arzt differenzialdiagnostisch abgeklärt werden, was die Beschwerden verursacht.
Beispiel d) Eine zusätzliche rheumatische Erkrankung, die mit Schmerz und chronisch entzündlichen Prozessen einhergeht, stellt eine Komplikation dar, die keine eindeutige Prognose für die Dauer einer Entödematisierung beim Lymphödem zulässt.

6. **Hat schon einmal eine Wundrose (Erysipel, s. A 5.5.2 Lymphödem und Erysipel, S. 63) stattgefunden?**
Sollte schon einmal eine Wundrose aufgetreten sein, ist abzuklären, ob die Wundrose z.B. durch Verletzungen beim Rosenschneiden, Brötchenbacken oder Ähnlichem verursacht wurde. Wenn ja, muss der Patient noch einmal nachdrücklich auf die Infektionsgefahren hingewiesen werden und mit ihm über mögliche Vermeidungsstrategien gesprochen werden.

7. **Welche Medikamente werden eingenommen?**
Hier erfährt der Therapeut, ob beispielsweise ein Diabetes mellitus, eine Herzinsuffizienz oder andere, für die KPE relevante Erkrankungen vorliegen.

Merke: Die sorgfältige Anamnese gibt dem Therapeuten Hinweise auf mögliche Ursachen für die Ödementstehung und auf die zu erstellende Prognose.

Nach der Anamnese folgt der Sichtbefund (Inspektion) und dann der Tastbefund (Palpation).

Inspektion: Bei der Inspektion betrachtet der Therapeut die Körperoberfläche, die Haltung und die Beweglichkeit des Patienten. Der Patient sollte entkleidet sein, wobei der Therapeut dem Patienten die Möglichkeit bietet, mit Tüchern seine Scham zu wahren. Es sollte hier nicht nur das Ödem und sein direkt angrenzendes Gebiet betrachtet werden, sondern auch die angrenzenden Lymphabflussgebiete, die kontralaterale Seite mit Achselhöhle, sowie die unteren Rumpfquadranten mit der Inguinalregion. Auch sollte auf eventuelle orthopädische Veränderungen geachtet werden, wie z.B. Beckenschiefstand, Senk-, Platt-, Knick- und Spreizfüße, da diese sich auf die labile Situation im Schultergürtelbereich negativ auswirken können.

Sieht das Ödem glänzend, prall aus, so kann man hieraus schließen, dass es fest bis hart in seiner Konsistenz ist. Des Weiteren ist festzustellen, ob sich aus dem Narbenverlauf und der Lage sowie der Ausdehnung von Fibrosen Abflusshindernisse für die MLD ergeben. Liegen trophische (Trophik = Ernährung der Gewebe) Veränderungen der Haut vor, z.B. braune Hautflecken, so muss bei der Palpation geklärt werden, ob es sich bei den Veränderungen um Fibrosen, Strahlenschäden oder andere Erkrankungen handelt. Ist die Haut blass und feucht, so könnte es sich um neurovegetative Störungen handeln. Ist eine oberflächliche (kollaterale) Venenzeichnung an Thoraxwand oder Arm zu sehen, so könnte dies auf eine abgelaufene Venenthrombose hindeuten oder darauf, dass Venen durch einen Tumor komprimiert werden. Hier gilt es zu beachten, dass bei einem ausgeprägten Ödem die Kollateralvenen oft nicht zu sehen sind, dafür aber eine livide (bläulich-rote) Hautverfärbung vorliegt. Auch in diesem Fall sollte der Therapeut mit dem Arzt Rücksprache halten. Bei einer Rötung ohne allgemeine Symptome wie Wärme, Fieber, Schmerz, wenn es sich also nicht um eine Entzündung oder ein Erysipel handelt, ist Vorsicht geboten. Es könnte sich hierbei auch um einen malignen Prozess wie der Lymphangiosis carcinomatosa handeln. Auch bei plötzlich auftretenden, hämatomartigen, blauen Flecken sollte man aufpassen, da es sich hier um einen sehr aggressiven, bösartigen Prozess handeln könnte, nämlich ein Angiosarkom. Auf keinen Fall darf in diesen Fällen mit MLD behandelt werden, bevor mit dem Arzt der Zustand abgeklärt wurde.

Merke: Der Patient muss entkleidet sein, um eine regelrechte Inspektion durchführen zu können.

Palpation: Die Palpation bezeichnet das Betasten und das „Begreifen" von Gewebekonsistenz (Festigkeit), Muskelspannung, Hautbeschaffenheit, Temperatur etc. Es wird festgestellt, ob Hinweise des Sichtbefundes sich bestätigen und z.B. in der Tiefe des Gewebes, der Achselhöhle, epi- oder subfaszial Veränderungen vorliegen. Der Status der Muskulatur gibt uns Hinweise darauf, inwieweit die Manuelle Lymphdrainage mit klassischen Massagegriffen zu kombinieren ist. Sollte der Puls auf der Ödemseite schwach sein, kann der Vergleich des Radialpulses des Ödemarmes mit dem der

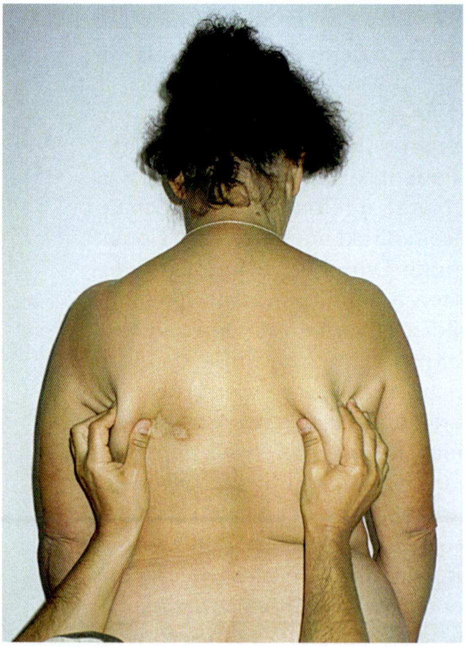

Abb. 5: Hautfaltenvergleich an Rumpfquadranten

Befundbogen		
Name:	Vorname:	Geb.:
Straße:	Ort:	Tel.:
Anamnese:		
Sonstige Erkrankungen:		
Medikamente:		
Inspektion/Palpation im Seitenvergleich:		
Gemeinsam mit dem Patienten formuliertes Therapieziel:		
Prognose des Therapeuten:		
Absprachen mit dem Arzt:		

Abb. 6: Hauptaussagen der Dokumentation beim Erstbefund

kontralateralen Seite unter Umständen auf eine subklavikuläre radiogene Fibrose hinweisen. Da bei einer Kompression der Arteria axillaris auch eine Kompression des Plexus brachialis vorliegen könnte, sollte dieser Test auch bei Irritationen neuraler Art, bei Sensibilitätsstörungen sowie Parästhesien der Extremität durchgeführt werden.

Um festzustellen, wie weit sich das Ödem auf die Extremitätenwurzel und auf die Thoraxwand erstreckt, heben wir gleichzeitig eine Hautfalte auf der operierten und auf der nicht betroffenen Seite mit Daumen und Zeigefinger ab. Daraus lassen sich Rückschlüsse auf die Richtung ziehen, in die mit der Manuellen Lymphdrainage gearbeitet werden kann. Die Konsistenz des Lymphödems ist ein weiterer wichtiger Faktor für die Erstellung unseres Therapieplanes. Ödeme, welche erst kurze Zeit bestehen, fühlen sich meist prall an. Es lassen sich leicht Dellen eindrücken, und im Bereich der Delle ist die Hautfalte dünn. Es liegen noch keine fibrotischen Veränderungen (Bindegewebeproliferationen) vor. Beim älteren Lymphödem lassen sich schwerer Dellen eindrücken, das Gewebe ist fester, es zeigt sich eine Hautverhärtung/-verdickung (Pachydermie). Diese krankhaften Veränderungen treten nicht gleichmäßig an der gesamten Extremität auf. Vor allem im Dorsolateralbereich des Unterarmes sowie im Bereich des Musculus deltoideus und dem Extremitätenwurzelbereich zeigt sich häufig fibrotisches Gewebe. Diese Veränderungen bedürfen besonderer Beachtung und müssen im Befundbogen dokumentiert werden (Abb. 6), um das gemeinsame Therapieziel mit dem Patienten zu formulieren, eine Prognose zu erstellen und dann den Therapieplan entwickeln zu können.

Merke: Die Palpation bestätigt und vervollständigt den in der Anamnese und Inspektion gewonnenen Eindruck.

2.3 Komplikationen und Lymphödemtherapie

Im Folgenden sind wichtige, bei der KPE zu berücksichtigende Symptome und Schäden und die erforderlichen therapeutischen Maßnahmen beschrieben.

Narbe

Die Narben, die quer zur Lymphabflussrichtung verlaufen, stellen Barrieren für die MLD dar.

Relativ günstig ist eine dünne, dehnfähige Narbe, die sich parallel zur Abflussrichtung befindet. Eine solche Narbe wird die Bildung von lympholymphatischen Anastomosen nicht verhindern. Bei einer dicken Narbe wird die Möglichkeit für lympholymphatische Anastomosen schlechter sein.

Therapie: Mit der MLD arbeiten wir immer von der Narbe weg oder um sie herum, nicht hindurch. Ausnahme: zirkuläre Narbe, z.B. bei einem Hauttransplantat, wenn keine andere Möglichkeit zur Entstauung des Transplantates besteht.

Hyperkeratosis lymphostatica

Verhornung mit Schwielen- oder Warzenbildung der Haut im ödematisierten Gebiet (z.B. an den Zehen). Es besteht durch eventuell vorhandene feuchte Kammern eine erhöhte Pilzgefahr.

Therapie: Mit salicylhaltigen Salben oder Salbenmischungen „weich" machen, so dass die Verhornung „aufweicht" und sich löst!

Pilzerkrankungen (Mykosen)
Sie sind bei Lymphödempatienten häufig, da das betroffene Gebiet lokal eine Immunschwäche aufweist.

Zu erkennen sind sie an Juckreiz, weißlichem Belag, Feuchtigkeit zwischen den Zehen (Mazerationen) und Hautabsonderungen. Sie sind besonders dort zu finden, wo ein feuchtwarmes Milieu vorherrscht. Mykosen stellen eine relative Kontraindikation für die MLD dar. Therapiebeginn erst nach Abheilen bzw. medikamentöser Versorgung der Pilzerkrankung, um ein Verschleppen der pathogenen Keime durch die MLD zu vermeiden.

Also: Bei Verdacht auf Pilzerkrankungen Rücksprache mit dem Arzt. Er führt die Behandlung der Mykose durch.

Lymphokutane Fisteln
Offene Verbindungsgänge zwischen Lymphgefäßen und der Haut. Vorsicht Infektionsgefahr!

Therapie: Infektionsprophylaxe mit Sprühdesinfektion und steriler Kompresse als Auflage. Chirurgische Versorgung möglich.

Lymphzysten
Erweiterte Lymphgefäße oft als kleine Bläschen auf der Haut sichtbar, beim Aufplatzen Infektionsgefahr!

Therapie: Infektionsprophylaxe mit Sprühdesinfektion und steriler Kompresse als Auflage.

Lymphvarizen (variköse Lymphangiektasie)
Sack-, spindel-, oder schlauchförmig erweitertes Lymphgefäß in der Haut, beim Aufplatzen Infektionsgefahr!

Therapie: Infektionsprophylaxe mit Sprühdesinfektion und steriler Kompresse als Auflage. Bei MLD: Vorsicht mit Dehn- und Zugreizen, das Gebiet großflächig aussparen, um keine Hautläsionen (-verletzungen) zu provozieren. Mit zunehmender Entstauung des Gebietes verschwinden die Lymphzysten und -varizen häufig.

Oberflächlich sichtbare Kollateralvenen
Sie sind immer ein Hinweis auf ein venöses Abflusshindernis. Ursachen für Kollateralvenen können sein:

Eine Venenthrombose, ein Tumor, der die Vene von innen verschließt oder von außen komprimiert, oder eine radiogene Fibrose, die den venösen Abfluss behindert. Die tatsächliche Ursache für die Kollateralvenenzeichnung muss mit dem Arzt abgeklärt werden!

Therapie: Nach der Abklärung und bei Bedarf kann mit der MLD vorsichtig und mit wenig Druck über die Kollateralvenen hinweggearbeitet werden.

Teleangiektasien
Kleine, erweiterte, oberflächliche Blutgefäße. Häufig im Bestrahlungsfeld (Strahlenschaden).

Therapie: Es kann normal mit der MLD darüber hinweggearbeitet werden, da die oberflächlichen lymphatischen Abflusswege in der Regel nicht beeinträchtigt sind, aber Vorsicht mit Dehn- und Zugreizen, denn bestrahltes Gewebe ist häufig fragil (brüchig)!

Radiogene Fibrose
Sicht- oder/und tastbare Veränderungen von Haut- und Unterhautfettgewebe auf Grund von Strahlentherapie. Der bestrahlte Bereich zeigt eine rötlich/bräunliche Hautfärbung, das Gewebe ist verhärtet. Die Schädigung neigt zur Progredienz (weiteren Verhärtung)! Wenn tiefe Venen durch die fortschreitende Fibrose/Sklerose komprimiert werden, können oberflächliche Kollateralvenen sichtbar werden (Abb. 7).

Therapie (KPE): Es muss eine verschiebbare, von einer nicht verschiebbaren radiogenen Fibrose unterschieden werden:

1. Ist die radiogene Fibrose gegen die darunterliegenden Gewebe nicht verschiebbar, muss davon ausgegangen werden, dass die darunterliegenden Gewebe, wie z.B. Darm, Harnblase, Nerven oder Rippen durch die Bestrahlung stark in Mitleidenschaft gezogen sind. Um eine zusätzliche Schädigung zu vermeiden, darf hier auf keinen Fall auf der Fibrose mit der MLD der Versuch der Lockerung unternommen werden.
2. Die verschiebbare radiogene Fibrose wird mit der MLD behandelt bzw. dem Patienten beigebracht, wie er seine Fibrose selbst behandeln kann.

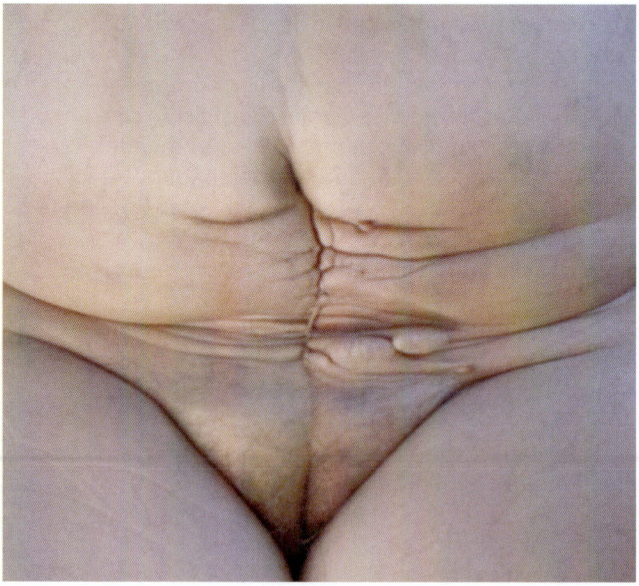

Abb. 7: Radiogene Fibrose über Mons pubis und Unterbauch sowie Genitallymphödem nach Uterusmalignom-Behandlung

Merke: Befindet sich eine offene Wunde im Bereich der radiogenen Fibrose, muss der Therapeut umgehend mit dem Arzt Kontakt aufnehmen, um das weitere Vorgehen zu besprechen!

Radiogenes Ulkus

Durch Strahlenschädigung der Haut kann ein radiogenes Ulkus entstehen. Das spontane Abheilen des radiogen bedingten Ulkus ist nicht zu erwarten. Unserer Erfahrung nach besteht die einzige erfolgversprechende Therapie darin, den geschädigten Bereich mit einem Hauttransplantat abzudecken (Abb. 8).

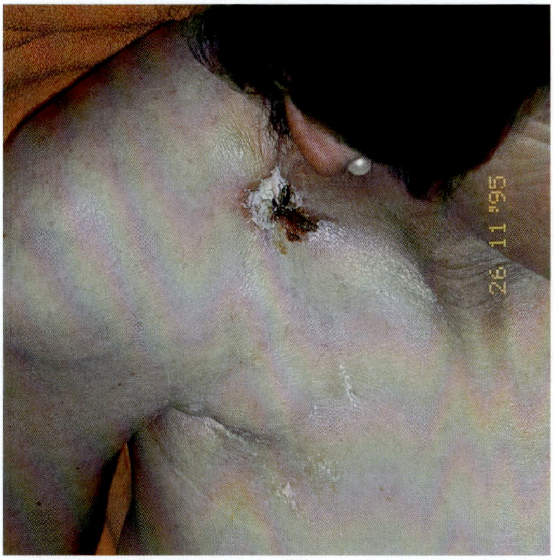

Abb. 8: Radiogenes Ulkus in der Supraklavikulargrube nach operativer und strahlentherapeutischer Krebsbehandlung

Radiogene Plexusschädigung (bestrahlungsbedingte Nervenplexusschädigung)

In einigen Fällen führt die postoperative Bestrahlung im Rahmen einer Tumorbehandlung zu einer Schädigung der im Bestrahlungsgebiet liegenden Nerven. Dies kann insbesondere bei Axilla und periklavikularer Bestrahlung zu einer Beeinträchtigung des Plexus brachialis führen. Betroffen sind sämtliche Nervenqualitäten wie Motorik, Sensibilität, Schmerz und auch vegetative Nervenfasern. Klinisch kann die radiogene Plexusschädigung erst nach Jahren, gelegentlich sogar bis zu 20 Jahren nach der Primärtherapie auftreten. Im Gegensatz zur Tumorinfiltration der Nerven, bei der sich eine kontinuierlich steigernde Nervenschädigung findet, ist bei der radiogenen Plexusschädigung eher ein schubweiser Verlauf mit gelegentlich jahrelangen konstanten Intervallen zu beobachten.

Merke: Nach Bestrahlungen im Rahmen einer Krebstherapie kann es noch nach Jahrzehnten z.B. zu Lähmungen, Strahlenkolitis, Strahlenzystitis oder Knochenentkalkungen kommen.

Erysipel (s. A 5.5.2 Lymphödem und Erysipel, S. 63)
Unter einem Erysipel verstehen wir eine bakterielle Hautinfektion, vorwiegend verursacht durch eingewanderte Streptokokken. Warum tritt es beim Lymphödem so häufig (bis zu 35 %) auf?

a) Wegen der trockenen, rissigen, für Infektionen anfälligen Haut oder häufiger interdigitaler Mykosen, die als Eintrittspforte für Bakterien dienen.
b) Wegen der lokalen Immunschwäche im Lymphödem.

Das Erysipel ist klinisch charakterisiert durch einen abrupten, schlagartigen Krankheitsbeginn aus vollem Wohlbefinden mit hohem Fieber, Schüttelfrost, Erbrechen sowie Schmerzen und flammender, landkartenartiger Rötung im Bereich der betroffenen Hautareale. Die Therapie der Wahl ist die sofortige Antibiotikagabe, sofern keine Allergie dagegen besteht.

Symptomatisch können kühlende Umschläge mit desinfizierender Lösung wie Alkohol, Merfen® o.ä. durchgeführt werden. Bettruhe ist unbedingt angezeigt. Bei rezidivierenden Erysipelen ist evtl. eine langzeitige, möglicherweise jahrelange antibiotische Prophylaxe sinnvoll.

Das Erysipel ist eine absolute Kontraindikation für die MLD!

Maligner Prozess
Therapie: Maligne Prozesse stellen eine relative Kontraindikation der KPE dar. Nach allen anderen ärztlichen Maßnahmen wie Operation, Strahlentherapie und Chemotherapie kann jedoch für die symptomatische Therapie des Lymphödems eine Palliativbehandlung vom Arzt verordnet werden. Oft ist der Lymphdrainagetherapeut die erste Person, der körperliche Veränderungen bei seinen Patienten auffallen. Deshalb ist es wichtig, dass der Therapeut die Symptome (Tab. 1), die auf einen malignen Prozess hinweisen können, erkennt. Treten mehrere dieser Symptome gleichzeitig auf, sollte der Therapeut umgehend den behandelnden Arzt informieren.

- schnelles Auftreten, schnelle Verschlechterung und stetige Progression des Lymphödems
- sicht- und tastbare Knoten
- Hautveränderungen
- flammende, flächige Rotfärbung der Haut (evtl. Lymphangiosis carcinomatosa)
- hämatomartige Flecken (Angiosarkom)
- oberflächliche Kollateralvenen
- Schmerzen beim Lymphödem
- Verkürzung des Hals-Akromion-Abstandes
- Einschränkung der Beweglichkeit der Gliedmaßen (motorische Ausfälle/Lähmungen)
- schlecht heilende Wunden, offene Prozesse
- Therapieresistenz
- Schwäche, Appetitlosigkeit und schlechter Allgemeinzustand

Tab.1: Mögliche Anzeichen (Symptome), die auf einen malignen Prozess hinweisen können

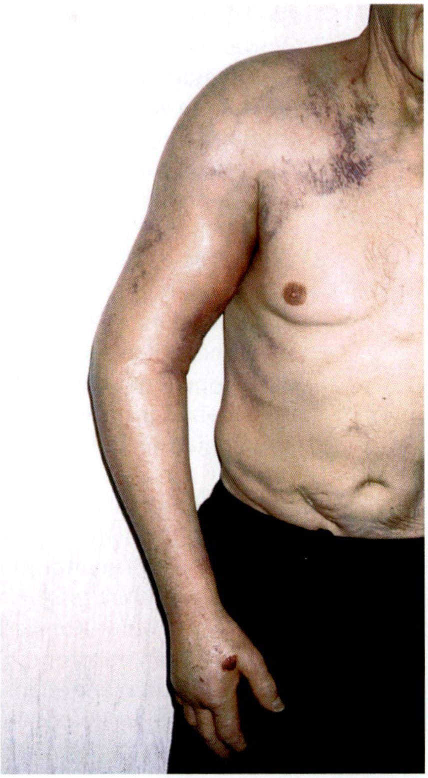

Abb. 9: Patient mit mehreren klinischen Anzeichen eines malignen Prozesses

2.4 Behandlungssystematik der MLD beim einseitigen sekundären Armlymphödem nach Ablatio mammae (Brustamputation)

Therapievoraussetzungen sind die Anamnese, Inspektion und Palpation, Kontraindikationen müssen ausgeschlossen sein, adäquate ärztliche Verordnung!

Bei bestehendem Thoraxwand- und/oder Brustlymphödem ohne Armbeteiligung wird der Arm nicht mitbehandelt.

Patient in Rückenlage, der Therapeut steht rechts oder links vom Patienten.

Zentrale Vorbehandlung mit der MLD

1. Effleurage.
2. Kontaktaufnahme am Hals, z.B. Stehende Kreise in der Supraklavikulargrube und „Langer Weg" über den Trapeziusrand zur Supraklavikulargrube.
3. Brustbehandlung der nicht betroffenen Brustseite.
4. Stehende Kreise auf den Nll. inguinales der operierten Seite.
5. Stehende Kreise und Drehgriffe vom betroffenen Rumpfquadranten über das Sternum zum kontralateralen nicht betroffenen Rumpfquadranten.
6. Stehende Kreise, Pumpen-Weiterschieben und Drehgriffe von der operierten

Axilla zu den homolateralen Nll. inguinales.

7. Vorbehandlung der nicht betroffenen Rückenseite:
   a) Bei stark ausgeprägtem Lymphödem liegt der Patient in Bauchlage und der Rücken wird komplett entsprechend der Griffreihenfolge behandelt.
   b) Bei weniger stark ausgeprägtem Ödem liegt der Patient auf der nicht betroffenen Seite. Stehende Kreise flächig von der Wirbelsäule (WS) zur Axilla sowie interkostal und paravertebral in die Tiefe. Anatomiegerechte Lagerung beachten!
8. Stehende Kreise, Drehgriffe und Kieblergriffe von der operierten Seite zum kontralateralen nicht betroffenen Rumpfquadranten und zu den Nll. inguinales der betroffenen Seite. Auf der operierten Seite interkostal und paravertebral mit Stehenden Kreisen in die Tiefe.
9. Nacharbeiten: Patient dreht sich auf den Rücken. Drehgriffe, Stehende Kreise und Kieblergriffe, ventral (vorne), vom betroffenen Rumpfquadranten zu den Nll. inguinales und zur kontralateralen Axilla.

Armbehandlung

Bei massiven Armlymphödemen erfolgt die Armbehandlung erst nachdem sichergestellt ist, dass die lymphpflichtige Last, die vom Arm der Extremitätenwurzel „angeboten" wird, auch tatsächlich ablaufen kann. Das heißt, dass eine deutliche Reaktion in Form einer Konsistenzveränderung des Ödems sichtbar wird oder dass das Ödem Falten bekommt. Subjektiv kann der Patient eine Erleichterung oder ein Art Ameisenlaufen angeben. Bei mäßig ausgeprägten Armlymphödemen kann direkt nach der ventralen und dorsalen Vorbehandlung das Armlymphödem mitbehandelt werden, da der zentrale Abfluss nicht wesentlich beeinträchtigt ist.

Der Patient liegt in Rücken- oder Seitenlage.

10. Pumpgriffe oder Pumpen-Weiterschieben, lateral am Oberarm in Richtung Akromion und von dort mit Stehenden Kreisen über die Wasserscheiden zu vorbehandelten, ödemfreien Gebieten dorsal und ventral wegarbeiten.
11. Stehende Kreise am Oberarm ventral, von medial (mediales Armterritorium) nach lateral (laterales Armterritorium), dann lateral am Oberarm, wie vorher beschrieben, in vorbehandelte, ödemfreie Gebiete wegarbeiten. Dieselbe Griffreihenfolge am Oberam von dorsal. In dieser Weise wird der Oberarm erst proximal, dann distal behandelt.
12. Unterarm und Hand werden normal nach Griffreihenfolge behandelt.
13. Nacharbeiten: Während der Armbehandlung wird immer wieder in vorbehandelte, ödemfreie Gebiete weggearbeitet. Hierbei kommen alle passenden Griffe der MLD „virtuos" zur Anwendung.
14. Ödemverschiebegriff von distal nach proximal fortschreitend, erst am Oberarm, dann am Unterarm.
15. Knetungen, spitz und/oder großflächig, zur Lockerung von Bindegewebeproliferationen.
16. Nacharbeiten, z.B. Pumpgriffe und Pumpen-Weiterschieben über den ganzen Arm, von distal nach proximal, dann Drehgriffe, Kieblergriffe oder Stehende Kreise von der operierten Seite in ödemfreie, angrenzende Gebiete.
17. Abschlusseffleurage wie Punkt 1.

2.5 Behandlungssystematik beim sekundären Armlymphödem beidseits nach beidseitiger Ablatio mammae (Brustamputation)

Therapievoraussetzung sind die Anamnese, Inspektion und Palpation, Kontraindikationen müssen ausgeschlossen sein, adäquate ärztliche Verordnung! Bei bestehendem Thoraxwand- und/oder Brustlymphödem ohne Armbeteiligung wird der Arm nicht mitbehandelt.

Patientin in Rückenlage, der Therapeut steht rechts oder links von der Patientin.

Zentrale Vorbehandlung mit der MLD

1. Effleurage.
2. Kontaktaufnahme am Hals, z.B. Stehende Kreise in der Supraklavikulargrube und „Langer Weg“ über den Trapeziusrand zur Supraklavikulargrube.
3. Bauch und Bauchatemgriffe
4. Stehende Kreise auf den NII. inguinales beidseits.
5. Stehende Kreise, Pumpen-Weiterschieben, Drehgriffe und Kieblergriffe von den oberen Rumpfquadranten ventral (vorne) direkt zu den NII. inguinales.
6. Stehende Kreise am Thorax interkostal und parasternal, Druckrichtung in die Tiefe.

Patientin in Bauchlage.

7 Stehende Kreise, Drehgriffe, Pumpen-Weiterschieben und Kieblergriffe vom Rücken (obere Rumpfquadranten) mit Druckrichtung direkt in Richtung der NII. inguinales beidseits.
8. Stehende Kreise paravertebral und interkostal mit Druckrichtung in die Tiefe. Therapeut sitzt am Kopfende der Behandlungsbank, die Patientin legt, soweit möglich, die Hände unter die Stirn.
9. Pumpgriff beidseits über die Mm. deltoidei beginnend in Richtung Hals, während der Daumen in der Supraklavikulargrube stehen bleibt, machen die Finger Stehende Kreise von der Spina scapulae in Richtung der Supraklavikulargrube.
10. Nacharbeiten: Patientin dreht sich auf den Rücken. Drehgriffe, Stehende Kreise und Kieblergriffe, ventral, von den oberen Rumpfquadranten zu den NII. inguinales.

Armbehandlung

Der Ödemarm, der zuerst reagiert, wird zuerst behandelt!

MLD-Armbehandlung wie beim einseitigen, sekundären Armlymphödem, aber Abfluss in Richtung Supraklavikulargrube und NII. inguinales beachten!

2.6 Behandlungssystematik beim einseitigen sekundären Beinlymphödem nach Unterleibskrebsoperation

Therapievoraussetzung sind die Anamnese, Inspektion und Palpation, Kontraindikationen müssen ausgeschlossen sein, adäquate ärztliche Verordnung!

Merke: Primäre einseitige und beidseitige Arm- bzw. Beinlymphödeme werden genauso wie sekundäre Extremitätenlymphödeme therapiert. Besonderheit: beim primären Lymphödem dürfen die regionalen Lymphknoten zum Abschluss der MLD mitbehandelt werden.

Patient in Rückenlage, die Beine sind hochgelagert, der Therapeut steht rechts vom Patienten.

Zentrale Vorbehandlung mit der MLD

1. Effleurage.
2. Kontaktaufnahme am Hals, z.B. Stehende Kreise in der Supraklavikulargrube, dann „Langer Weg" über den Trapeziusrand zur Supraklavikulargrube und anschließend Schulterkreisen beidseits.
3. Stehende Kreise auf den Nll. axillares der betroffenen Seite.
4. Bauchbehandlung und Bauchatemgriffe.
5. Stehende Kreise auf den Nll. inguinales der kontralateralen, nicht betroffenen Seite.
6. Stehende Kreise, Drehgriffe und/oder Kieblergriff von der Regio inguinalis der betroffenen Seite zu den homolateralen Nll. axillares.
7. Stehende Kreise, von der Regio inguinalis der betroffenen Seite, über Os pubis zu den Nll. inguinales der kontralateralen, nicht betroffenen Seite.
8. Vorbehandlung der nicht betroffenen Lendenseite (Glutealregion). Lagerung unter Berücksichtigung der anatomischen Gegebenheiten!
   a) Bei massivem Beinlymphödem dreht sich der Patient in Bauchlage, komplette Lendenbehandlung.
   b) Ist das Beinlymphödem mäßig ausgeprägt, legt sich der Patient auf die nicht betroffene Seite. Behandlung der nicht betroffenen Lende modifiziert, also alle Griffe der Lendenbehandlung, die in Seitenlage möglich sind.
9 Stehende Kreise, Drehgriffe und Kieblergriffe von der betroffenen Seite über das Kreuzbein zur kontralateralen, nicht betroffenen Seite.
10. Stehende Kreise, Drehgriffe und Kieblergriff von der Glutealregion und vom Trochanter major femoris der betroffenen Seite zu den Nll. axillares auf der betroffenen Seite.
11. Stehende Kreise über dem M. quadratus lumborum in die Tiefe auf der betroffenen Seite.
12. Stehende Kreise entlang der Lendenwirbelsäule paravertebral in die Tiefe auf der betroffenen Seite.

Patient wieder in Rückenlage, die Beine sind hochgelagert.

13. Nacharbeiten: Während der ganzen Behandlung ist immer wieder dafür zu sorgen, dass die lymphpflichtige Last tatsächlich dorthin abläuft, wo sie hin soll, und dass mit allen passenden Griffen vom ödematösen Gebiet weggearbeitet wird.

Beinbehandlung

Beim massiven Beinlymphödem erfolgt die Beinbehandlung erst, nachdem sichergestellt ist, dass die lymphpflichtige Last, die vom Bein der Extremitätenwurzel „angeboten" wird, auch tatsächlich zentral ablaufen kann. Das heißt, wir erwarten eine Reaktion des Beines, indem sich die Konsistenz des Ödems verändert oder das Ödem faltig wird. Subjektiv kann der Patient eine Erleichterung oder eine Art Ameisenlaufen angeben.

Bei mäßig ausgeprägten Beinlymphödemen kann das Bein direkt nach der ventralen und dorsalen Vorbehandlung mittherapiert werden.

Patient in Rückenlage, die Beine sind hochgelagert.

14. Effleurage Beinlymphödem, lateral herunter, medial hoch.
15. Stehende Kreise, Pumpen, Pumpen-Weiterschieben, vom lateralen Oberschenkelterritorium zu den Nll. axillares der betroffenen Seite.
16. Stehende Kreise am Oberschenkel, erst proximal, dann distal von medial bis ins laterale Oberschenkelterritorium.
17. Pumpgriffe, Pumpen-Weiterschieben und/oder Drehgriffe vom lateralen Oberschenkelterritorium zu den Nll. axillares der betroffenen Seite.
18. Bei aufgestelltem Bein: Stehende Kreise, von medial nach lateral über die dorsale Seite des Oberschenkels, erst proximal, dann distal bis ins laterale Oberschenkelterritorium.
19 Knie, Unterschenkel und Fuß werden nach Griffreihenfolge normal behandelt.
20. Nacharbeiten: Pumpen, Pumpen-Weiterschieben, Drehgriffe vom Bein in Richtung Nll. axillares. Kieblergriff von der Regio inguinalis über die Bauchdecke zu den Nll. axillares der betroffenen Seite.

Bei Patienten mit massivem, elephantiastischem Beinlymphödem wird das Bein auch in Bauchlage behandelt.

Patient in Bauchlage:

21. Stehende Kreise, Pumpen, Pumpen-Weiterschieben, vom lateralen Oberschenkelterritorium zu den Nll. axillares der betroffenen Seite.
22. Stehende Kreise am Oberschenkel, erst proximal, dann distal, von medial nach lateral.
23. Stehende Kreise, Pumpen, Pumpen-Weiterschieben, vom lateralen Oberschenkelterritorium in Richtung Nll. axillares der betroffenen Seite und über das Kreuzbein (Os sacrum) zur kontralateralen Seite Nll. inguinales.
24. Ischias-Anastomose behandeln, dabei mit dem langen Daumen parallel Druck in die Tiefe ausüben, dann nach proximal verschieben.
25. Stehende Kreise in der Kniekehle in Kombination mit Bewegung, d.h. während der Unterschenkel in Flexion und Extension bewegt wird.
26. Unterschenkel mit Pumpgriffen und/oder „Pumpen-Weiterschieben" behandeln.
27. Daumenkreisen parallel der Achillessehne in Kombination mit Bewegung, d.h. während der Flexion und der Extension im oberen Sprunggelenk pressen die Daumen die Regio retromalleolaris aus.
28. Ödemverschiebegriff von distal nach proximal fortschreitend, erst am Oberschenkel, dann am Unterschenkel.
29. Knetungen, spitz und/oder großflächig, zur Lockerung von Bindegewebeproliferationen.

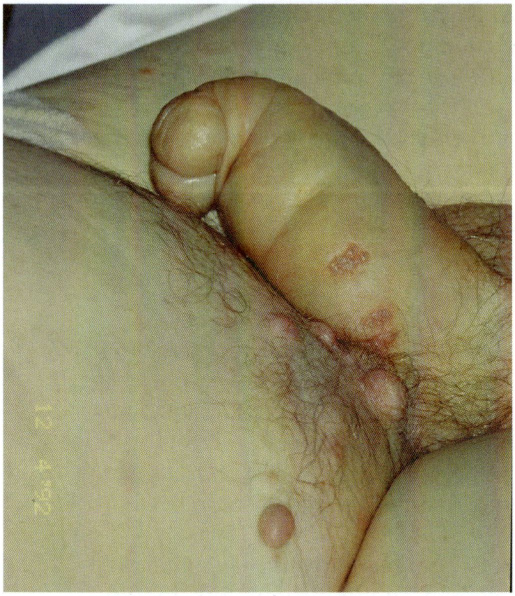

Abb. 10: Penislymphödem mit Hautmetastasen

30. Nacharbeiten, z.B. Pumpgriffe und Pumpen-Weiterschieben über das ganze Bein, von distal nach proximal, dann Drehgriffe, Kieblergriffe oder Stehende Kreise von der operierten Seite in ödemfreie, angrenzende Gebiete.
31 Abschlusseffleurage wie Punkt 13.

2.7 Behandlungssystematik beim beidseitigen sekundären Beinlymphödem nach Unterleibskrebsoperation

Therapievoraussetzungen sind die Anamnese, Inspektion und Palpation, Kontraindikationen müssen ausgeschlossen sein, adäquate ärztliche Verordnung!

Patient in Rückenlage, die Beine sind hochgelagert, der Therapeut steht rechts vom Patienten.

Zentrale Vorbehandlung mit der MLD

1. Effleurage.
2. Kontaktaufnahme am Hals, z.B. Stehende Kreise in der Supraklavikulargrube dann „Langer Weg" über den Trapeziusrand zur Supraklavikulargrube und anschließend Schulterkreisen beidseits.
3. Stehende Kreise auf den Nll. axillares beidseits.
4. Bauchbehandlung und Bauchatemgriffe; vorher Testgriffe, Kontraindikationen ausschließen.
5. Stehende Kreise, Drehgriffe und/oder Kieblergriff von der Regio inguinalis und den unteren Rumpfquadranten mit Druckrichtung direkt zu den Nll. axillares beidseits.

Patient in *Bauchlage, Lagerung unter Berücksichtigung der anatomischen Gegebenheiten! Vorbehandlung der nicht betroffenen Lendenseite (Glutealregion).*

6. Stehende Kreise, Drehgriffe und Kieblergriff von den unteren Rumpfquadranten (Glutealregion) und vom Trochanter major femoris beidseits mit Druckrichtung direkt zu den NII. axillares.
7. Stehende Kreise über dem M. quadratus lumborum beidseits in die Tiefe (Cisterna chyli).
8. Stehende Kreise entlang der Lendenwirbelsäule paravertebral beidseits in die Tiefe.

Patient wieder in Rückenlage, die Beine sind hochgelagert.

9. Nacharbeiten nach Befund, z.B. Stehende Kreise, Drehgriffe und/oder Kieblergriff von der Regio inguinalis und den unteren Rumpfquadranten mit Druckrichtung direkt zu den NII. axillares beidseits oder „Kurzversion" der Bauchatemgriffe.

MLD-Griffreihenfolge beim beidseitigen sekundären Beinlymphödem

Beim massiven Beinlymphödem erfolgt die Beinbehandlung erst, nachdem sichergestellt ist, dass die lymphpflichtige Last, die vom Bein der Extremitätenwurzel „angeboten" wird, auch tatsächlich zentral ablaufen kann. Das heißt, wir erwarten eine Reaktion des Beines, indem sich die Konsistenz des Ödems ändert oder das Ödem faltig wird. Subjektiv kann der Patient eine „Leichtigkeit" oder eine Art Ameisenlaufen im Bein angeben. Bei mäßig ausgeprägten Beinlymphödemen kann direkt nach der ventralen und dorsalen Vorbehandlung ein Bein mit behandelt werden.

Patient in Rückenlage, die Beine sind hochgelagert.

10. Effleurage Beinlymphödem, lateral herunter, medial hoch.
11. Stehende Kreise, Pumpen, Pumpen-Weiterschieben, vom lateralen Oberschenkelterritorium zu den NII. axillares der betroffenen Seite.
12. Stehende Kreise am Oberschenkel, erst proximal, dann distal von medial bis ins laterale Oberschenkelterritorium.
13. Pumpgriffe, Pumpen-Weiterschieben und/oder Drehgriffe vom lateralen Oberschenkelterritorium zu den NII. axillares der betroffenen Seite.
14. Bei aufgestelltem Bein: Stehende Kreise, von medial nach lateral über die dorsale Seite des Oberschenkels, erst proximal, dann distal bis ins laterale Oberschenkelterritorium.
15. Knie, Unterschenkel und Fuß werden nach Griffreihenfolge normal behandelt.
16. Nacharbeiten: Pumpen, Pumpen-Weiterschieben, Drehgriffe vom Bein in Richtung NII. axillares. Kieblergriff von der Regio inguinalis über die Bauchdecke zu den NII. axillares der betroffenen Seite und Atemgriffe.

Bei Patienten mit massivem, elephantiastischem Beinlymphödem wird das Bein auch in Bauchlage behandelt.

Patient in Bauchlage.

17. Stehende Kreise, Pumpen, Pumpen-Weiterschieben, vom lateralen Oberschenkelterritorium zu den NII. axillares der betroffenen Seite.

18. Stehende Kreise am Oberschenkel, erst proximal, dann distal, von medial nach lateral.
19. Stehende Kreise, Pumpen, Pumpen-Weiterschieben, vom lateralen Oberschenkelterritorium in Richtung NII. axillares der betroffenen Seite und über das Kreuzbein (Os sacrum) zur kontralateralen Seite NII. inguinales.
20. Ischias-Anastomose behandeln, dabei mit den Daumen Druck in die Tiefe ausüben, dann nach proximal verschieben.
21. Stehende Kreise in der Kniekehle in Kombination mit Bewegung, d.h. während der Unterschenkel in Flexion und Extension bewegt wird.
22. Unterschenkel mit Pumpgriffen und/oder „Pumpen-Weiterschieben" behandeln.
23. Daumenkreise parallel der Achillessehne in Kombination mit Bewegung, d.h. während der Flexion und der Extension im oberen Sprunggelenk pressen die Daumen die Regio retromalleolaris aus.
24. Ödemverschiebegriff von distal nach proximal fortschreitend, erst am Oberschenkel, dann am Unterschenkel.
25. Knetungen, spitz und/oder großflächig, zur Lockerung von Bindegewebeproliferationen.
26. Nacharbeiten, z.B. Pumpgriffe und Pumpen-Weiterschieben über das ganze Bein, von distal nach proximal, dann Drehgriffe, Kieblergriffe oder Stehende Kreise von unteren Rumpfquadranten in ödemfreie, angrenzende Gebiete.
27. Abschlusseffleurage wie Punkt 10.

2.8 Behandlungssystematik beim primären oder sekundären Genitallymphödem

Das Genitallymphödem ist eine Komplikation, die die gesamte Lebensqualität des Patienten einschränkt. Unter Umständen sind nicht nur das normale Sexualleben, sondern auch das Wasserlassen nicht mehr regelrecht möglich. Die Hygiene und die Hautpflege stellen zusätzlich eine besondere Herausforderung dar. Rezidivierende Infekte können zur Verschlechterung der Gesamtsituation führen, der Patient ist psychisch belastet und braucht umfassende, auch seelische Betreuung. Wir empfehlen, dass die Behandlung von Frauen von weiblichen Therapeuten und die Behandlung von Männern von männlichen Therapeuten durchgeführt wird. Die geschlechtsspezifischen Probleme können somit als bekannt vorausgesetzt werden. Das Unterrichten des Krankheitsselbstmanagements fordert die ganze Empathie, Kreativität und die Kompetenz des Therapeuten.

Das Genitallymphödem wird immer nach der allgemeinen Vorbehandlung vor dem Extremitätenlymphödem behandelt. Es hat sozusagen Priorität!

Therapievoraussetzung sind die Anamnese, Inspektion und Palpation, Kontraindikationen müssen ausgeschlossen sein, die adäquate ärztliche Verordnung ist erforderlich!

Patient in Rückenlage, die Beine sind hochgelagert, der Therapeut steht rechts vom Patienten.

Zentrale Vorbehandlung mit der MLD bei Beinlymphödem beidseits, mit Penis- und Skrotumödem beim Mann, bzw. Mons pubis- und Labienödem bei der Frau

1. Effleurage.
2. Kontaktaufnahme am Hals, z.B. Stehende Kreise in der Supraklavikulargrube dann „Langer Weg" über den Trapeziusrand zur Supraklavikulargrube und anschließend Schulterkreisen beidseits.
3. Stehende Kreise auf den NII. axillares beidseits.
4. Bauchbehandlung und Bauchatemgriffe; vorher Testgriffe, Kontraindikationen ausschließen.
5. Stehende Kreise, Drehgriffe und/oder Kieblergriff von der Regio inguinalis und den unteren Rumpfquadranten mit Druckrichtung direkt zu den NII. axillares beidseits.

Bauchlage, Lagerung unter Berücksichtigung der anatomischen Gegebenheiten!

6. Stehende Kreise, Drehgriffe und Kieblergriff von den unteren Rumpfquadranten (Glutealregion) und vom Trochanter major femoris beidseits mit Druckrichtung direkt zu den NII. axillares.
7 Stehende Kreise über dem M. quadratus lumborum beidseits in die Tiefe (Cisterna chyli).
8. Stehende Kreise entlang der Lendenwirbelsäule paravertebral beidseits in die Tiefe.

Patient wieder in Rückenlage, die Beine sind hochgelagert.

9. Nacharbeiten nach Befund, z.B. Stehende Kreise, Drehgriffe und/oder Kieblergriff von der Regio inguinalis und den unteren Rumpfquadranten mit Druckrichtung direkt zu den NII. axillares beidseits oder/und „Kurzversion" der Bauchatemgriffe.

Der Therapeut trägt bei der Genitalbehandlung Gummihandschuhe!

10. a) Stehende Kreise und Kieblergriff vom Os pubis, dann von der Peniswurzel in Richtung Axilla.
    b) Stehende Kreise und Kieblergriff vom Mons pubis und der Regio inguinalis in Richtung Axilla.
11. Ist der Lymphabfluss sichergestellt,
    a) wird der Penis mit Stehenden Kreisen behandelt, eine Hand dient als „Widerlager" und stützt den Penis, während die andere Hand die Stehenden Kreise ausführt. Druckrichtung Os pubis und von dort Richtung Axilla wegarbeiten.
    b) stellt die Patientin das Bein auf der Seite, auf der die Labien zuerst behandelt werden sollen, außenrotiert auf. Eine Hand der Therapeutin stützt das aufgestellte Bein, während die andere Hand die Labien mit Stehenden Kreisen behandelt. Zuerst Druckrichtung Mons pubis, von dort in Richtung Axilla, dann Stehende Kreise mit Druck in Richtung Sitzbein und Damm (perineum), von dort dorsal über die Glutaen in Richtung Axilla wegarbeiten. Die Labien auf der anderen Seite werden entsprechend behandelt.
12. Skrotumbehandlung: Der Patient stellt das Bein auf der Seite auf, wo das Skrotum zuerst behandelt werden soll.

Stehende Kreise vom Skrotum in Richtung Sitzbein und Damm, von dort dorsal über die Glutaen in Richtung Axilla wegarbeiten. So wird diese Seite des Skrotums ganz mit Stehenden Kreisen mit einer Hand behandelt, während die andere Hand das weiche Gewebe stützt und als Widerlager dient.

13. Die andere Seite des Skrotums wird in derselben Weise wie bei Punkt 12 behandelt.
14. Nacharbeiten nach Befund, z. B. Stehende Kreise, Drehgriffe und/oder Kieblergriff von der Regio inguinalis und den unteren Rumpfquadranten mit Druckrichtung direkt zu den Nll. axillares beidseits oder/und „Kurzversion" der Bauchatemgriffe.

Krankheitsselbstmanagement: Mit einem Ödemtagebuch soll der Patient „herausfinden" was ihm und seinem Ödem gut tut und was nicht.

Selbstbehandlung als „Hausaufgabe": Die erlernten MLD-Griffe, die Bandage des Genitales beim Mann (s. D 2.3.3 Genitallymphödem, S. 197), das Tragen einer speziellen Unterhose mit Hosenträgern (a) ohne Polsterung, b) mit Polsterung) und die Atemgymnastik werden vom Patienten täglich selbst durchgeführt und helfen die Reödematisierung zu verhindern.

2.9 Behandlungssystematik beim sekundären Lymphödem im Kopf-Halsbereich nach Neckdissektion

Die operative und strahlentherapeutische Behandlung von malignen Tumoren (beidseitige Neckdissektion) im Bereich von Zunge, Mundboden, Pharynx oder Schilddrüse führen in 30–60 % der Fälle zu sekundären Lymphödemen der Kopf- und Halsregion. Der Versuch, die Effizienz der postoperativen MLD bei der Behandlung von Patienten nach Neckdissektion nachzuweisen (*Pritschow/Klöckner*, 1991, Universitätsklinik Freiburg/Breisgau, unveröffentlicht) scheiterte u.a. daran, dass ein Groß-

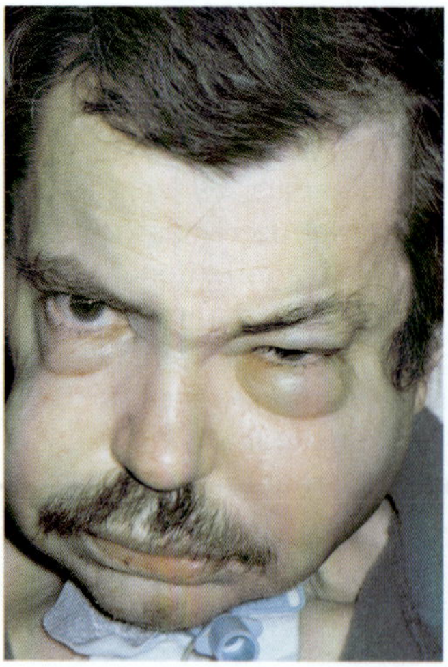

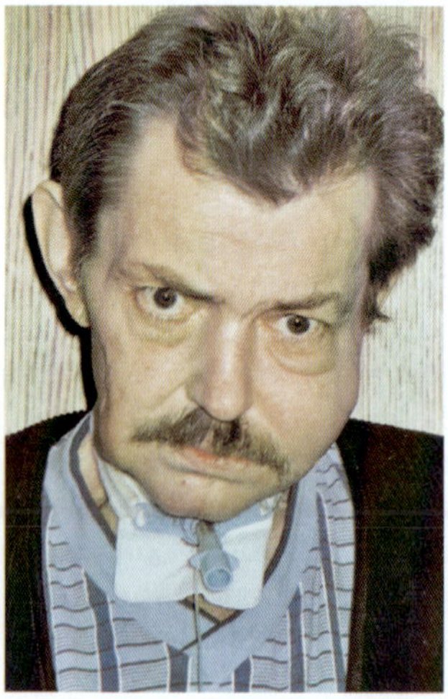

Abb. 11: (links) Kopflymphödem vor der MLD-Behandlung

Abb. 12: (rechts) Kopflymphödem nach der KPE Phase I

teil der Patienten unter einem Alkohol- und Nikotin-Abusus litt. Für die erfolgreiche MLD-Behandlung dieser Patienten ist es wichtig, dass sie trocken sind, da Alkoholgenuss eine starke Erhöhung der lymphpflichtigen Last und damit eine Verschlechterung des Lymphödems zur Folge hat!

Therapievoraussetzungen sind die Anamnese, Inspektion und Palpation, Kontraindikationen müssen ausgeschlossen sein, adäquate ärztliche Verordnung!

Die Lagerung muss der individuellen Situation des Patienten angepasst werden. Der Patient mit ausgeprägtem Kopf-, bzw. Halslymphödem mit eventueller Beteiligung des Mund-Rachenraumes wird eher in einer sitzenden Haltung zu therapieren sein. Während derjenige Patient ohne Atem- oder Schluckbeschwerden durchaus im Liegen mit leicht erhöhtem Kopfteil behandelt werden kann. Auf Grund des Eingangsbefundes gehen wir davon aus, dass die zervikalen Lymphknotenstationen insuffizient sind. Deshalb dürfen wir zunächst nicht dorthin arbeiten. Sollten sich während der Behandlung Abflussbereiche zeigen, kann die Behandlungssystematik modifiziert werden.

Der Therapeut steht rechts oder links vom Patienten.

Zentrale Vorbehandlung mit der MLD

1. Effleurage vom Sternum zum Akromion.
2. Schulterkreisen beidseits (Angiomotorikanregung aller noch intakter Lymphgefäße, peri- und subklavikular).
3. Stehende Kreise auf den Nll. axillares beidseits.
4. Stehende Kreise und Kieblergriff von der Klavikula beidseits in Richtung Axilla.

Patient in Seitenlage oder in sitzender Position.

5. Stehende Kreise und Kieblergriff vom Trapeziusrand in Richtung Axilla.
6. Stehende Kreise am Nacken kaudal beginnen und nach kranial fortschreitend, Druck immer in Richtung Nll. axillares.
7. Stehende Kreise vom Hinterkopf bis Os temporalis fortschreitend in Druckrichtung Nll. axillares.
8. Wiederholt nacharbeiten und sicherstellen, dass die lymphpflichtige Last zur Axilla abfließen kann.
9. Stehende Kreise von der Schläfen-, Nasen-, Wangen-Region in Richtung Kopfhörerwasserscheide, von dort über den Hinterkopf und den Nacken in Richtung Axilla wegarbeiten.
10. Hautlockerungsgriffe mit leichten Fingerknetungen auf den Bindegewebeproliferation im Bereich der Wange.
11. Nacharbeiten und sicherstellen, dass die lymphpflichtige Last zur Axilla abfließen kann.

Patient dreht sich auf die andere Seite.

12. Auf der anderen Seite die Griffe 5–11 wiederholen.

Patient in Rückenlage.

13. Mundinnendrainage

Krankheitsselbstmanagement: Über das Ödemtagebuch soll der Patient „herausfinden“ was ihm und seinem Ödem guttut und was nicht.

Selbstbehandlung als „Hausaufgabe“: täglich mehrfach zuckerfreien Kaugummi kauen, nach dem Essen intensive Mundhygiene mit Mundspülungen, Gesichtsgymnastik: z. B. vor dem Spiegel Grimassen schneiden.

2.10 Sekundäres Lymphödem: Strahlenschäden und Therapie

Für die Lymphödemtherapie bei Patienten nach Krebsoperation und anschließender Bestrahlung ist der Zeitpunkt, wann die MLD durchgeführt wird, wichtig, also ob der Patient noch bestrahlt wird oder die Bestrahlung schon längere Zeit zurückliegt. Für das Vorgehen bei der Entstauungstherapie (MLD/KPE) sind folgende Dinge von Bedeutung: Schweregrad des Lymphödems, Vorliegen eines akuten oder chronischen Radioderms sowie die daraus resultierenden Komplikationen wie Bewegungseinschränkungen, Lähmungen, offene Wunden oder bei abdominalen Bestrahlungen auch Strahlenkolitiden.

Die akute Strahlendermatitis ist vom Lymphdrainagetherapeuten nicht zu behandeln. Die betroffenen Hautareale dürfen auch während der Therapie des Lymphödemes keinem mechanischen Zug- oder Dehnreizen ausgesetzt werden. Nach Beendigung der Strahlentherapie und dem Abklingen der akuten Symptome kann der Bestrahlungsbereich normal in die Manuelle Lymphdrainage-Behandlung integriert werden, wobei die Verschiebbarkeit/Elastizität der Haut im Bestrahlungsgebiet immer sorgfältig respektiert werden muss.

Entwickelt sich im Laufe der Zeit eine chronische radiogene Fibrose, ist die Lokalisation, die Fläche und der Härtegrad der Fibrose für das therapeutische Vorgehen von Bedeutung. Radiogene Fibrosen, die nicht verschiebbar sind, dürfen nicht gelockert werden oder durch spezielle Lymphdrainagegriffe „weich“ gemacht werden. Radiogene Fibrosen hingegen, die verschiebbar sind, kann der ML-Therapeut in Zusammenarbeit mit dem Patienten „lockern“. Der Patient sollte über die „besondere Empfindlichkeit“ dieses Bereiches (Fragilität, verzögerte Wundheilung etc.) unterrichtet werden. Indem man den Patienten zur Selbstbehandlung anleitet, wird er aktiv in das therapeutische Vorgehen mit eingebunden. Die Wirksamkeit der zweimal täglich über zehn Minuten stattfindenden Selbstbehandlung des Patienten kann der Therapeut an der Verschieblichkeit und an der Veränderung der Gewebehärte feststellen.

Die MLD der um die Fibrose herumliegenden Gewebe kann durchgeführt werden. Dabei ist darauf zu achten, dass nicht durch die Fibrose hindurchgearbeitet oder in die Fibrose hineingearbeitet wird (Abb. 14). Unter Berücksichtigung der Fragilität (Brüchigkeit) des bestrahlten Gewebes sollten Dehn- und Zugreize über die Verschiebegrenze hinaus vermieden werden! Ziel der MLD ist es, die verbliebene Elastizität zu erhalten und verhärtetes Gewebe zu lockern. Dadurch wird die Beweglichkeit erhalten und verbessert sowie ein eventuell entstehender Druck auf Gefäße und Nerven (z.B. Plexus brachialis) verhindert. Die verschiebbare radiogene Fibrose wird direkt im Anschluss an die zentrale Vorbehandlung – vor der Therapie der Extremität – vom Rand aus mit Stehenden Kreisen „entödematisiert“ und dann mit leichten Verschiebegriffen gelockert.

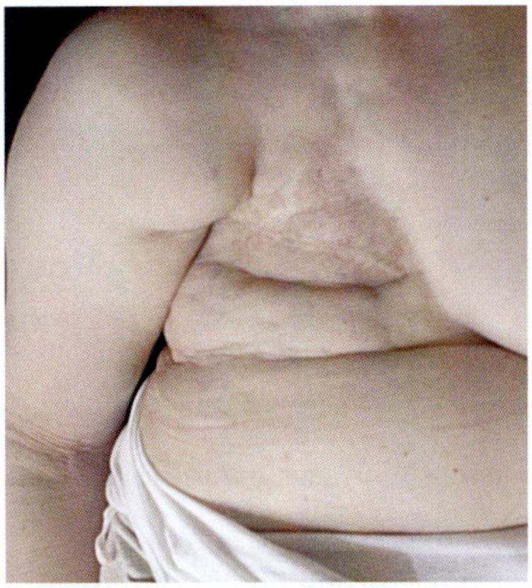

Abb. 13: Patientin mit massiver, nicht verschiebbarer radiogener Fibrose

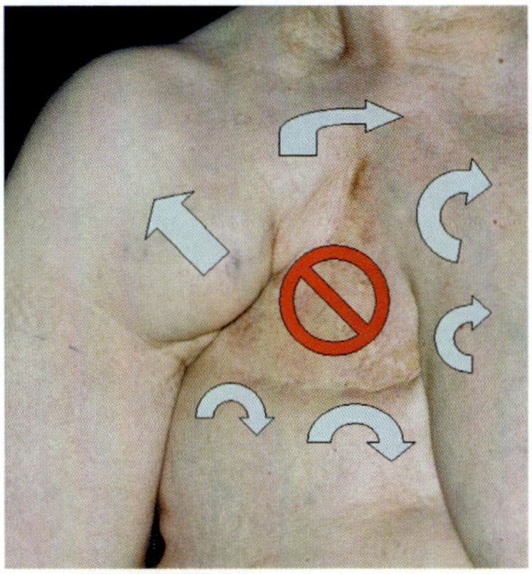

Abb. 14: Mit MLD-Griffen nicht in die Fibrose hineinarbeiten, sondern umgehen und wegarbeiten

MLD-Technik der Fibroselockerung: Die verschiebbare radiogene Fibrose wird vom Rand her, also ringsherum, mit Stehenden Kreisen behandelt. Die Druckintensität und die Verschiebung von Gewebe mit dem Stehenden Kreis muss dem Grad der Schädigung (Härte) des Gewebes angepasst werden. Die Druckrichtung

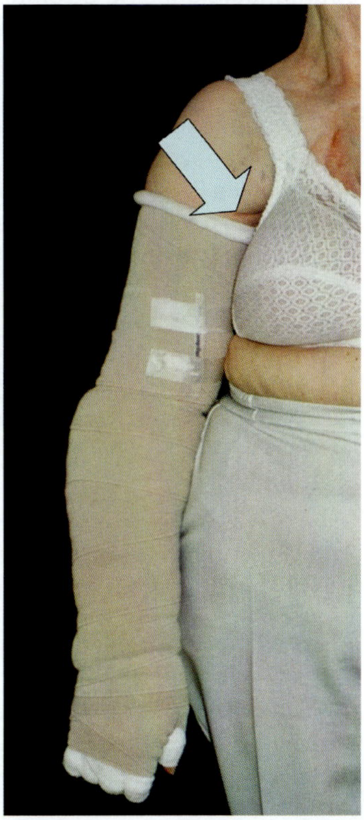

Abb. 15: Bandagierung nicht direkt bis zur Fibrose, um die freie interstitielle Flüssigkeit nicht in die Fibrose hineinzuquetschen

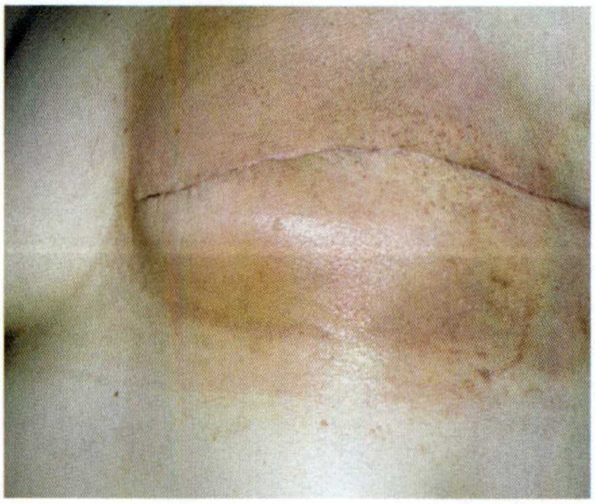

Abb.16: Akutes Radioderm der Brustwand, Zustand nach Ablatio mammae

des Stehenden Kreises geht dabei immer weg von der Fibrose hin zu den gesunden, vorbehandelten Bereichen. Es wird solange an einer Stelle mit einem Finger gearbeitet, bis eine Reaktion (Delle, Ödem weggedrückt) zu sehen ist. So wird die Fibrose zentimeterweise vom Rand her bearbeitet und gelockert. MLD- und bandagespezifisch ist zu beachten, dass die radiogene Fibrose immer eine Abflussbarriere darstellt.

Bei abdominalen Strahlenschäden ist in jedem Fall in Rücksprache mit dem Arzt zu prüfen, ob eine Manuelle Lymphdrainage in diesem Bereich indiziert ist. Bestrahlungsfolgen wie Strahlenzystitis oder Strahlenkolitis können beim Patienten zu anfallsartigen Durchfällen führen und stellen eine absolute Kontraindikation für agressive, tiefeingreifende Griffe der MLD-Bauchbehandlung und der Bauchatemgriffe dar.

Bewegungseinschränkungen auf Grund von gelenknahen radiogenen Fibrosen lassen sich nach Lockerung durch die MLD mit bewegungstherapeutischen Maßnahmen wie PNF (Propriozeptive Neuromuskuläre Faszilitation) mit isometrischen und isotonischen Übungen behandeln. Dabei sollte die Fragilität der Fibrose berücksichtigt werden.

Merke: Der Patient soll seine radiogene Schädigung und sein Lymphödem selbst beurteilen lernen und einfache therapeutische Maßnahmen im Sinne einer Selbstbehandlung vornehmen können, um die Behandlungsintervalle in der Praxis möglichst weit zu strecken.

2.11 Chronische venöse Insuffizienz (CVI): Mögliche Ödeme und ihre Behandlungssystematik

Absolute Kontraindikation: Akute Venenkrankheiten dürfen nicht mit der MLD behandelt werden!

CVI Stadium I (s. A 6.2.3 Die drei Stadien der chronischen venösen Insuffizienz nach Widmer, S. 66): Phlebödem auf Grund einer phlebo-lymphodynamischen Insuffizienz.

Prophylaktische Maßnahmen: Bewegung, im Sitzen Sprunggelenkpumpe betätigen, Beine immer wieder tagsüber hochlegen, das Bett am Fußende um 10 cm erhöhen, keine enge, abschnürende Kleidung tragen, Kneipp'sche Anwendungen wie kalte Güsse, Taulaufen, Wassertreten, adstringierende Bäder (Eichenrinde, Rosskastanie etc.), keine Manuelle Lymphdrainage erforderlich. Situativ sind Kompressionsstrümpfe zu tragen.

CVI Stadium II (s. A 6.2.3 Die drei Stadien der chronischen venösen Insuffizienz nach Widmer, S. 66): Zur dynamischen Insuffizienz tritt jetzt eine mechanische Insuffizienz des Lymphgefäßsystems hinzu, d.h. es entsteht eine kombinierte Lymphgefäßinsuffizienz. Das Ödem verschwindet jetzt nicht mehr über Nacht, sondern ist manifest. Das Stemmer'sche Zeichen ist meist positiv. Es besteht eine phlebo-lymphostatische Insuffizienz, d.h. ein Phlebolymphödem.

Therapie bzw. prophylaktische Maßnahmen: wie Stadium I, plus Komplexe Physikalische Entstauungstherapie. KPE Phase I der Entödematisierung: tägliche Behandlung mit KPE für ca. zwei Wochen (zehn Behandlungen), die Bandage wird von einer bis zur nächsten Behandlung getragen. Eine Woche vor Abschluss der KPE Phase I wird ein Kompressionsstrumpf oder eine Kompressionsstrumpfhose angemessen, so dass die Kompression der Extremität nach Abschluss der Entödematisierungsphase gewährleistet ist (Lieferung des Kompressionsstrumpfes dauert ca. eine Woche). Bei entsprechendem Erfolg kann die KPE Phase I auch abgekürzt werden und direkt in die zweite Phase übergehen.

KPE Phase II der Konservierung und Optimierung: Entsprechend der Reödematisierungstendenz wird das Behandlungsintervall in Abstimmung mit dem Arzt festgelegt.

CVI Stadium III (s. A 6.2.3 Die drei Stadien der chronischen venösen Insuffizienz nach Widmer, S. 66): Klinisches Bild wie Stadium I–II mit zusätzlich bestehendem oder abgeheiltem Ulcus cruris venosum. Das Ulcus cruris venosum findet sich meist im Bereich des medialen Malleolus, ca. 8–15 cm von der Fußsohle nach proximal entfernt, seltener im Bereich des Malleolus lateralis. Finden sich das Ulkus oder die Ulzera an diversen anderen Stellen am Unterschenkel, so sollte der Therapeut mit dem Arzt abklären, ob zusätzlich ein Diabetes mellitus oder eine arterielle Durchblutungsstörung vorliegen und die Ulzera verursachen. Hat der Patient eine arterielle Durchblutungsstörung oder einen Diabetes, so ist nicht mit einem baldigen Abheilen des Ulkus zu rechnen.

Wenn das Ulcus cruris venosum übel riecht, liegt eine Infektion vor, und es muss mit dem Arzt umgehend die weitere medikamentöse Therapie besprochen werden.

Therapie: Komplexe Physikalische Entstauungstherapie, Prophylaxe wie in Stadium I und II, unbedingt Verletzungen (z.B. bei der Fußpflege) im Unterschenkelbereich vermeiden.

Merke: Solange sich das phlebo-lymphostatische Ödem mit dem Kompressionsstrumpf beherrschen lässt, ist keine Manuelle Lymphdrainage erforderlich.

2.11.1 Die Komplexe Physikalische Entstauungstherapie bei phlebo-lymphostatischem Ödem: CVI-Stadium II

Therapievoraussetzungen sind die Anamnese, Inspektion und Palpation, Kontraindikationen müssen ausgeschlossen sein und eine adäquate ärztliche Verordnung ist erforderlich!

Patient in Rückenlage, die Beine sind hochgelagert, der Therapeut steht rechts vom Patienten.

Zentrale Vorbehandlung mit der MLD

1. Effleurage.
2. Kontaktaufnahme am Hals, z.B. Stehende Kreise in der Supraklavikulargrube dann „Langer Weg" über den Trapeziusrand zur Supraklavikulargrube und anschließend Schulterkreisen beidseits.
3. Bauchbehandlung und Bauchatemgriffe, vorher Testgriffe, Kontraindikationen ausschließen.
4. Normale Griffreihenfolge am Bein (s. B 2.5 Behandlung Bein, S .90).
5. Ödemverschiebegriffe Unterschenkel und Oberschenkel von distal nach proximal fortschreitend.
6. Nacharbeiten nach Befund, z.B. Pumpgriffe wechselweise, Pumpen-Weiterschieben, Stehende Kreise.
   Sind beide Beine betroffen, werden die Nll. axillares mit vorbehandelt und das Beinödem sowohl in Richtung Nll. inguinales als auch in Richtung Nll. axillares abdrainiert.

Kompressionsbandage

Die Beinbandage wird entsprechend der Bandagetechnik gewickelt (s. D 2.2 Die Beinbandage, S. 186). Ist das Ödem teigig weich, so benutzen wir zur Polsterung Artiflex® Wattebinden. Die Extremität wird damit vom Fuß bis zum Schritt gleichmäßig,

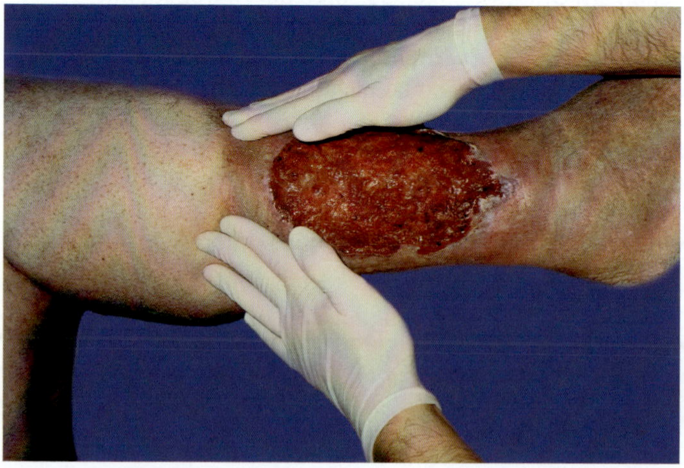

Abb. 17: Behandlung eines Ulcus cruris venosum mittels MLD

hälftig überlappend, umwickelt. Ist das Ödem fest, und sind Bindegewebeproliferationen zu tasten, so polstern wir mit einer 5 mm dicken Schaumgummibinde (Comprifoam®) und umwickeln hälftig überlappend damit die ganze Extremität. Für die nun folgende Bandage verwenden wir textilelastische Kurzzugbinden.

Hautpflege: Mit den ärztlich verordneten Mitteln.

Bewegungstherapie: Die Bewegungstherapie wird auf Grund der individuellen Befundung durchgeführt mit dem Ziel, die Entödematisierung so effektiv wie möglich zu machen.

Merke: Das phlebo-lymphostatische Ödem ist die Folge der kombinierten Insuffizienz des Lymphgefäßsystems. Ob nach der entödematisierenden Phase derTherapie die alleinige Kompressionsversorgung ausreicht, um das Ödem zu beherrschen, oder zusätzlich eine Manuelle Lymphdrainage erforderlich ist, zeigt uns die Reödematisierungstendenz der Extremität.

2.11.2 Die Komplexe Physikalische Entstauungstherapie bei Phlebolymphödem und bestehendem Ulcus cruris venosum: CVI-Stadium III

Das Ulcus cruris venosum stellt mit 60–80 % die häufigste Form des Ulcus cruris dar.

Die Versorgung von Menschen mit Wunden ist eine interdisziplinäre Aufgabe und erfordert eine enge Zusammenarbeit des Lymphdrainagetherapeuten, und dem verordnenden Arzt. Hat der Therapeut keine Kenntnisse im Wundmanagement dann sollte der Patient in der Arztpraxis behandelt werden, wo die Wundversorgung durch die Helferinnen des Arztes erfolgen kann.

Die Behandlung kann sowohl in der Arztpraxis, als Hausbesuch wie auch in der Physiotherapiepraxis erfolgen, vorausgesetzt die räumlichen Gegebenheiten ermöglichen einen hygienischen Verbandswechsel. Zu einem hygienisch fachgerechten Umgang mit Wunden gehören gemäß fachlicher und rechtlicher Grundlagen Schutzkleidung, keimarme Einmalhandschuhe, regelgerechte Hände- und Flächendesinfektion, Non-Touch-Technik, sowie der korrekte Umgang mit Einmalprodukten. Diese Kenntnisse sind die Grundlage für den verantwortungsbewussten Umgang mit Wunden.

Die phasengerechte, feuchte Wundversorgung fördert das Zellwachstum, die Angioneogenese und die Fibrinolyse. Der Verband sollte das Wundbett feucht, die Wundumgebungshaut aber trocken halten sowie vor Auskühlen und Infektion schützen. Beim Verbandswechsel sind keine Medikamenten- oder Verbandmittelrückstände in der Wunde zurückzulassen und sollte atraumatisch (ohne Mikrotraumen) durchgeführt werden.

Die Verbandswechselfrequenz ist abhängig von der Wundsituation und der Verordnung des Arztes.

Die Wunddokumentation als Teil der Verlaufsdokumentation muss regelmäßig und systematisch durchgeführt werden und alle relevanten Kriterien zur Beschreibung der Wunde beinhalten, wie z.B. Größe, Exsudatmenge, Geruch und Heilungsstadium.

Wundversorgung

Schmerzfreie, angenehme Lagerung des Patienten.

Nach dem Bereitlegen des benötigten Materials auf einer sterilen Unterlage, erfolgt eine Händedesinfektion und das Anlegen von Handschuhen. Der entfernte Verband wird unverzüglich in den Abfallbehälter gelegt und die Wunde anschließend gereinigt (z. B. mit einem Haut- und Schleimhautantiseptikum). Entsprechend dem Stadium der Wundheilung werden die vom Arzt verordneten Wundauflagen und der Wundverband verwendet (s. A 6.2.3 Die drei Stadien der chronischen venösen Insuffizienz nach Widmer, S. 66, Abb. 24 a/b).

Hautpflege: Eine gesunde Wundumgebung ist für eine komplikationslose Wundheilung und als Rezidivprophylaxe (Wiederauftreten) unumgänglich. Die Umgebungshaut muss von allen Sekreten und Verbandsrückständen gesäubert werden und anschließend mit den vom Arzt verordneten Mitteln gepflegt werden. Bei trockener und beanspruchter Haut sind Produkte mit hohem Fettanteil und/oder harnstoffhaltige Produkte empfehlenswert.

Manuelle Lymphdrainage

Kontaktaufnahme am Hals, dann Bauch- und Bauchatemgriffe (sind auch für den Patienten zur Selbstbehandlung geeignet) und Beinbehandlung. Die distal des Ulkus liegenden ödematösen Gewebebereiche werden um das Ulkus herum in Richtung Nll. inguinales abdrainiert. Sind beide Beine betroffen, werden die axillären Lymphknoten vorbehandelt und das Beinödem wird auch in Richtung Axilla abdrainiert. Unter Berücksichtigung einer eventuell vorliegenden Varikose werden die vorliegenden Bindegewebeproliferationen mit Lockerungsgriffen behandelt. Ödemgriffe und weiche Knetungen werden zum Abschluss der Behandlung durchgeführt. Die Behandlung des Ulcus cruris venosum erfolgt mittels Stehender Kreise um das Ulkus herum. Die Druckrichtung erfolgt sternförmig weg vom Ulkusrand. Der Ulkusrand selbst wird intensiv mit Stehenden Kreisen gelockert und entödematisiert. Das Nacharbeiten über das ganze Bein stellt sicher, dass die interstitielle Flüssigkeit abtransportiert wird.

Kompressionsbandage

Die Kompressionsbandage erfolgt wie beim Stadium II. Es ist wichtig, dass das Ulcus cruris venosum mitkomprimiert wird, um die Durchblutungssituation in der Endstrombahn zu verbessern und damit das Abheilen des Ulkus zu beschleunigen.

2.12 Lipödem-Syndrom

Die „Lipödem-Problematik" (s. A 6.1 Lipödem, S. 64) begegnet uns in der Praxis für Physikalische Therapie häufig.

Aussagen von Patientinnen wie: „Es schwabbelt beim Rennen, ich kann tun was ich will, es geht nicht weg! Wenn ich mich stoße, kriege ich sofort einen blauen Fleck! Seit ich die Pille nehme, ist es schlimmer geworden! Ich hatte schon einmal ein Venenstripping, weil der Arzt sagte, die Schwellung käme daher, aber jetzt ist der Fuß mit angeschwollen!" hören wir von etwa 15 % unserer Patientinnen, die meist wegen anderer Beschwerden zu uns zur Behandlung kommen. Hier wird ein erhebliches Aufklärungsdefizit deutlich!

Die Komplexe Physikalische Entstauungstherapie ist für uns die Methode, um die für die Patientin in psychischer, sozialer und körperlicher Hinsicht sehr belastenden Symptome dieser Erkrankung in den Stadien II und III zu beseitigen bzw. zu verringern. Während beim Stadium II eine Reduzierung der Symptome möglich ist, kann beim Stadium III nur eine Progression vermieden und die Druckschmerzhaftigkeit reduziert werden. Die Komplexe Physikalische Entstauungstherapie führen wir auch bei diesem Krankheitsbild in zwei Phasen durch!

Therapieplan: Die erste Phase dauert ca. drei Wochen. Die Patientin wird täglich einmal behandelt, und die Bandage bleibt von einer bis zur nächsten Behandlung

Anamnese
- Seit wann besteht die Schwellung?
- Haben Sie andere Erkrankungen?
- Haben Sie Schmerzen? Wo? Zeigen Sie dorthin!
- Nehmen Sie ein Hormonpräparat, z.B. die Pille?
- Wie schwer sind Sie?
- Wurde schon einmal eine Therapie durchgeführt?
- Haben Sie schon einmal eine Abmagerungskur gemacht?
- Können Sie eine Veränderung der Schwellung feststellen, z.B. abends, morgens oder in der zweiten Zyklushälfte?

Inspektion
- symmetrisch auftretend, meist reithosenartig vom Beckenkamm bis zu den Malleolen
- Der Fuß ist beim reinen Lipödem ödemfrei!
- lobuläre Aussackung medial am Knie
- Ganzkörperschwellung? Hinweis eines zyklisch-idiopathischen Ödems.
- Sind Fuß und Zehen auch betroffen?
- Sind Varizen oder Besenreißer erkennbar?
- Sind trophische Hautveränderungen erkennbar?
- Orthopädischer Status, z.B. Fußfehlformen?
- Matratzenphänomen, u.U. lobuläre Strukturen?

Palpation
- Ist das Stemmer'sche Zeichen positiv/negativ? Lipolymphödem?
- Gewebe schaumig weich, Fettläppchen liegen dachziegelartig übereinander
- „Schwabbeltest“: interstitielle Wasseransammlung
- Hautfaltenverdickung Bauch und Oberschenkel
- eventuell Druckschmerzhaftigkeit

Tab. 2: Lipödemspezifische Befundung

angelegt. Während für den Abtransport der freien interstitiellen Flüssigkeit die Manuelle Lymphdrainage angewendet wird, werden für die Beeinflussung des Fettes, sobald die Druckschmerzhaftigkeit dies zulässt, massive klassische Massagegriffe wie das Kneten oder die Hohlhandklatschung angewendet. Eine zonale, starke Hyperämie scheint von positiver Wirkung zu sein! Die erfolgreiche Beseitigung der freien interstitiellen Flüssigkeit ist mit dem „Schwabbeltest" vor und nach der MLD zu zeigen. Der Therapeut klopft auf die Extremität und beobachtet wie eine Wellenbewegung sich fortsetzt, ähnlich der Wellenbewegung, die entsteht, wenn man einen Stein ins Wasser wirft. Je weniger Flüssigkeit im Gewebe ist, desto geringer ist die Wellenbewegung. Die Patientin bekommt die Hausaufgabe, ihre Fettschürze am Bauch und die Fettpolster über den Hüften mit dem Pannikulose-Kneif-Griff *(Vodder)* morgens und abends zehn Minuten lang zu behandeln. Als Ergebnis ist eine deutlich schmalere Unterhautfettschicht mit dem Hautfaltentest nachweisbar.

Die mit Schaumgummipolsterung kombinierte Kompressionsbandage wird mit sehr großem Druck durchgeführt. Mit der Bandage wird die Patientin angehalten, ihrem Trainingsstand entsprechend, eine Gehstrecke von bis zu acht Kilometern pro Tag zurückzulegen. Für die persönliche Überprüfung erhält die Patientin einen Schrittzähler von uns. Um den Bandagedruck auch nachts zu ertragen, entfernt die Patientin die letzte Binde, der Kompressionsdruck wird damit reduziert. Nach etwa zwei Wochen wird von einem erfahrenen Orthopädietechniker eine flachgestrickte Kompressionsstrumpfhose nach Maß angemessen, so dass direkt am Ende der ersten KPE-Phase der Therapie eine Kompressionsstrumpfhose zur Verfügung steht (s. D 3 Theorie und Praxis der Kompressionsstrumpfversorgung venöser und lymphostatischer Extremitätenödeme, S. 203).

Dann folgt die KPE Phase II der Therapie. Die KPE wird für ca. anderthalb Jahre einmal wöchentlich, u.U. länger durchgeführt! Die Kompressionsstrumpfhose muss tagsüber immer getragen werden.

Behandlungsbeispiel: Frau T. ist 38 Jahre alt. Sie ist Kind schon mollig gewesen. Größe 1,57 cm. Gewicht 121,6 kg. Zweite Zyklushälfte ca. 1,4 kg Mehrgewicht. Allgemeiner Zustand o.B. Bekommt leicht blaue Flecken. Reithosenartiges, symmetrisches Ödem, dorsolateral am Oberschenkel druckschmerzhaft, Varikosis rechter Oberschenkel lateral, Unterschenkel mittelgradig ödematisiert, Stemmer'sches Zeichen beidseits positiv. Patientin ist agil und fröhlich. Dickste Stelle Oberschenkelumfang am 31.10.2005 = 89 cm, am 30.11.2005 nach vier Wochen KPE Oberschenkelumfang = 74 cm. Frau T. kam seither einmal wöchentlich zur Behandlung und ist nach einem KVP (Kontinuierlicher Verbesserungsprozess) am 17.7.2006 erstmals mit 89 kg gewogen worden.

Therapievoraussetzungen sind die Anamnese, Inspektion und Palpation, Kontraindikationen müssen ausgeschlossen sein und eine adäquate ärztliche Verordnung ist erforderlich!

Zentrale Vorbehandlung mit der MLD

Patientin in Rückenlage, die Beine sind hochgelagert, der Therapeut steht rechts von der Patientin.

1. Effleurage.

2. Kontaktaufnahme am Hals, z.B. Stehende Kreise in der Supraklavikulargrube dann „Langer Weg" über den Trapeziusrand zur Supraklavikulargrube und anschließend Schulterkreisen beidseits.
3. Bauchbehandlung und Bauchatemgriffe; vorher Testgriffe, Kontraindikationen ausschließen.
4. Normale Griffreihenfolge Bein (s. B 2.5 Behandlung Bein, S. 88). Da beide Beine betroffen sind, werden die NII. axillares mit vorbehandelt und das Beinödem sowohl in Richtung NII. inguinales als auch in Richtung NII. axillares abdrainiert.
5. Ödemverschiebegriffe Unterschenkel und Oberschenkel von distal nach proximal fortschreitend.
6. Nacharbeiten nach Befund, z.B. Pumpgriffe wechselweise, Pumpen-Weiterschieben, Stehende Kreise.

Patientin in Bauchlage.

7. Lendenbehandlung, anschließend Knetungen und Hohlhandklatschungen.

Patientin wieder in Rückenlage.

8. Nacharbeiten nach Befund, z.B. Stehende Kreise, Drehgriffe und/oder Kieblergriff von der Regio inguinalis und den unteren Rumpfquadranten mit Druckrichtung direkt zu den NII. axillares beidseits oder „Kurzversion" der Bauchatemgriffe.

Kompressionsbandage: Das weiche schaumige Gewebe ist für die Kompression problematisch, weil sich die Binden in dem Moment, in dem der Therapeut anzieht, aufrollen und ins Ödem „hineinfallen". Um das Aufrollen der Binde zu vermeiden, kann der Therapeut die Bandage über eine alte Kompressionsstrumpfhose der Patientin wickeln. Die alte Kompressionsstrumpfhose bietet eine gleichmäßige Oberfläche, und damit rollt sich die Binde nicht mehr auf. Um mit möglichst hohen Drücken das Fett zu komprimieren, polstern wir das ganze Bein mit einer zugeschnittenen, drei Zentimeter dicken Schaumgummiplatte. Die Beinbandage wird entsprechend der Bandagetechnik gewickelt (s. D 2.2 Die Beinbandage, S. 203).

Hautpflege: Mit den vom Arzt verordneten Mitteln.

Bewegungstherapie: In der Kompression Sport treiben, Rad fahren, spazieren gehen, laufen etc.

2.13 Das posttraumatische/postoperative Ödem ist ein akutes Lymphödem (passager)

Wir unterscheiden folgende Traumata:

- Mechanisch bedingte Traumata sind z.B. spitze oder stumpfe Verletzungen wie Schlag, Sturz und/oder Überlastungen von Gewebestrukturen beim Hochleistungssportler.
- Thermisch bedingte Wunden sind z.B. Verbrennungen durch zu intensive Sonnenbestrahlung, nach Strahlenbehandlungen oder von offenem Feuer.
- Chemisch bedingte Verletzungen werden z.B. hervorgerufen durch Insekten, Chemikalien, Säuren, Laugen oder Vergiftungen durch Medikamente.

- Infektiös bedingte Traumata sehen wir z.B. bei bakteriellen und viralen Infektionen oder bei Pilzinfektionen.

Die einzig immer gleiche Antwort des Körpers auf ein Trauma ist die Entzündung!

Da es sich beim akuten Lymphödem um ein eiweißreiches Ödem handelt, besteht die Gefahr von Bindegewebeproliferationen. Diese Bindegewebefibrose entsteht auf Grund einer Vermehrung der kollagenen Fasern, was zu einer allmählichen Verhärtung oder Vernarbung führt. Bewegungseinschränkungen von zum Teil erheblichem Maße sind die Folge (Abb. 18 a/b).

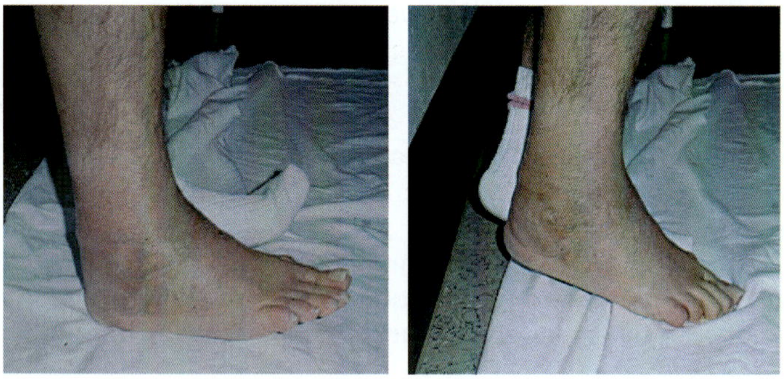

Abb. 18 a/b: Patient, zwölf Jahre nach Inversionstrauma mit Hämatom. Massive, knochenharte Bindegewebeproliferation perimalleolar. Beweglichkeit im oberen Sprunggelenk noch ca. 5° Ex. und 5° Flex.

Für unsere Behandlung mit der MLD ist von großer Bedeutung, dass es sich bei dieser Entzündung um eine sterile Entzündung handelt und nicht um eine akute bakteriell bedingte. Die akute, bakterielle Entzündung ist eine absolute Kontraindikation für die MLD! Das posttraumatische Ödem und das postoperative Ödem verschwinden normalerweise spontan nach 10–14 Tagen, d.h., dass wir hier mit der Manuellen Lymphdrainage und der Kompression symptomatisch arbeiten, um die Symptome Schmerz und Ödem zu reduzieren und sekundären Gewebeveränderungen vorzubeugen.
Pathophysiologie: Reaktion einzelner Gewebestrukturen auf eine akute Entzündung

1. **Präkapillare Arteriole**: Entzündungsmediatoren wie Bradykinin, Serotonin, Histamin u.a. führen zu einer Dilatation der präkapillaren Arteriole, was eine aktive Hyperämie erzeugt. Zudem bewirken diese Entzündungsmediatoren eine Erhöhung der Permeabilität der Blutkapillare. Die aktive Hyperämie und die Erhöhung der Permeabilität der Blutkapillare lassen sowohl die lymphpflichtige Wasserlast als auch die lymphpflichtige Eiweißlast stark ansteigen.

2. **Postkapillare Venole**: Auch die Permeabilität im Bereich der postkapillaren Venole wird durch Entzündungsmediatoren erhöht, so dass hier im Gesamtbereich eine Filtration und praktisch keine Resorption stattfindet. Dies hat wiederum zur Folge, dass die lymphpflichtige Last noch zusätzlich ansteigt.

3. **Lymphgefäße:** Das Lymphgefäßsystem versucht zunächst, die lymphpflichtige Last durch eine Erhöhung des Lymphzeitvolumens zu kompensieren. Es ist aber entweder direkt verletzungsbedingt in diesem lokalen traumatischen Bereich betroffen oder reagiert auf Grund des Schmerzes im traumatisierten Bereich mit einem Lymphangiospasmus. Beides führt zu einer Herabsetzung der Transportkapazität des Lymphgefäßsystems, so dass dieses nicht mehr in der Lage ist, seine gestellte Aufgabe zu bewältigen. Es entsteht eine kombinierte Form der Insuffizienz des Lymphgefäßsystems und als Folge ein eiweißreiches Ödem.

4. **Nozizeptoren:** Auf Druck spezialisierte Nozizeptoren nehmen die Erhöhung des Gewebedruckes durch die Schwellung als einen möglicherweise zum Schaden führenden Reiz wahr und signalisieren Schmerz. Andere, auf die Ansäuerung im Interstitium spezialisierte Nozirezeptoren bemerken die Veränderung des pH-Wertes im Ödem und signalisieren auch wiederum Schmerz. Neuropeptide und andere vasoaktive Substanzen werden freigesetzt und führen zu einer Erhöhung der Permeabilität der Blutkapillare gegenüber Eiweißkörpern. Dieser Vorgang wird als neurogene Entzündung bezeichnet.

Welches Ziel wird mit der MLD und der Bandage angestrebt? Das Ziel unserer Komplexen Physikalischen Entstauungstherapie ist die Beseitigung der Schwellung und des Schmerzes und damit eine Verbesserung der Beweglichkeit.

Die Wirkungen der MLD bei der Behandlung des akuten Lymphödems sind:
- Mit der Manuellen Lymphdrainage reduzieren wir das Ödem (Lymphzeitvolumen wird erhöht), damit wird der erhöhte Gewebedruck verringert, was wiederum Druckentlastung bedeutet. Die Folge ist weniger Schmerz!
- Die Entödematisierung führt zur Normalisierung der Säure-Basen-Situation im Interstitium. Die Folge ist weniger Schmerz!
- Über die Erregung von Mechanorezeptoren durch die MLD kommt es zu einer Hemmung der Schmerzleitung.
  Die Folge ist weniger Schmerz und damit eine größere Beweglichkeit!
  In der posttraumatischen; akuten Entzündungsphase steht die MLD im Mittelpunkt der Behandlung. Je weiter wir in die Proliferationsphase hineinkommen, d.h. also nach drei bis fünf Tagen; nimmt der Anteil der MLD in der KPE zu Gunsten von Manueller Therapie, Gelenkmobilisation, Weichteiltechniken und komplexen Bewegungsabläufen (PNF) immer mehr ab.

Behandlungssystematik beim akuten Lymphödem
Die von uns angewandte Komplexe Physikalische Entstauungstherapie beim akuten Lymphödem erfolgt nach einem Stufenschema. Der Therapieplan gliedert sich dabei in drei Phasen:
1. Entstauung,
2. Funktionelle Therapie,
3. Muskelaufbau.

Alle physiotherapeutischen Maßnahmen haben einem generellen Prinzip zu folgen, sie müssen schmerzfrei sein! Entsprechend der oben beschriebenen Entzündungsphase *(van Wingerden,* 1998) ist es optimal, so früh wie möglich posttrau-

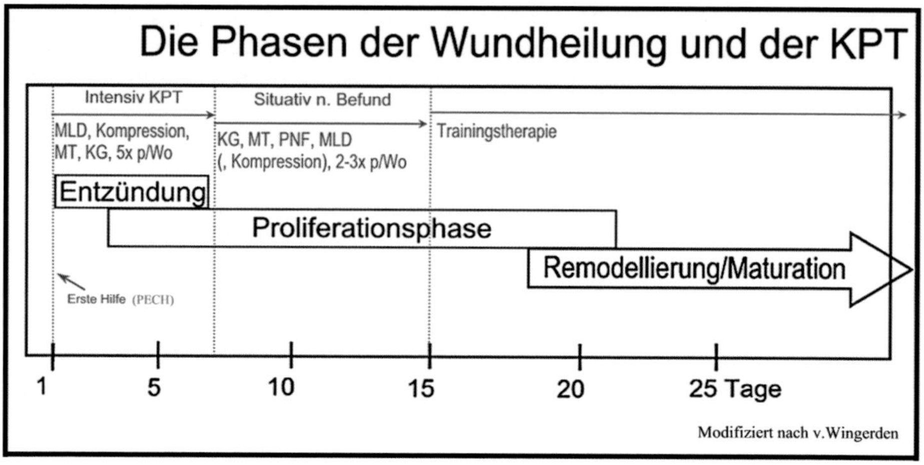

Abb. 19: Unterscheidung verschiedener Phasen der Wundheilung (nach *van Wingerden*, 1998): (KPT = Komplexe Physikalische Therapie)

a) die Entzündungsphase vom ersten bis ca. siebten Tag posttraumatisch

b) die Proliferationsphase vom ca. dritten bis ca. 22. Tag posttraumatisch

c) die Remodellierung/Maturationsphase vom ca. 18. Tag bis zur Wiederherstellung des funktionalen Leistungsniveaus

matisch mit Erste-Hilfe-Maßnahmen im Sinne von Kühlung, Kompression, Pause und Hochlagerung zu beginnen. Damit wird die oft überschießende Reaktion des Körpers (Hämatom, Schwellung) begrenzt. Sobald eine eventuelle Blutung zum Stillstand gekommen ist, kann mit der MLD begonnen werden.

Befindet sich das posttraumatische Ödem an einer Extremität, beginnt die MLD immer bei den nächstgelegenen freien regionalen Lymphknoten. Dann werden die proximalen Extremitätenabschnitte zügig im Sinne einer Lymphangiomotorikanregung behandelt. Sowie der Schmerz es zulässt, nähern wir uns dem traumatisierten Gebiet. Um das Ödem und/oder das Hämatom herum arbeiten wir sternförmig weg, um die Resorptionsfläche zu vergrößern. Zwischendurch wird immer wieder nach proximal weggearbeitet. Im Verlauf dieser Behandlung ist sehr schnell

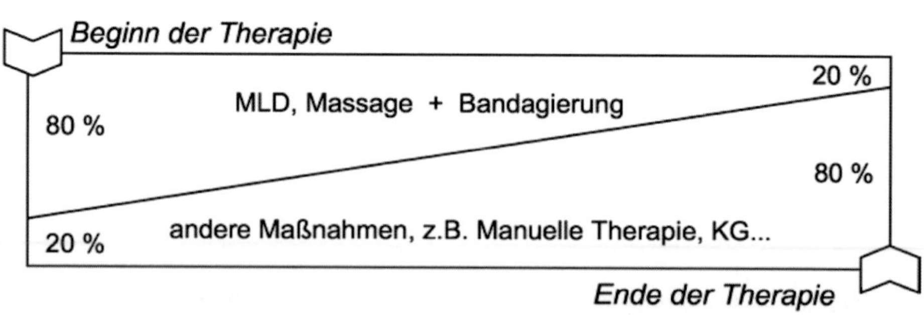

Abb. 20: Verschiedene Anteile physiotherapeutischer Maßnahmen auf der Zeitschiene zu Beginn der Therapie und zum Ende der Therapie

ein Nachlassen der Schmerzhaftigkeit zu beobachten, so dass der Therapeut relativ rasch zum Zentrum des traumatischen Geschehens mit seinen Griffen vordringen kann. Nach 10–15 Minuten erfolgt dann die wiederholte Kühlung, Kompression und Hochlagerung (s.o.).

Manuelle Lymphdrainage bei Gelenkverletzungen

Mosengeil schrieb 1875: *„Spritzt man nun eine Spritze voll der angeriebenen Tuschflüssigkeit in das Knie, so kann man in zwei Minuten das dick geschwollen gewesene wieder völlig dünn durch Massieren bringen. Bei nachfolgender Obduktion konnte man die Tusche in allen Saftkanälen und Lymphbahnen zwischen Synovialis und inguinalen Lymphdrüsen wieder finden."*

Sehr eindrucksvoll zeigen uns die Untersuchungen *Mosengeils*, dass wir durch die MLD und Kompression auch intraartikuläre Ergüsse innerhalb sehr kurzer Zeit beseitigen können. Bei der Befundung sollte festgestellt werden, ob es sich um einen intraartikulären Erguss oder ein extraartikuläres Ödem handelt.

Wird ein intraartikulärer Erguss vermutet, so ist auf jeden Fall zunächst eine Punktion durch den Arzt erforderlich, um festzustellen, ob es sich um ein Exsudat oder um einen sanguinolenten, also blutigen Erguss handelt. Dies ist besonders wichtig, da ein so genannter Hämarthros (blutiger Gelenkerguss) sehr schnell zu irreversiblen Gelenkschäden führen kann. Handelt es sich nicht um einen blutigen Erguss, sind in der Regel keine weiteren Punktionen erforderlich. Jede Punktion birgt die Gefahr einer Infektion und ist eine Traumatisierung (Abb. 21).

Die Komplexe Physikalische Entstauungstherapie bei einem Gelenktrauma könnte folgendermaßen aussehen: Erste-Hilfe-Maßnahmen (s.o.), dann Manuelle Lymphdrainage kombiniert mit vorsichtiger Traktionsbehandlung zur Schmerzlinderung und Entödematisierung für ca. zwei bis drei Tage nach dem Trauma. Sobald der Schmerz es zulässt, Manuelle Therapie, Weichteiltechniken, Muskeldehnung, isometrische Übungen, isotonische Übungen. Wenn eine relative Übungsstabilität vorhanden ist, arbeiten wir mit PNF (Propriozeptive Neuromuskuläre Faszilitation), abschließend wird die Propriozeption, dann die Koordination mit Gehschule und Laufen geübt. Danach wird der Patient der Trainingstherapie zugeführt.

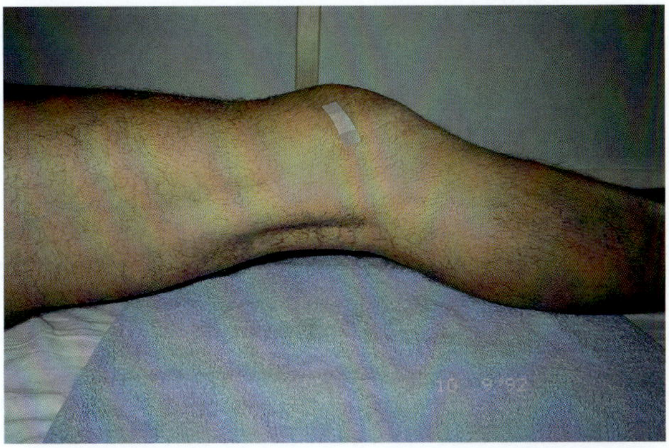

Abb. 21: Knie eines Patienten nach Kreuzbandabriss, Knorpelshaving, Kapselstraffung, drei Arthroskopien und fünf Punktionen wegen eines Gelenkergusses

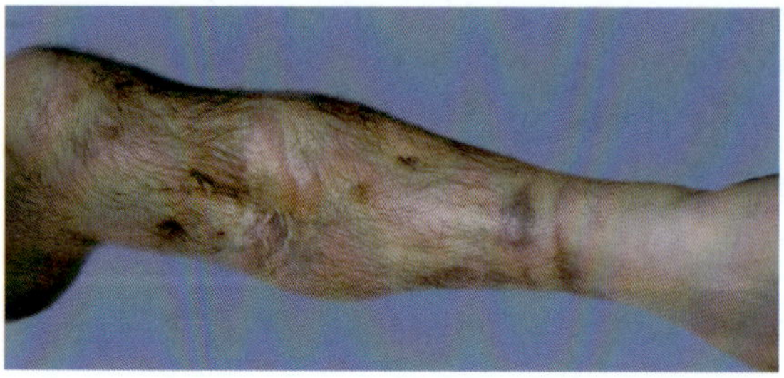

Abb. 22: Sekundäres Lymphödem nach Motorradunfall vor fünf Jahren

Besteht ein Ödem posttraumatisch oder postoperativ über einen längeren Zeitraum (zwei bis drei Monate), so könnte es sich hier um ein posttraumatisches sekundäres Lymphödem handeln.

Das posttraumatische Ödem wird in der Regel vom Arzt in die Physiotherapeutische Praxis überwiesen, anders bei der Sportphysiotherapie. Der Sportphysiotherapeut beobachtet meist den Vorgang der Traumatisierung und führt dann sofort Erste-Hilfe-Maßnahmen durch. Das heißt, der Sportler pausiert, im Verletzungsbereich erfolgt eine Kühlung und Kompression und die Extremität wird hochgelagert. Anschließend sollte der Sportler einen Arzt konsultieren, um weitergehende, unter Umständen lebensbedrohliche Schäden wie das Kompartmentsyndrom oder eine Emboliegefahr auszuschließen. Nach der ärztlichen Untersuchung sollte der Sportler direkt die Physiotherapeutische Praxis aufsuchen, um noch am selben Tag, etwa zwei bis drei Stunden nach dem Ereignis, mit MLD und anschließender Kühlung und Kompression behandelt zu werden. Nach der Behandlung ruht der Sportler, lagert die betroffene Extremität hoch und sobald der Schmerz es zulässt, beginnt er mit isometrischen Spannungsübungen in der Bandage. Nach etwa zwei bis drei Stunden wird die Manuelle Lymphdrainagebehandlung wiederholt, so dass innerhalb eines Tages bis zu vier Behandlungen durchführt werden können. Der Effekt der Behandlung besteht darin, dass eventuelle Hämatome bzw. eiweißreiche Schwellungen schnell beseitigt werden können. Damit werden unnötige sekundäre Gewebeveränderungen vermieden und optimale Voraussetzungen für den Heilungsprozess und für eine baldmöglichste Wiederaufnahme des Trainings ermöglicht.

Verordnungsbeispiel: Indikationsschlüssel LY 1, Diagnose posttraumatisches Lymphödem (akutes Lymphödem), 6 x Manuelle Lymphdrainage 30 Minuten einschließlich der erforderlichen Bandage (in der ersten Zeile), Behandlungsfrequenz 5–6 x pro Woche, 6 x Bewegungsübungen (in der zweiten Zeile).

Insertionstendopathie

Eine Insertionstendopathie wird häufig durch eine permanente Überbelastung eines Muskels im Bereich seiner Insertionen provoziert. Diese Erscheinung beobachten wir beim Sportler genauso wie bei einem „Büroarbeiter", bei denen Fehlhaltungen oder muskuläre Überbeanspruchungen Reaktionen im Bereich des tendo-ossären Überganges provozieren. Pathophysiologisch findet im Bereich der Insertion eine chronische Entzündung statt, die mit entsprechender Schwellung und Schmerz einhergeht. Es handelt sich also im Bereich dieser Insertionstendopathie um eine ödematöse Durchtränkung der Gewebe, die druckschmerzhaft ist. Diese Schmerzhaftigkeit hat eine Erhöhung des Muskeltonus zur Folge und unterhält damit einen Circulus vitiosus.

Im Rahmen eines komplexen Therapieansatzes können wir diese lokal auftretenden Beschwerden mit der MLD sehr effektiv behandeln und damit den Tonus der Muskulatur reduzieren, um dann optimale Voraussetzungen für entsprechende bewegungstherapeutische Maßnahmen zu schaffen.

Als besonderes Krankheitsbild, bei dem diese tendo-ossäre Problematik eine Rolle spielt, sehen wir das Schleudertrauma an:

Sowohl die Entzündung im Bereich der Insertionen der Muskulatur der Halswirbelsäule als auch die Entzündung und die häufigen Blockaden im Bereich der kleinen Wirbelgelenke verursachen Schmerzen. Ödem und Schmerz werden mit der MLD kurzfristig maximal reduziert (s. A 5.5 Lymphödem und Schmerz, S. 59), so dass hier erheblich verbesserte Voraussetzungen für bewegungstherapeutische Maßnahmen geschaffen werden.

2.14 Komplexes regionales Schmerzsyndrom (CRPS)

(syn. sympathische Reflexdystrophie (SRD), Sudeck-Syndrom)

Schmerz ist der initiale Auslöser der sympathischen Reflexdystrophie (SRD). Im ersten und zweiten Stadium der sympathischen Reflexdystrophie sehen wir ein Ödem, das den Schmerz mit provoziert (Abb. 23).

Pathophysiologie

Das Ödem der SRD ist eine Folge der Störung des sympathischen Vasokonstriktorensystems, bei der die präkapillare Arteriole weit gestellt und die postkapillare Venole enger gestellt sind. Beides, aktive wie passive Hyperämie, führen zu einem massiven Anstieg der Filtration und damit der lymphpflichtigen Wasserlast.

Aus den Nozizeptoren werden Neuropeptide und andere vasoaktive Substanzen freigesetzt, die eine größere Permeabilität der Blutkapillare gegenüber Eiweißkörpern zur Folge haben. Wir sprechen von einer neurogenen Entzündung. Gleichzei-

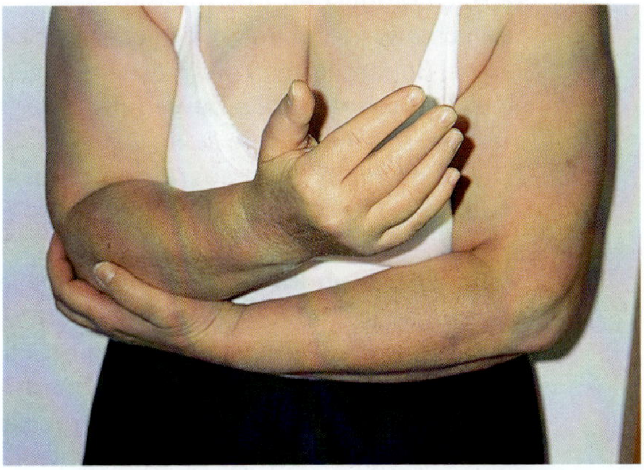

Abb. 23: Patientin mit SRD, klassische Schonhaltung

tig bewirkt Schmerz einen Spasmus der abführenden Lymphgefäße. Die lymphpflichtige Wasserlast und die lymphpflichtige Eiweißlast sind größer als die eingeschränkte Transportkapazität des Lymphgefäßsystems, daraus folgt eine kombinierte Form der Insuffizienz des Lymphgefäßsystems und ein eiweißreiches Ödem. „Das Ödem erzeugt nun einen erhöhten interstitiellen Druck, wodurch vor allem im Bereich mit geringer Ausbreitungsmöglichkeit des Ödems (palmare/plantare Haut, Knochen und Gelenke) Schmerzrezeptoren erregt und so die spontanen und Bewegungsschmerzen der sympathischen Reflexdystrophie bewirkt werden." (Zitat: *Blumberg et al.*, 1993).

Therapiekonzept
Ziel unserer Kombinierten Therapie bei der SRD ist die Vermeidung einer Defektheilung und eine möglichst baldige Wiederherstellung der Arbeitsfähigkeit des Patienten. Dabei ist zu berücksichtigen, dass die Rekonvaleszenz ca. viereinhalb bis sechs Monate in Anspruch nimmt. Der Hinweis auf diesen immer erforderlichen Zeitraum ist sowohl für den Patienten als auch für den verordnenden Arzt von Bedeutung. Um irrationalen Heilungserwartungen vorzubeugen, sollte dieser Hinweis erfolgen.
Der Therapieplan gliedert sich in drei Phasen:
1. Entstauung,
2. funktionelle Therapie,
3. intensiver Muskelaufbau.

Alle physikalisch therapeutischen Maßnahmen haben einem generellen Prinzip zu folgen: **Sie müssen schmerzfrei sein!**

Therapieplan der Entstauung: Dem Krankheitsbild entsprechend ist eine kontinuierliche Überprüfung und Anpassung des Therapieplanes an den aktuellen Befund erforderlich. Diese Patienten benötigen eine besondere Begleitung und Kontinuität in der Therapie. Eine gestörte Wahrnehmung zwischen der tatsächlich möglichen Bewegung und der geglaubten Bewegungsmöglichkeit ist als Schwierigkeit bei diesem Krankheitsbild immer wieder festzustellen. Es bedarf des Einfallsreichtums des Therapeuten, diese Lücke zwischen der Wahrnehmung des Patienten und dem tatsächlich Möglichen zu schließen.

Nach etwa zehn Tagen täglicher Behandlung wird das Behandlungsintervall auf ca. drei Behandlungen pro Woche reduziert. Das Ziel im Genesungsprozess ist, möglichst viel schmerzfreie Bewegung zu ermöglichen und eine Defektheilung zu vermeiden, das heißt, die volle Arbeitsfähigkeit wieder herzustellen. Sollte dieses „Dreierintervall" nicht ausreichen, muss die Behandlungsfrequenz wieder erhöht werden.

Manuelle Lymphdrainage: Die erste Phase hat zum Ziel, das Ödem und den Schmerz zu reduzieren. Befindet sich das Ödem, z.B. nach einer Radiusfraktur am Handgelenk und der Hand, so beginnt die Manuelle Lymphdrainage mit den axillären Lymphknoten, dann wird entsprechend der Schmerzempfindung des Patienten der Oberarm und der Unterarm zügig im Sinne einer Angiomotorikanregung behandelt. Mit sehr leichter Griffintensität werden das Handgelenk und der Handrücken therapiert. Zusammen mit der MLD führen wir Pikkolotraktionen (Schmerzlinderung) im Bereich der betroffenen Gelenke durch.

Entgegen der verbreiteten Meinung, dass die Kompressionsbandage bei der Behandlung der SRD kontraindiziert sei, hat sie sich bei uns als wichtiges therapeutisches Mittel bewährt. Die vorher eingeschränkte Beweglichkeit verändert sich in der Bandage überraschenderweise spontan zu einer um mehrere Grade verbesserten Beweglichkeit.

Bandage: Zunächst werden die Finger und die Hand vorsichtig einschleichend mit einer Elastomull®-Binde komprimiert. Unter „einschleichend" verstehen wir ein Vorgehen mit der Bandage, das dem Ödem, dem Wohlbefinden des Patienten und den Abflussmöglichkeiten angepasst ist. Sollte also der Patient die Bandagierung der Hand als unangenehm oder sogar schmerzhaft erfahren, so reduzieren wir den Druck der Bandage und beschränken uns auf die Finger. Sobald der Patient dies toleriert, können wir schon bei der nächsten Behandlung mit der Ausdehnung und Intensität der Bandage fortschreiten. Der nächste Schritt ist dann die Erhöhung des Arbeitsdruckes der Bandagierung durch die Bandage mit textilelastischen Mittelzugbinden (Idealbinden). Sie haben gegenüber den textilelastischen Kurzzugbinden bei diesem Krankheitsbild den Vorteil, dass sie weicher und anschmiegsamer sind. Bei Bedarf erfolgt eine Unterpolsterung der Bandage mit einer aufgebauschten Wattebinde (z. B. Artiflex®) (Abb. 24). Die Verwendung von gummielastischen Binden ist unbedingt zu vermeiden, da durch den lokal hohen Ruhedruck die Gefahr von Hautdurchblutungsstörungen besteht.

Die Kompressionsbandage ist neben der Manuellen Lymphdrainage die wichtigste therapeutische Maßnahme in der Phase der Entstauung. Der Patient hat subjektiv weniger Beschwerden bei „Daily Life Activities". Mechanorezeptoren werden durch die Bandage stimuliert, dies führt über efferent liegende Hemmzellen zur Reduktion des Schmerzes. Schmerzreduktion hat einen verbesserten Lymphabfluss (Schmerz = Spasmus der Lymphangione) und damit eine unbeschwertere Bewegung zur Folge. Das Ödem wird reduziert, was zusätzlich die schmerzfreie Bewegungsmöglichkeit erhöht. Die Selbsterfahrung des Patienten in der Wahrnehmung

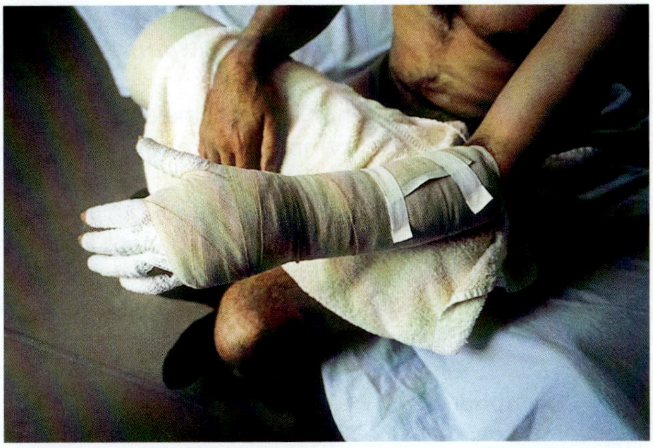

Abb. 24: Bandage mit Elastomull®-Binden und textilelastischen Binden

der tatsächlichen Schmerzhaftigkeit und nicht seiner vermeintlichen Schmerzempfindung wird gefördert.

Merke: Die Rekonvaleszenz bei der CRPS/SRD dauert viereinhalb bis sechs Monate. Ziel der Behandlung ist die Schmerzreduktion, bessere Beweglichkeit und Vermeidung der Defektheilung (*Dertwinkel et al.*, 1998).

2.15 Manuelle Lymphdrainage in einer komplexen Schmerztherapie

Die Manuelle Lymphdrainage ist eine physikalisch therapeutische Methode, die sich auch als ergänzende Maßnahme in einer komplexen Schmerztherapie anbietet. Sie hilft das entzündungsbedingte Ödem mit den Entzündungsmediatoren abzutransportieren und senkt den interstitiellen Druck. Über die taktilen Reize auf der Haut kommt es zu einer Schmerzhemmung, und die parasympathikotone Wirkung der Manuellen Lymphdrainage führt zu einer Beruhigung des Patienten, sie wirkt schlaffördernd.

Unter der Prämisse, keinen Schmerz und keine starke Hyperämie zu provozieren, ist das Ziel dieser „Lymphdrainage", alle möglichen Schwellungen und Proliferationen der Gewebestrukturen extra- und subfaszial zu entödematisieren und zu lockern. Die Manuelle Lymphdrainage kann deshalb auch als ergänzende Maßnahme in einer komplexen Schmerztherapie eingesetzt werden.

2.15.1 Technik der Manuellen Lymphdrainage

Die Druckintensität variiert und muss der Ödemform und der Schmerzintensität angepasst werden. Die zentral gelegenen, regionalen Lymphknoten müssen vor den peripher gelegenen Geweben behandelt werden, um den „Abfluss" frei zu machen. Der Patient sollte sich wohl und geborgen fühlen.

2.15.2 Wirkungsweise der Manuellen Lymphdrainage

Die „Lymphbildung" in den initialen Lymphgefäßen wird erhöht, die Frequenz und Amplitude der „Lymphangiokontraktion" steigt an. In den Lymphkollektoren ist lymphszintigraphisch ein Anstieg des Lymphzeitvolumens (LZV) auf das Drei- bis Vierfache nachzuweisen. Die „Saugadern", wie die alten Griechen die Lymphgefäße nannten, können einen subatmosphärischen Druck im Interstitium erzeugen. Der höhere intravasale (im Gefäß) Druck in den Lymphkollektoren ermöglicht eine Funktionsverbesserung vorhandener Anastomosen (Lymphgefäßverbindungen). Es entwickeln sich akzessorische (zusätzliche) Lymphkollektoren, und eine kompensatorische Dilatation (Erweiterung) der Hautlymphgefäße mit Überbrückung der lymphatischen Wasserscheiden wird erreicht.

Stehen keine Lymphkollektoren zur Verfügung, z.B. nach einer Traumatisierung von Lymphgefäßen und Lymphknoten, so ist mittels der Manuellen Lymphdrainage eine Verschiebung interstitieller Flüssigkeit über prälymphatische Kanäle (Tissue Channels, Gewebekanäle) und das kutane klappenlose Lymphgefäßnetz zu nächstgelegenen unversehrten Lymphkollektoren möglich. Die parasympathikotone Wirkung der Manuellen Lymphdrainage führt zu einer Minderdurchblutung der Haut, weshalb viele Patienten um eine zusätzliche Decke bitten, weil sie frösteln. Häufig schlafen Patienten ein. Afferente Impulse, z. B. über Mechanorezeptoren in der Haut, lösen im Zentralnervensystem nicht nur erregende Vorgänge (Reflexe, Wahrnehmung) aus, sondern immer auch Hemmungsvorgänge. Diese Hemmung kann sich als Dämpfung bis hin zur Verminderung der wahrgenommenen Schmerzen auswirken.

2.15.3 Ödem und Schmerz

Das Ödem ist als Symptom bei fast allen regenerativen und traumatischen Prozessen zu beobachten. Im Sinne einer starken Durchtränkung des Interstitiums mit Exsudat spielt es eine wichtige Rolle bei der Wundheilung. In der Mehrzahl der Fälle ist diese Reaktion jedoch überschießend und bedarf entsprechender begrenzender Maßnahmen. Dieses Ödem ist immer eiweißreich, d. h. der Eiweißgehalt der Ödemflüssigkeit übersteigt den Wert von 1 g/100 ml und erhöht sich auf 2–3 g/100 ml und mehr. Die Folge ist eine chronische Entzündung mit einer Hyperregeneration aller beteiligten Gewebestrukturen.

Bei vielen klinischen Schmerzen sind Entzündungsvorgänge unterschiedlicher Genese beteiligt. Dabei kommt es zur verstärkten Bildung und Freisetzung endogener chemischer Substanzen (Schmerz- und Entzündungsmediatoren). Bradykinin und Prostaglandin E2 bewirken eine „überadditive" Potenzierung der Reaktion von Nozizeptoren (Schmerzrezeptoren). Aus Nozizeptoren werden Neuropeptide und andere vasoaktive (gefäßaktive) Substanzen freigesetzt. Sie bewirken eine starke Vasodilatation (Gefäßerweiterung), eine Steigerung der Gefäßpermeabilität, eine Degranulation (Ausschüttung von Mediatoren) von Mastzellen mit Histaminfreisetzung und andere zelluläre Reaktionen. Wir sprechen deshalb von einer neurogenen Entzündung. Mit diesen Prozessen geht immer ein Ödem einher, welches die „Transitstrecken" zwischen Blutkapillare und Zelle vergrößert. Das heißt, die Ver- und Entsorgung der Zelle wird behindert. Gleichzeitig füllt das Ödem, das meist sehr schnell entsteht, den Zwischenzellraum auf, wodurch der interstitielle Druck u.U. massiv ansteigt und seinerseits wiederum Schmerz provoziert. Auch erfolgt im Ödem eine Veränderung der Säuren-Basen-Situation, was bei darauf spezialisierten Nozizeptoren Aktionspotenziale provoziert *(Brügger,* 1980). Es zeigt sich, dass die Manuelle Lymphdrainage bei verschiedensten Krankheitsbildern, ob postoperativ, posttraumatisch oder bei Erkrankungen des rheumatischen Formenkreises, mit Erfolg bei der Reduktion und Beseitigung von Schmerzen eingesetzt werden kann und damit schneller zur vollen Mobilität des Patienten beiträgt. Auch in der Behandlung von schmerzhaften malignen Lymphödemen wird die Manuelle Lymphdrainage von uns mit Erfolg schmerzreduzierend eingesetzt.

2.15.4 Rheumatischer Formenkreis (gr. Rheuma = fließender Schmerz)

Autoimmunerkrankungen des rheumatischen Formenkreises, wie die primär chronische Polyarthritis, Sklerodermie oder Dermatomyositis, gehen mit chronischen Entzündungen und häufig schubartigem Verlauf einher. Ein Rheumaschub kann mit MLD coupiert werden *(Hentschel,* 1996). Die Manuelle Lymphdrainage setzen wir bei diesem Krankheitsbild symptomatisch ein, d. h. die Symptome wie Schwellung und Schmerz können wir beeinflussen und damit bessere Voraussetzungen für bewegungstherapeutische Maßnahmen schaffen. Das Rheuma kann kausal mit MLD nicht beeinflusst werden.

Ziel der MLD

Reduktion der Schwellung und der Gewebespannung, daraus folgt die Herabsetzung des interstitiellen Druckes, größeres Bewegungsausmaß. Die Erregung von Mechanorezeptoren über leichte taktile Reize auf der Haut führt über Hemmzellen zusätzlich zur Schmerzlinderung. Entzündungsmediatoren werden kurzfristig mit der lymphpflichtigen Last (LL) abtransportiert. Hierzu schreibt *Brügger* (1980): *„Der nozizeptive somatomotorische Blockierungseffekt ist außerdem von trophischen Erscheinungen begleitet, die sich in Ödembildungen innerhalb des interstitiellen Muskelgewebes, der Sehnen und des Kapselapparates äußern (Obolenskaja-Goljanitzki-Effekt). Der Rückfluss der anhaltenden pathologischen Abbauprodukte erfolgt mittels des Lymphgefäßsystems".*

Behandlung mittels der KPE

Manuelle Lymphdrainage: Vorbehandlung der regionalen Lymphknoten mit Stehenden Kreisen, dann den betroffenen Körperabschnitt mit passenden Griffen im Sinne einer Lymphangiomotorikanregung behandeln.

Kompressionsbandage: Manche Patienten erleben eine vorsichtig einschleichende Bandage als sehr hilfreich. Sie ist warm, auch führt die Reizung der Mechanorezeptoren zur Schmerzhemmung und verhindert eine schnelle Reödematisierung. Die Bandage bringt eine Stütz- und Funktionsverbesserung und somit eine Mobilitätsverbesserung.

2.16 Das lymphatische Kind

Infektanfälligkeit, Mundatmung und Schwellungen im Mund-Nasen-Rachenraum sind Symptome, die die Situation des „lymphatischen Kindes" kennzeichnen. Es schnarcht nachts, bekommt schlecht Luft und ist morgens oft erschöpft, unausgeschlafen und unkonzentriert von der Anstrengung nach Luft zu ringen. Eines der Kinder, die ich behandelte, bekam bis zu zehn Sekunden keine Luft, weil die hypertrophen Rachenmandeln beim Schlaf in Rückenlage zurückfielen und den Zugang zur Luftröhre verlegten.

Häufig hören die Kinder wegen eines Ergusses hinter dem Trommelfell (Serotympanon) schlecht. Diese Kinder sind in der Regel „Mundatmer" (behinderte Nasenatmung), mit allen sich daraus ergebenden Konsequenzen, wie beispielsweise trockener Mundschleimhaut. Eine trockene Mundschleimhaut bietet optimale Voraussetzungen für Bakterien, sich festzusetzen, und stellt eine mögliche Ursache für rezidivierende Entzündungen im Nasen-Rachenraum dar. Oft gehen Mittelohrentzündungen mit einher. Die Dauer der Erkältungen ist mit drei bis vier Wochen viel länger als üblich. In der Folge ist eine Hypertrophie der Tonsillen und der Polypen zu beobachten. Die rezidivierenden Entzündungen führen zu einer Insuffizienz der zervikalen Lymphströmung. Das Gesicht sowie der harte und weiche Gaumen sind teigig ödematisiert, am Hals sind oft harte und vergrößerte Lymphknoten zu ertasten. Die Symptome dieses Krankheitsbildes haben Auswirkungen auf die Kopf-, Hals- und Gebisseinheit und können sich chronifizieren.

- behinderte Nasenatmung („Mundatmer")
- Schnarchen
- Näseln (Rhinophonia clausa)
- Konzentrationsmangel
- rezidivierende Infekte, u.U. mit Mittelohrentzündung
- Tubenventilationsstörungen mit Serotympanon durch Verlegung der Tubenostien
- längerfristig Schallleitungsschwerhörigkeit mit Sprachentwicklungsverzögerung
- Zahnstellungsanomalien durch fehlenden Kontakt am Unterkiefer
- vergrößerte Nll. submandibulares und cervicales

Tab. 3: Klinisches Bild

2.16.1 Informationsgespräch mit Eltern (Bezugsperson) und Kind

Die Behandlung der Kinder erfolgt in verschiedenen Schritten. Als erstes findet ein ausführliches Gespräch mit der Mutter, manchmal mit beiden Elternteilen, statt. Selten tritt der Vater allein als Bezugsperson in Erscheinung. In diesem Gespräch wird die Anatomie, die Physiologie und die Pathophysiologie des Lymphgefäßsystems im Kopf-/Halsbereich in allgemein verständlicher Weise erklärt. Die Bezugsperson sollte wissen, dass die Anschwellung der Schleimhäute im Nasen-Rachenraum „eng macht" und damit die Durchlüftung der Nebenhöhlen und der „Abfluss" von Sekreten aus dem Mittelohr erschwert wird.

Die Möglichkeiten zur Selbsthilfe werden mit dem Kind (dem Alter entsprechend) und der Mutter besprochen. Dazu gehört die Mundhygiene, d. h. nach jedem Essen sollten die Zähne geputzt werden, wenn dies nicht möglich ist (z. B. in der Schule), sollte zumindest der Mund mit Wasser ausgespült werden. Als Gymnastik bekommen die Kinder die Hausaufgabe, den Mund nach dem Zähneputzen intensiv auszuspülen („Muffeln", d. h. das Wasser wird beim Spülen durch die Zähne gesogen und dann wieder gepresst). Dann wird „Wasserweitspucken" in die Badewanne geübt. Des Weiteren werden die Kinder vom Therapeuten befragt, ob sie damit einverstanden sind, dreimal täglich einen zuckerfreien Kaugummi zu kauen. Zur Antwort erhalten wir in der Regel ein begeistertes „Ja" und ein heftiges, zustimmendes Kopfnicken. Der Kaugummi ist hilfreich, um das „Muster", also das gewohnte Offenhalten des Mund, zu durchbrechen. Zusätzlich führt der Kauvorgang zu einer Anregung der Lymphangiomotorik. Erfahrungsgemäß sind insgesamt ca. 15–20 Behandlungen (einmal pro Woche) ausreichend, um die Symptome zum Verschwinden zu bringen. Eine häufig geforderte, mehrmalige Behandlung pro Woche bringt erfahrungsgemäß kein schnelleres Erreichen des Therapiezieles! In seltenen Fällen ist eine Wiederholung der Therapie erforderlich, wenn in der nasskalten Jahreszeit die oben beschriebenen Symptome wieder auftreten sollten.

2.16.2 Die Beziehung Mutter-Kind

Beim größten Teil der von uns behandelten Kinder beobachteten wir eine besondere Beziehung zwischen der Bezugsperson und dem Kind, die auf das lymphatische Krankheitsgeschehen Einfluss zu haben scheint. Wir stellten fest, dass die Selbstständigkeit und Selbstverantwortlichkeit des Kindes von ihm selbst oder/und von anderen in Frage gestellt bzw. behindert wird. Bei den von uns behandelten Kindern bestand eine Situation, in der die Bedürfnisse und Gefühle der Kinder der wohlgemeinten Bedürfnis-, Gefühls- und Erfahrungswelt der Bezugsperson unterworfen wurden. Gefühle der Bezugsperson wurden auf das Kind projiziert, es hatte wenig oder keine Chance, ein Selbstbewusstsein zu entwickeln!

Die Zuwendung der Bezugsperson mündete häufig in ein absolutes „Overprotection"-Verhalten. Für unsere Therapie bedeutet das, dass wir die Mundatmung, die Schwellung des Gesichts und der Mund- und Nasenschleimhaut mit Physikalischer Therapie erreichen müssen. Auf der anderen Seite sollte aber auch gleichzeitig bei den Eltern ein Bewusstsein dafür wachsen, das Kind „loszulassen", um ihm die Möglichkeit zu geben, Eigeninitiative zu entwickeln.

Häufig findet hier ein „Spiel" zwischen Bezugsperson und Kind statt, für das ich beispielhaft ein Erlebnis aus unserer Praxis schildern möchte: Eine Mutter kommt mit ihrem Kind, einem vierjährigem Mädchen, zum Vorgespräch. Während der Therapeut mit der Mutter spricht, stört das Kind in der Weise, dass es die Mutter in den Vorhang einwickelt, von hinten den Stuhl der Mutter versucht umzustürzen und die Mutter kneift und kitzelt. Das Kind sucht die Aufmerksamkeit der Mutter. Die Mutter zeigt sich hilflos freundlich. Daraufhin angesprochen erzählt die Mutter, es sei nichts Ungewöhnliches und das Kind hinge immer so an ihrem „Rockzipfel". Als das Kind etwas später im Gespräch mit dem Therapeuten aufmerksam zuhört, beginnt die Mutter das Kind zu kitzeln und abzulenken. Vom Therapeuten darauf aufmerksam gemacht, sagt die Mutter: „... tatsächlich, das ist mir bisher nie aufgefallen". D. h. also, dass beide, Kind wie Mutter, dieselben Verhaltensmuster an den Tag legten. Man muss annehmen, dass die kleine Patientin diese kindliche Art der Aufmerksamkeitsokkupation von der Mutter erlernt hatte. Allein die räumliche Nähe und die sichtbare Präsenz der Mutter führen häufig zur Verhaltensänderung. Die selbstständige, eigenverantwortliche Reaktion des Kindes auf äußere Reize wird unter Umständen behindert. Wir bitten deshalb die Bezugsperson, sofern das Kind nichts dagegen einwendet, sich während der Behandlung im Wartezimmer aufzuhalten. Manchmal wird diese Situation sowohl von der Mutter als auch von dem Kind in einer „dramatischen" Auseinandersetzung mit sich selbst erlebt.

Auf Grund der Verquickung der verschiedenen Einflüsse auf das Krankheitsgeschehen bieten wir den Eltern einen Erfahrungsaustausch im Rahmen eines Elternabends an. Die Offenheit und die Konstruktivität in der Auseinandersetzung mit dem Thema und in der Diskussion während des Elternabends haben uns jedes Mal wieder positiv beeindruckt.

2.16.3 Befundung, Therapieziel und Therapieplan

Anamnese, Inspektion und Palpation werden durchgeführt und in einem von uns entwickelten Befundbogen die erforderlichen Angaben des Kindes und der Bezugsperson erfasst.

Kieferanomalien oder ein Zungentiefstand sind als Komplikation anzusehen.

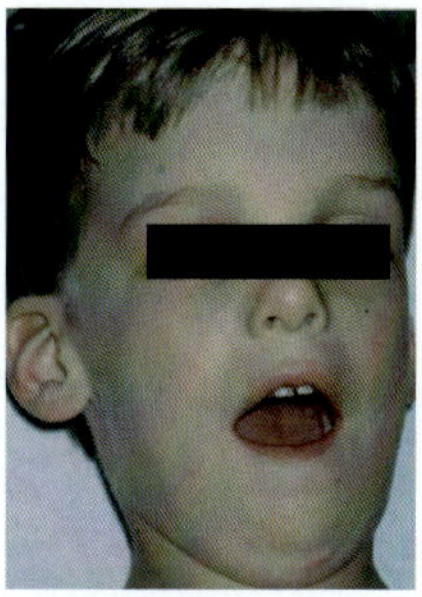

Abb. 25: Kind mit Zungentiefstand

Mit der Dokumentation erreichen wir, dass die meist sehr große Effizienz festgehalten wird und so als Nachweis einer Qualitätssicherung verwendet werden kann.

Das Therapieziel wird gemeinsam mit der Mutter formuliert und dann der Therapieplan besprochen. Das Kind sollte einmal wöchentlich behandelt werden. Im Verlauf der Therapie wird immer wieder ein Zwischenbefund erhoben und eventuelle Veränderungen im Befinden des Kindes sorgfältig festgehalten. Nach zehn Behandlungen informieren wir den behandelnden Arzt über den Stand der Therapie. Nach erfolgreichem Abschluss der Therapie sollte der Abschlussbefund nicht vergessen werden.

2.16.4 Manuelle Lymphdrainage

Voraussetzung für die MLD ist, dass kein akuter Infekt vorliegt. Die Manuelle Lymphdrainage führt zu einer Entödematisierung. Das Abschwellen der Schleimhäute im Nasen-Rachenraum ermöglicht das Einüben einer regelgerechten Nasenatmung.

Wir beginnen mit der Behandlung der Halslymphknoten, behandeln dann das Gesicht, und abschließend wird die Mundinnendrainage durchgeführt. Oft schlafen die Kinder bei der Behandlung ein.

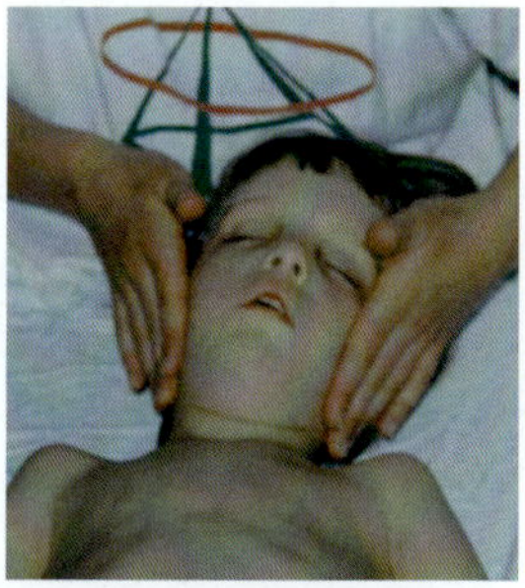

Abb. 26: Schlafendes Kind während der Behandlung

Die Reflexzonen für den Nasen-Rachenraum werden am Fuß und am Ohr mit behandelt. Für die gesamte Behandlung brauchen wir ca. 45 Minuten. Die Bezugsperson ist nur während der ersten Behandlung zugegen, bis sich ein gewisses Vertrauensverhältnis zwischen Kind und Therapeut entwickelt hat. Wir erreichen das, indem wir versuchen, auf das Kind einzugehen und nicht einfach darauf losreden, sondern Gesprächssignale der Kinder abwarten. Zum Abschluss der Behandlung wird das Kind gefragt, ob es einen Kaugummi oder einen vom Therapeuten gefalteten Papierflieger haben möchte.

Für die effektive Behandlung ist von großer Bedeutung, dass während der Therapie keine unnötigen Störungen oder Ablenkungen auftreten, sei es durch Gespräche in der Nachbarkabine, Telefonate und Ähnliches. Der Therapeut muss sich ganz auf das Kind einlassen.

Praxis für Physikalische Therapie Hans Pritschow, Goethestraße 17, 79183 Waldkirch,
Tel.Nr. 07681/24266

Befundbogen Lymphatisches Kind

Name: .... Vorname: ....Eltern: ....

Alter: .... männl. ❑ weiblich ❑

Arzt: ....

Mundatmer: ja ❑ seit wann: .... nein ❑

Schnarcher: ja ❑ seit wann: .... nein ❑

Schwellungen: Gesicht ja ❑ nein ❑
Kopfschwarte: ja ❑ nein ❑
harter Gaumen ja ❑ nein ❑
weicher Gaumen ja ❑ nein ❑

Lymphknoten zu tasten: ja ❑ welche .... nein ❑
Infektanfälligkeit: ja ❑ nein ❑
❑ Ohren: Hörtest: ja ❑ nein ❑...
❑ Nase/Rachen:
❑ Hals:

Hypertrophie: Polypen ❑ ja ❑ nein
Operation wann: ....
Rachenmandeln ❑ ja ❑ nein
Operation wann:..

Andere Erkrankungen:
Logopädische Behandlung: ja ❑ seit wann .... nein ❑
Kieferortopädische Behandlung ja ❑ seit wann .... nein ❑

Kindergarten: ....
Schule: ....
Sportliche und andere Aktivitäten, Hobby:
....
....

Bezugsperson: ....
Wie nimmt die Bezugsperson das Kind wahr?: selbstbewußt ❑
unruhig, nervös ❑
gelassen ❑
Hyperaktiv ❑

Was erwarten Sie von der Behandlung bei uns?
....
....

ML- Behandlung. Erste: .... **Letzte:** ....

Abschlußbefund:

Nachricht an Frau/Herrn Dr. ....

Abb. 27: Befundbogen lymphatisches Kind

Atemgymnastik

Die Vollatmung und die Nasenatmung müssen geübt werden. Ziel ist es, eine optimale Durchlüftung der Nasennebenhöhlen und Lungen zu erreichen. Hierbei denken wir auch an den großen Einfluss der Atmung auf die Lymphangiomotorik. Das Grundübel, der Prototyp der Fehlatmung, die Mundatmung, muss beseitigt werden.

Broich (1988) schreibt dazu: *„Die Umstellung einer bestehenden Mundatmung auf eine geführte Nasenatmung leitet im Zusammenhang mit einer Entstauung des lymphoepithelialen Gewebes die Erweiterung und Verbesserung der Resonanzräume ein und beeinflusst günstig die Kopf-, Kiefer- und Zungenhaltung."*

Effekte der Therapie

Wie sehen die Behandlungsergebnisse aus? Weil das Lymphzeitvolumen der zervikalen Lymphströmung durch die MLD erhöht wird, verbessert sich der Lymphabfluss. Das Resultat ist eine Entödematisierung der Schleimhäute im Nasen-Rachenraum, was bedeutet, dass die Infektionsanfälligkeit vermindert wird.

Das heißt, Eltern und Kinder berichten, dass die erwartete Infektion nicht auftrat trotz nasser Haare nach dem Schwimmen, nasser Kleidung nach einem Regenguss, der Anhäufung von Erkältungen bei Kindern in der Nachbarschaft oder anderer widriger Umstände. Wenn tatsächlich ein Infekt auftauchte, so war nicht die Rotznase für Wochen der ständige Begleiter des Kindes, sondern der Infekt in wenigen Tagen überstanden. Weitere positive Veränderungen sind das Verschwinden des nächtlichen Schnarchens und eine wesentliche Verbesserung der Ergebnisse des Hörtests.

Die Behandlungsergebnisse sprechen für sich! Fast alle Kinder, die zur Behandlung kamen, waren schon für operative Eingriffe wie Tonsillektomie, Polypen-Operation, Paukenröhrchen oder einen Trommelfellschnitt angemeldet.

Nach der beschriebenen Manuellen Lymphdrainagebehandlung erübrigten sich diese operativen Eingriffe. Deshalb plädieren wir heute dafür, dass vor invasiven, also operativen Maßnahmen, zunächst die nebenwirkungsfreie Physikalische Therapie zur Anwendung kommt.

Sollte sich der Erfolg wider Erwarten nicht einstellen, so kann immer noch operiert werden.

2.16.5 Auswertung der Behandlungsergebnisse von 174 Kindern (2007)

Die Behandlungsergebnisse in unserer Praxis stellte sich bei Befunden an 174 Patienten mit dem Krankheitsbild „lymphatisches Kind" folgenderweise dar: Die Mehrheit der Behandelten waren sogenannte kleine Patienten bis zum zehnten Lebensjahr. Eine statistische Kumulation von 25–30 Patienten ließ sich jeweils in den Lebensjahren drei bis fünf und acht erfassen. Ab dem zehnten Lebensjahr aufwärts vermindert sich die Anzahl der Patienten stark, jedoch haben wir konstant Patienten in jeder Altersgruppe bis hin zum Alter von 27 Jahren. Die MLD war bei 75 % der Patienten mit dem Krankheitsbild „lymphatisches Kind" erfolgreich. Das bedeutet, dass die Symptome schlechtes Hörvermögen, Erguss im Ohr, nächtliche

Atemnot, häufige Infekte etc. nicht mehr auftraten, so dass eine operative Tonsillektomie, ein Trommelfellschnitt und Tubenröhrchen nicht nötig waren.

Bei 14 der Betroffenen (36 %) konnte ein Teilerfolg erzielt werden. Elektive Eingriffe konnten aber nicht vermieden werden. Bei zehn der Patienten (34 %), gerade der jüngeren, wurde die Behandlung abgebrochen. Entweder waren die Kinder selbst nicht dazu bereit, sich behandeln zu lassen, oder die Bezugsperson hielt die Therapie für zu aufwendig bzw. für unwirksam.

Im Endeffekt lässt sich konstatieren, dass mit Hilfe der MLD die Symptome des Krankheitsbildes „lymphatisches Kid" wirkungsvoll behandelt werden können. Das Leiden unserer kleinen Patienten dauert oft jahrelang, bis der Schritt zu einem operativen Eingriff gewagt wird. Mit der MLD als Teil einer Komplexen Physikalischen Entstauungstherapie kann ein solch schmerzhafter, nicht ungefährlicher invasiver Eingriff in 75 % der Fälle verhindert werden. Vor allem Kindern kann die MLD einen normalen, ohne operativen Eingriff gewonnenen Gesundheitszustand ermöglichen.

3 Literatur

Bahnemann H. Fortschritte der Kieferorthopädie. Separata. Urban & Schwarzenberg, München Berlin Baltimore 1979.

Barkhoff E. Zur Frage der intraocularen Lymphbahnen. In Graefe's archive for clinical and experimental ophthalmology, 1964; Bd. 167; 573-584.

Berger M, Gerstenbrand F, Lewit K. Schmerzstudie 6, Schmerz und Bewegungssystem. Gustav Fischer, Stuttgart 1984.

Blumberg H, Jänig W. Clinical manifestations of reflex sympathetic dystrophy and sympathetical pain. In Wall P, Melzack R (Hrsg.), Textbook of pain. Churchill Livingston, Edinburgh 1993; 685-698.

Bräuer B, Koscielny S, Sonnefeld U. Einfluss der Manuellen Lymphdrainage auf die Lebensqualität von Patienten mit Kopf-Halstumoren. Lymphologie gegen Ende des 20. Jahrhunderts. Lymphologica 99. Shaker, Herzogenrath 1999.

Braun J. Methoden, Diagnostik, Therapie, Notfall. Klinikleitfaden HNO. 2. Aufl. Grevers G (Hrsg.). Gustav Fischer, Ulm Stuttgart Jena Lübeck 1997.

Broich I, Karl F. Das Mundorgan. Wesen und Bedeutung. Krankheit, Diagnose und Therapie. Haug, Stuttgart 1988.

Brügger A. Die Erkrankungen des Bewegungsapparates und seines Nervensystemes. 2. Aufl. Gustav Fischer, Stuttgart 1980.

Brunner U. Das Lymphödem der unteren Extremität. Aktuelle Probleme in der Angiologie. Hans Huber, Bern 1969.

Brunner U, Frei-Fleischlin C. Gegenwärtiger Stand der kombinierten physikalischen Entstauungstherapie beim primären und sekundären Lymphödem der Beine. VASA 1993; 22 (1): 8-14.

Bühring M. Reflexdystrophie nach sogenanntem Schleudertrauma der HWS. Orthopädie 1984; 122: 281-286.

Dertwinkel R, Strumpf M, Zenz, M. Sympathische Reflexdystrophie und Phantomschmerz. Zae FQ 1998; 92: 34-40.

Dimeo F, Thiel E, Böning D. Körperliche Aktivität in der Rehabilitation von onkologischen Patienten. Die Rolle des aeroben Trainings. Dtsch Arztebl 1999; 20: B1042-B1046.

Dittel R. Schmerzphysiotherapie. Lehrbuch und Handbuch des Neuromedizin-Konzepts. Gustav Fischer, Stuttgart 1992.

Dotterweich M. Die kombinierte Therapie eines postoperativen/-traumatischen Ödems. LymphForsch 2000; 4 (1): 25-27.

Deutsches Netzwerk für Qualitätsentwicklung in der Pflege (Hrsg.): Expertenstandard Pflege von Menschen mit chronischen Wunden. Schriftenreihe des Deutschen Netzwerks für Qualitätsentwicklung in der Pflege, Osnabrück 2008.

Engelhard K. Wenn Qualität zum Selbstverständnis wird. Ein kurzer Einblick in industrielle Anforderungen. In Schuchhardt C (Hrsg.), Lymphologie – State of the Art. Kagerer Kommunikation, Bonn 1998; 68-72.

Engelhard K, Weissleder H. Qualität im Spiegel von Anspruch und Wirklichkeit – Ein Beitrag zur Qualitätssicherung in der Therapie lymphostatischer Extremitätenödeme. LymphForsch 1998; 2 (2): 92-99.

Erdmann H. Schleuderverletzungen der HWS. Hippokrates, Stuttgart 1973.

Fialka V, Sadil V. Physikalisch therapeutische Möglichkeiten beim Morbus Sudeck. Krankengymnastik 1986; 38 (11).

Fischer H. (Hrsg.). Chronische Veneninsuffizienz: Pathogenese und medikamentöse Therapie. Schattauer, Stuttgart 1984.

Fischer R, Früh G. Varikose und Lymphödem - wann ist eine Operation sinnvoll? 39. Jahrestagung der Deutschen Gesellschaft für Phlebologie. vasomed 1997; 4 (Suppl): 23.

Földi E. Genitallymphödeme aus klinischer Sicht. Lymphologica, Jahresband 1998, Kagerer Kommunikation Bonn 1998; 15.

Földi, M. Die Insuffizienz des zervikalen Lymphgefäßsystems; Lymphostatische Enzephalopathie und Retinopathie nach zervikaler Blockdissektion. Laryngol Rhinol Otol 1988; 67: 435-437.

Földi M et al. Abtransport von corpusculären Teilchen aus dem subarachnoidalen Raum beim Hund. Z Exp Med 1960; 133: 110-112.

Gaarenstrom K, Kenter G, Trimos J et al. Postoperative complications after vulvectomy and inguinofemoral lymphadenectomy using separate groin incisions. Int J Gynecol Cancer 2003; 13: 522-527.

Grifka J, Hedtmann A, Pape H, Tyws J. Diagnostik und Therapie bei Beschleunigungsverletzungen der Halswirbelsäule. Dtsch Arztebl 1998; 4: 131-134.

Gültig O. Erfolg und Misserfolg bei Einsatz der Apparativen Intermittierenden Kompressionstherapie (AIK) - Ergebnisse einer breit angelegten Fragebogenaktion bei Patienten mit chronischem Lymphödem der Extremitäten. LymphForsch 2004; 8 (2): 91-92.

Günther R. Balneotherapie bei chronischen Schmerzen. In Thomalske G (Hrsg.), Nicht-medikamentöse Therapie bei Schmerz. Gustav Fischer, Stuttgart 1991.

Gutmann, G. Chirotherapie nach Schleudertrauma der Halswirbelsäule? Gustav Fischer, Stuttgart 1984.

Haid H. Keine Angst vor Venenleiden. Gessler, Friedrichshafen 1990.

Haid-Fischer F. Gesunde Beine – ein Leben lang: Venenleiden und Krampfadern vorbeugen, Beschwerden richtig behandeln, 7. Aufl. Trias Thieme Hippokrates Enke, Stuttgart 1995.

Harzer W, Czekalla V, Landmesser H. Zur Bedeutung der Mundatmung für die Entstehung von Dysgnatien unter besonderer Berücksichtigung der Erkrankung des Respirationstraktes. Stomatologie der DDR 1987; 31 (1): 25-30.

Hentschel D, Zimmermann H. Naturheilverfahren in der ärztlichen Praxis. Deutscher Ärzteverlag, Köln 1996.

Herpertz U. Ödeme und Lymphdrainage. Diagnose und Therapie von Ödemkrankheiten, 3. Aufl. Schattauer, Stuttgart 2006.

Hinz P. Verletzungsmuster der Halsorgane in Abhängigkeit der Impulsrichtung (Physikalisch-experimentelle Ergebnisse am Schleuderschlitten). Hefte der Unfallheilkunde 1972; 110: 15-20.

Hrinle P, Földi E: Lymphödem des weiblichen Genitale. Lymphologica Jahresband 1998. Kagerer Kommunikation, Bonn 1998; 17

Hutzschenreuter P, Einfeldt H, Besser S (Hrsg.). Lymphologie für die Praxis. 24 Tabellen. Hippokrates, Stuttgart 1991.

Kahle W. Nervensystem und Sinnesorgane. In Kahle W, Leonhardt H, Taschenatlas der Anatomie: für Studium und Praxis (Bd. 3), 4. Aufl. Thieme, Stuttgart 1984.

Kehrl W. Das infektanfällige Kind aus HNO-ärztlicher Sicht. Von www.aerztekammer-hamburg.de abgerufen 2006.

Kelly D. A primer on lymphedema. Pearson Education, Upper Saddel River, New Jersey 2002.

Klyscz T. Stellenwert physikalischer Therapieverfahren bei chronischer Veneninsuffizienz (CVI) und arthrogenem Stauungssyndrom. Viavital, Essen 2000.

Kubik S. Ursachen der Ödembildung und des kutanen Refluxes. Anatomie und Entwicklung der Extremitätenlymphgefäße. Lymphologica. Jahresband. Medikon München 1989; 26-35.

Kujath P, Michelsen A. Wunden – von der Physiologie zum Verband. Dtsch Arztebl 2008; 105 (13): 239-248.

Pain S. Variation in lymphatic function may predispose to development of breast cancer related lymphedema. Eur J Surg Oncol 2004; 30 (5): 508-514.

Preisler V, Hagen R, Hoppe F. Nimmt bei Manueller Lymphdrainage die Inzidenz lokoregionärer Rezidive bei therapierten Kopf-Hals-Tumoren zu? In Tiedjen K. (Hrsg.) Lymphologica Bochum. Kargerer Kommunikation, Bonn 1995; 63.

Preisler V, Hagen R, Hoppe F. Nutzen und Risiken der manuellen Lymphdrainage bei Kopf-Hals-Tumoren. Physikalische Therapie 1999; 20: 541-545.

Pritschow H. Die Kompressionsbandage in der Physikalischen Therapie der sympathischen Reflexdystrophie – Widerspruch oder Notwendigkeit? LymphForsch 2000; 4 (2): 98-100.

Pritschow H. Manuelle Lymphdrainage nach Schleudertrauma. Physik Therapie 1986; 7 (1); 21-22.

Pritschow H. Die Physikalische Therapie des lymphatischen Kindes mit Mundatmung. Physik Therapie 1986; 7 (9).

Pritschow H et al. Die Behandlung des lymphatischen Kindes in der lymphologischen Schwerpunktpraxis. LymphForsch 2007; 11 (1): 11-13.

Reiss M, Reiss G. Manual lymph drainage as therapy of edema in the head and neck area. Schweiz Rundsch Med Prax 2003; 92: 271-274.

Rüger, K. Das Kopflymphödem in der klinischen Praxis. Z Lymphol 1993; 17 (1): 6-11.

Rusznyak M, Földi M, Szabo G. Die lymphostatische Encephalopathie. Lymphologie, Physiologie und Pathologie der Lmyphgefäße und der Lymphgefäße und des Lymphkreislaufes. Gustav Fischer, Stuttgart 1957.

Schiefer J, Hagen R. Rehabilitation laryngektomierter Karzinompatienten. Der Onkologe 2000; 6: 36-43.

Schlosser V, Kaner E. Traumatologie, 3. Aufl. Thieme, Stuttgart 1980.

Schneider W, Schuchhardt C, Vollmer A, Weissleder H. Fehlerhafte Kompressionsbestrumpfung, Folgen und Konsequenzen. LmyphForsch 2002; 6 (1): 29-36.

Schoberth H. Traumatische Erkrankungen. In Földi M, Kubik S (Hrsg.). Lehrbuch der Lymphologie. Gustav Fischer, Stuttgart New York 1989; 308-314.

Schuchhardt C, Gültig O, Pritschow H, Weissleder H. Therapiekonzepte. In Weissleder H, Schuchhardt C (Hrsg.). Erkrankungen des Lymphgefäßsystems, 4. Aufl., Viavital, Essen 2006; 411-468.

Schwarz U. Die Häufigkeit des primären Lymphödems. Eine epidemiologische Studie an über 1000 Probanden. vasomed 1990; 1 (1): 29-34.

Siegl J. Zur Therapie der Tonsillophatien beim Lymphatischen Kind. In M. Zilch, Lymphsystem und Lymphatismus. Von der Morphologie zur Konstitutionspathologie. Johann Ambrosius Barth, München 1963.

Strößenreuther R. Physikalische Therapie beim Sudeck. In Földi M, Földi E, Kubik S (Hrsg.), Lehrbuch der Lymphologie für Mediziner, Masseure und Physiotherapeuten, 6. Aufl. Urban & Fischer, München 2005; 720-723.

Thoma H. Behandlung des Genitallymphödems/Unterbauchlymphödems beim Mann. Lymphologica Jahresband 1998. Kagerer Kommunikation Bonn; 208-209.

Trettin, H. Schädel-Hirn-Traumen durch Sport. Pathomechanismen, Klinik und physikalische Therapie unter besonderer Berücksichtigung der manuellen Lymphdrainage. Z Lymphol 1993; 17 (2): 36-40.

Tyndall S, Shepard A, Wiczewski J, Reddy D, Elliot J. Groin lymphatic complications after arterial reconstruction. J Vasc Surg 1994; 9: 858-864.

Uher E-M, Vacariu G, Schneider B, Fialka V. Manuelle Lymphdrainage im Vergleich zur Physiotherapie bei Complex Regional Pain Syndrom Typ I. Randomisierte kontrollierte Therapievergleichsstudie. Wien Klin Wochenschr 2000; 112 (3): 133-137.

Vairo L et al. Systematic review of efficacy for manual lymphatic drainage techniques in sports medicine and rehabilitation: An evidence-based practice approach. J Man Manip Ther. 2009; 17(3): e80-e89

Vignes S, Trevidic P. Lymphedema of male external genitalia. A retrospective study of 33 cases. Ann Dermatol Venereol 2005; 132: 21.

Wiesner H, Mumenthaler M. Schleuderverletzungen der Halswirbelsäule: Mechanismus, Diagnostik, Therapie und Begutachtung. Schmerzkonferenz. Gustav Fischer, Stuttgart 1984.

Wingerden B v. Bindegewebe in der Rehabilitation. SCIPRO, Schaan 1998.

Winiwarter A. Haut und Unterhautgewebe. Die chirurgischen Krankheiten der Haut und des Zellgewebes. Enke, Stuttgart 1892.

Winter J. Gerätegestützte Lymphologie. Apparative intermittierende Kompressionstherapie. Pro und Kontra. Physiotherapie 2004; 5: 15-26.

Zenz M, Jurna I. Lehrbuch der Schmerztherapie. Wissenschaftliche Verlagsgesellschaft, Stuttgart 2001.

D Maßnahmen nach der Manuellen Lymphdrainage

1 Kompressionsbandage

H. Pritschow

Die Kompressionsbandage dient schon von alters her zur Versorgung von Wunden und Schwellungen jeglicher Art. Heute ist sie ein bedeutender Bestandteil einer Komplexen Physikalischen Entstauungstherapie und wird in mannigfach modifizierter Art bei allen Schwellungszuständen angewendet, außer beim kardialen Ödem und der arteriellen Verschlusskrankheit.

Ziel unserer Ausführungen ist es, Informationen an die Hand zu geben, die befähigen, differenziert mit unterschiedlichen Bandagemethoden auf die verschiedenen Ödemformen einzuwirken.

1.1 Grundlagen

Bei der Entödematisierung von

- Lymphödemen,
- phlebo-lymphostatischen Ödemen,
- Lipödemen,
- und akuten Lymphödemen (posttraumatischen/postoperativen Ödemen)

verwenden wir fast ausschließlich textilelastische Kurz- oder Mittelzugbinden. In seltenen Fällen bei extrem elephantiastischen Ödemen ist die Kombination mit gummielastischen Langzugbinden erforderlich. Nach *Gregory* unterscheiden wir drei Arten von Binden:

1. die textilelastische Kurzzugbinde – Dehnfähigkeit bis max. 70 %,
2. die textilelastische Mittelzugbinde – Dehnfähigkeit 70–140 %,
3. die gummielastische Langzugbinde – Dehnfähigkeit über 140 %.

Die textilelastischen Binden bestehen aus in der Dehnung verwebten Baumwollfäden oder baumwollähnlichen Materialien und besitzen daher eine relativ geringe Dehnfähigkeit (Kurz- bzw. Mittelzug).

Die gummielastische Binde besteht aus mit Baumwolle ummantelten Gummifäden und lässt sich daher „lang ziehen". Die besondere Eigenart dieser Binde ist, dass die Gummifäden, wenn man sie dehnt, durch ihre „Rückstellkraft" wieder ihre Ausgangsposition suchen und so einen hohen Druck auf die Oberfläche der Extremität ausüben (Abb. 1).

In diesem Zusammenhang sind zwei Begriffe von elementarer Bedeutung:

a) **Ruhedruck:** Unter Ruhedruck verstehen wir den Druck, der in Ruhe, also ohne Bewegung, von Binden auf Gewebe ausgeübt wird. Das bedeutet für die Langzugbinde, dass durch die Rückstellkraft der Gummifäden der Ruhedruck größer wird, je stärker die Binde gedehnt wird.

b) **Arbeitsdruck:** Unter Arbeitsdruck verstehen wir den Druck, der zwischen der Bandage und der sich bewegenden Extremität entsteht. Beispiel: Die sich kontrahierende Muskulatur nimmt an Umfang zu und übt auf das zwischen ihr und der Bandage liegende Gewebe Druck aus. Da die textilelastische Binde der sich kontrahierenden Muskulatur nicht bzw. kaum nachgibt, entsteht hier ein hoher Arbeitsdruck. Im Gegensatz dazu gibt die gummielastische Binde der sich kontrahierenden Muskulatur nach und hat daher einen niedrigeren Arbeitsdruck als die Kurzzugbinde.

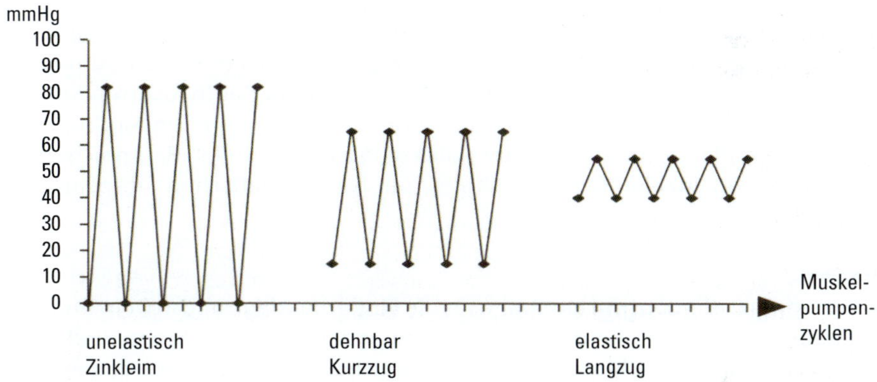

x = volle Muskelkontraktion – Widerstandskraft
y = Muskelentspannung – Anlegedruck und/oderRuhedruck

Abb. 1: Effektivität von Binden. Der für die Lymphödemtherapie wichtige funktionelle Verband ist nur mit textilelastischen Kurz- und Mittelzugbinden möglich
(Quelle: Stemmer R. Effektivität von Kompressionsmaterialien. Dermatologe 1980; 31: 353)

Merke: Die Langzugbinde hat einen hohen Ruhedruck und einen geringen Arbeitsdruck, wogegen die Kurzzugbinde einen niedrigen Ruhedruck und einen hohen Arbeitsdruck hat.

Absolute Kontraindikationen für die Bandage sind
a) das kardiale Ödem,
b) die arterielle Verschlusskrankheit.

1.1.1 Materialkunde

DerTherapeut entscheidet gemeinsam mit dem Arzt, welche Materialien für die Kompressionsbandagen verwendet werden. Im Folgenden werden die wichtigsten Materialien vorgestellt. Um die Zusammenarbeit mit dem verordnenden Arzt zu erleichtern, befindet sich in Kapitel D 2 (S. 182) ein Musterbrief. Die für die jeweilige Bandage erforderliche Menge an Material ist ebenfalls angegeben.

Baumwollschlauchverband
Der Schlauchverband wird vor Anlegen des Verbandes und der Polsterung über die Extremität gezogen, um allergischen Reaktionen durch das Polstermaterial vorzubeugen. Gleichzeitig saugt er Schweiß auf.

Polstermaterialien
a) Vliespolsterbinden (z.B. Artiflex®) werden zirkulär um die Extremität angelegt und verhindern Eindrücke der Bindenkanten in die Haut. Die Binden sind in verschiedenen Breiten erhältlich.
b) Schaumstoffplatten: Werden nach der Form der Extremität zurechtgeschnitten und zirkulär um die Extremität mit einer Mullbinde fixiert. Die Schaumstoffplatten sind in verschiedenen Stärken (1, 2 und 3 cm) in Kaufhäusern oder in Baumärkten zu erhalten. Sehr gute Druckverteilung bei hohem Bindendruck!
c) Komprex®-Platten oder Pelotten: Latexschaum von hoher Raumdichte, zugeschnitten zur lokalen Druckerhöhung, bei lymphostatischen Fibrosen zu verwenden.

Binden
a) Elastomull®-Binden: In 4 cm Breite für die Fingerbandage und in 6 cm Breite, hälftig auf 3 cm gefaltet, für die Zehen zu verwenden. Die 10 cm breite Binde ist zum Fixieren von Polstermaterialien zu gebrauchen. Für Genitalbandagen werden rutschfeste Elastomull®-Haftbinden eingesetzt.
b) Textilelastische Kurz- oder Mittelzugbinden: Auf Grund ihres hohen Arbeitsdruckes und relativ geringen Ruhedruckes sind diese Binden für die notwendige Langzeitkompression von Lymphödemen besonders geeignet. Die Idealbinde (Mittelzugbinde) ist auch bei Bedarf in 4 cm Breite für die Bandage von Fingern einzusetzen, sofern der Druck der Mullbinden zur Beherrschung des Ödems nicht ausreicht. Da diese Binde weicher ist als die Kurzzugbinde, wird sie bevorzugt bei Patienten mit sympathischer Reflexdystrophie (SRD, CRPS) oder mit Lähmungen verwendet.

Pflaster
Um Verletzungen zu vermeiden, verwenden wir zur Fixierung von Verbänden keine Hakenklammern, sondern Pflaster (z.B. Leukoplast®, Leukotape®). Diese Pflaster ermöglichen auch eine Art von funktionellem Verband.

1.1.2 Wirkungen der Kompressionsbandage

Beim Anlegen eines Verbandes mit Kurz- oder Mittelzugbinden kommt es bei Bewegung zu einer Erhöhung des Gewebedruckes in allen Gewebebereichen epi- und subfaszial. Hierdurch wird das Starling'sche Gleichgewicht, d.h. das Verhältnis von Ultrafiltration zur Reabsorption im Bereich der Blutkapillare, beeinflusst. Der Ultrafiltration steht ein erhöhter Gewebedruck gegenüber. Daraus folgt, dass der Austritt von Wasser und darin gelöster Stoffe kleiner wird und sich damit die lymphpflichtige Wasserlast verringert. Wie szintigraphische Untersuchungen von *Partsch et al.* (1973) zeigen, bewirkt die Kompressionsbandage eine Abnahme der Blutkapillarpermeabilität gegenüber Plasmaproteinen; die lymphpflichtige Eiweißlast verringert sich. Der hohe Gewebedruck führt dazu, dass das Lumen der venösen Gefäße eingeengt wird, eventuell insuffiziente Venenklappen schließen wieder, das Blutvolumen (venöser Pool) wird kleiner und die Strömungsgeschwindigkeit in den Venen nimmt zu (Thromboseprophylaxe). Sofern keine pathologischen Veränderungen von Arterien vorliegen, führt der richtig angelegte Kompressionsverband zu keiner Beeinträchtigung der arteriellen Durchblutung.

Interessant in Bezug auf die Behandlung des Ulcus cruris venosum sind Untersuchungen von *Lofferer* (1977), die zeigen, dass das Stromzeitvolumen in den Blutkapillaren unter einem Kompressionsverband zunächst auf etwa 50 % seines Ausgangswertes sinkt. Nach einigen Tagen unter der Kompressionstherapie erhöht sich dann die kapilläre Durchblutung auf etwa das Doppelte des ursprünglichen Wertes. Isotopenlymphographisch wurde nachgewiesen, dass der Lymphtransport (Lymphzeitvolumen) unter Kompressionsverbänden erhöht wird. Der sich kontrahierenden Muskulatur dient die Kompressionsbandage als Widerlager, die Muskel- und Gelenkpumpe wird effizienter, Bindegewebeproliferationen werden gelockert (Massageeffekt). Fußfehlformen bei Beinlymphödemen können durch entsprechende Bindenzüge so korrigiert werden, dass ein regelrechter Bewegungsablauf ermöglicht wird (funktioneller Verband).

Merke: Die richtig angelegte Kompressionsbandage bewirkt …

- eine reduzierte Ultrafiltration.
- eine verbesserte Resorption.
- …, dass die Permeabilität der Blutkapillare gegenüber Plasmaproteinen abnimmt.
- …, dass das Blutvolumen (venöser Pool) im Venensystem der Extremität kleiner wird und die Strömungsgeschwindigkeit zunimmt.
- …, dass insuffiziente Venenklappen evtl. wieder schließen.
- den Anstieg des Lymphtransportes (Lymphzeitvolumen).
- die Verbesserung der Muskel- und Gelenkpumpe.
- eine Stütz- und Funktionsverbesserung.
- einen Massageeffekt.

Kompression und Bewegung

Die Kompressionsbandage kann ihre volle Wirkung nur in Verbindung mit Bewegung entfalten! Textilelastische Binden, mit denen eine Extremität in mehreren Lagen umwickelt ist, dienen der sich kontrahierenden Muskulatur als Widerlager. Die epi- und subfaszial liegenden Gefäße werden ausgedrückt und freie interstitielle Flüssigkeit wird in andere Regionen verdrängt entsprechend dem Grundsatz, dass freie Flüssigkeit sich zum Ort des geringsten Widerstandes begibt, wenn sie unter Druck gesetzt wird. Die Bewegung eines Gelenkes mit der An-, bzw. Entspannung des Bandhalteapparates und der umgebenden Faszien bezeichnen die so genannte „Gelenkpumpe". Die durch diesen Bereich hindurchlaufenden Blut- und Lymphgefäße werden bei Anspannung ausgepresst und bei Entspannung wieder gefüllt. Daraus folgt, dass bei der Bandagierung Gelenke wohl komprimiert werden müssen, die Beweglichkeit aber nicht völlig eingeschränkt sein darf.

Merke: Bewegung in der Bandage hat zum Ziel, ...

- die venöse Strömungsgeschwindigkeit zu beschleunigen.
- den Lymphtransport (Lymphzeitvolumen) zu erhöhen.
- freie interstitielle Flüssigkeit zu verdrängen.
- Bindegewebeproliferationen zu lockern (Massageeffekt).

1.1.3 Polsterung

Mit der Polsterung unter der Kompressionsbandage soll verhindert werden, dass die Bindenkanten sich quer zur Lymphabflussrichtung in der Haut abdrücken und somit das kutane Lymphgefäßnetz abgeschnürt wird. Bei exponierten Knochenvorsprüngen wird vermieden, dass es zu Druckstellen kommt. Die Polsterung verfolgt also das Ziel, dass der Druck der Binden gleichmäßig verteilt auf die ganze Oberfläche der Extremität wirkt.

Laplace hat die Beziehung zwischen der Wandspannung (dem Bindendruck) und dem sich auswirkenden Innendruck folgendermaßen definiert: D = S : R. Danach hängt der nach innen wirkende Druck D von der Ringspannung der Bandage S und dem Radius R des zu komprimierenden Segmentes ab (Laplace'sches-Gesetz).

Um eine möglichst gleichmäßige Druckverteilung auf die Extremität zu erreichen, ergibt sich hieraus die Notwendigkeit, hervortretende Knochenvorsprünge (Tibiakante, Malleolen) hoch (dick) zu umpolstern, bzw. die gesamte Extremität gleichmäßig zylindrisch aufzupolstern. Will der Therapeut den Massageeffekt auf einem bestimmten Gewebebereich intensivieren, um z. B. Bindegewebeproliferationen zu lockern, so polstert er diesen Bereich gesondert mit einem Material (Schaumgummi) einer höheren Raumdichte ab.

Grundsätzlich unterscheiden wir zwischen einer ruhigen und einer unruhigen Polsterung.

Die **ruhige** Polsterung verfolgt das Ziel der gleichmäßigen Druckverteilung mit Materialien wie aufgebauschten Wattebinden, Schaumgummibinden oder Schaumgummiplatten (Abb. 2).

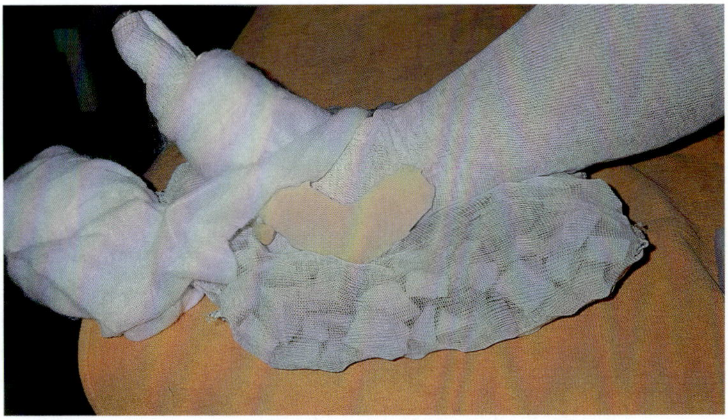

Abb. 2: Polsterung beim primären Unterschenkel-lymphödem mit massiver Bindegewebeproliferation. Wattebinde und „Pelotte" als ruhige Polsterung und Schaumstoffschnipselsack als unruhige Polsterung

Die **unruhige Polsterung** bewirkt durch partielle Druckerhöhung in der Bewegung einen Massageeffekt, der zur Lockerung von Bindegewebeproliferationen (lymphostatischen Fibrosen) führt. Hierzu verwendet man z.B. kleingeschnittene Schaumstoffecken (-würfel), die in einem Schlauchverbandsäckchen unter einer Bandage auf dem Zielgebiet eingebracht werden (Abb. 3). Will man die ganze Extremität auf diese Art polstern, so bietet sich ein Muff (Polsterschlauch) an.

Um allergischen Reaktionen durch das Polstermaterial vorzubeugen, wird vor der Polsterung ein Baumwollschlauchverband über die Extremität gezogen.

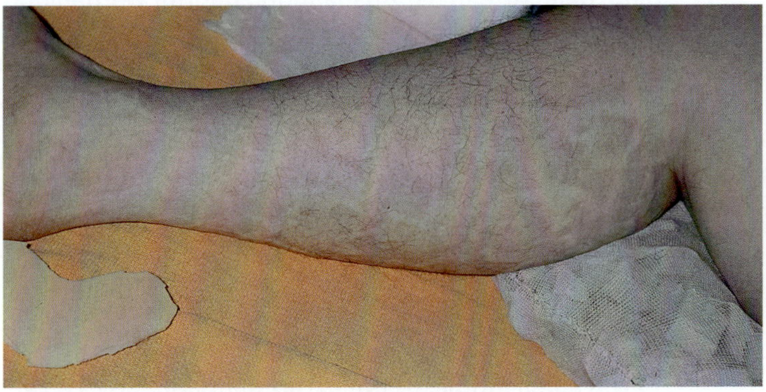

Abb. 3: Die Wirkung der Pelotte retromalleolar und der unruhigen Polsterung an der Wade ist deutlich zu erkennen.

Merke: Die Polsterung soll ...

- verhindern, dass Bindenkanten abschnüren.
- den Bindendruck gleichmäßig verteilen.
- exponierte Bereiche schonen/schützen.
- Bindegewebeproliferationen lockern (unruhige Polsterung).

1.1.4 Bandagetechnik

Beim Anlegen einer Kompressionsbandage soll ein möglichst gleichmäßiger Zug der Binde erreicht werden. Dies geschieht, indem der Bindenkopf vom Therapeuten ganz eng an der Extremität geführt oder abgerollt wird und der Zug, mit der die eine Hand den Bindenkopf hält, an die andere Hand ohne Unterbrechung weitergegeben wird.

Ein Fehler, der häufig vorkommt, liegt darin, dass der Therapeut vor lauter Konzentration auf den Bindenverlauf den Zug der Binde beim Handwechsel immer wieder loslässt. Um eine ideale Auflage der Binde auf der Extremität zu erreichen, ist es sinnvoll, dass, während die eine Hand den Zug der Binde hält, die andere Hand die Binde anmodelliert und anstreicht. So hat der Therapeut die Möglichkeit, den Druck in anatomisch schwierigen Bereichen wie der Fossa retromalleolaris oder am Fußrücken adäquat zu variieren.

Im Idealfall äußert der Patient das Gefühl, dass die Kompressionsbandage wie eine zweite Haut aufliegt. Der Verlauf der Binden an sich spielt keine Rolle, sofern der erwünschte Druck erreicht und Taschenbildung und Querrillen vermieden werden. Spezielle Bindenführungen erlauben eine Korrektur von orthopädischen Fehlformen im Sinne eines funktionellen bzw. Stützverbandes. Die Möglichkeit für den Patienten, sich in der Bandage regelrecht bewegen zu können, ist für die Entödematisierung von immenser Bedeutung. Dass sich der Umfang der Muskulatur bei Bewegung im Ansatz und im Ursprungsbereich kaum, jedoch beim Muskelbauch erheblich vergrößert, muss bei der Bandagierung berücksichtigt werden.

Nach Anlegen eines Verbandes muss der Druckverlauf beim Bein unter Belastung, beim Arm in der Anspannung geprüft werden und sollte von distal nach proximal abnehmen (s. Abb. 20, S. 185).

Die Fixierung des Verbandes erfolgt wegen Verletzungsgefahr nicht durch die sonst üblichen Klammern, sondern mit Pflaster- oder Tapestreifen (s. Abb 19, S. 185).

Zusätzlich zur Binde kann mit entsprechenden Tapezügeln beispielsweise eine Fußfehlstellung korrigiert werden mit dem Ziel, einen achsen-, bzw. regelrechten Bewegungsablauf zu erreichen und schädigende Belastungen zu vermeiden.

Bei der Bandage der unteren Extremität ist darauf zu achten, im Liegen bis zum Knie zu bandagieren, erst dann stellt sich der Patient für die Knie und Oberschenkelbandage hin. Überraschend für den Therapeuten ist immer wieder, dass in dem Moment, in dem sich der Patient hinstellt, die Muskulatur, das Ödem und das Polstermaterial ca. 5–10 cm nach distal „herunterfallen".

Um einen möglichst guten Sitz der Bandage zu gewährleisten, muss auf den direkten Abschluss der Bindenkante im Schritt geachtet werden. Für den Mann bedeutet dies, dass er sein Genital zur Seite nimmt, um dem Therapeuten die Bindenführung durch den Schritt zu ermöglichen (s. Abb. 43, S. 190). Bei der Armbandage sollte der Patient möglichst sitzen und der Ellenbogen auf einem Kissen gelagert sein, so dass der Patient nicht das Gewicht seines Ödemarmes und noch zusätzlich das des Bandagemateriales halten muss (s. Abb. 5, S. 183).

Merke: Beim Anlegen eines Verbandes ist darauf zu achten,

- dass die Binde eng geführt wird.
- dass der Bindenzug von einer Hand in die andere weitergegeben wird.
- dass die Binde „anmodelliert" wird.
- dass der Druckverlauf unter Belastung, also mit Muskelkontraktion, überprüft wird.
- dass der Druckverlauf von distal (peripher) nach proximal (zentral) abnimmt.

1.2 Die Befunderhebung beim Bandagepatienten

Bei jedem Patienten, der zu einer Komplexen Physikalischen Entstauungstherapie in unsere Behandlung kommt, führen wir eine ausführliche Befunderhebung durch. Im Folgenden werden die für die Kompressionsbandage wichtigen Aspekte dargestellt.

1.2.1 Anamnese, Inspektion, Palpation

Anamnese

Das Alter des Patienten spielt eine große Rolle. Der alte Patient ist nicht mehr so belastbar wie ein junger. Man muss bei der Auswahl der Polstermaterialien und bei der Wahl der Kompressionsstärke sowie der Ausdehnung der Kompressionsbandage die Belastbarkeit des Patienten mit berücksichtigen.

Bluthochdruck und Herzinsuffizienzen können durch eine Kompressionsbandage verschlimmert werden. So wird z. B. bei einer Beinbandage ein Großteil des sich in den Beinen befindlichen Blutes in den Körperstamm verlagert und kann so zu einer Erhöhung des Blutdrucks führen. Gleichzeitig wird die Vorlast für das Herz vergrößert, da das Blutvolumen in den Venen vor dem Herzen zunimmt. Auch aus diesem Grund gilt es sorgfältig einschleichend zu bandagieren! Das symmetrisch im Bereich der Fußknöchelregion auftretende kardiale Ödem (dekompensierte Herzinsuffizienz) stellt eine absolute Kontraindikation für die Bandagierung dar! Bei einem zusätzlich zum Lymphödem oder phlebo-lymphostatischen Ödem auftretenden Diabetes sollte der Arzt wegen möglicher Polyneuropathien angesprochen werden, um zu klären, ob eine Kompressionsbandage angelegt werden darf oder auch hier eine Kontraindikation vorliegt.

Wenn zusätzliche orthopädische Erkrankungen wie z.B. eine Gonarthrose, eine Koxarthrose oder andere Bewegungseinschränkungen vorliegen, muss die Bandage so angelegt werden, dass der Patient sich noch regelgerecht bewegen kann. Ein Patient, dessen Beschwerden durch eine Kompressionsbandage verstärkt werden, wird sich kaum kooperativ verhalten!

Eine absolute Kontraindikation für die Kompressionsbandage ist die arterielle Verschlusskrankheit. Arterielle Durchblutungsstörungen an sich stellen nicht unbedingt eine Kontraindikation dar. Hier muss eine Abstimmung mit dem Arzt erfolgen, um die Situation zu klären und die Effektivität der entödematisierenden Therapie zu gewährleisten.

Inspektion
Das Stadium des Lymphödems spielt eine Rolle für die Kompressionsbandage, da wir bei geringgradigen Ödemen schneller mit unserer Kompressionsbandage von distal nach proximal fortschreiten können, während bei elephantiastischen Ödemen darauf geachtet werden muss, dass nicht zuviel lymphpflichtige Last aus der Extremität in das Wurzelgebiet der Extremität verschoben wird. Sollte zuviel lymphödematöse Flüssigkeit im Wurzelgebiet zu einer Stauung führen, so hat dies häufig massive Bindegewebeproliferationen in dieser Abflussregion zur Folge.

Ist ein Ödem proximal betont, so können wir den Unterarm bis zum Ödem ohne Weiteres im ersten Arbeitsgang bandagieren. Eventuelle Barrieren in Form von radiogenen Fibrosen oder Narben sind bei der Bandagierung zu berücksichtigen, indem man einen Sicherheitsabstand einhält. Es muss vermieden werden, dass zuviel lymphpflichtige Last in diese Barriere hineingepresst wird.

Palpation
Die Konsistenz des Ödems stellt uns verschiedene Aufgaben. Ist z.B. dorsolateral am Unterarm eine Bindegewebeproliferation zu tasten, so wollen wir uns die mechanische Massagewirkung von Polstermaterial insofern zunutze machen, dass wir eine unruhige Polsterung in Form dieser Proliferation zuschneiden und an dieser Stelle in unsere Bandage mit einbringen.

Sind im lymphödematösen Gewebe kleine Fettläppchen zu tasten, so werden wir hier die mechanische Massagewirkung dadurch verstärken, dass wir viele kleine Polsterstücke in unsere Bandage mit einbringen (unruhige Polsterung, s. Abb. 2 und 3). Um sich ein sicheres Bild über die Durchblutungssituation der zu bandagierenden Extremitäten zu machen, sollte ein Pulsvergleich durchgeführt werden. Das heißt beim Armlymphödem, das wir die Radialispulse miteinander vergleichen, beim Beinlymphödem hingegen die Pulse der Arteriae dorsales pedum. Sind hier Unregelmäßigkeiten feststellbar, oder klagt der Patient über kalte Hände oder Füße, so sollte noch einmal Kontakt mit dem Arzt aufgenommen werden, um abzuklären ob hier Durchblutungsstörungen vorliegen.

Tiefe Hautfalten müssen durch sorgfältiges „Auspolstern" gesichert werden. Die Kompressionsbandage darf auf keinen Fall in diese Falten hineinfallen und zu einer Abschnürung der Extremität führen. Ist das Lymphödem lobulär (lappenartig) strukturiert, so kann durch entsprechende Ringpolster ein Aufstellen der Lobuli erreicht und die punktuelle Kompression auf den Lobulus gewährleistet werden.

1.2.2 Allgemeine Anmerkungen

Während der Befunderhebung soll der Patient über die Wirkungsweise der Bandagierung aufgeklärt werden. Da er durch die Bandage erheblichen Belastungen ausgesetzt ist, darf der Hinweis nicht vergessen werden, dass es sich dabei zuerst um eine entödematisierende Therapie (s. A 7.6 Komplexe Physikalische Entstauungstherapie (KPE), S. 73) über einen Zeitraum von drei bis vier Wochen handelt. Wenn sich der Patient darüber bewusst ist, dass er die Bandage nur für einen begrenzten Zeitraum tragen muss, ist er eher kooperationsbereit. Der Patient muss wissen, dass er den Verband abzuwickeln hat, wenn die Finger oder Zehen kalt und unbeweg-

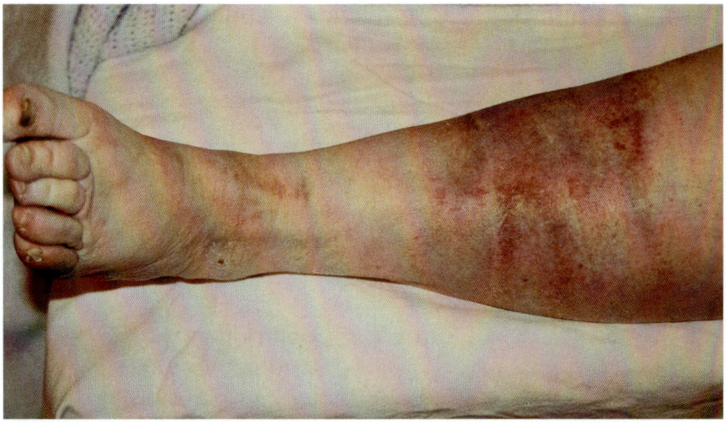

Abb. 4: Strangulationshämatome am Unterschenkel. Trotz des Hinweises der Therapeutin, den Verband, wenn er schmerzt, abzunehmen, hat der Patient „durchgehalten". (Aufnahme: R. Zbinden/ CH-Thun)

lich werden, anfangen zu kribbeln, drohen „einzuschlafen" oder die Extremität schmerzt. Hier gilt der Grundsatz: Nur der aufgeklärte Patient ist ein guter Patient!

Falsches Verhalten, im Sinne von „Bös vertreibt Bös", kann zu Blasenbildung oder zu Strangulationshämatomen führen (Abb. 4)!

Merke:
- Der Patient ist über die Wirkungen des lymphologischen Kompressionsverbandes aufgeklärt.
- Die Bandage sollte immer einschleichend durchgeführt werden.
- Das Alter, internistische Erkrankungen, die Beweglichkeit und Behinderungen müssen berücksichtigt werden.
- Absolute Kontraindikationen: kardiales Ödem, arterielle Verschlusskrankheit, akute Venenerkrankungen, Erysipel.

1.2.3 Wichtiger Hinweis

Bei massiven Ödemen ist die Bandage „einschleichend" durchzuführen. Das heißt, die Bandage bleibt zunächst auf distale Extremitätenabschnitte begrenzt, um eine Stauung im Bereich der Extremitätenwurzel zu vermeiden. Denn durch eine Bandage, die eine „kleine" Fläche bedeckt und „leicht" komprimierend ist, wird eine „kleine" lymphpflichtige Last verschoben. Eine „große" Fläche abdeckende Bandage mit „festem" Anlagedruck bewegt hingegen eine „große" lymphpflichtige Last. Im übertragenen Sinne heißt das, mit unserer Bandage bieten wir der Extremitätenwurzel sozusagen lymphpflichtige Last an („Kuhhandel"). Wenn diese nicht „ablaufen" kann, führt das zu einem Stau (Ödem) an der Wurzel der Extremität (Schulter, Hüfte). Es muss also sorgfältig darauf geachtet werden, dass diese lymphpflichtige Last auch abfließen kann. Sobald sichtbar ist, dass das Ödem zentral keinen Stau provoziert, kann die Ausdehnung der Bandage erweitert werden.

Bei Beinlymphödemen kann durch zu schnelles Fortschreiten mit der Bandage ein Genitalödem erzeugt werden.

2 Technik der Extremitäten-Kompressionsbandage

Musteranschreiben für den Arzt:

Sehr geehrte(r) Herr/Frau Dr.

....

vielen Dank für die Überweisung von Frau/Herr

....

Wie besprochen erhalten Sie anbei die Liste des erforderlichen Bandagematerials für die entödematisierende Phase der Komplexen Physikalischen Entstauungstherapie.
Vielen Dank!
Mit freundlichen Grüßen

....

Material	**Größe**	**Anzahl**
Tricofix® Schlauchverband AP	Arm/Bein	
	Breite	
Comprifoam®-Binden		
Artiflex®-Wattebinden:		
Elastomull®-Binden AP:		
Comprilan®-Binden:		
Idealbinden:		
Rolle Leukotape®:		
Rolle Leukoplast®:		

2.1 Die Armbandage

Für die Basis-Armbandage wird benötigt (Erwachsener):

- 1 x AP Schlauchverband Arm (Tricofix®)
- 1 x AP 4 cm breite Mullbinden für die Fingerbandage (Elastomull®)
- 1 x 10 cm breite Polsterwattebinde (Artiflex®)
- 1 x 6 cm breite Kurzzugbinde (Comprilan®)
- 1 x 8 cm breite Kurzzugbinde
- 2 x 10 cm breite Kurzzugbinden
- 1 Rolle Leukotape® 3,75 cm

(AP = Anstaltspackung)

Die Materialmenge hängt von der Armlänge und dem Armumfang, dem Alter und dem Befinden des Patienten ab. Es empfiehlt sich, das Kompressionsmaterial für die entödematisierende Phase der KPE als doppelten Bindensatz zur Verfügung zu stellen, damit das Material regelmäßig gewaschen werden kann und eine kontinuierliche Bandage von einer bis zur nächsten MLD-Behandlung gewährleistet ist.

In Absprache mit dem Arzt sollte telefonisch oder schriftlich der individuell erforderliche Materialbedarf für die Entödematisierung des jeweiligen Patienten vereinbart werden.

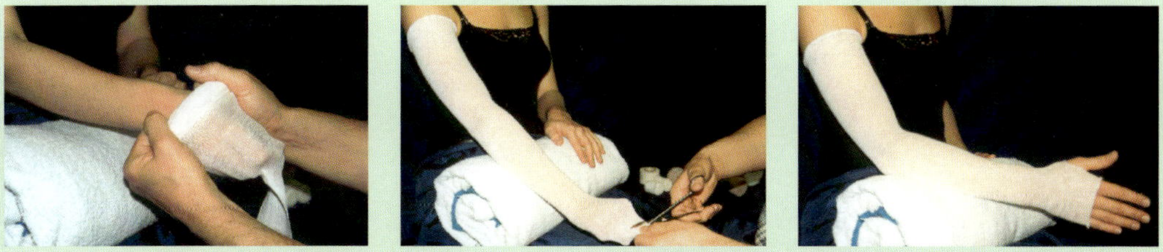

Abb. 5: Der Schlauchverband wird über die Extremität gezogen, so dass er in der Axilla abschließt. Es sollte vermieden werden, dass der Schlauchverband zu lang ist, proximal aufrollt und zu zirkulären Abdrücken führt. Dann macht der Patient eine Faust und der Therapeut schneidet den Schlauchverband vor den Fingergrundgelenken ab. Das Loch für den Daumendurchtritt wird anschließend aufgeschnitten.

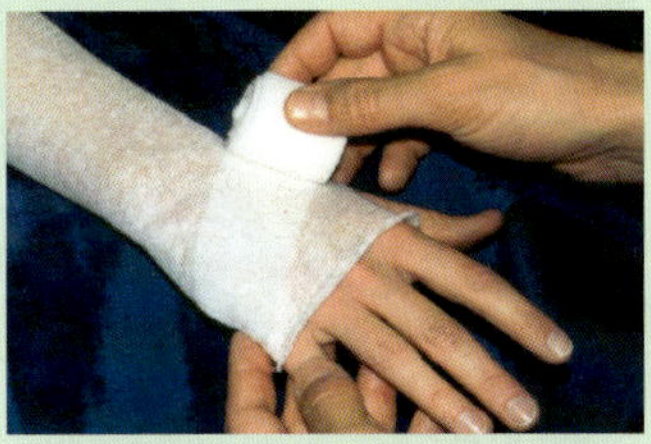

Abb. 6: Mit der 4 cm breiten Mullbinde beginnen wir die Fingerbandage mit einer Haltetour im Bereich der Mittelhand.

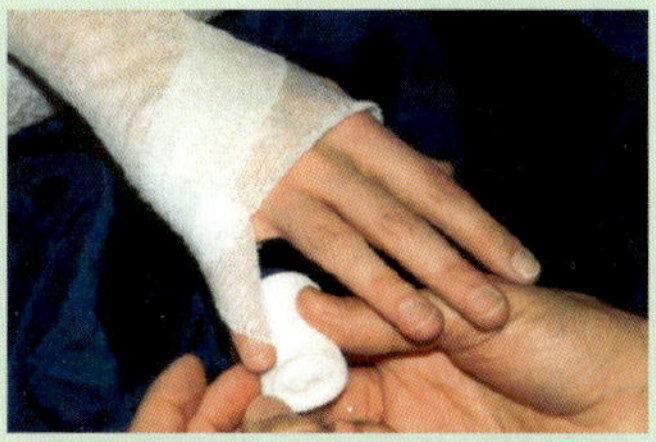

Abb. 7: Von dort wird die Binde spiralig nach distal zur Fingerspitze des kleinen Fingers geführt. Der Finger wird dann von distal nach proximal zirkulär bis zur Schwimmhaut umwickelt. Von dort verläuft die Binde dann steil zum Handrücken.

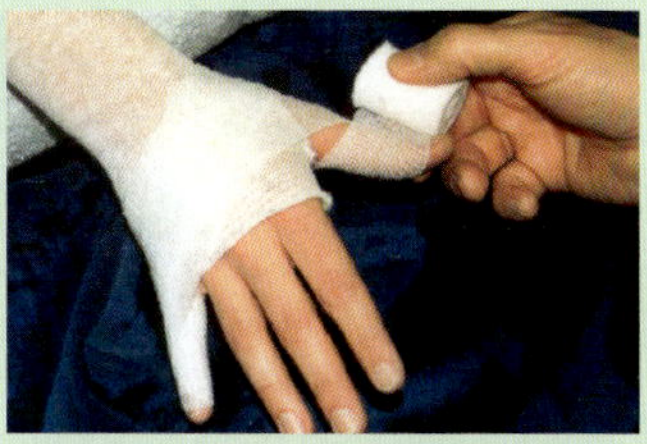

Abb. 8: Der Daumen und die anderen Finger werden in derselben Art bandagiert. Die Binde läuft immer von „oben (dorsal) in den Finger hinein" und auch immer „oben wieder heraus".

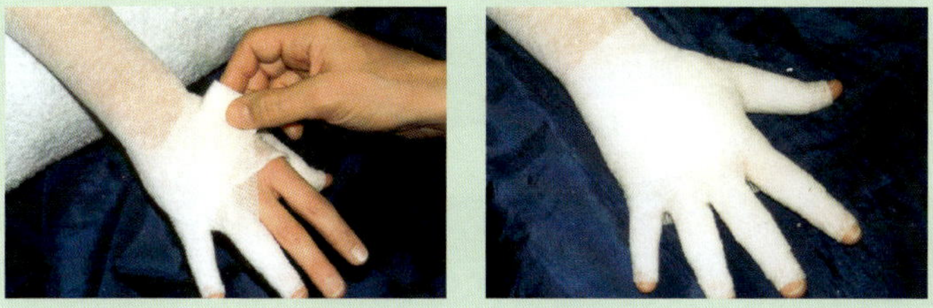

Abb. 9: Die 4 cm breite Mullbinde ist ausschließlich gedacht zur Kompression der Finger. Wenn noch Bindenmaterial übrig ist, kann dieses Material gleichmäßig flächig auf der ganzen Hand verwickelt werden.

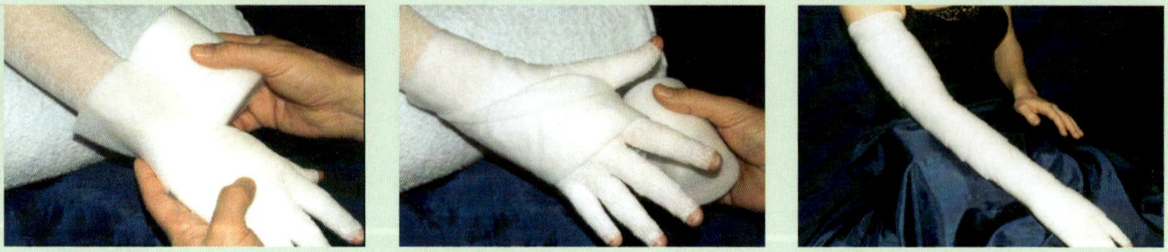

Abb. 10: Polsterung: Die ganze Extremität wird gleichmäßig, hälftig überlappend mit der Polsterwattebinde umwickelt.

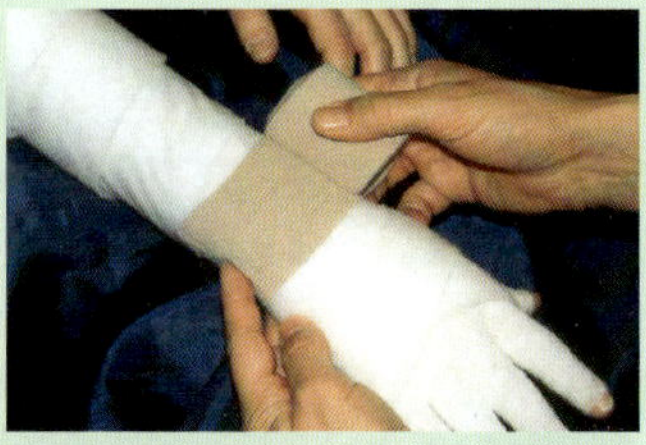

Abb. 11: Die 6 cm breite Kurzzugbinde dient zur Bandage der Hand. Wir beginnen mit einer lockeren Haltetour proximal vom Handgelenk…

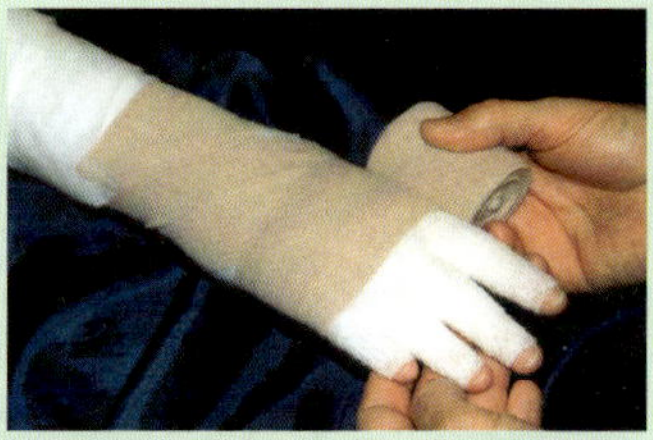

Abb. 12: …von dort wird die Binde diagonal zu den Fingergrundgelenken geführt, um dann nach einer zirkulären Tour über den Fingergrundgelenken…

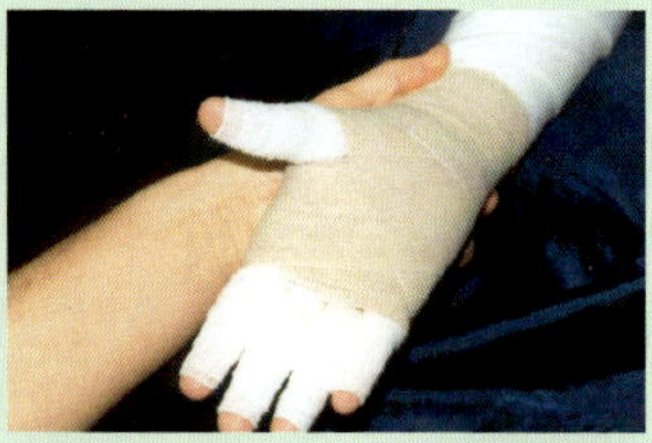

Abb. 13: …die ganze Hand bis zum Handgelenk zu umwickeln. Damit der Druck über den Handkanten nicht zu groß wird, kann man den Patienten bitten, die Finger zu spreizen. Zur Kontrolle lässt man den Patienten jetzt mehrfach die Faust schließen und öffnen. Dabei passt sich die textilelastische Binde in der Bewegung der Extremität an.

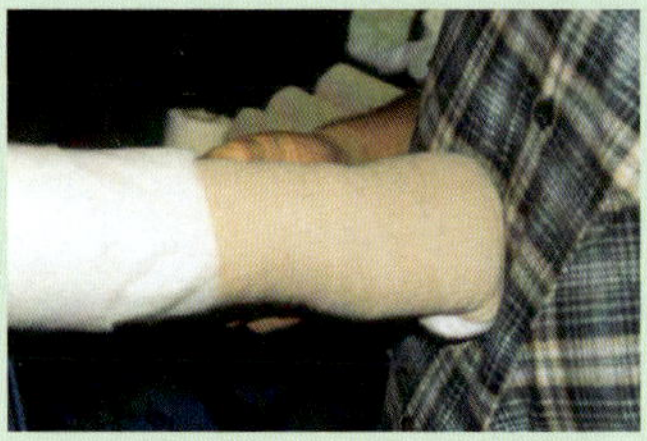

Abb. 14: Der Patient macht nun eine Faust und drückt gegen den Bauch des Therapeuten. Diese Approximation ist wichtig, damit der Therapeut die Bandage jetzt unter funktionellen Bedingungen anmodellieren kann.

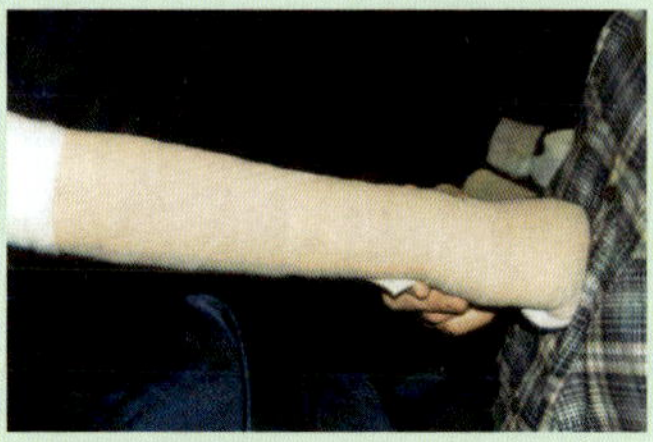

Abb. 15: Mit dem Rest der 6 cm breiten Binde wird der Unterarm spiralig fortschreitend, hälftig überlappend bandagiert.

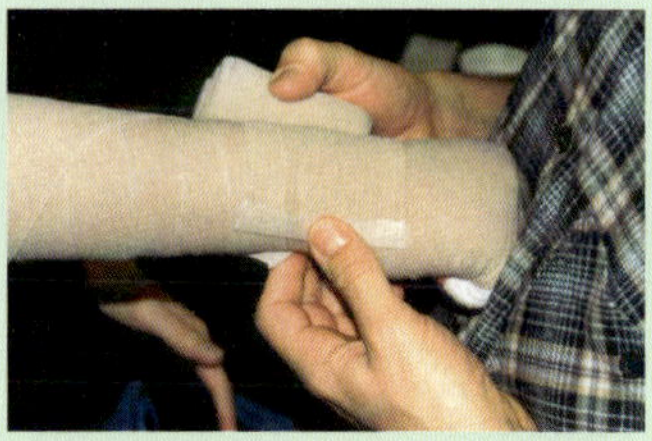

Abb. 16: Die 8 cm breite Kurzzugbinde wird über der Handwurzel und dem Handgelenk angesetzt und von dort aus wird der Unterarm hälftig überlappend zugewickelt.

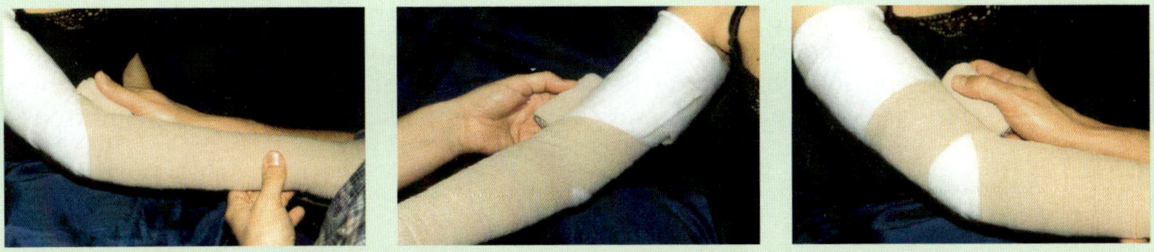

Abb. 17: Die Bandage des Ellenbogens erfolgt in leichter Flexion. Die Binde verläuft, von distal kommend, diagonal durch die Ellenbeuge zum Oberarm. Am Oberarm erfolgt eine zirkuläre Haltetour. Von dort verläuft die Binde wieder durch die Ellenbeuge von proximal nach distal diagonal zum Unterarm, so dass beide Touren sich in der Ellenbeuge kreuzen.

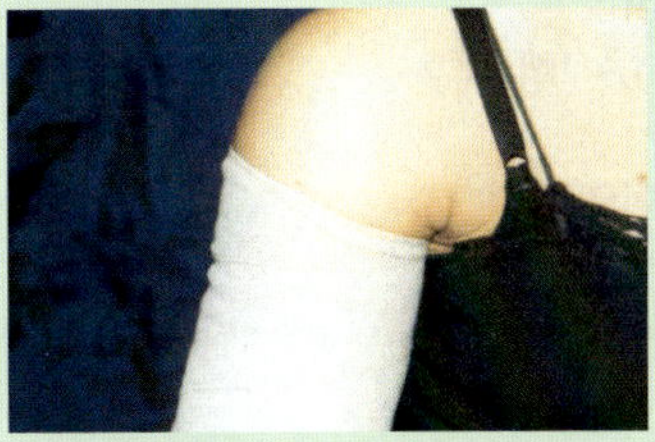

Abb. 18: Mit der 10 cm breiten Binde beginnen wir wieder über dem Handgelenk mit einer Haltetour und bandagieren dann spiralig, hälftig überlappend über den gestreckten Ellenbogen bis zur Achselhängefalte (bei hängendem Arm).

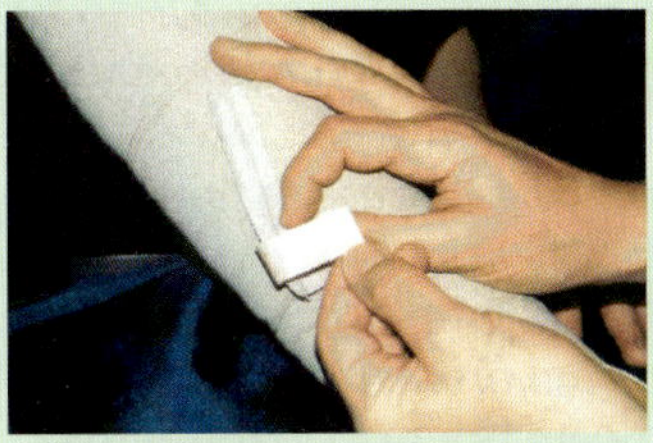

Abb. 19: Die Binde wird mit einem Tapestreifen fixiert.

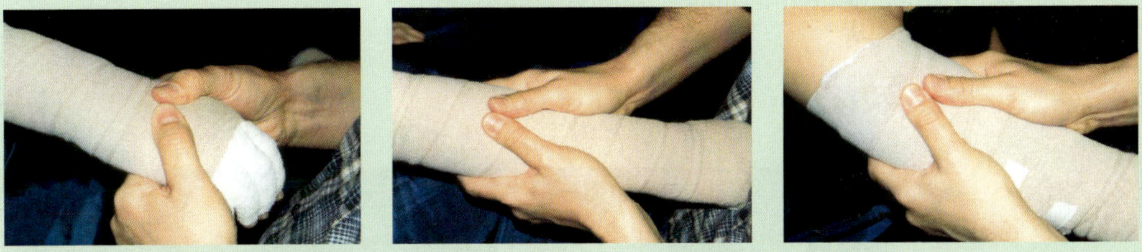

Abb. 20: Zum Abschluss der Bandage muss überprüft werden, ob der Druckverlauf von distal (peripher) nach proximal (zentral) abnimmt. Hierzu führen wir einen so genannten Testgriff durch. Erst wird dorsal mit den Daumen und volar mit den Fingern der Handbandagedruck überprüft, dann, wieder in der Approximation, wird der Druck am Unterarm, anschließend am Oberarm überprüft.

Merke: Die fertige Armbandage bedingt eine fast völlige Steifheit im Handgelenk und eine relative Bewegungseinschränkung im Ellenbogengelenk, bei der jedoch das „Haare bürsten“, bzw. das „Gabel zum Mund führen“ noch problemlos möglich sein sollten.

2.2 Die Beinbandage

Für die Basis-Beinbandage wird benötigt (Erwachsener):

- 1 x AP Schlauchverband Bein (Tricofix®)
- 1 x 10 cm breite Polsterwattebinde (Artiflex®)
- 1 x 15 cm breite Polsterwattebinde
- 1 x AP 6 cm breite Mullbinden (Elastomull®)
- 1 x 6 cm breite Kurzzugbinde (Comprilan®)
- 1 x 8 cm breite Kurzzugbinde
- 3 x 10 cm breite Kurzzugbinden
- 1 x 12 cm breite Kurzzugbinde
- 1 x Rolle Leukotape® 3,75 cm

Die Materialmenge hängt ab von der Beinlänge und dem Beinumfang, dem Alter und dem Befinden des Patienten. Es empfiehlt sich, das Kompressionsmaterial als doppelten Bindensatz zur Verfügung zu stellen, damit das Material regelmäßig gewaschen werden kann. In Absprache mit dem Arzt sollte schriftlich der erforderliche Materialbedarf für die entödematisierende Phase der Komplexen Physikalischen Entstauungstherapie vereinbart werden.

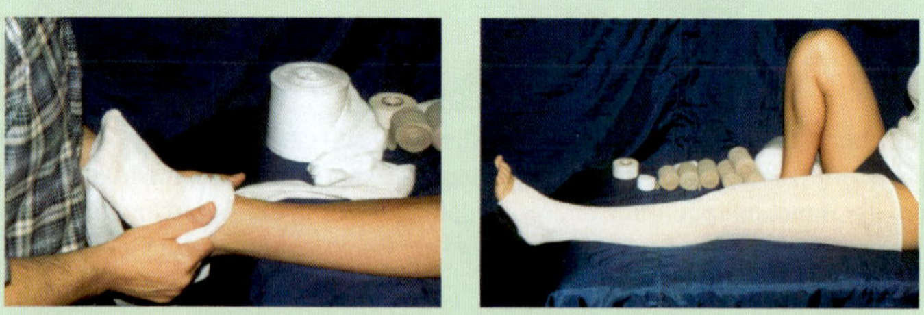

Abb. 21: Der Schlauchverband wird über die Extremität gezogen, so dass er in der Leiste abschließt. Es sollte vermieden werden, dass der Schlauchverband zu lang ist, proximal aufrollt und zu zirkulären Abdrücken führen kann.

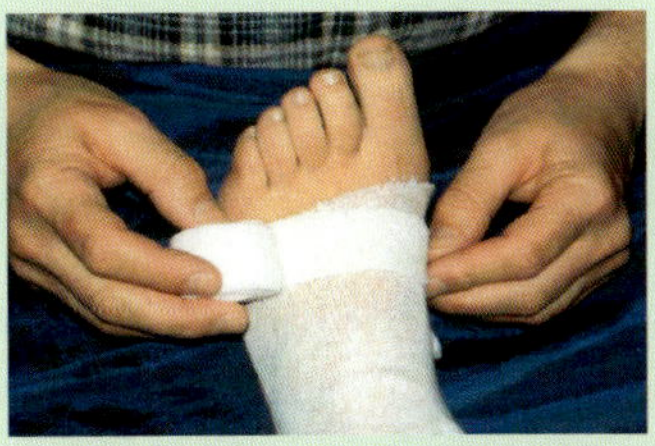

Abb. 22: Zur Bandage der Zehen wird eine 6 cm breite Mullbinde abgerollt und hälftig zusammengelegt, so dass wir eine doppellagige, 3 cm breite Binde erhalten. Mit der 3 cm breiten Mullbinde beginnen wir mit einer Haltetour im Bereich des Mittelfußes.

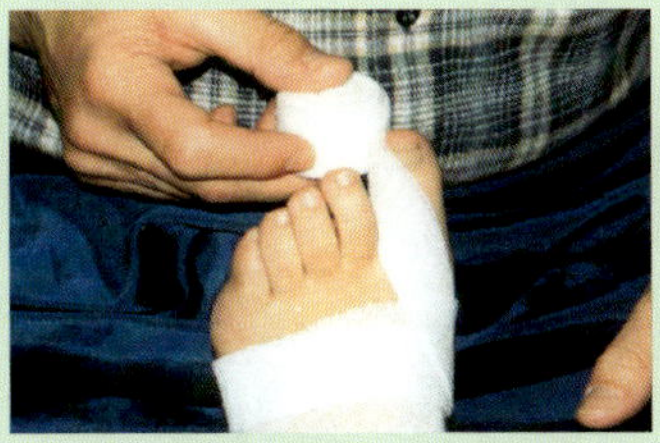

Abb. 23: Dann wird die Binde locker spiralig nach distal zur Spitze der Großzehe geführt.

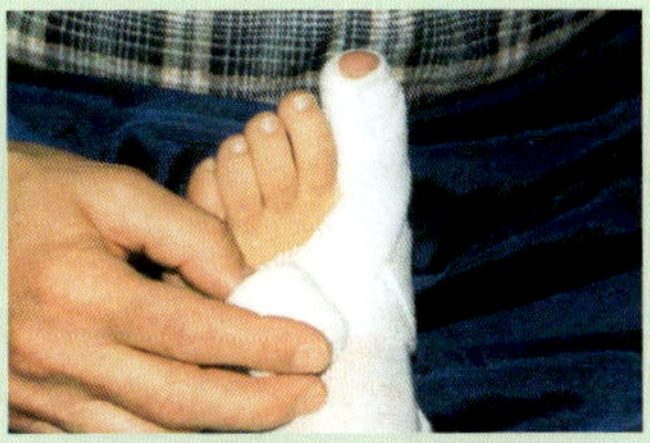

Abb. 24: Die Großzehe wird von distal nach proximal mit zirkulären Touren bis zur Haut zwischen den Zehen zugewickelt, dann wird der Bindenkopf steil wieder zum Mittelfuß zurückgeführt.

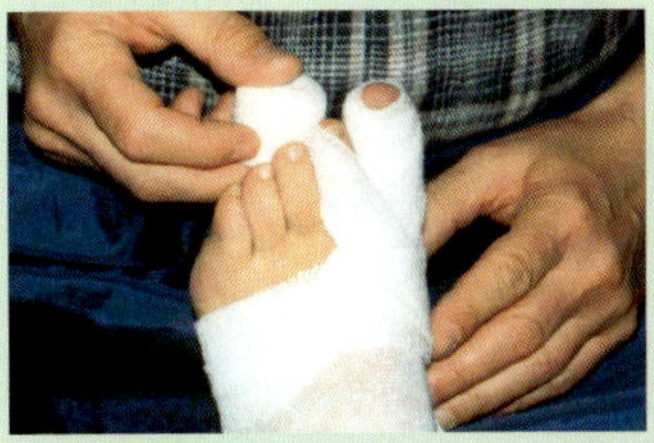

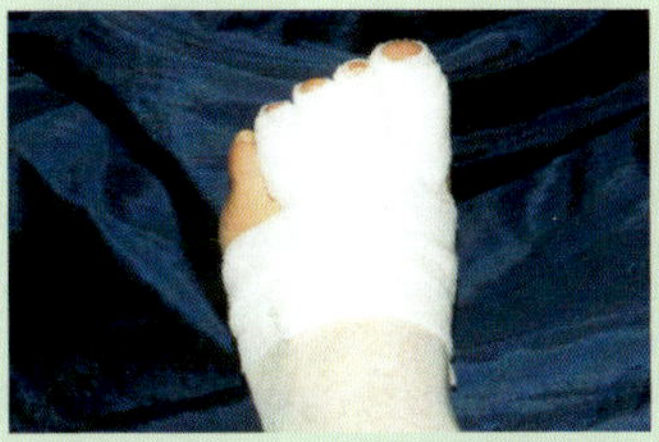

Abb. 25: In derselben Art und Weise werden die anderen Zehen bandagiert. Der kleine Fußzeh bleibt frei! Er wird nicht bandagiert, da es immer wieder zu Scheuer- und Druckstellen auf Grund der starken Laufbeanspruchung dieser Zehe kommt.

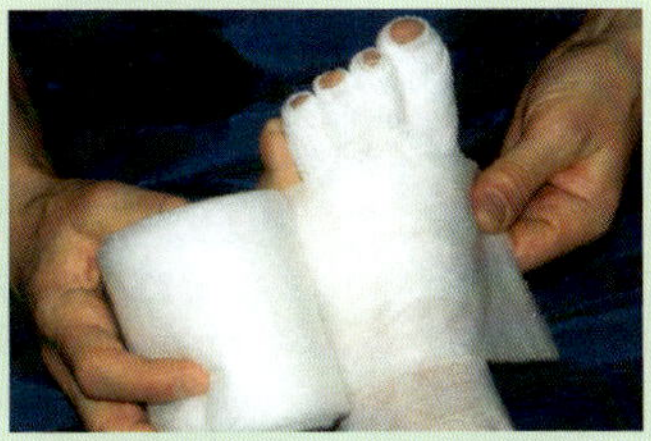

Abb. 26: Mit der 10 cm breiten Polsterwattebinde beginnen wir über den Zehengrundgelenken mit einer zirkulären Tour und umwickeln dann …

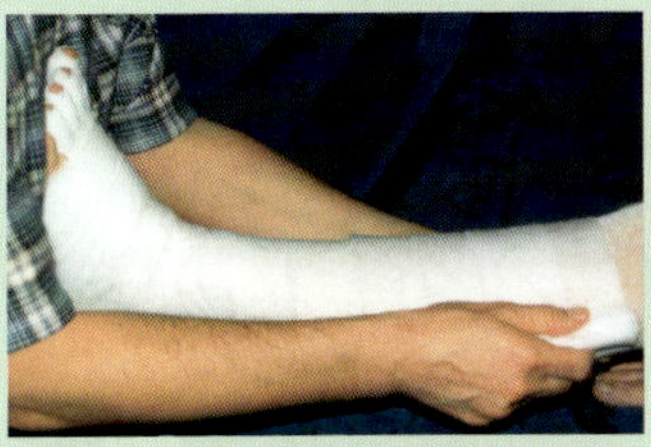

Abb. 27: … hälftig überlappend nach proximal fortschreitend den ganzen Unterschenkel bis zum Knie.

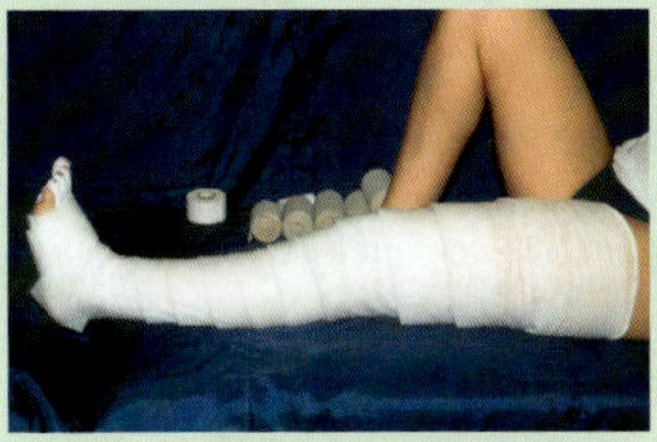

Abb. 28: Mit der 15 cm breiten Polsterwattebinde wird dann das Knie und der Oberschenkel bis zum Schritt bandagiert.

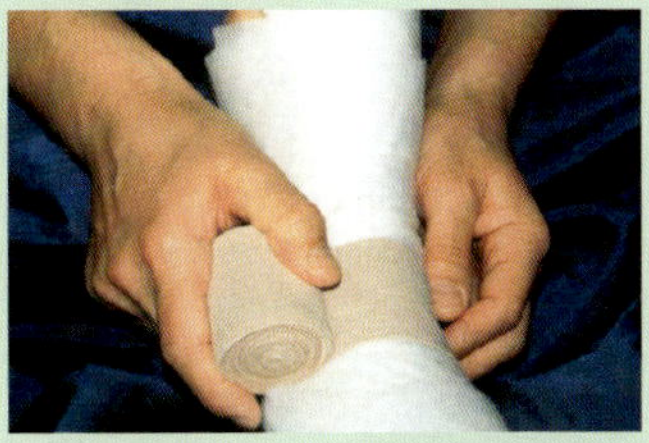

Abb. 29: Für die Fußbandage wird die 6 cm breite Kurzzugbinde verwendet. Die erste Bindentour ist eine Haltetour, die proximal der Malleolen von medial nach lateral verläuft.

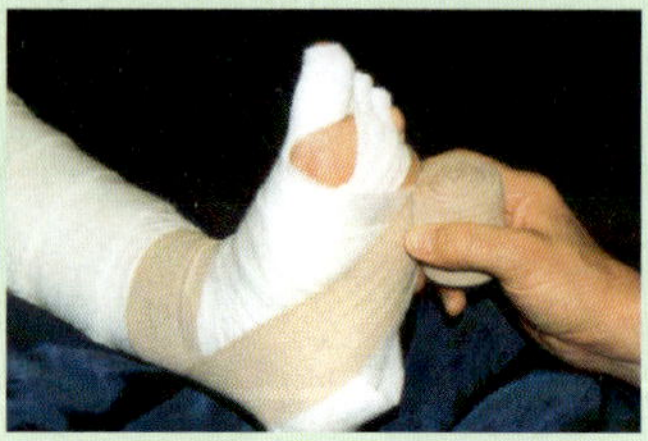

Abb. 30: Unterhalb des medialen Malleolus wird die Binde unter Zug durchs Längsgewölbe zum Kleinzehengrundgelenk geführt.

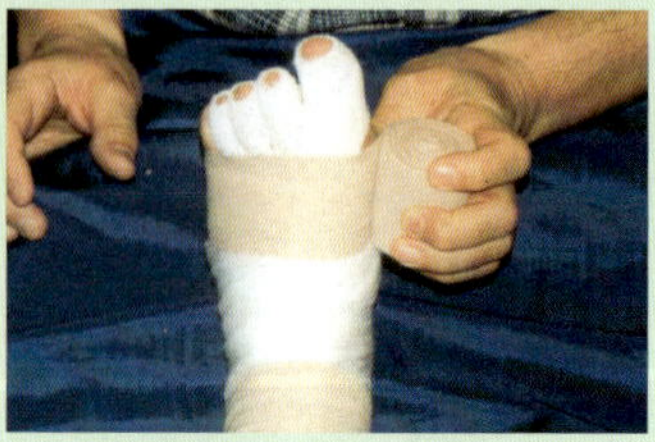

Abb. 31: Über den Zehengrundgelenken werden zwei zirkuläre Touren durchgeführt.

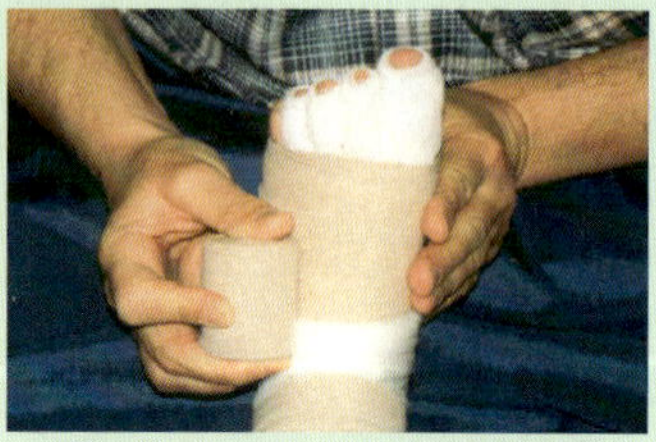

Abb. 32: Der Vorfuß wird hälftig überlappend bis zum oberen Sprunggelenk umwickelt. Der Bindenkopf wird eng geführt und die Binde wird mit der anderen Hand anmodelliert.

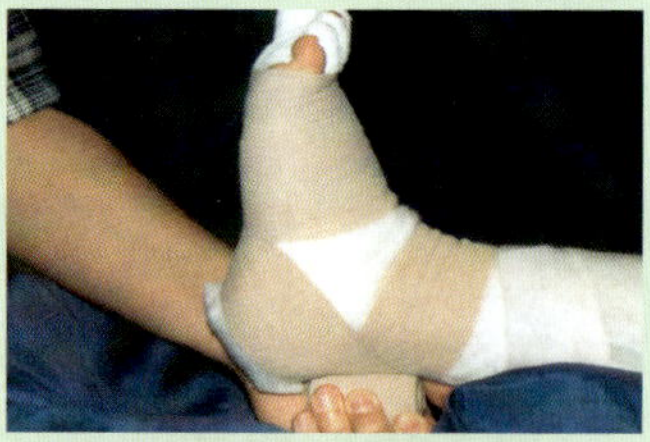

Abb. 33: Vom Mittelfuß kommend verläuft die Binde dann wieder unterhalb des lateralen Malleolus nach proximal zur ersten Haltetour.

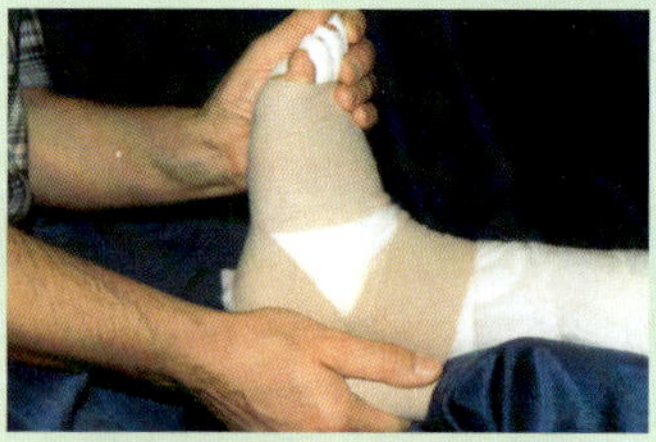

Abb. 34: Mit einer lockeren zirkulären Haltetour proximal der Malleolengabel wird der nächste Schritt eingeleitet.

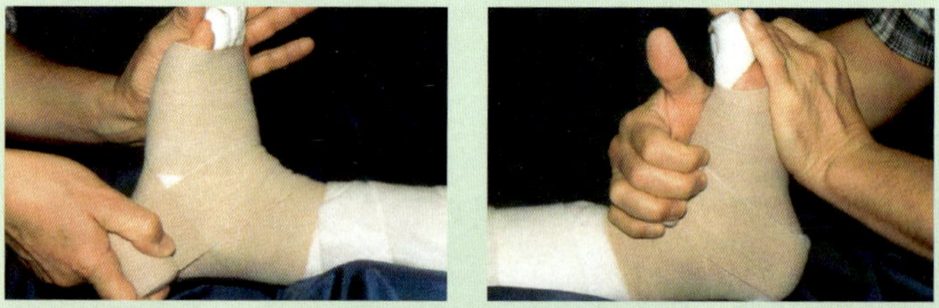

Abb. 35: Der Fuß des Patienten sollte nach Möglichkeit in der maximalen Dorsalextension sein. Dann wird die Binde mittig über das obere Sprunggelenk zur Mitte der Ferse geführt und von dort wieder zum oberen Sprunggelenk.

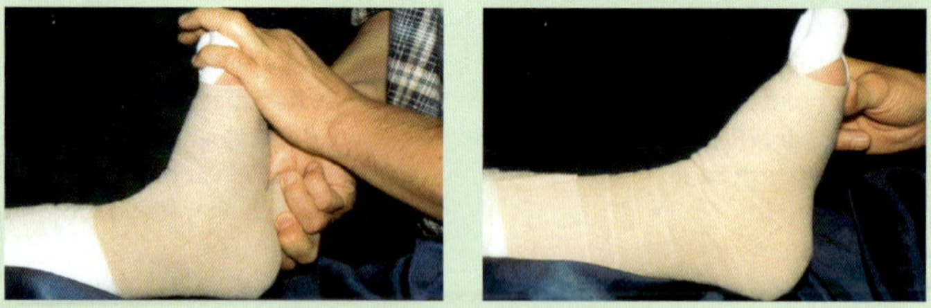

Abb. 36: Ohne eine weitere Haltetour verläuft die Binde nochmals unterhalb des medialen Malleolus unter Zug zum Vorfuß, nach einer zirkulären Tour über dem Vorfuß unterhalb des lateralen Malleolus wieder zum Unterschenkel, dabei wird der Kalkaneus (Fersenbein) achsengerecht fixiert.

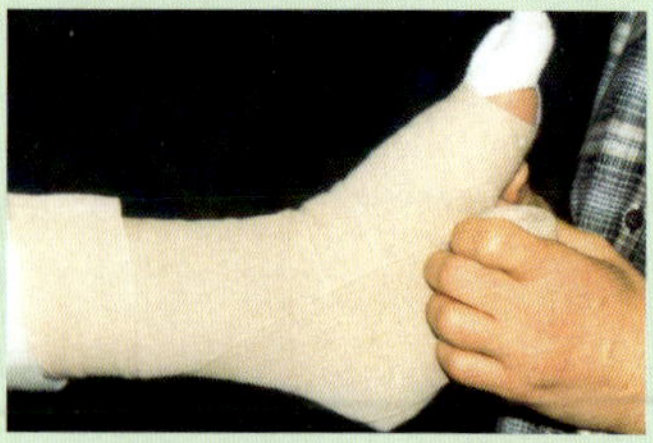

Abb. 37: Mit der 8 cm breiten Binde wird der Fuß in der eben beschriebenen Weise noch einmal bandagiert.

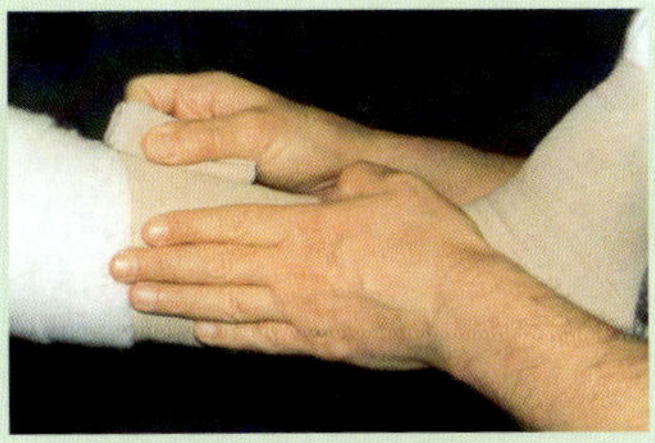

Abb. 38: Der Unterschenkel wird dann hälftig überlappend mit dem Rest der 8 cm breiten Binde umwickelt.

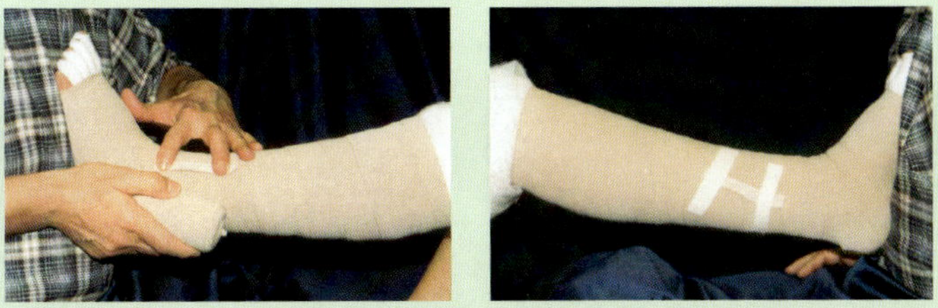

Abb. 39: Entgegen der bisherigen Wickelrichtung wird der Unterschenkel jetzt noch einmal mit einer 10 cm breiten Binde beginnend auf der Malleolengabel bandagiert. Der Rest der 10 cm breiten Binde wird vom Knie aus nach distal verwickelt, um eventuelle Schwachstellen auszugleichen. Abschließend wird die Binde mit zwei Tapestreifen fixiert.

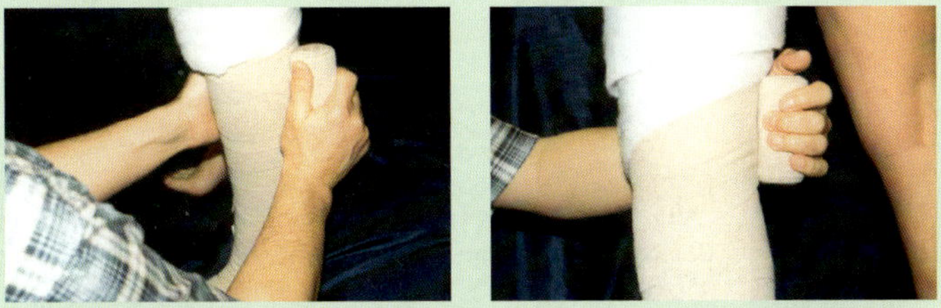

Abb. 40: Für die Knie- und Oberschenkelbandage stellt sich der Patient mit leichter Knieflexion hin. Nach einer Haltetour distal des Knies verläuft die 10 cm breite Kurzzugbinde diagonal durch die Kniekehle nach proximal.

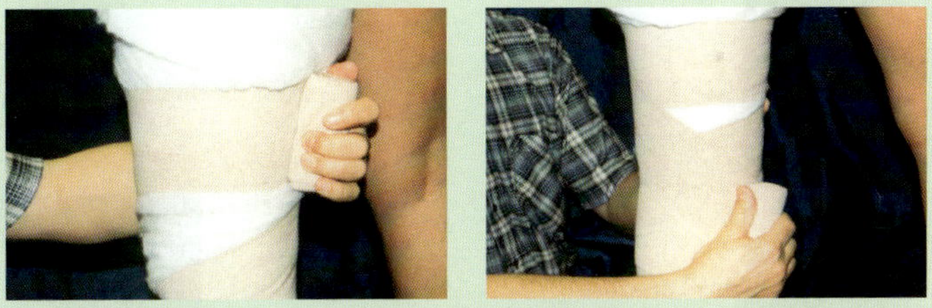

Abb. 41: Proximal des Kniegelenkes führen wir eine ganze Haltetour durch und lassen dann die Binde wieder diagonal durch die Kniekehle zum Unterschenkel laufen. Dabei kreuzen sich die Touren in der Kniekehle und schützen so Haut und Sehnen bei eventuellem Aufrollen oder Faltenbildung der folgenden Bindentouren.

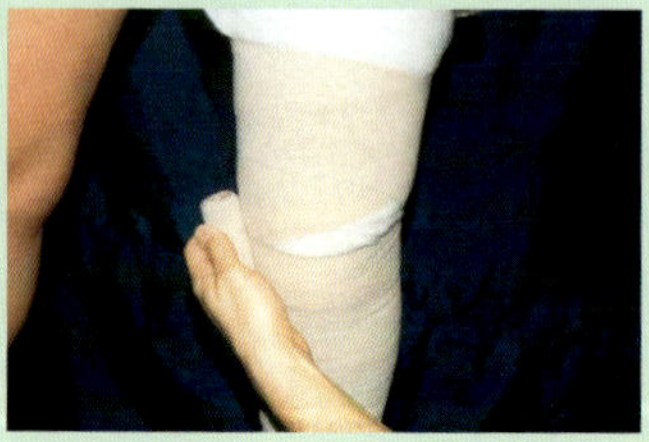

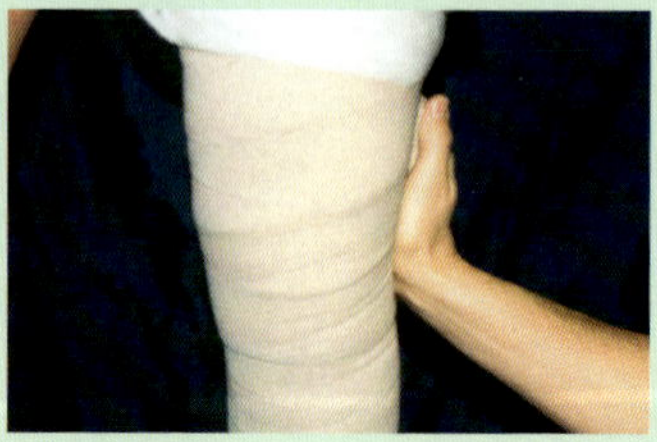

Abb. 42: Das Knie wird jetzt von distal nach proximal zirkulär hälftig überlappend, kräftig umwickelt.

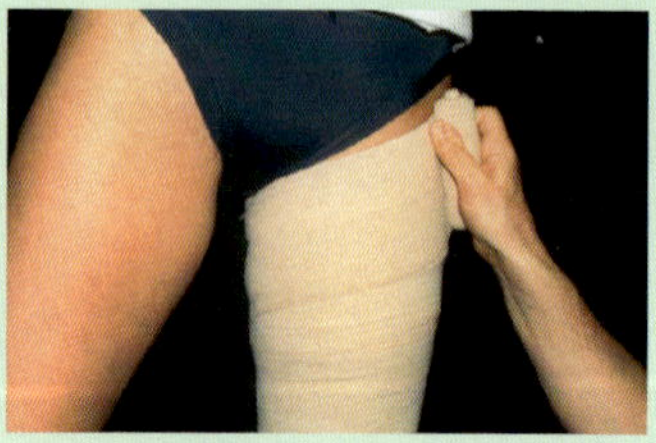

Abb. 43: Bei der Bandage des Oberschenkels ist darauf zu achten, dass die Bindenkante durch den Schritt verläuft (Männer nehmen ihr Genital zur Seite) und dann parallel des Leistenbandes und mit der quer verlaufenden Gesäßfalte abschließt. Auch diese Binde wird mit zwei Tapestreifen fixiert.

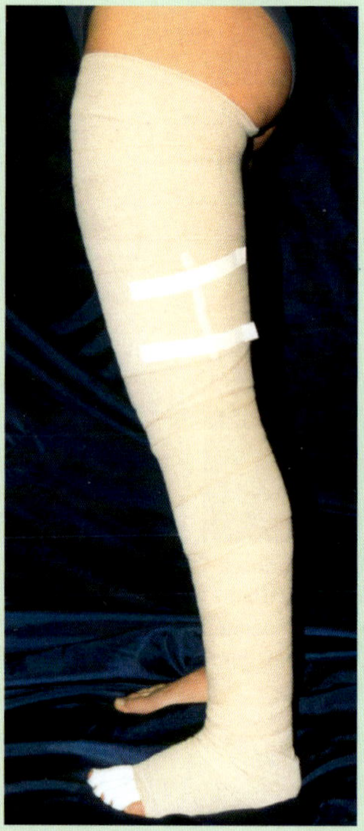

Abb. 44: Nach dem Testen des Druckverlaufes von distal nach proximal unter Belastung des Beines werden eventuelle Schwachstellen mit einer 12 cm breiten Kurzzugbinde ausgeglichen.

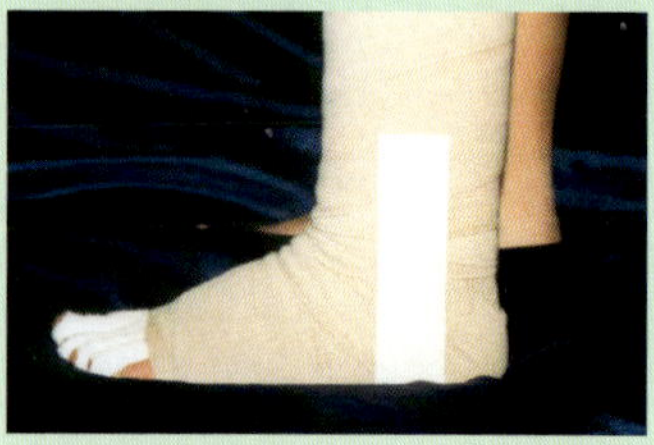

Abb. 45: Mit einem Tapestreifen wird durch einen U-Zügel das Verrutschen der Binde im Bereich von Ferse und Sprunggelenk verhindert.

Merke: Die fertige Beinbandage sollte vom Patienten wie eine zweite Haut empfunden werden, also nicht unangenehm sein oder drücken. Der Patient sollte das Knie so weit beugen können, dass er problemlos Treppen laufen oder die Toilette aufsuchen kann.

2.3 Spezielle Bandagetechniken beim Kopf-, Brust-, Rumpf- und Genitallymphödem

O. Gültig

Der lymphologische Kompressionsverband (LKV) von Patienten mit sekundären Kopflymphödemen, Lymphödemen der Mamma (Brust), primären und sekundären Genital- und Rumpfwandödemen erfordert von allen am therapeutischen Prozess Beteiligten differenzierte Kenntnisse über Hygiene und den Einsatz der Komplexen Physikalischen Entstauungstherapie (Abb. 46). Ganz besonders benötigen diese Lymphödemformen alle ein hohes Maß an Selbstbehandlung durch den Patienten (Krankheitsselbstmanagement). Dies bedeutet, dass der Lymphödempatient möglichst schnell lernen muss, systemische Hautpflege/Wundmanagement und die lymphologischen Verbände auch für sich selbst einzusetzen.

Zusätzlich ist die lückenlose onkologische Nachsorge durch den behandelnden Arzt besonders wichtig.

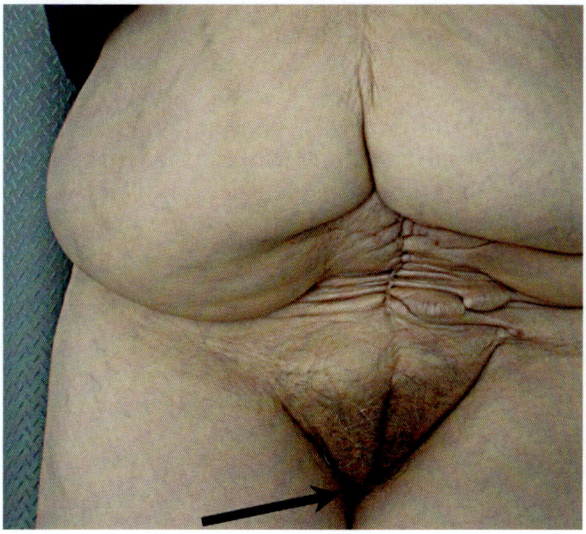

Abb. 46: Sekundäres Genitallymphödem mit radiogener Fibrose und Narbenkontraktur
(Aufnahme: H. Pritschow/Waldkirch)

2.3.1 Sekundäres Kopflymphödem

Die Entstehung des sekundären Kopflymphödems ist eine häufige Komplikation, insbesondere nach beidseitiger Neckdissektion (Entfernung der Halslymphknoten) und anschließender strahlentherapeutischer Behandlung. Ausgeprägte Hals-, Gesichts- und Nackenlymphödeme mit der Betonung des Mundbodens und der Wangen sind die Folge. Oft entstehen im Bestrahlungsfeld zusätzliche sekundäre Gewebeveränderungen wie Strahlendermatosen und radiogene Fibrosen.

Die lymphologische Kompressionsbandage hat in der Kopf-Gesichts-Region immer einen besonders milden Charakter und darf in bestrahlten Gebieten weder Parästhesien (Gefühlsstörungen) noch Schmerzen auslösen! Der Hals kann in besonders ausgeprägten Fällen mit speziellen Materialien in die milde Kompressionstherapie mit einbezogen werden.

Die hierfür geeigneten Materialien sind dauerelastische Trikotschlauchverbände (Größen für mittleren oder großen Rumpf, je nach Schweregrad) in Verbindung mit 0,4 bis 2 cm starkem Schaumstoff zur lokalen Aufpolsterung (Abb. 47).

Man schneidet ein ca. 12 bis 16 cm breites Stück des Trikotschlauchverbandes ab, legt diesen doppelt und fixiert damit den anatomisch zugeschnittenen Schaumstoff (Abb. 48). Um Reizungen der Haut oder Blutkapillarschäden zu verhindern, werden grundsätzlich beim lymphologischen Kompressionsverband alle Schaumstoffe im Randbereich in einem 45° Winkel mit der Schere abgeflacht (Abb. 49). Aus hygienischen Gründen wird dieses Schaumstoffteil mit einem baumwollenen Schlauchverband überzogen. Je nach Ausprägung des Gesichtslymphödems können hier sowohl Mundboden, Unterkiefer und große Teile der Wange unter milde Kompression gebracht werden. Eventuell vorhandene, verschiebbare radiogene Fibrosen werden durch die Mikromassagewirkung des weichen Schaumstoffpolsters zusätzlich gelockert. Um nach dem Laplace'schen Gesetz (Druck D = S (Spannkraft der Binde) : R (Teilradius)) lokal mehr Druck zu erzeugen, können auch mehrere Schaumstofflagen übereinander gelegt werden. In der gleichen Weise kann auch die lymphödematöse Region der Oberlippe bis hin zum Jochbein komprimiert werden (Abb. 50). Für eine milde Kompression am Hals eignet sich die Schanz'sche Krawatte in Verbindung mit lokaler, stufig aufgebauter zusätzlicher Unterpolsterung im Nackenbereich, die eine Verschiebung vom Ödem aus der Hinterkopf-Nacken-Region in die nächstgelegenen nicht ödematisierten axillären Lymphknoten beschleunigt. Mit dem Klettverschluss kann der Patient selbst die Dosierung des sehr milden, für ihn gut tolerierbaren Druckes vornehmen (Abb. 51). Nach erfolgter Entstauung haben sich speziell angemessene Kompressionsstrümpfe (Masken) mit Klettverschluss in der Erhaltungsphase bewährt (Abb. 52).

Wenn die KPE frühzeitig nach dem chirurgischen Eingriff und nach Erkennen der lymphödematösen Schwellungen eingesetzt wird, lässt sich eine Chronifizierung häufig verhindern.

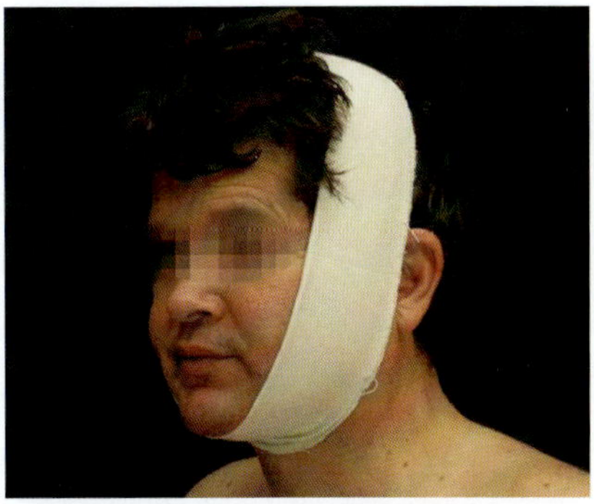

Abb. 47: Sekundäres Kopflymphödem: Kompressionsverband mit Trikotschlauch (alle Aufnahmen dieser Seite: Lymphologic®/ Aschaffenburg)

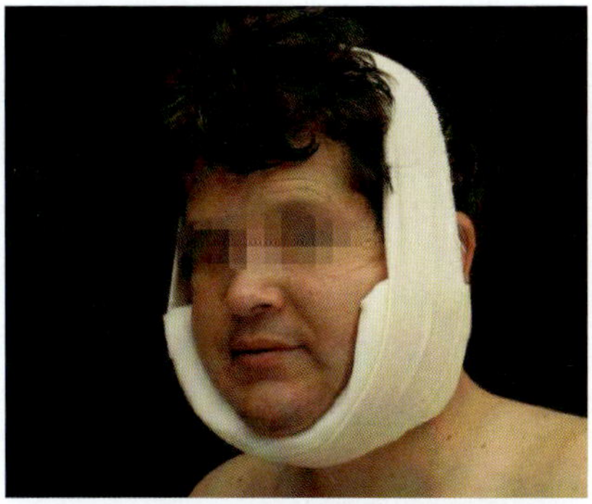

Abb. 48: Trikotschlauchverband mit anatomisch angepasstem Schaumstoffpolster

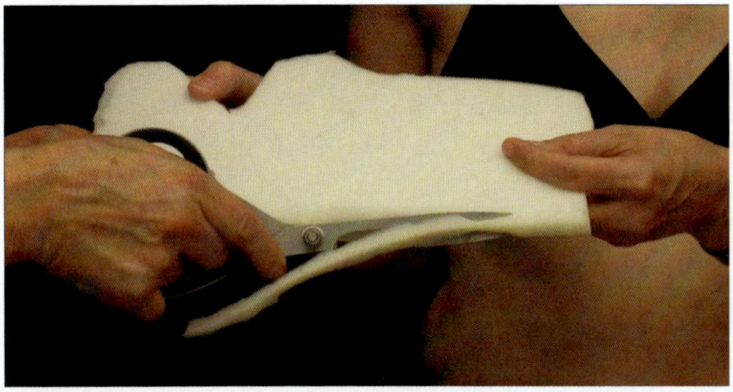

Abb. 49: Alle Schaumstoffe oder Komprex®-Teile werden im Randbereich in einem 45° Winkel mit der Schere abgeflacht.

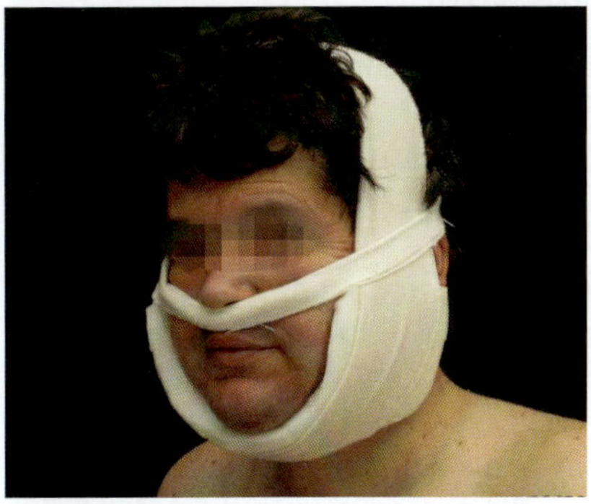

Abb. 50: Lokale Kompression der Oberlippe

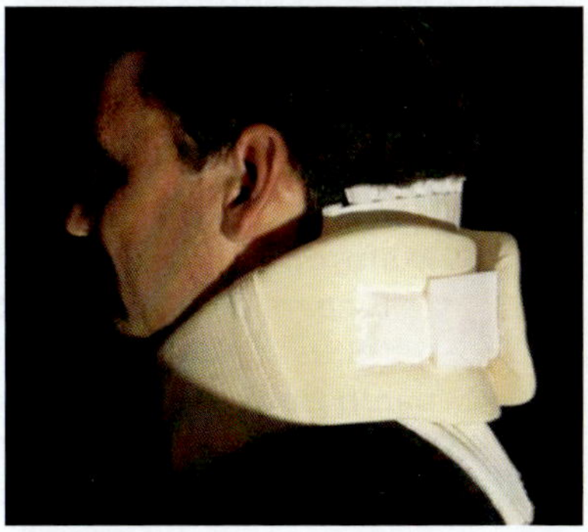

Abb. 51: Mit Hilfe einer Schanz'schen Krawatte mit lokaler Aufpolsterung im Nacken-Rücken-Bereich kann ein milder, gut tolerierbarer Druck aufgebaut werden.

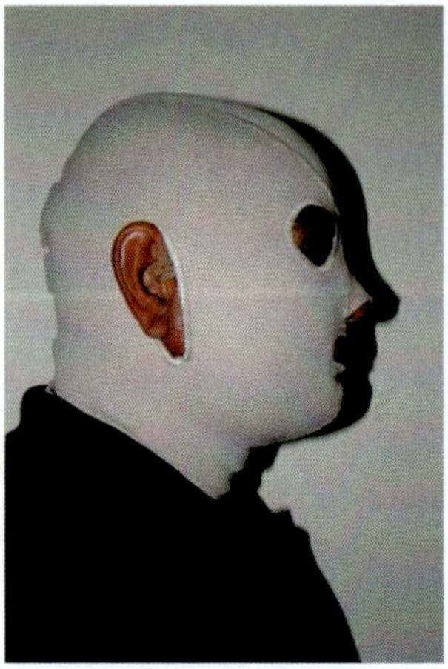

Abb. 52: Individuell gefertigter Kompressionsstrumpf mit Klettverschluss
(Aufnahme: Venavital/Aschaffenburg)

Merke:
- Der lymphologische Kompressionsverband in der Kopf-Hals-Region muss leicht an- und ablegbar sein.
- Auf Narben oder Fibrosen können sowohl ruhige als auch unruhige Polstermaterialien eingesetzt werden.
- Bei der Verwendung unruhiger Oberflächen dürfen nur Schaumstoffe mit geringer Raumdichte (weich) verwendet werden.
- Beim Auftreten von Parästhesien oder Schmerzen ist die lokale Kompression sofort zu entfernen und bei der nächsten Anlage muss der Druck entsprechend reduziert werden.

2.3.2 Sekundäres Brust-/Thoraxwandlymphödem

Die brusterhaltenden Operationstechniken (BET) bei Brustkrebs und die anschließende Strahlentherapie betreffen häufig auch die nächstgelegenen axillären Lymphknoten. Aus diesen Gründen entstehen neben dem bekannten sekundären Armlymphödem auch sekundäre Lymphödeme der Mamma selbst und der Rumpfwand.

Eine milde Kompression der lymphödematösen, manchmal fibrotisch verhärteten Brust und der Rumpfwand ist unverzichtbar, um ein Fortschreiten der sekundären Gewebeveränderungen zu vermeiden (Abb. 53–57).

Als Polstermaterial eignet sich bis zu 1 cm dicker, weicher Schaumstoff. Dieser wird körbchenartig zugeschnitten und die Innenseite als weiche, aber unruhige Oberfläche gestaltet. Unter dem darüber getragenen BH entsteht so, neben der Kompression, eine sanfte fibroselockernde Mikromassage. Sowohl an den unteren Kanten des BH-Körbchens wie an der Flankenregion seitlich unter der Axilla (Linea axillaris, Musculus serratus anterior) der betroffenen Seite, müssen die Schaumstoffabpolsterungen überlappend mit einbezogen werden, da es sonst im Kantenbereich des BHs zu Abschnürungen und damit zur Lymphabflussbehinderung kommt. Auch in der Region des Schulterträgers sollte der Büstenhalter keinerlei Abschnürungen provozieren und gegebenenfalls entsprechend unterpolstert werden.

Um lokal höhere Kompressionsdrücke zu erreichen, hat sich auch der Einsatz von Soft-Bustiers, die nach brusterhaltenden Operationen eingesetzt werden, bewährt. Diese sind in der oben beschriebenen Art und Weise auszupolstern (Abb. 58).

Um die Hautfreundlichkeit und Haltbarkeit des Polsters zu erhöhen, sollte die Innenseite mit einem großflächigen und atmungsaktiven Fixierpflaster beklebt werden.

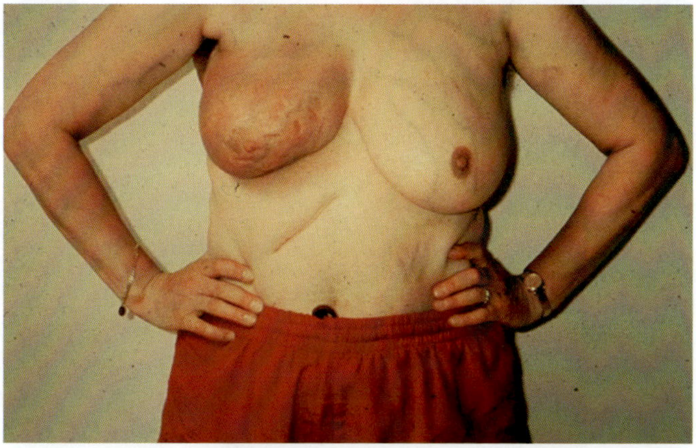

Abb. 53: Radiogene Fibrose der weiblichen Brust
(Aufnahme: Lymphologic®/Aschaffenburg)

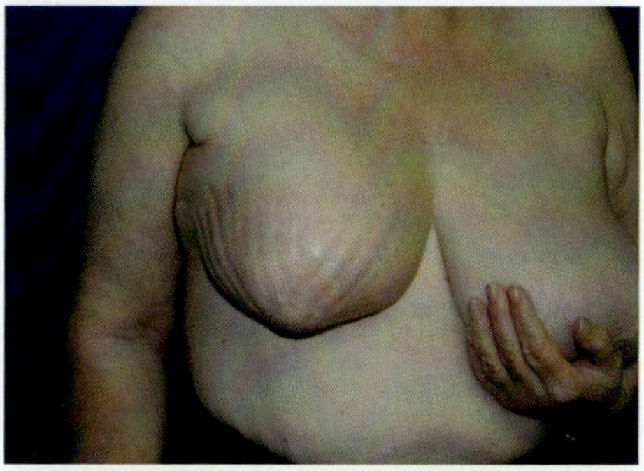

Abb. 54: Optisch gut sichtbare Wirkung der Mikromassage durch die unruhige Oberfläche der Polstermaterialien
(Aufnahme: T. Künzel/Bad Mergentheim)

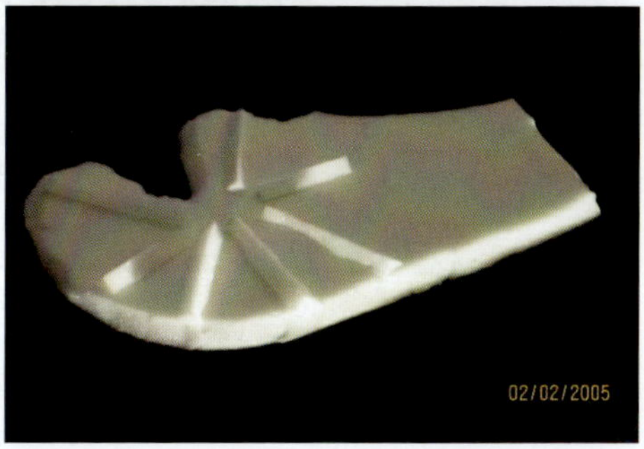

Abb. 55: Innenseite der Schaumstoffpolsterung bewirkt durch eine unruhige Oberfläche eine lockernde Mikromassage
(Aufnahme: Lymphologic®/Aschaffenburg)

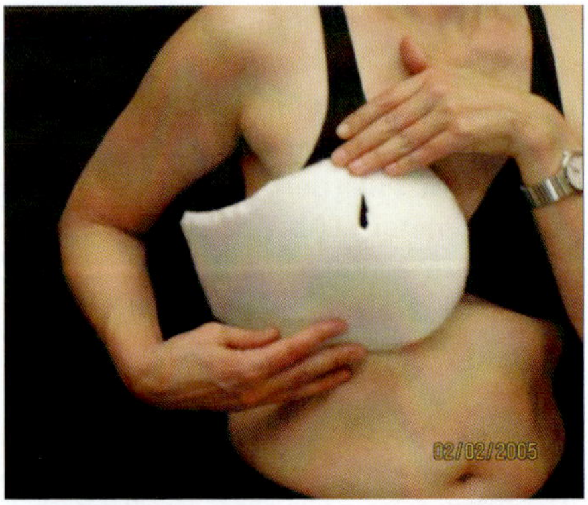

Abb. 56: Körbchenartig zugeschnittener Schaumstoff
(Aufnahme: Lymphologic®/Aschaffenburg)

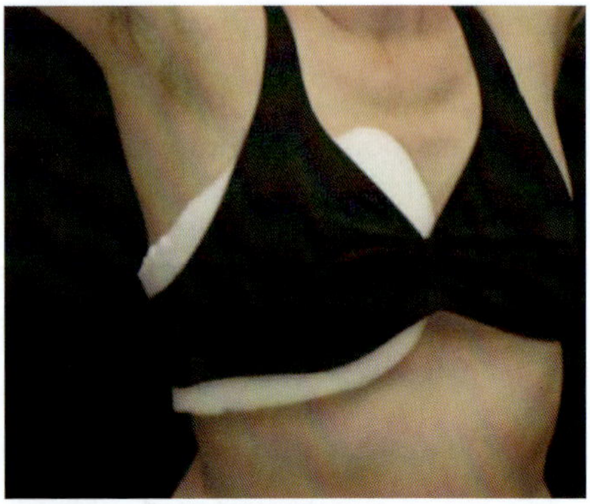

Abb. 57: Das Schaumstoffpolster wird unter dem BH fixiert.
(Aufnahme: Lymphologic®/Aschaffenburg)

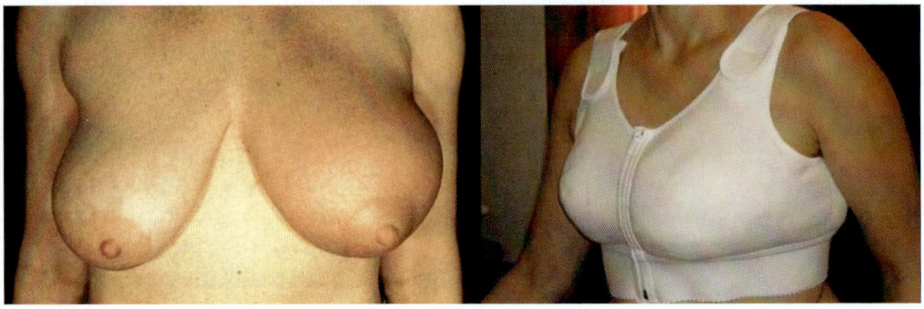

Abb. 58: Sekundäres Mammalymphödem nach Brustreduktions-Operation mit Kompressions-Bustier
(Aufnahme: Anita Dr. Helbig GmbH/ Brannenburg, Nr. 1094)

Merke:
- Beim Brustlymphödem verwenden wir möglichst gering auftragende, weiche Polstermaterialien im Körbchen des BHs oder Bustiers. Dies hat erfahrungsgemäß bei der Patientin eine hohe Akzeptanz und bringt schnelleren Erfolg der KPE.
- Bei einer großen Brust finden sich oft tiefe Hautfalten. Mögliche feuchte Kammern müssen präventiv mit infektionshemmenden Medikamenten behandelt werden und mit entsprechenden Polsterungen geschützt werden.
- Jede Markierung durch die Unterwäsche auf der Haut verhindert den Lymphabfluss über das Hautlymphsystem.

2.3.3 Genitallymphödem

Genitallymphödeme beim männlichen und weiblichen Patienten sollten, wenn möglich, in der ersten Phase der KPE in einer lymphologischen Fachklinik, oder falls dies nicht möglich ist, mindestens ein- bis zweimal täglich über einige Wochen hinweg in der ambulanten physiotherapeutischen lymphologischen Schwerpunktpraxis behandelt werden (Abb. 59, 60).

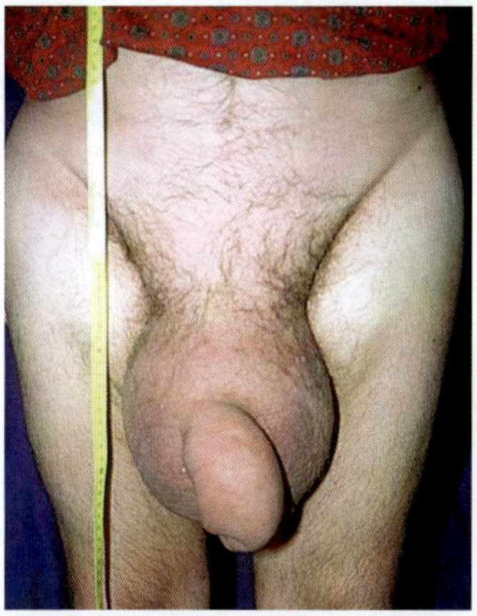

Abb. 59: Primäres Genitallymphödem vor der KPE-Behandlung
(beide Aufnahmen: Lymphologic®/Aschaffenburg)

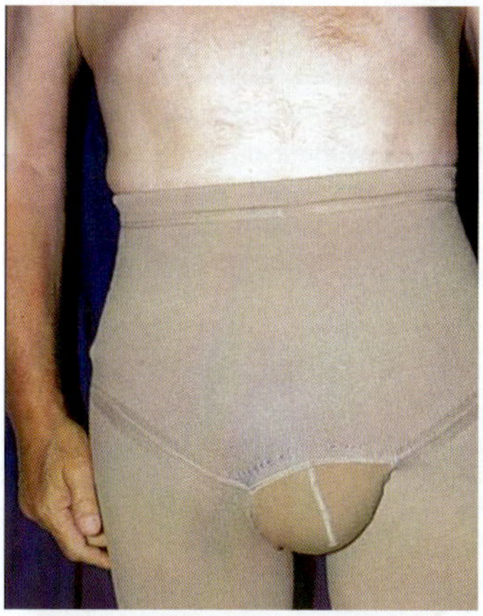

Abb. 60: Primäres Genitallymphödem nach KPE-Behandlung mit individuell angepasster Flachstrickbermudahose

Das Erlernen des Selbstverbandes ist für den Mann unerlässlich, vor allem für die Wochenenden oder die behandlungsfreie Zeit. Penis und Skrotum (Hodensack) reödematisieren ohne den lymphologischen Kompressionsverband oft sehr schnell. Bestehen zusätzlich noch Beinlymphödeme, so muss der Patient unter Umständen in der Entstauungsphase krankgeschrieben werden. Da der lymphologische Kompressionsverband eine Bewegungseinschränkung verursacht, sollte der Patient auch nicht selbst mit dem PKW am öffentlichen Straßenverkehr teilnehmen (Achtung: Versicherungshaftungsprobleme). In der Erhaltungs- und Optimierungsphase der KPE ist durch die nach Maß gefertigten Kompressionsstrumpfhosen mit lokalen Aufpolsterungen und beim Mann mit dem zusätzlichen Skrotum- und Penisverband eine annähernd normale Alltagsgestaltung wieder möglich.

Treten in diesem Gebiet Lymphzysten und -fisteln auf, werden diese vor und während der KPE im Rahmen der professionellen Wundversorgung mitversorgt. Beim männlichen Patienten reichen bei leichter bis mittlerer Ausprägung des Genitallymphödems elastische Mullbinden für den erforderlichen Kompressionsdruck aus. Im Skrotumgebiet sollten diese kohäsiv (gummiert, Binde haftet auf Binde) sein, um das Abrutschen zu verhindern (Abb. 61–66).

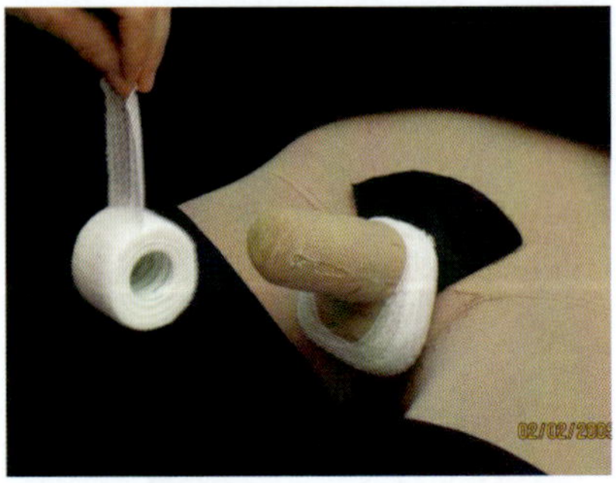

Abb. 61: Erste Stufe des Peniskompressionsverbandes: Skrotumverband mit kohäsiver Binde
(alle Aufnahmen dieser Seite: Lymphologic®/ Aschaffenburg)

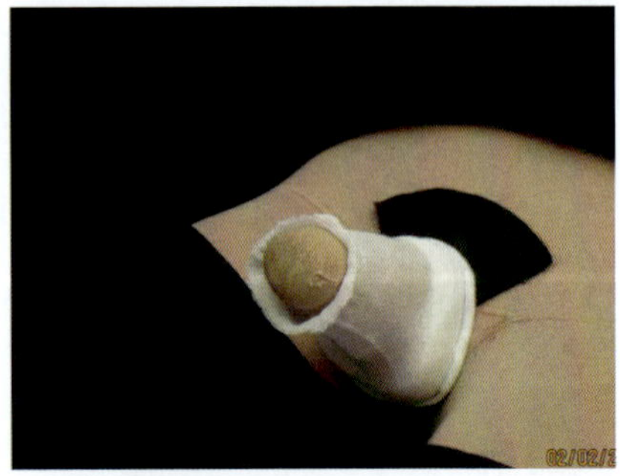

Abb. 62: Hautfreundlicher Schlauchverband

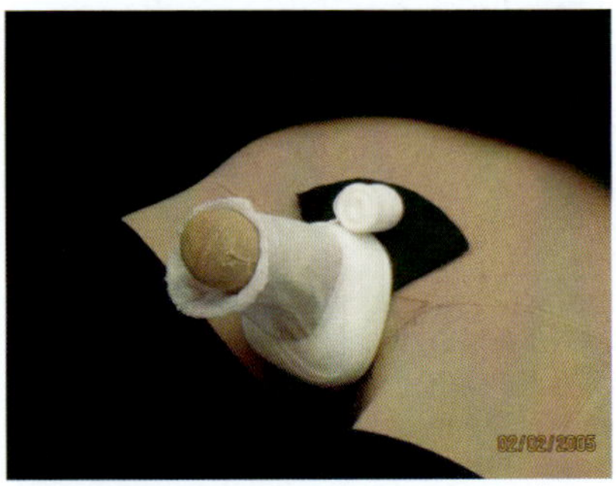

Abb. 63: Zweite Verbandsstufe: Skrotum-Übergang Peniswurzel mit elastischer Mullbinde

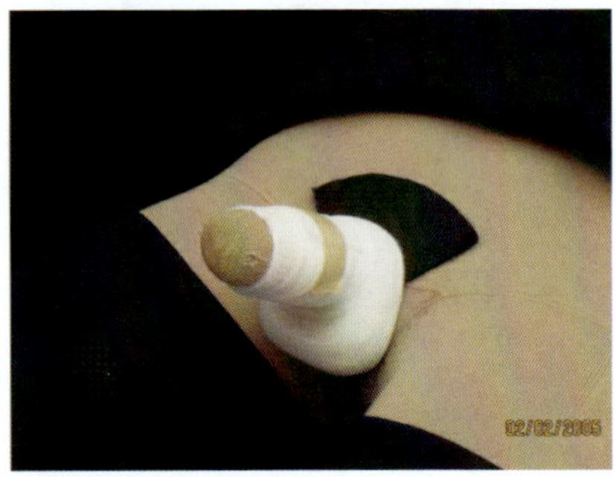

Abb. 64: Dritte Stufe des Peniskompressionsverbandes

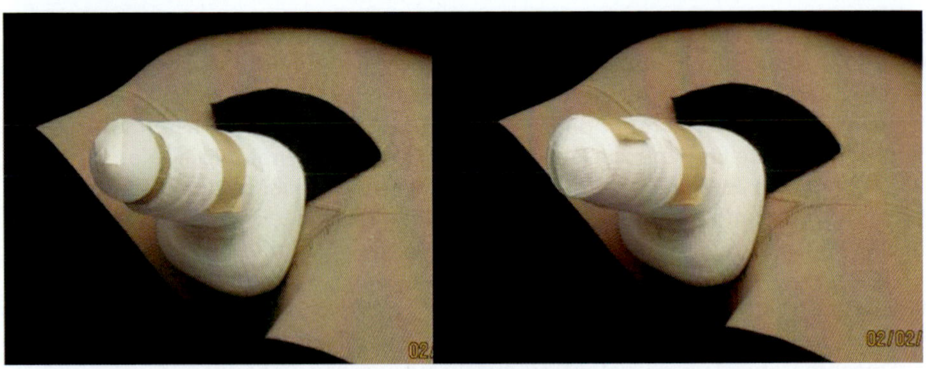

Abb. 65: Vierte Stufe des Kompressionsverbandes mit Schaumstoffpolster und elastischer Mullbinde im Vorhautbereich – ist leicht vor dem Wasserlassen separat abnehmbar

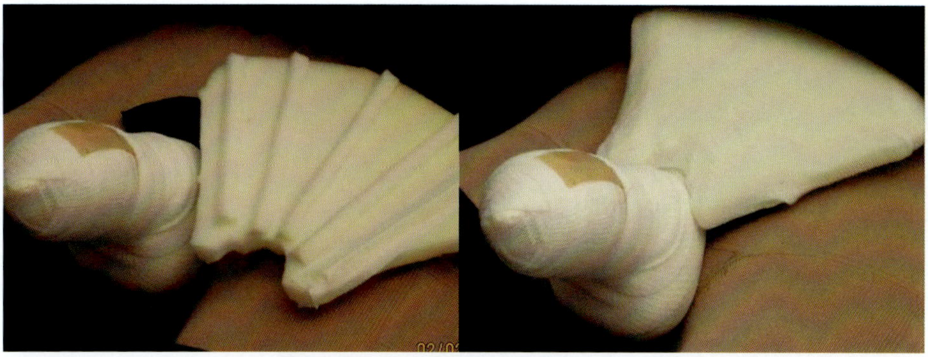

Abb. 66: Mons pubis-Ödem: Schaumstoffpolster mit unruhiger Oberfläche
(Aufnahme: Lymphologic®/Aschaffenburg)

Grundsätzlich beginnt der Behandler mit geringem Anlagedruck (einschleichend), der je nach Ausprägung und Reaktion des Lymphödems und in Absprache mit dem Patienten gesteigert wird. Die verwendeten Mullbinden dürfen nur innerhalb ihrer Elastizität mit leichtem bis mittlerem Zug geführt werden. Der meist mitgestaute Os Pubis (Schambeinbereich) wird mit Hilfe eines anatomisch entsprechend zugeschnittenen Schaumstoffteiles von mindestens 2 cm Dicke zusätzlich in die Kompression mit einbezogen, und zwar mit entsprechenden Bindentouren über den Unterbauch oder mit einer Kompressionsbermudahose. Bei diesen Verbänden ist zum Wasserlassen der vordere Teil des Penisverbandes abzunehmen (Stufenverband).

Ausgeprägte Genitallymphödeme beim Mann werden mit 3–4 mm dicken, individuell zugeschnittenen Schaumstoffen, die zylindrisch eingesetzt werden, gepolstert. Durch diese vom Therapeuten mit Tape kaschierten Materialien (z. B. Rosidal® soft) werden auch höhere Drücke durch die Verwendung der elastischen Mullbinden gleichmäßig verteilt. Die lymphologische Kompressionsstrumpfhose beim Patienten mit Bein- und Genitallymphödemen integriert immer auch den unteren ventralen und dorsalen Rumpfquadranten (Abb. 67).

Beim männlichen Patienten im Kindes- und Jugendalter mit Genitallymphödem muss der verordnende Arzt, bzw. der behandelnde Therapeut, aus juristischen Gründen unter Einbeziehung der Eltern darauf hinweisen, dass die spätere Zeugungsfähigkeit durch die notwendige Langzeitkompression und der damit verbundenen kontinuierlichen Temperaturerhöhung der Hoden beeinträchtigt werden kann. Diese Aufklärung sollte auch in schriftlicher Form vom Jugendlichen und dessen Eltern gegengezeichnet werden.

Bei weiblichen Patienten gestaltet sich die Kompressionsbehandlung des Genitallymphödems schwieriger. Zur lokalen Druckerhöhung im ödematisierten und gegebenenfalls fibrosierten Gebiet des Mons Pubis und der Labien (Schamlippen) eignet sich ein anatomisch entsprechend zugeschnittenes, mindestens 1 cm dickes Schaumstoffteil (z. B. Komprex®). Dieses wird zusätzlich mit einem hautfreundlichen Schlauchverband und einer auswechselbaren Slipeinlage ausgestattet, so dass die Schaumstoffplatte nie in direkten Kontakt mit der Haut gerät und so immer hygienisch gehalten werden kann (Abb. 68).

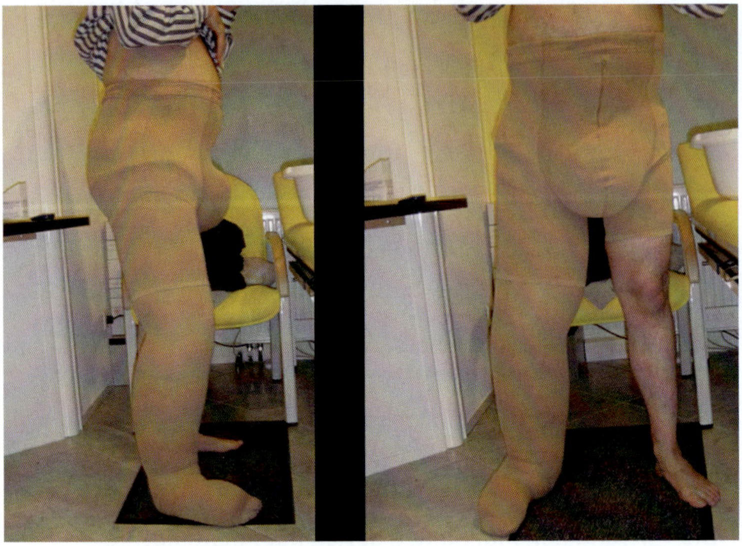

Abb. 67: Flachstrickstrumpfhose beim Patienten mit einem extremen sekundären Bein- und Genitallymphödem (Aufnahme: medi/Bayreuth)

Das Schaumstoffteil darf im Schritt nur so breit zugeschnitten werden, dass ein Gehen ohne Beeinträchtigung (Scheuern) möglich ist. Den eigentlichen Kompressionsdruck erzielt man durch eine entsprechend angemessene Kompressionsbermudahose, bzw. Kompressionsstrumpfhose (Flachstrick), in die dieses Schaumstoffteil eingelegt wird (Abb. 69). Zur Lockerung von fibrotischem Gewebe ist es sinnvoll, in der Os-pubis-Region zusätzliche weiche Schaumstoffwürfel oder -streifen mit selbsthaftendem Vlies auf der Innenseite der ersten Schaumstoffplatte zu fixieren.

Die Behandlung der Patienten sollte grundsätzlich in einem abgeschlossenen Raum erfolgen, da sich nur ohne Zuhörer eine für die erfolgreiche Therapie not-

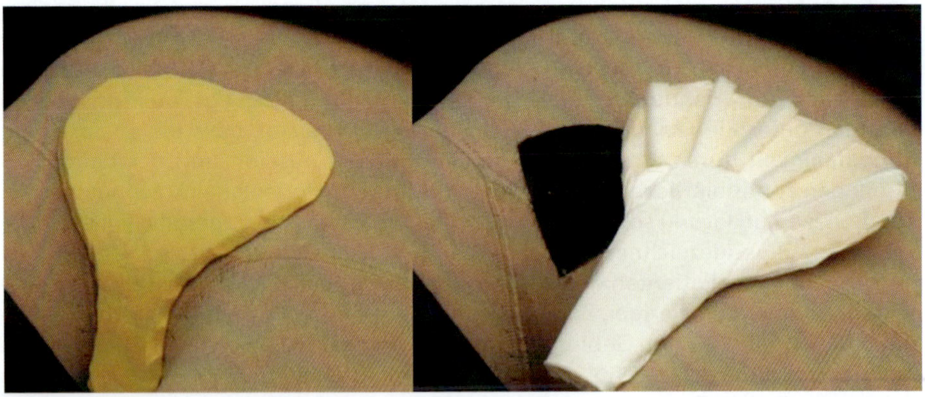

Abb. 68: Anatomisch zugeschnittene Schaumstoffpolsterung (z.B. Komprex®) in Verbindung mit wechselbarer Slipeinlage und unruhiger Oberfläche über dem Mons pubis
(Aufnahme: Lymphologic®/Aschaffenburg)

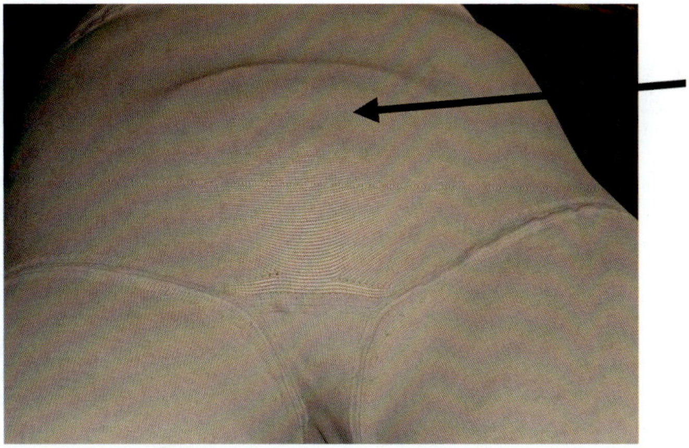

Abb. 69: Kompression des anatomisch zugeschnittenen Schaumstoffteils durch Kompressionsbermuda (Aufnahme: Lymphologic®/Aschaffenburg)

wendige Offenheit im Gespräch entwickeln kann. Unter diesem Aspekt ist es besser, wenn weibliche Patientinnen auch von weiblichen Physiotherapeuten oder Pflegekräften (beim Mann entsprechend) versorgt und behandelt werden. Bei Kindern bis zum Alter von zehn Jahren ist es wichtig, einen der beiden Elternteile zusätzlich in das therapeutische Prozedere der MLD/KPE, der Hautpflege und des Wundmanagements einzuführen, um eine lückenlose Versorgung auch an den behandlungsfreien Tagen zu gewährleisten.

Merke:

- Die umfassende Hautpflege durch den Betroffenen selbst, auch im Sinne einer kontinuierlichen Infektionsprophylaxe, ist eine der wichtigsten Voraussetzungen für eine optimale Wirkung des lymphologischen Kompressionsverbandes in der Genitalregion.
- Das Auftreten von lymphokutanen Zysten/Fisteln oder radiogenen Ulzera erfordert eine enge Zusammenarbeit mit dem behandelnden Arzt im Sinne des Wundmanagements.
- Die Kompression der äußeren Genitalien ist nur unter Einbeziehung der ventralen und dorsalen Rumpfquadranten sinnvoll.
- Bei männlichen Patienten mit Genitallymphödem sollte bei kontinuierlicher Kompressionstherapie eine unterschriebene Erklärung bezüglich des möglichen Verlustes der Zeugungsfähigkeit eingeholt werden.

2.4 Literatur

Amsler F, Willenberg T, Blättler W. In search of optimal compression therapy for venous leg ulcers: a meta-analysis of studies comparing diverse [corrected] bandages with specifically designed stockings. J Vasc Surg 2009; 50 (3): 668-674.

Asmussen P, Söllner B. Kompressionstherapie: Prinzipien und Praxis. Elsevier, München 2004.

Gültig O. Ambulante Behandlung des Lymphödems. Kurze intensive Behandlung senkt Kosten. Heilberufe - Das Pflegemagazin, Urban & Vogel 2001; 8: 46-47.

Holtzmann M. Die „Fischer-Verbände", Teil III: Der Druckverband nach Heinrich Fischer. vasomed 1997; 9: 378-380.

Lofferer O. Die Wirkung von Kompressionsverbänden bei Erkrankungen der Venen und Lymphgefäße. Lymphol 1977; 1 (2): 48 (Fortbildungsteil).

Lofferer O, Mostbeck A, Partsch H. Nuklearmedizinische Untersuchungen mit besonderer Berücksichtigung des postthrombotischen Unterschenkelgeschwürs. Zb Phlebologie 1969; 8: 1.

Lofferer O, Mostbeck A, Partsch H. Nuklearmedizinische Untersuchungen in der Phlebologie. Phlebol Proktol 1978; 7: 220.

Partsch B, Partsch H. Which pressure do we need to compress the great saphenous vein on the thigh? Dermatol Surg 2008; 34: 1726-1728.

Partsch H, Clark M, Mosti G et al. Classification of compression bandages: practical aspects. Dermatol Surg 2008; 34: 600-609.

Partsch H, Lofferer O, Mostbeck A. Zur Beurteilung der Lymph- und Venenzirkulation am Bein mit und ohne Kompression. Akt Probl Angiol 1973; 19: 169-175.

Riem S. Interdisziplinär gegen das Lymphödem. Ohne Kompression ist die beste Lymphdrainage nichts wert. MMW Fortschr Med 2004; 146 (14): 14.

Schneider W, Walker J (Hrsg.). Kompendium der Phlebologie: Die chronische Venen-Insuffizienz in Theorie und Praxis. Universitätsdruckerei und Verlag Dr. C. Wolf und Sohn, München 1984; 376.

Schuchhardt C. Das Lymphödem der Thoraxwand und der verbliebenen Brust nach brusterhaltender Therapie und Bestrahlung. LymphForsch 2004; 8 (2): 82-84.

Stemmer R. Effektivität von Kompressionsmaterialien. Dermatologe 1980; 31: 353

Stenger E, Eibl-Eibesfeldt B, Kessler S. Verbandlehre. Urban & Schwarzenberg, München Wien Baltimore 1997.

3 Theorie und Praxis der Kompressionsstrumpfversorgung venöser und lymphostatischer Extremitätenödeme

A. Vollmer, H. Pritschow, C. Schuchhardt

Eine wirksame Behandlung venöser oder lymphostatischer Extremitätenödeme ist ohne Kompressionsbehandlung, sei es mit einer Kompressionsbandage oder mit einem Kompressionsstrumpf, nicht möglich. In der Phase I der Ödembehandlung wird täglich eine Kompressionsbandage angelegt. Nur die tägliche neue Anfertigung ermöglicht die korrekte Druckentwicklung bei dem von Tag zu Tag abnehmenden Umfang der Extremität. Nach Erreichen der maximalen Entödematisierung ist der Moment gekommen, eine Kompressionsstrumpfversorgung zu planen und anzumessen. Kein Lymphödem gleicht einem anderen, so dass immer eine individuelle Neuanmessung erforderlich ist. Die Beurteilung, welches Konzept, welches Material oder welche Kombination verschiedener Kompressionsstrumpfteile einzusetzen ist, bedarf einer langjährigen Erfahrung. Nur wer regelmäßig Patienten mit Lymphödemen betreut, ist in der Lage, die vielen Faktoren, welche die Planung der Kompressionsstrumpfversorgung beeinflussen, in ein wirksames Gesamtkonzept münden zu lassen (Tab. 1).

- Ausmaß des Ödems
- Mitbeteiligung des Rumpfquadranten
- Stadium des Lymphödems, sekundäre lymphostatische Hautveränderungen: ja/nein
- komplizierende Zusatzerkrankungen (arterielle Durchblutungsstörung, Hautinfekte, Herzinsuffizienz, neurologische Erkrankungen)
- orthopädische Situation (Ist der Patient überhaupt in der Lage, die verordneten Strümpfe an- bzw. auszuziehen, sind Hilfspersonen verfügbar?)
- welches Material (rundgestrickt, flachgestrickt)
- kombinierte Kompressionsstrümpfe, z.B. Kniestrumpf über Kompressionsstrumpfhose
- Compliance des Patienten
- Auswahl der Kompressionsklasse

Tab. 1: Faktoren, welche die Kompressionsstrumpfversorgung bei Lymphödempatienten beeinflussen

Die Kompressionsbandage wie der Kompressionsstrumpf erhöhen den Gewebedruck (interstitieller Druck). Dies führt zu einer verringerten Ultrafiltration aus den Blutkapillaren, einer verbesserten Reabsorption in den venösen Blutkapillarschenkeln, einer besseren Füllung der initialen Lymphgefäße und damit zu einem erhöhten Lymphzeitvolumen (s. A 3.5, S. 30). Bei Bewegung werden der venöse und lymphatische Rückstrom gesteigert und die verhärteten Gewebebereiche (proliferiertes Bindegewebe), die zwischen Kompressionsbandage/Kompressionsstrumpf und der Muskulatur liegen, gelockert („Massageeffekt"). Die Entödematisierung der geschwollenen Extremität unter der Kompressionsbehandlung wird in einer deutlichen Volumenreduktion sichtbar.

Deshalb empfiehlt es sich, erst nach Abschluss einer ungefähr vier Wochen dauernden entödematisierenden KPE-Intensivbehandlung (s. A 7.6 Komplexe Physikalische Entstauungstherapie, S. 73) durch den Orthopädietechniker den Kompressionsstrumpf nach Maß mit Naht anzumessen. Der Kompressionsstrumpf ist wichtiger Teil der Therapie, der das Ziel hat, den erreichten Entstauungserfolg zu erhalten und das Wiedereinlaufen des Ödems zu verhindern. Da es sich bei Lymphödemen und Phlebo-Lymphödemen um chronische Krankheiten handelt, ist eine lebenslange Versorgung der Patienten erforderlich. Nur die richtige Versorgung der venösen und lymphostatischen Extremitätenödeme mit Kompressionsstrümpfen ermöglicht eine effiziente Langzeittherapie.

Merke: Der Kompressionsstrumpf, auch nach Maß, dient beim Lymphödem dem Erhalt des mittels KPE erzielten Therapieerfolges und stellt in sich keine eigenständige Therapie dar! Er sollte immer nur auf eine maximal entödematisierte Extremität angemessen werden.

Die Auswahl der Kompressionsklasse, des Strumpfmateriales und der Ausführung der Versorgung erfordert Grundlagenwissen. Letztendlich ist die spezielle Kompetenz (s. Hinweis unten) des Orthopädietechnikers ausschlaggebend für die richtige individuelle Versorgung des Patienten. Mit diesem Hintergrund werden von der BUFA (Bundesfachschule für Orthopädie-Technik) und von den jeweiligen Kompressionsstrumpfherstellern lymphologische Fortbildungsseminare angeboten. Die enge Zusammenarbeit zwischen Arzt, Therapeut, Orthopädietechniker und Patient ist dafür unabdingbar.

Was bedeuten die Begriffe Naht- bzw. Flachstrickware, rundgestrickt oder flachgestrickt (Tab. 2)?

flachgestrickt (Nahtware)	rundgestrickt (nahtlos)
• hoher Arbeitsdruck	• niedriger Arbeitsdruck
• kein Einschnüren	• Einschnürtendenz
• homogene Druckverteilung bei großen Kaliberschwankungen der Extremität	• unterschiedliche Druckverteilung bei großen Kaliberschwankungen der Extremität
• in Ruhe keine Beschwerden	• in Ruhe Abschnüreffekte
• Massageeffekt auf oberen Hautschichten	• kein Massageeffekt
• bessere Luftzirkulation	• schlechtere Luftzirkulation
• hohe Maßtreue	• geringere Maßtreue
• teurer	• günstiger

Tab. 2: Unterschiedliche Wirkprinzipien von flachgestrickt (Nahtware) und rundgestrickt (nahtlos)

Wichtiger Hinweis: Der Orthopädietechniker sollte mindestens 500 Abmessungen pro Jahr durchführen, erst dann kann die Fachkraft als Spezialist in der Kompressionsstrumpfanmessung bezeichnet werden.

3.1 Kompressionsklassen: Lymphostatische Krankheitsbilder

Der Orthopädietechniker sollte die charakteristischen Merkmale der verschiedenen Ödemerkrankungen kennen. Diese ödemspezifischen Kenntnisse müssen bei der Kompressionsstrumpfanmessung berücksichtigt werden. Die vier Standardsituationen in der Lymphologie, wie Lymphödeme, venös bedingte Ödeme, Lipödeme sowie deren Kombinationsformen erfordern eine gänzlich unterschiedliche Versorgung in Hinsicht auf die Kompressionsklasse, das zu verwendende Material und die Ausführung der Versorgung (s. Tab. 3, S. 209).

Im Folgenden wird kurz auf die zu berücksichtigenden Merkmale der einzelnen Krankheitsbilder eingegangen. Weiterführende theoretische Grundlagen zu den Krankheitsbildern finden sich in Kapitel A 5 Klinik der Ödeme (s. S. 41).

Phlebödem

Eine Venenschwäche führt zu einer massiven Erhöhung der lymphpflichtigen Wasserlast. Die Überlastung des Lymphgefäßsystems wird zunächst in einem Ödem sichtbar, das im Verlauf des Tages entsteht und das dann über Nacht wieder verschwindet. Das Lymphgefäßsystem arbeitet sozusagen Tag und Nacht auf Hochtouren, um das Ödem zu vermeiden, ist aber nicht in der Lage, das durch die venöse Insuffizienz bedingte hohe interstitielle Volumen zu drainieren. Um eine durch die chronische Überforderung eintretende anhaltende Schädigung des Lymphgefäßsystems zu vermeiden, ist die Beseitigung der venösen Zirkulationsstörung das oberste Behandlungsziel. Die Kompressionsversorgung führt zu einer Erhöhung der Strömungsgeschwindigkeit in den Venen. Dadurch „normalisiert“ sich die lymphpflichtige Wasserlast und das Ödem tritt nicht wieder auf. Der Kompressionsstrumpf „konserviert“ den ödemfreien Zustand. Allerdings beseitigt die Kompression nicht die Ursache der venösen Abflussstörung, nämlich die Venenschwäche.

Bei Ödemen der Unterschenkel ist ein rundgestrickter Kompressionskniestrumpf der Klasse II ausreichend, ist das ganze Bein betroffen, sollte ein rundgestrickter Oberschenkelstrumpf mit Haftband Klasse II gewählt werden.

Phlebo-Lymphödem

Ein Phlebo-Lymphödem ist ein Extremitätenödem aufgrund einer chronischen venösen Insuffizienz (s. A 6.2 Phlebo-lymphostatisches Ödem, S. 66) mit zusätzlicher Schädigung der Lymphgefäße, es kann durch ein postthrombotisches Syndrom (PTS) oder z.B. eine ausgeprägte primäre Varikose bedingt sein.

Als Therapie der venösen Veränderungen ist beim Phlebo-Lymphödem (s. A S. 6.2 Phlebo-lymphostatisches Ödem, S. 66) meist eine Komplexe Physikalische Entstauungstherapie (s. A 7.6 Komplexe Physikalische Entstauungstherapie, S.73) der Lymphostase auf Lebzeiten erforderlich. Dazu gehört nach Rückbildung des Lymphödems (Entödematisierung) das Tragen eines Kompressionsstrumpfes, in der Regel als Leistenstrumpf nach Maß mit Naht, schrägem Abschluss und Haftband (Abb. 1) meist der Klasse II. Bei ausgeprägtem, das ganze Bein betreffendem Ödem oder wenn beide Beine betroffen sind, empfiehlt sich eine Kompressionsstrumpfhose (Abb. 6f–h, S. 218).

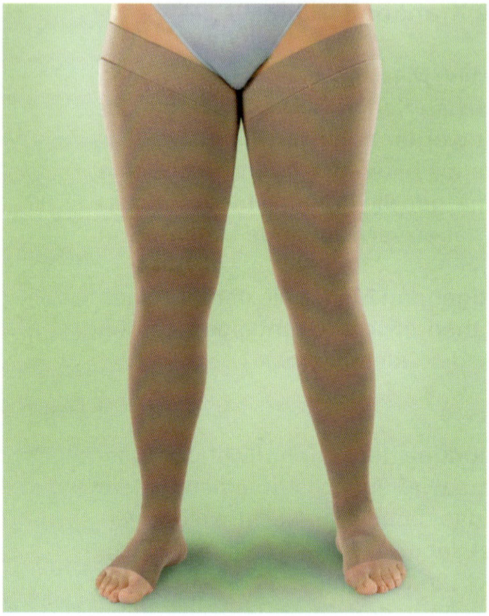

Abb. 1: Leistenstrumpf nach Maß mit Naht (schräger Abschluss)
(Aufnahme: Juzo®/Aichach)

Lymphödem
Das Lymphödem basiert auf einer mechanischen Insuffizienz des Lymphgefäßsystems. Das heißt, die Transportkapazität des Lymphgefäßsystems ist so klein, dass es die normale lymphpflichtige Last nicht mehr abtransportieren kann. Das Lymphödem ist immer eiweißreich, dadurch entstehen über einen längeren Zeitraum Bindegewebeproliferationen und das Gewebe verhärtet.

Der Krankheitsverlauf des Lymphödems wird in drei verschiedene Stadien eingeteilt (s. A 5.2.4 Stadieneinteilung des Lymphödems, S. 50).

Stadium I: Die betroffene Extremität kann mit der Kompressionsklasse II versorgt werden. Dabei ist die grobporige Nahtware (z. B. Juzo® Expert) der rundgestrickten Qualität vorzuziehen.

Stadium II: Die Kompressionsklasse III findet als grobporige Nahtware Anwendung.

Stadium III: Die lymphostatische Elephantiasis mit unter Umständen groblappigen Gewebedeformitäten und massiven Hautveränderungen verlangt einen hohen Kompressionsdruck. Dies benötigt Klasse IV oder sogar Doppelbestrumpfung, um den erforderlichen Kompressionsdruck zu erreichen. Ist das Ödem stark distal betont, muss über die Kompressionsstrumpfhose noch ein Kompressionskniestrumpf getragen werden, um den gewünschten Kompressionsdruck zu erreichen (s. Abb. 6h, S. 218). Sind die Zehen mit betroffen, sind Kompressionszehenkappen erforderlich. Eine Doppelbestrumpfung bedeutet nicht automatisch die Verdoppelung des Kompressionsdruckes.

Der zu verwendende Kompressionsdruck und die Art der Bestrumpfung hängen vom Schweregrad (Stadium) und der Lokalisation des Lymphödems sowie dem Alter des Patienten ab. Zweiterkrankungen wie radiogene Schäden oder rheumatische Erkrankungen (Schmerzhaftigkeit) müssen bei der Verordnung berücksichtigt werden.

Lymphödeme lassen sich nur mit flachgestrickter Nahtware optimal versorgen (Tab. 2, S. 204). Scheuerstellen oder Abschnürungen sind fast völlig ausgeschlossen und eine gute Luftdurchlässigkeit (Ventilation) ist gewährleistet. Die Maße können herstellungstechnisch genau eingehalten werden. Dünne, nahtlose, rundgestrickte Kompressionsstrümpfe sind nur in Ausnahmefällen beim Lymphödem anzuwenden und stellen nur einen Kompromiss dar, falls Flachstrickware aus irgendeinem Grund nicht verwendet werden kann.

Die häufigste Form des Lymphödems ist das sekundäre Arm-, Mamma- und Brustwandlymphödem nach der Operation eines Mammakarzinoms mit begleitender Axillarrevision (Ausräumung von Lymphknoten in der Achselhöhle).

Die Versorgung mit Kompressionsarmstrümpfen bei sekundären Armlymphödemen muss den individuellen Bedürfnissen entsprechen. Dabei stehen verschiedene Kombinationsmöglichkeiten zur Verfügung, z. B. Kompressionsarmstrumpf mit oder ohne Kappe und Handschuh mit oder ohne Finger (s. Abb. 6a–e, S. 217).

Die Abmessung erfolgt grundsätzlich im maximal entödematisierten Zustand. Beim Armlymphödem ist ein Kompressionsstrumpf der Kompressionsklasse II (z. B. Juzo® Expert) in der flachgestrickten Nahtware erforderlich. Ist die Hand auch ödematös, so muss ein Kompressionshandschuh mit Fingern angemessen werden. Hier ist es sinnvoll, die Kompressionsklasse II zu verwenden. Seltene Komplikationen wie eine radiogene Schädigung der Armnerven (Lähmung) oder Bewegungseinschränkungen durch Zweiterkrankung (Gelenkrheumatismus, Arthrose u.a.) müssen mit der Kompressionsklasse I versorgt werden.

Merke: Die Kompressionsstrumpfversorgung des Lymphödems erfolgt immer mit flachgestricktem Nahtmaterial und nach Maß.

Lipödem-Syndrom

Das Lipödem ist eine Fettverteilungsstörung, die ausschließlich bei Frauen auftritt (s. A 6.1 Lipödem, S. 64).

Das reine Lipödem erstreckt sich meist reithosenartig symmetrisch vom Beckenkamm bis zu den Knöcheln. Die Füße sind nicht betroffen. Das Gewebe ist schaumig weich, so dass rundgestrickte Strumpfqualitäten in das Ödem „hineinfallen" und zu zirkulären Abschnürungen führen. Daher kommt auch bei dieser Ödemform ausschließlich die flachgestrickte Nahtware zur Anwendung. Es genügt bei diesen Patientinnen eine konsequente Kompressionsbehandlung mit Kompressionsstrumpfhosen nach Maß mit Naht der Klasse II, unter Umständen auch der Klasse III. Bei jungen sportlichen Patientinnen kann eng angemessen werden. Bei Patientinnen, die unter einer für das Lipödem typischen Schmerzhaftigkeit leiden, ist vor der Strumpfanmessung eine Komplexe Physikalische Entstauungstherapie erforderlich. Die Schmerzhaftigkeit reduziert sich sehr schnell unter der Physikalischen Therapie, so dass dann die notwendigen Kompressionsdrücke der Kompressionsstrumpfhose vertragen werden.

Werden die Kompressionsstrumpfhosen regelmäßig getragen, sind bei diesen Patientinnen erhebliche Umfangsreduktionen zu erzielen. Deshalb muss eine erneute Versorgung nach zirka drei Monaten erfolgen, zudem verlieren die gummielastischen Fasern der Strumpfhose an Elastizität, so dass eine Reödematisierung zu befürchten ist.

Bei fortgeschrittenen Lipödemen empfiehlt sich die Verordnung von Kompressionsstrumpfhosen Klasse II oder III aus einer kräftigen Nahtware nach Maß oder einer Kompressionsstrumpfhose in zweiteiliger Ausführung, z. B. lange Oberschenkelstrümpfe, schräger Abschluss, mit Haftband und darüber eine Kompressionsbermuda. Bei konischen Oberschenkeln jedoch sollten Kompressionskniestrümpfe, evtl. mit Haftband und darüber eine Caprihose gewählt werden, um das Anziehen zu erleichtern.

Bei langjährig bestehenden, monströsen Lipo-Lymphödemen lässt sich eine Volumenminderung meist nicht erreichen. Die Verordnung von Kompressionsstrumpfhosen ist trotzdem empfehlenswert, weil dadurch stark die Bewegung behindernde Scheuerstellen zwischen den Oberschenkeln vermieden werden können, die Patienten besser gehen können und das periphere Lymphödem (Fuß und Unterschenkel) begrenzbar ist.

3.1.1 Fehler bei der Kompressionstrumpfanmessung und deren Folge

Eine fehlerhafte Versorgung der Patienten mit Kompressionsstrümpfen stellt den Therapieerfolg völlig in Frage. Der Patient, für den das Tragen der Kompressionsversorgung sowieso eine erhebliche Belastung darstellt, wird frustriert und demotiviert. Die fehlende Kompetenz des Orthopädietechnikers, des Lymphdrainagetherapeuten und die oft fehlende Kommunikation mit dem Arzt sind maßgeblich für diese Situation verantwortlich. In der eigenen Unsicherheit wird allzu gerne die fehlende Compliance des Patienten als Argument für die Probleme angeführt. Unter Berücksichtigung aller Abmessdetails und mit der erforderlichen Sorgfalt kann eine adäquate Kompressionsstrumpfversorgung abgemessen werden. Hierbei wollen wir dem Leser behilflich sein, anhand der von uns immer wieder beobachteten Symptome, Fehler zu erkennen, und möchten ihm Lösungsmöglichkeiten aufzeigen.

Falsche Kompressionsklasse

Der Kompressionsdruck bei der Versorgung von Lymphödemen, phlebo-lymphostatischen Ödemen und Lipo-Lymphödemen muss bestimmt werden unter Berücksichtigung:

1. des Schweregrades,
2. der Lokalisation (proximal oder distal),
3. der Dauer der Erkrankung (Bindegewebeproliferationen, verhärtetes Gewebe),
4. von Zweiterkrankungen (Rheuma, Lähmung o.a.) und
5. dem Alter des Patienten.

Ein zu hoher wie auch ein zu niedriger Kompressionsdruck können den Therapieeffekt in Frage stellen.

Für die Versorgung der Armlymphödeme kommen die Kompressionsklassen I (18–21 mmHg) und II (23–32 mmHg) in Frage. In seltenen, äußerst elephantiastischen Fällen kann die Kompressionsklasse III (34–46 mmHg) indiziert sein.

Primäre und sekundäre Beinlymphödeme werden mit den Kompressionsklassen III (34–46 mmHg) und IV (>49 mmHg) oder sogar mit zwei Kompressionsstrümpfen übereinander (Doppelbestrumpfungen) versorgt (s. Abb. 6h, S. 218).

Ist der Kompressionsdruck zu niedrig, führt dies zu einer Reödematisierung, so dass sich das bestehende Lymphödem verschlechtert. Ein zu hoher Kompressionsdruck führt zu Durchblutungsstörungen und damit zu subjektiven Missempfindungen wie Schmerzen, vor allem in Ruhe, des Weiteren zu Abschnürungen. Auf die Dauer kann der zu hohe Kompressionsdruck zu schmerzhaften Insertionstendopathien (Entzündungen der Sehnenansätze) und Periostreizungen (Knochenhautreizungen) führen. In diesen Fällen vermeidet der Patient verständlicherweise, die Kompressionsstrümpfe zu tragen.

Kompressionsklasse	Fesseldruck
I: leichte Oberflächenwirkung	**(18–21 mmHg)**
– Prophylaxe, geringe Varikose – Lymphödem: Kinder, alte Patienten, neurologische Komplikationen	
II: mittlere Oberflächenwirkung	**(23–32 mmHg)**
– Varikose und Ödem, nach Varizenverödung, CVI Stadium I und II, – Lymphödem des Armes, ältere Patienten mit Beinlymphödem, – Mischödeme (kardial, venös, orthopädisch, lymphatisch)	
III: Oberflächen- und Tiefenwirkung	**(34–46 mmHg)**
– ausgeprägte Varikose, CVI Stadium II und III, PTS – Lymphödem Stadium I und II, Lipödemsyndrom	
IV: verstärkte Tiefenwirkung	**(über 49 mmHg)**
– ausgeprägtes PTS – Lymphödem Stadium II und III	

Tab. 3: Relationen der Kompressionsklassen zur physikalischer Druckentwicklung in der Knöchelregion. Die Anwendungsbeispiele für Lymphödempatienten beziehen sich auf die Verwendung der flachgestrickten Nahtware

Auswahl der Strumpfqualität

Für die Behandlung von Venenerkrankungen sind dünne, rundgestrickte Qualitäten (in allen Modefarben) geeignet (Abb. 2). Rundgestrickte Kompressionsstrümpfe sind nahtlos wie normale Damenstrümpfe auf einem Zylinder gestrickt. Die Maschenanzahl ist distal genauso groß wie proximal. In Bereichen mit geringerem Umfang wie der Fessel sind die Maschen enger gefasst, am Oberschenkel weiter. Nur bei

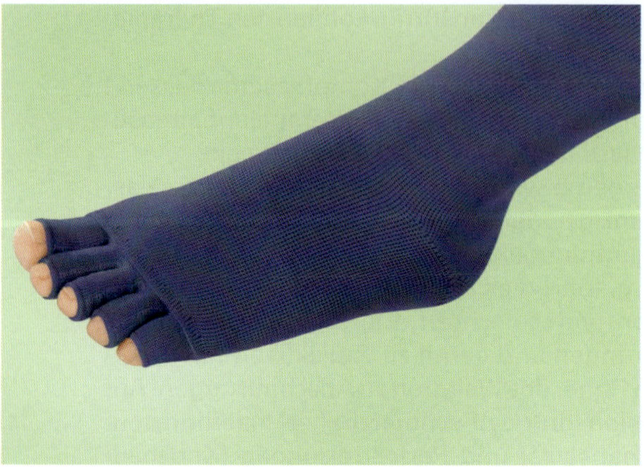

Abb. 2: Farbliche Variation eines Fußkompressionsstrumpfes
(Aufnahme: Juzo®/Aichach)

geringgradigen Ödemen der Beine (z.B. Phlebödem) ist ein therapeutischer Effekt zu erwarten.

Für die Kompressionsbehandlung von Lymphödemen ist die grobporige, dicke Nahtware geeignet, die großflächig komprimiert (z.B. Juzo® Expert Strong). Durch das Flachstrickverfahren werden herstellungstechnisch die individuellen Maße genau eingehalten. Die Maschenanzahl ist entsprechend der Umfänge kleiner oder größer, damit erfolgt die Druckverteilung exakt den Umfängen entsprechend. Die weite Maschenstruktur gewährleistet eine gute Luftzirkulation und verhindert einen möglichen Wärmestau. Außerdem ist das Anziehen eines Strumpfes aus dicker Nahtware leichter als das eines rundgestrickten. Bei der Lymphödemtherapie stellt die nahtlose, rundgestrickte Qualität nur einen Kompromiss dar.

Um die Compliance auch der jüngeren Patienten zu verbessern, waren die Produktentwickler der Flachstrickware sehr innovativ. Sieben verschiedene Farben und verschiedene Materialien machen eine immer individuellere Kompressionsstrumpfversorgung möglich.

Für Patienten mit empfindlicher Haut, rezidivierenden Erysipelen oder ödembegleitenden Hauterkrankungen, wie z.B. Psoriasis vulgaris, stehen Spezialmaterialien mit eingestricktem Silberfaden zur Verfügung (Juzo® Expert Silver). Die Silberfadenvariante weist eine antibakterielle Wirkung auf. Diese Neuerungen im Flachstrickbereich tragen zu einer verbesserten Compliance und einem breiteren Versorgungsspektrum in der Ödemversorgung bei.

Falsche Abmessung

Häufig handelt es sich um Fehlbestimmungen bei den Längen- und Umfangsmaßen. Die Strümpfe sind z. B. zu lang oder zu kurz, zu weit oder zu eng. Für das Abmessen sind Kenntnisse bezüglich der Gewebekonsistenz (Gewebefestigkeit) der einzelnen Ödemformen wichtig. Das heißt, dass beim weichen, schaumigen Lipödem das Maßband wesentlich enger angezogen werden kann (große Gewebemasse) als beim Phlebödem. Das Phlebödem ist in der Regel weich und dellenhinterlassend, das Phlebo-Lymphödem teigig fest bis hart (je älter das Ödem, desto härter). Diese harte Ödemkonsistenz entspricht weitgehend der des reinen Lymphödems. Im Gegensatz zu venösen Erkrankungen sind beim Lymphödem meist ausgeprägte Volumenvermehrungen, Kalibersprünge mit lobulären (lappenartigen) ödematösen Gewebeaussackungen und erheblich vertieften Hautfalten vorhanden. Des Weiteren finden wir beim Lymphödem sekundäre Gewebeveränderungen wie Hautverdickungen (Pachydermie), Bindegewebeproliferationen bis zur Fibrosklerose der Unterhautgewebe. Dies bedeutet, dass im Gegensatz zu venös bedingten Krankheitsbildern mit höheren Drücken gearbeitet werden muss. Nach dem Laplace'schen Gesetz (S = D x R) (Abb. 3) bedingt ein größerer Umfang (dickes Lymphödem) einen größeren Radius **R** der Extremität und damit bei gleichbleibender Spannung **S** (Kompressionsstrumpf) einen niedrigeren Druck **D**, der auf das Gewebe wirkt. Aus diesem Grund muss beim Lymphödem – anders als beim Abmessen von Kompressionsstrümpfen bei Venenleiden wegen der größeren Umfänge das Maßband nicht nur umgelegt, sondern angezogen werden (ödematöse Gewebemasse wird komprimiert). Bei sehr großen Umfängen müssen in diesen Bereichen erfahrungsgemäß sogar einige Zentimeter abgezogen werden, um einen effektiven Kompressionsdruck zu erreichen. Dabei sind die bewegungsbedingten Umfangsänderungen im Bereich der Gelenke, wie z. B. Sprunggelenk, Kniegelenk, Ellenbogengelenk (s. D 3.2 Technik der Kompressionsstrumpfabmessung, S. 223) zu berücksichtigen. Beim Abmessen der Gesamtbeinlänge ℓG ist es wichtig, dass der Patient aufrecht steht.

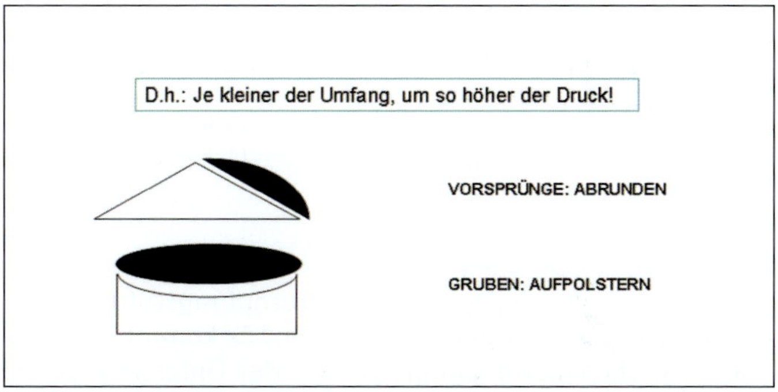

Abb. 3: Laplace'sches Gesetz
(Grafik: Juzo®/Aichach)

Merke: Aus dem Laplace'schen Gesetz folgt: Je geringer das Ödemvolumen, desto problematischer (nebenwirkungsreicher) ist die Kompressionsbandage und die Kompressionsstrumpfversorgung. Je größer der Umfang der Extremität, umso höher muss die Wandspannung der Kompressionsversorgung sein, damit der Druck effektiv auf das Ödem einwirkt.

Falsche Versorgungsart

Die Auswahl der richtigen Strumpflänge macht oft Schwierigkeiten. Wenn das ganze Bein erkrankt ist, werden fälschlicherweise oft nur Kniestrümpfe angemessen, obwohl Oberschenkelstrümpfe erforderlich wären. Ein weiterer häufiger Fehler ist die Versorgung mit Strümpfen bei einem Ödem, bei dem der Rumpfquadrant mitbetroffen ist. Hier muss richtigerweise eine Strumpfhose angemessen werden.

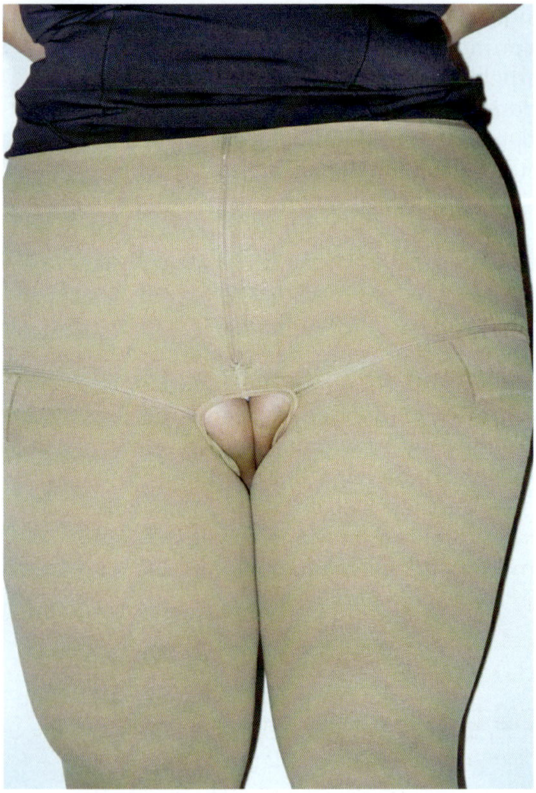

Abb. 4: Falsche Kompressionsstrumpfhose ohne Zwickel
(Aufnahme: H. Pritschow/Waldkirch)

Bei ausgeprägten peripher stärker betonten Lymphödemen der Unterschenkel wird die hier indizierte Doppelbestrumpfung (Strumpfhose in Kombination mit Kniestrümpfen) einfach oft „vergessen". Es kommt dadurch dann immer wieder zu Ödemverschlechterungen im Bereich der Unterschenkel. Immer wieder wird versäumt, Zehenödeme mit den so wichtigen Fußkappen für einzelne Zehen zu versorgen. Bei Armlymphödemen wird auf die für die Behandlung der Hand- und Fingerödeme absolut erforderlichen Handschuhe mit Fingern aus unerfindlichen Gründen verzichtet.

Folgen einer fehlerhaften Kompressionsbestrumpfung
Das Ausbleiben des Therapieerfolges, die Zunahme eines bestehenden Ödems, eine Reödematisierung, Druck und Scheuerstellen (Wundheit) sind Hinweise auf mögliche Fehler bei der Abmessung und Auswahl des Kompressionsmaterials. Der Patient klagt z.B. über Stauungsbeschwerden (venöse, lymphatische), Schmerzen oder Missempfindungen wie ein Spannungsgefühl. Ein Hitzestau als Folge eines zu engen Maschenmusters wird auch immer wieder als belastend bezeichnet. Beschwerden durch die Kompressionsbestrumpfung sind meist mit Ursache für eine verminderte Patientencompliance. Der Strumpf befindet sich dann in der Schublade statt an der Extremität!

Fehlbestrumpfungen und Beispiele praktischer Folgen

Untere Extremität

- Zu kurze Fußteile ziehen sich häufig nach hinten zusammen. Die damit verbundene Faltenbildung führt zur Einschnürung über dem Rist und häufig zu einer Stauung distal des Strumpfendes. Eine optimale Versorgung kann nur erreicht werden, wenn das Fußteil bis zu den Zehenansätzen reicht (schräger Fuß/schräger Ballenansatz).
- Zirkuläre Einschnürungen im Knöchel- und Ristbereich, z. B. bei Patientinnen mit Lipödem-Syndrom, lassen sich durch lockeres Abmessen in diesem Bereich vermeiden.
- Einschnürungen in der Kniekehle, insbesondere bei sitzender Tätigkeit, sind bei Verwendung der dicken Nahtware dann zu erwarten, wenn im Kniebereich zu eng abgemessen und die Kniekehle nicht mit einer losen Kniekehlen-Kompresse abgepolstert wird.
- Bei einem zu weiten Halbschenkelmaß (F) muss mit dem Abrutschen des Strumpfes in die Kniekehle gerechnet werden, was dann zu Einschnürungen führen kann. Außerdem wird der erforderliche Kompressionsdruck im Oberschenkel nicht erreicht.
- Oberschenkelgewebe quillt bei Schenkelstrümpfen über und rollt den Haftrand um; schräge Abschlüsse sind empfehlenswert.
- Zu kurze oder zu lange Strümpfe können zu Faltenbildungen, Einschnürungen oder Scheuerstellen führen.
- Ein zu langes Leibteil rollt sich im Sitzen auf, und ein zu kurzes rutscht bei Bewegung nach unten. Um ein Herunterrutschen der richtig angemessenen Hose zu verhindern, haben sich bei schmalhüftigen oder dickbäuchigen („Großtrommelträger") Männern Hosenträger bewährt, manchmal sind sie auch bei Frauen empfehlenswert.

Obere Extremität

- Zu enge Fingermaße können sowohl venöse als auch arterielle Durchblutungsstörung verursachen, erkennbar an tauben, kribbelnden, unter Umständen sogar schmerzenden Fingern oder auch einer Blauverfärbung der Finger.
- Zu kurze Fingeransätze beim Handschuh können zu einem Anschwellen der freiliegenden Fingerkuppen führen.
- Bei angeschwollenen Handrücken und Fingern ist im Fingerhandschuh eine Polsterung auf dem Handrücken erforderlich (s. Abb. 6e, S. 217). Sie führt zu einer gleichmäßigen Druckverteilung auf dem Handrücken. Das Fehlen eines solchen Polsters hat ein wiederholtes Anschwellen der Hand zur Folge und kann zu Druckstellen im Bereich der Handkanten führen, da der Kompressionsdruck vorwiegend auf den Handkanten ruht (s. Laplace'sches Gesetz, S. 211).
- Ein zu enges Maß der Handschuhstulpe (cC1-Maß) führt im Bereich der Überlappung mit dem Armstrumpf zu einem erhöhten Kompressionsdruck. Daraus resultiert häufig eine Abschnürung im Bereich des Handgelenkes. Deshalb muss auch hier beim Umfang „etwas" hinzugerechnet werden.
- Bei einem zu engen Umfangmaß am Handgelenk und der Mitte des Unterarmes

kann es zu unerwünschten Stauungen mit Ödem im Bereich der Hand kommen.

- Ein zu enges Ellenbogenmaß führt bei Armbewegungen zu Einschnürungen und Scheuerstellen in der Ellenbeuge.
- Zu lange oder zu kurze Armstrümpfe können zu ernstzunehmenden Störungen führen. Das Aufrollen des zu langen Strumpfes führt zu zirkulären Einschnürungen und u.U. zu Scheuerstellen im empfindlichen axillären Narbenbereich. Auch zu kurze Armstrümpfe führen zu Einschnürungen am Oberarm, was enorme Umfangszunahmen des Lymphödems oberhalb des Strumpfendes provozieren kann. Durch einen schräg und nicht zirkulär am Oberarm endenden Armstrumpf kann diese Problematik grundsätzlich vermieden werden.
- Beim Abmessen der Bolero-Rückenteile muss das Maß eng genommen werden, damit sich das Rückenteil gleichmäßig anschmiegt und sich keine Falten bilden.

Vorbereitung des Ödempatienten und Überprüfung der Abmessung

Das konsequente Tragen der Kompressionsversorgung und die Mitarbeit des Patienten sind Voraussetzung, um eine Verschlechterung der Lymphödemsituation langfristig zu verhindern. Kenntnisse der Wirkungsweise der Kompression, Tipps für das tägliche Tragen der Strumpfversorgung und die Pflege der Kompressionsteile gehören zur Vorbereitung des Patienten dazu. Hier sind der Orthopädietechniker und der Lymphdrainagetherapeut gefordert aufzuklären und dem Patienten zu helfen seine wertvollen Kompressionsteile zu verstehen.

Nicht alle Klagen der Patienten sind auf Fehler bei der Abmessung zurückzuführen. Deshalb sollte ein kontrollierter Trageversuch (ca. eine Woche mit zwischenzeitlichem Waschen) durchgeführt werden. Der Lymphdrainagetherapeut begutachtet die korrekte Wirkung des Kompressionsstrumpfes am Ödem und achtet auf eventuelle Materialschäden. Sind Hautverfärbungen, Scheuerstellen, Einschnürungen und eine Reödematisierung sichtbar und messbar (Umfangsmessung) liegt eine Fehlbestrumpfung vor. Fehler bei der Bestrumpfung wirken sich immer negativ auf die Patientencompliance aus, müssen zeitnah erkannt und umgehend behoben werden. Die Industrie weiß um die Schwierigkeiten der individuellen Versorgung und ist in der Regel bereit, bei Fehlbestrumpfungen Reklamationen bis zehn Tage nach Beginn des Trageversuchs anzunehmen. Fast immer muss eine Neuanfertigung der Kompressionsversorgung erfolgen.

Reduktion der Fehlbestrumpfung

Die Qualität der Kompressionsversorgung hängt vom korrekten Abmessen durch den Orthopädietechniker ab. Die Kenntnis der Lymphgefäßanatomie, der Besonderheiten der verschiedenen Lymphödemformen, der Auswirkungen von Zweiterkrankungen auf der theoretischen Seite, sowie das intensive Messtraining des Orthopädietechnikers auf der praktischen Seite sind die Voraussetzung für die gewünschte Qualität. Für weniger Erfahrene hat sich die Kontrolle der Abmesswerte auf Plausibilität durch erfahrene Orthopädietechniker oder den Hersteller als hilfreich und kostendämpfend erwiesen.

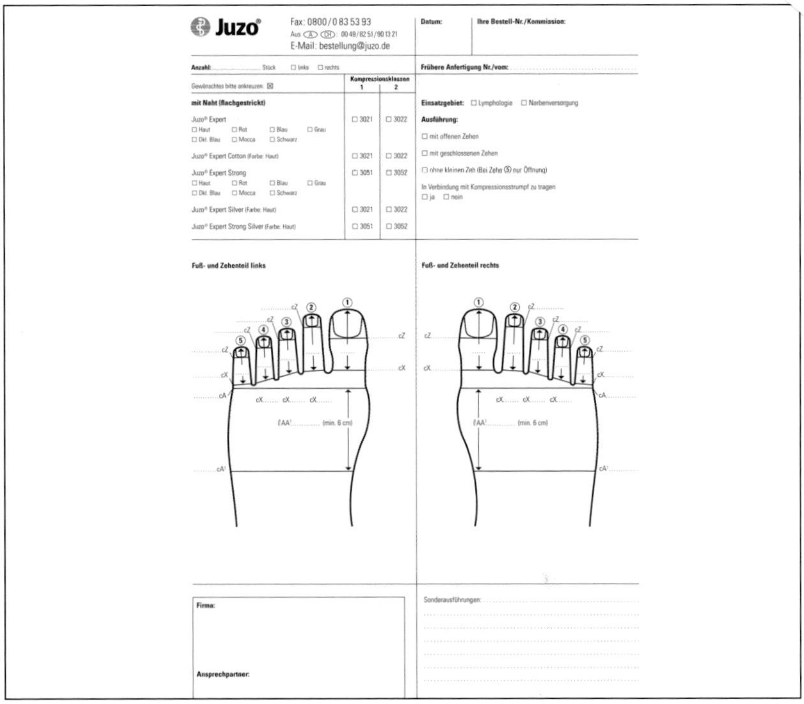

Abb. 5a: Maßblatt für die Zehenversorgung

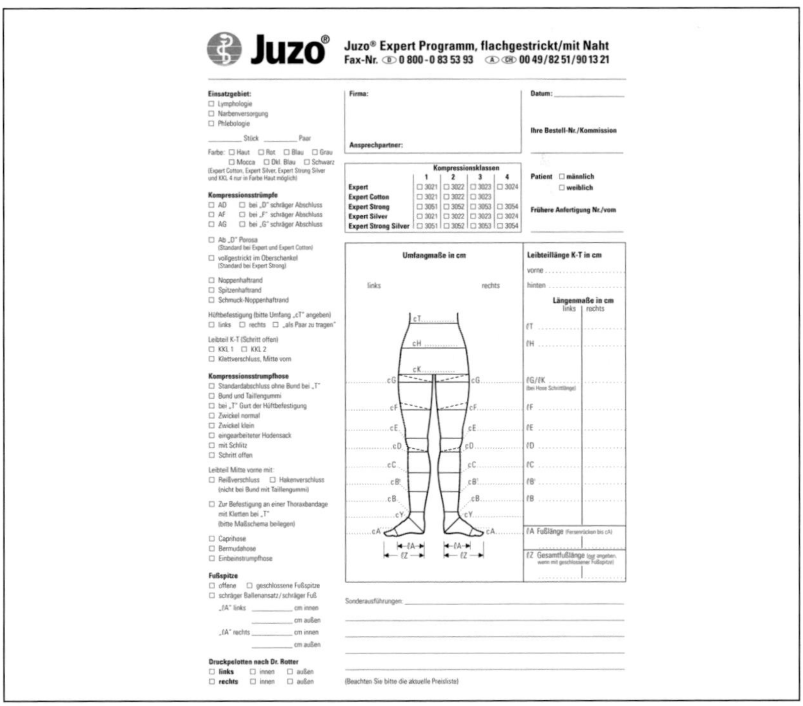

Abb. 5b: Maßblatt für Beinstrumpf und Hose

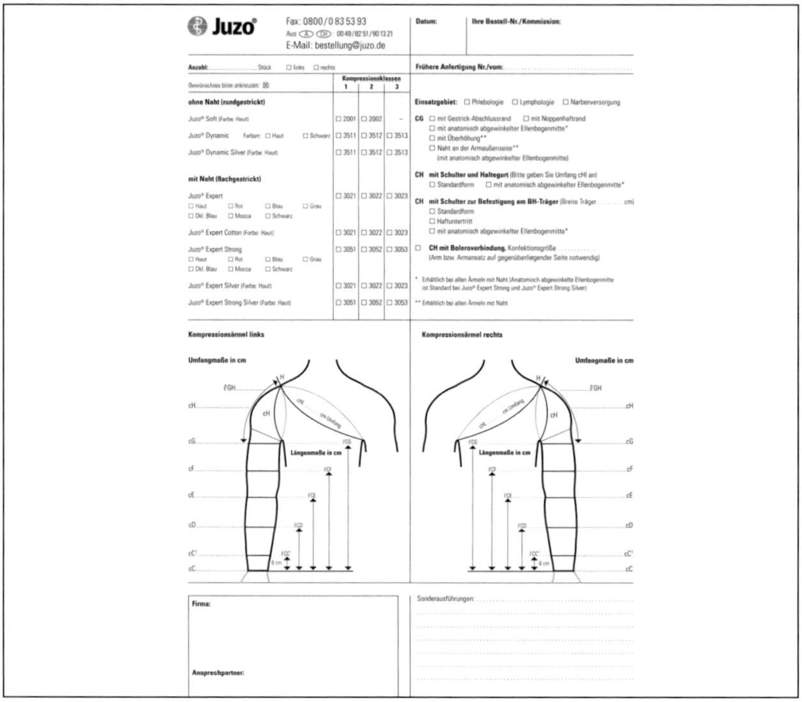

Abb. 5c: Maßblatt für einen Kompressionsarmstrumpf

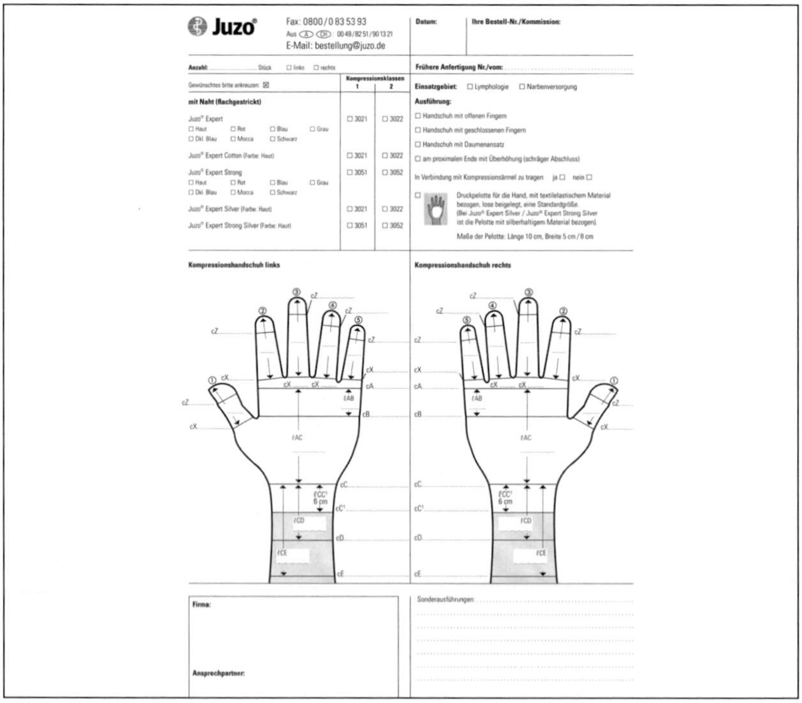

Abb. 5d: Maßblatt für einen Kompressionshandschuh

Verschiedene Möglichkeiten der Armstrumpfversorgung

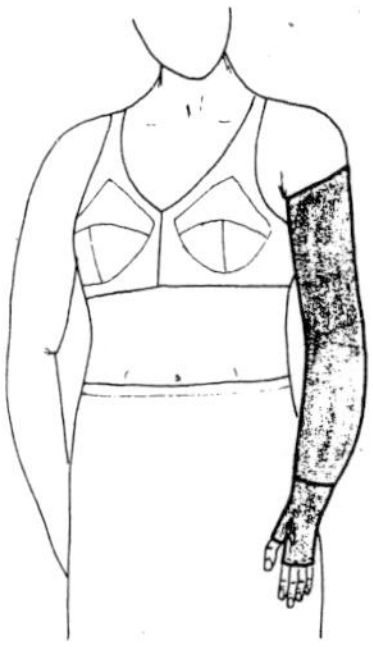

Abb. 6a: Kompressionsarmstrumpf ohne Kappe (mit Naht)
(alle Zeichnungen dieser Seite: A. Vollmer/Freiburg)

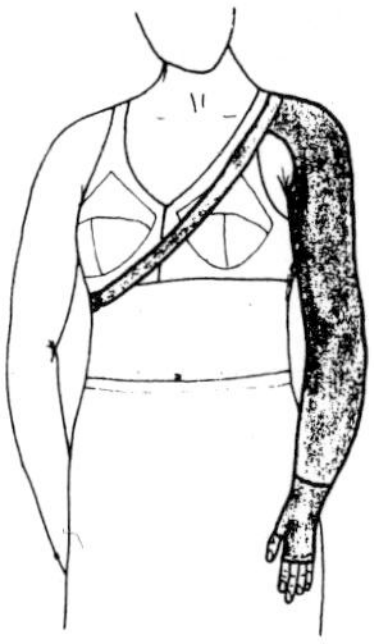

Abb. 6b: Kompressionsarmstrumpf mit Kappe und Halterung (mit Naht) bei starker Ödemneigung in Oberarm und Schulter

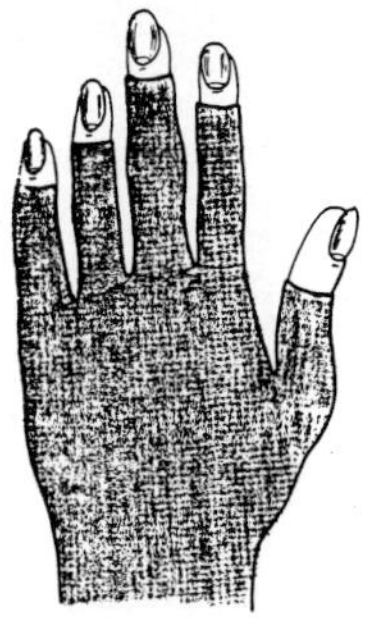

Abb. 6c: Kompressionshandschuh mit langen Fingern

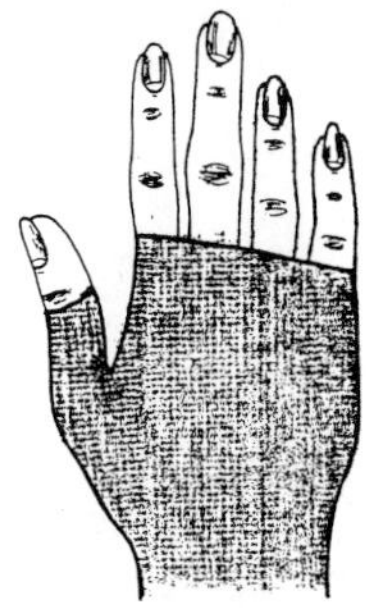

Abb. 6d: Kompressionshandschuh mit Daumenansatz

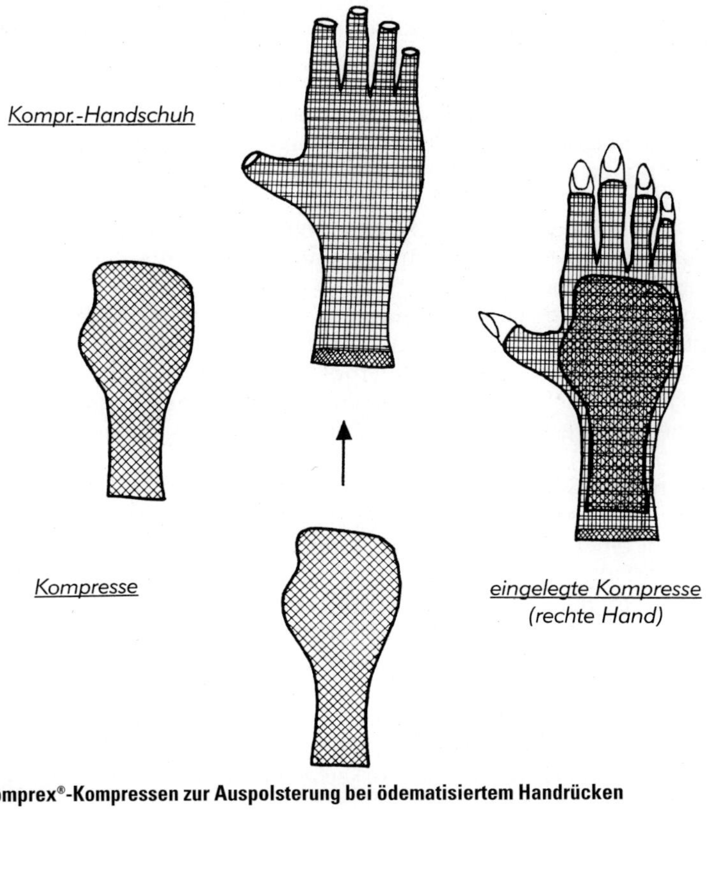

Abb. 6e: Komprex®-Kompressen zur Auspolsterung bei ödematisiertem Handrücken

Verschiedene Möglichkeiten der Beinstrumpfversorgung

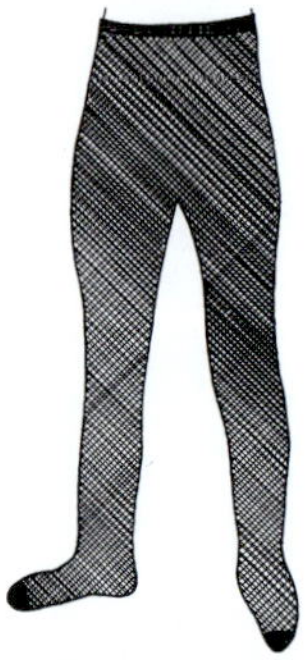

Abb. 6f: Kompressionsstrumpfhose mit kompressivem Leibteil bei Lymph-, Lip- und Phlebödem
(alle Zeichnungen dieser Seite: A. Vollmer/Freiburg)

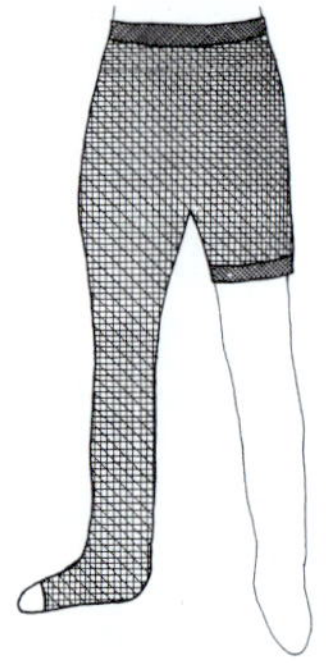

Abb. 6g: Kompressionsstrumpf mit halber Hose bei einseitigem Lymphödem bis einschließlich unterem Rumpfquadranten

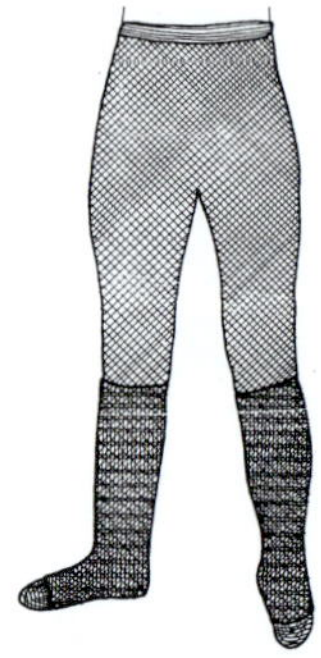

Abb. 6h: Kompressionsstrumpfhose (ohne Naht) und Kompressionskniestrümpfe bei starkem, distal betontem Ödem

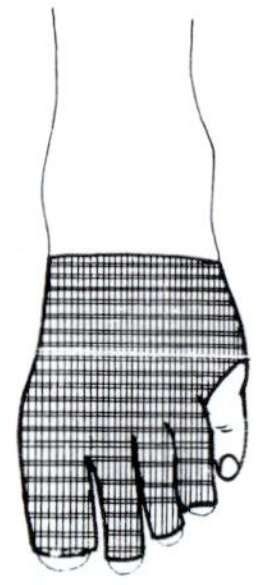

Abb. 6i: Kompressionsfußkappe mit Zehen. Zehenödeme werden durch Kompressionsfußkappen mit Zehen versorgt

Merke: Kompressionsstrumpfabmessung

1. Die Extremität sollte vor der Abmessung maximal entödematisiert sein, u. U. muss vorher eine Komplexe Physikalische Entstauungstherapie erfolgen (Abmessung: morgens)!
2. Die Bestrumpfung bei Lymphödemen sollte grundsätzlich flachgestrickt, nach Maß erfolgen. Durch oft erhebliche Kaliberschwankungen des Ödems reicht eine Standardqualität nicht aus. Die Verwendung von standardisierten Vordrucken (Abb. 5a–d) erleichtert das Abmessen und die Zusammenarbeit mit dem Hersteller.
3. Unkomplizierte Phlebödeme werden mit einer rundgestrickten Standardqualität versorgt. Phlebo-Lymphödeme benötigen eine Anpassung nach Maß mit einer flachgestrickten Nahtware.
4. Zehenödeme werden mit einer Kompressionsfußkappe mit Zehen nach Maß bestrumpft, je nach Ödemschweregrad in Kompressionsklasse I bzw. II (Abb. 6i).
5. Bei einseitigem sekundärem Beinlymphödem und Genitalödem (z. B. nach Prostatakarzinombehandlung), wird ein Kompressionsstrumpf mit halber Hose abgemessen. Der Beinring am strumpflosen Bein darf niemals abschnüren (Abb. 6g).
6. Patienten mit großem Leibumfang tragen Hosenträger mit Schulterpolstern, um ein Herunterrutschen der Strumpfhose zu verhindern. Die alleinige Versorgung mit einer Hüftbefestigung ist nicht ausreichend, da diese herunterrutscht, sich Falten in der Kniekehle (Scheuerstellen) bilden und der untere Rumpfquadrant nicht komprimiert wird (Abb. 6f).
7. Dem Patienten mit Behinderungen (Lähmung) oder zusätzlichen orthopädischen Erkrankungen, wie Koxarthrose, Gonarthrose o.ä., ist das Anziehen eines Kompressionsstrumpfes oder einer Strumpfhose beschwerlich oder gar unmöglich. Eine Lösung des Problems kann erreicht werden durch Anziehen von zwei Teilen mit geringerer Kompressionsstärke, die übereinander die erforderliche Kompression bringen. Anziehhilfen sind im Fachhandel erhältlich (z.B. Juzo® Slippies).

3.1.2 Qualitätsmanagement durch GMK

Anforderungen an medizinische Kompressionsstrümpfe

Die „Gütezeichengemeinschaft Medizinische Kompressionsstrümpfe e.V." (GMK) hat in der RAL-GZ 387/1 verbindliche Richtlinien zur Herstellung von medizinischen Kompressionsstrümpfen festgelegt (neue RAL für medizinische Kompressionsarmstrümpfe RAL-GZ 387/2). Nur Hersteller, die Ihre Produkte regelmäßigen Kontrollen, z.B. beim Forschungsinstitut Hohenstein unterziehen, dürfen Kompressionsstrümpfe mit dem RAL-Gütezeichen (s. Abb. 7) auszeichnen.

Medizinische Kompressionsstrümpfe müssen in Längs- und Querrichtung gummielastische Eigenschaften besitzen.

Sie können in folgenden Strickarten hergestellt sein:

a) flachgestrickte Strümpfe mit Naht,

b) rundgestrickte nahtlose Strümpfe.

Kompressionsklassen

Nach der im Fesselbereich auf das Bein wirkenden Kompression werden die Strümpfe den Kompressionsklassen I bis IV zugeordnet.

Zur optimalen Behandlung unterschiedlich schwerer Insuffizienzen gibt es Kompressionsstrümpfe in vier Druckklassen mit definierten Restdruckverhältnissen entsprechend den (Blut-) Druckabnahmen eines menschlichen Beines (s.Tab. 3, S. 209).

Materialien

Zur Verwendung kommen nur humanökologisch unbedenkliche Materialien und Farbstoffe. Dabei kommen Garne aus Naturfasern oder aus Chemiefasern zum Einsatz (Abb. 8).

Maßstrümpfe

werden individuell nach den Umfangs- und Längenmaßen der Extremitäten des Patienten gefertigt.

Serienstrümpfe

stehen in sechs Standardgrößen zur Verfügung. Der Orthopädietechniker bestimmt die Standardgröße anhand von festgelegten Umfangs- und Längenmaßen an festgelegten Messpunkten.

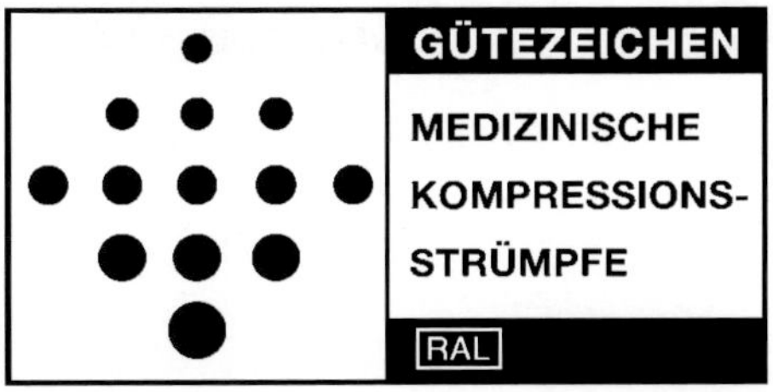

Abb. 7: RAL-Gütezeichen
(Quelle: GMK)

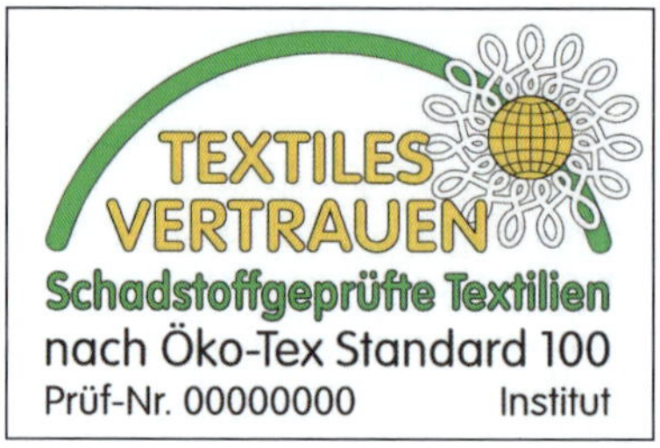
TEXTILES
VERTRAUEN
Schadstoffgeprüfte Textilien
nach Öko-Tex Standard 100
Prüf-Nr. 00000000
Institut

Abb. 8: Unbedenkliche Materialien werden verwendet
(Quelle: Öko-Tex Gemeinschaft/CH-Zürich)

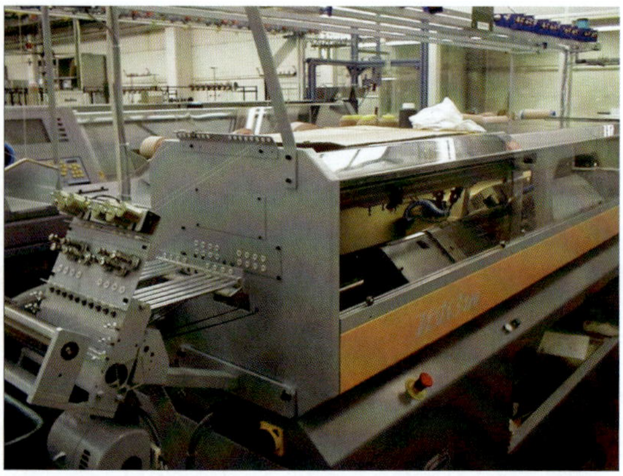

Abb. 9: Flachstrickmaschine
(Aufnahme: Juzo®/Aichach)

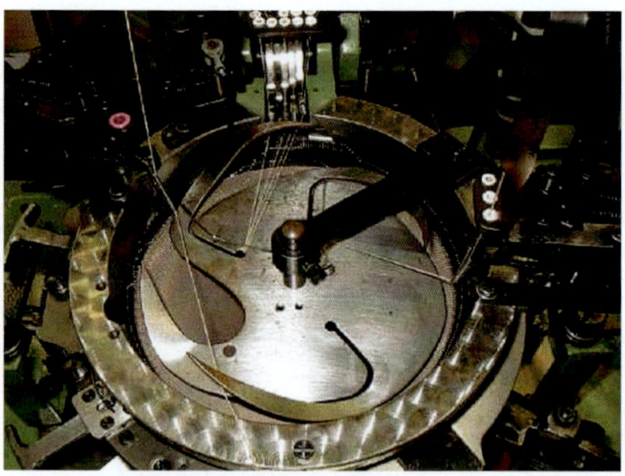

Abb. 10: Rundstrickmaschine
(Aufnahme: Juzo®/Aichach)

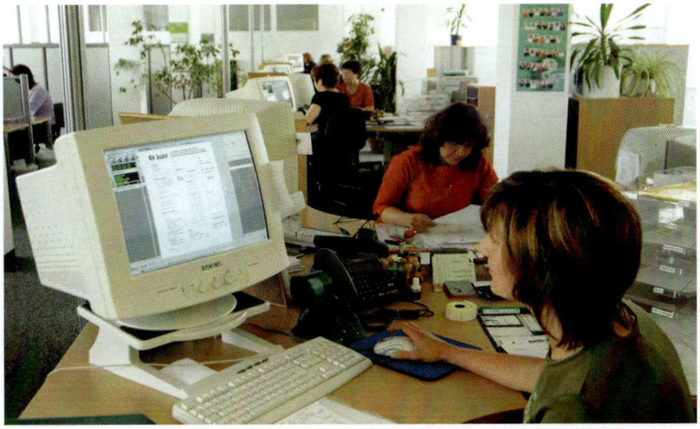

Abb. 11: Die Auftragsannahme. Alle Aufträge werden elektronisch erfasst und an die Strickerei weitergegeben.
(alle Aufnahmen dieser Seite: Juzo®/Aichach)

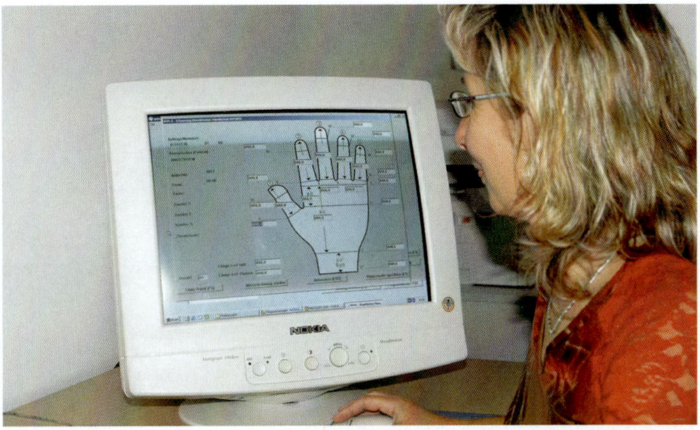

Abb. 12: Eingabe der Körpermaße in spezielle Maßprogramme und Übertragung an Strickerei

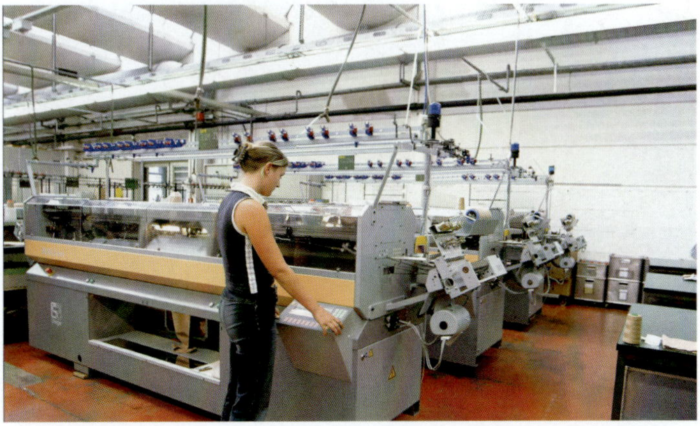

Abb. 13: Produktion an modernsten Flachstrickmaschinen

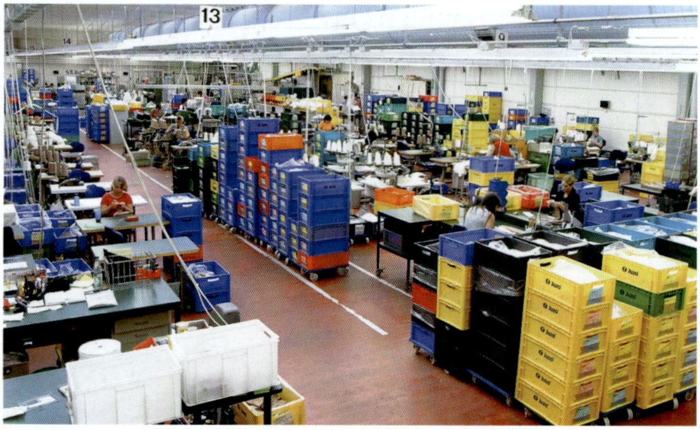

Abb. 14: Konfektionierung, teilweise von Hand, in der Näherei
(alle Aufnahmen dieser Seite: Juzo®/Aichach)

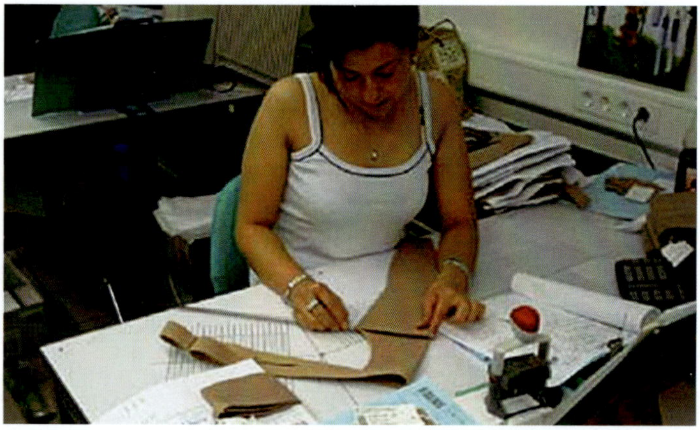

Abb. 15: Strenge Endkontrolle

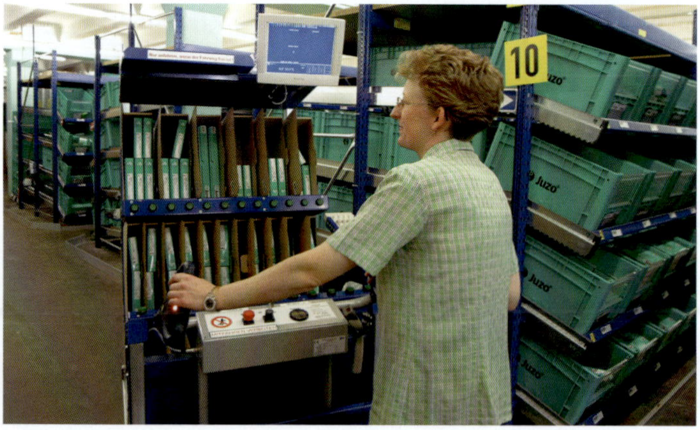

Abb. 16: Kommissionierung und schneller Versand von Maß- und Serienprodukten im Logistikzentrum

3.2 Technik der Kompressionsstrumpfabmessung nach A. Vollmer

3.2.1 Abmesstechnik beim Armlymphödem

Die Maße für den Armkompressionsstrumpf sollten bei der Patientin im Sitzen abgenommen werden, d.h. die Patientin sitzt an einem Tisch oder einer Behandlungsbank und hat den Arm auf der Bank liegen, während der Orthopädietechniker daneben steht und die Umfänge und Längen misst.
Zum Maßnehmen sind zwei verschieden breite Maßbänder erforderlich (Abb. 18):
- Maßband mit 0,7 cm Breite für die Finger,
- Maßband mit 1 cm Breite für die Armumfänge und Längenmaße.

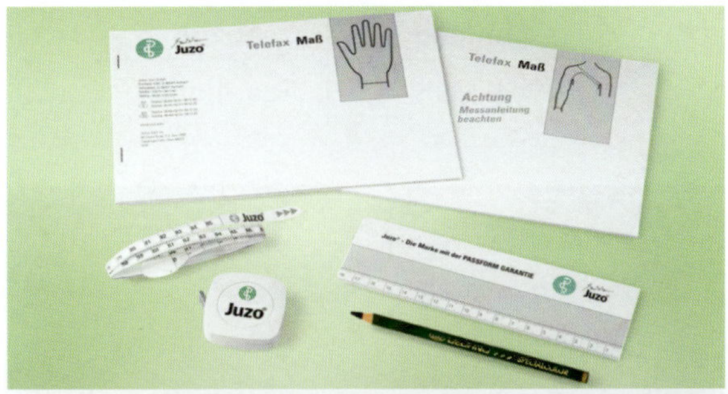

Abb. 17: Hilfsmittel zum Maßnehmen
(Aufnahme: Juzo®/Aichach)

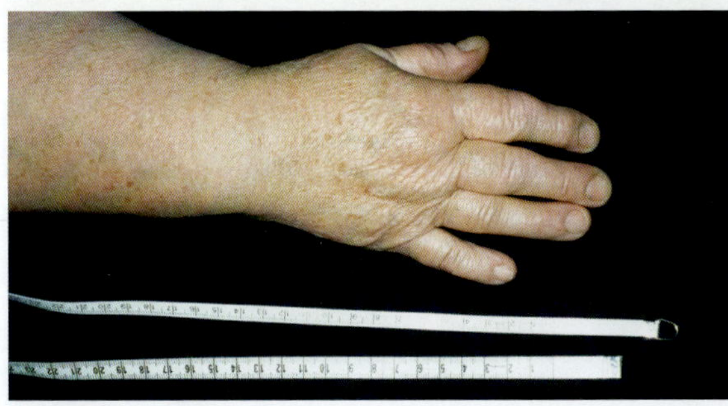

Abb. 18: Maßbandbreiten

Um exakte Maße bei den Umfangsmessungen im Bereich der Hand zu erhalten, ist es erforderlich, dass die Patientin während der Abmessung ihre Handfläche auf die Unterlage drückt.
Das Maßband muss glatt an der Hand anliegen. Dieses cA-Maß wird über den Fingergrundgelenken abgenommen.

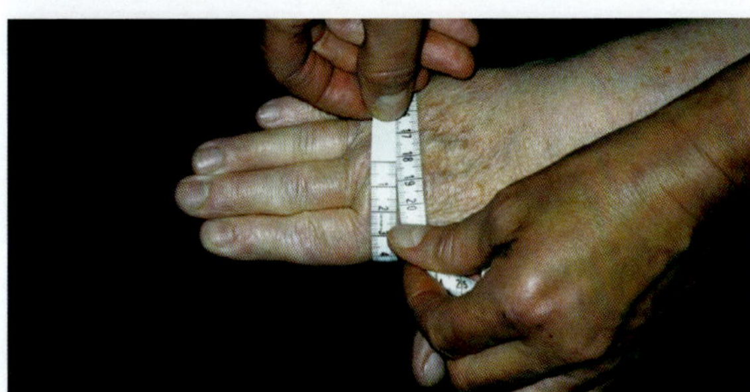

Abb. 19: cA-Maß, ca. –1 cm

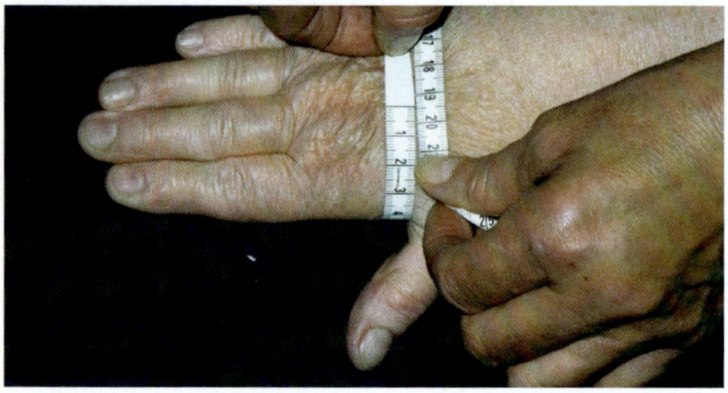

Abb. 20: cB-Maß, ca. - 1cm

Umfang	Abzug
cA-Maß	ca. 1 cm

Umfang	Abzug
cB-Maß	ca. 1 cm

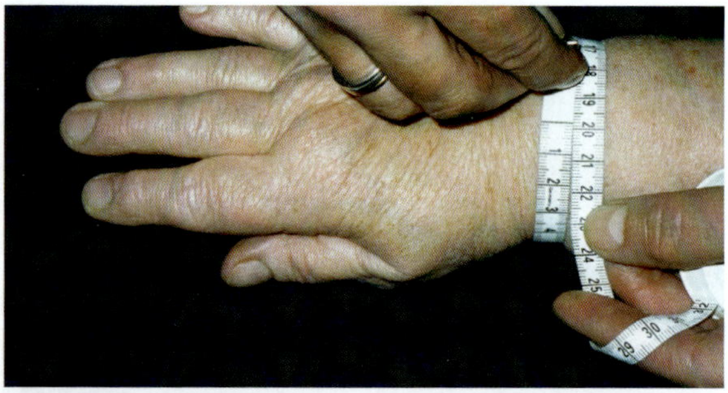

Abb. 21: cC-Maß (s. Tab. S. 225)

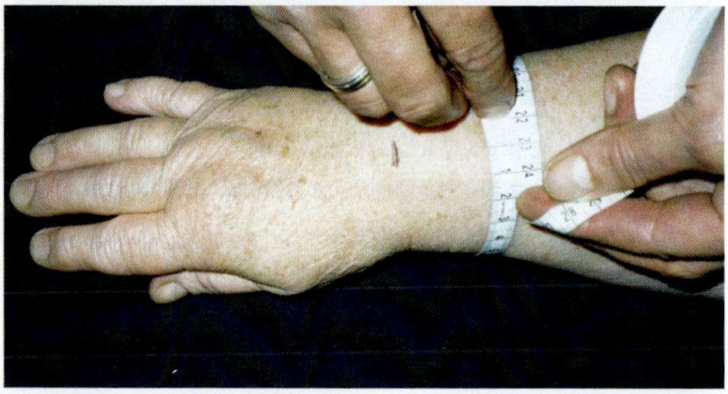

Abb. 22: cC1-Maß locker umgelegt, ca. 0,5 cm Zugabe

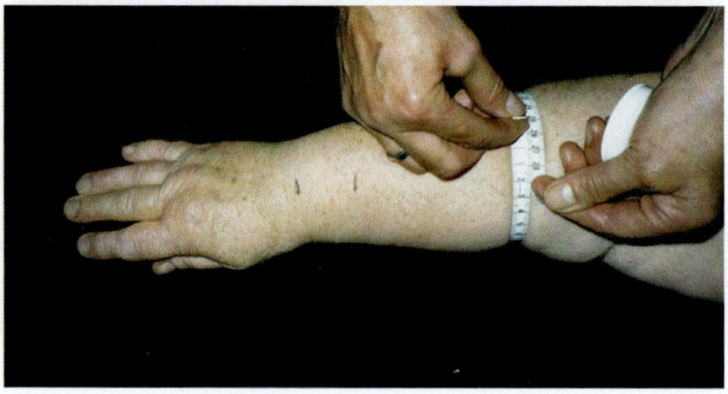

Abb. 23: cD-Maß (s. Tab. S. 225)

Das cB-Maß wird bei abduziertem Daumen im Bereich der Mittelhand ermittelt.

Beim cC-Maß über dem Handgelenk wird das Maßband umgelegt. Je kleiner der Umfang, desto mehr Maßzugaben (unter Umständen bis zu 1 cm), je größer, umso weniger (s. Laplace'sches Gesetz, S. 211). Das für den Handschuh ermittelte cC-Maß entspricht dem cC-Maß für den Armstrumpf.

Alle folgenden, beispielhaften Maßangaben sind nicht verbindlich und können je nach verwendetem Strumpfmaterial, Kompressionsklasse und Patientenbefund variieren:

Umfang	Zugabe
cC-Maß	
15 cm	ca. 1 cm
18 cm	ca. 0,5 cm
20 cm	nur umlegen

Der Strich über dem Handgelenk zeigt die Stelle, an der das cC-Maß genommen wird. Er ist erforderlich für die entsprechenden Längsabmessungen, die nach der Umfangsmessung durchgeführt werden.

Das cC1-Maß ist das proximale Abschlussmaß für den Handschuh. Das Maßband wird angelegt wie beim cC-Maß. Um einen doppelten Kompressionsdruck zu vermeiden, muss der entsprechende Umfang um 0,5 cm erweitert werden.

Das cD-Maß wird an der dicksten Stelle am Unterarm, also dort wo der größte Umfang ist, gemessen. Im Gegensatz zum cC- und cC1-Maß, wird beim cD-Maß das Maßband angezogen. Hier gilt: Je größer der Unterarmumfang, desto mehr Zentimeter werden vom Umfangsmaß abgezogen.

Alle folgenden beispielhaften Maßangaben sind nicht verbindlich und können je nach verwendetem Strumpfmaterial, Kompressionsklasse und Patientenbefund variieren:

Umfang	Abzug
cD-Maß	
24 cm	0 cm
26 cm	ca. 1 cm
30 cm	ca. 1,5 cm

Das cE-Maß wird bei einem um ca. 45° angewinkelten Ellenbogen festgestellt. Das Maßband verläuft durch die Ellenbeuge direkt über das Olekranon und ist locker angelegt. Das cF-Maß wird in der Mitte des Oberarmes ermittelt. Entsprechend der zu komprimierenden Weichteile wird das Maßband hier relativ straff angezogen.

Handelt es sich um einen schlanken Oberarm mit wenig oder keinem Ödem, muss das Maßband nur leicht angezogen werden.

Alle folgenden beispielhaften Maßangaben sind nicht verbindlich und können je nach verwendetem Strumpfmaterial, Kompressionsklasse und Patientenbefund variieren:

Umfang	Abzug
cF-Maß	
26 cm	ca. 0,5 cm
30 cm	ca. 1 cm

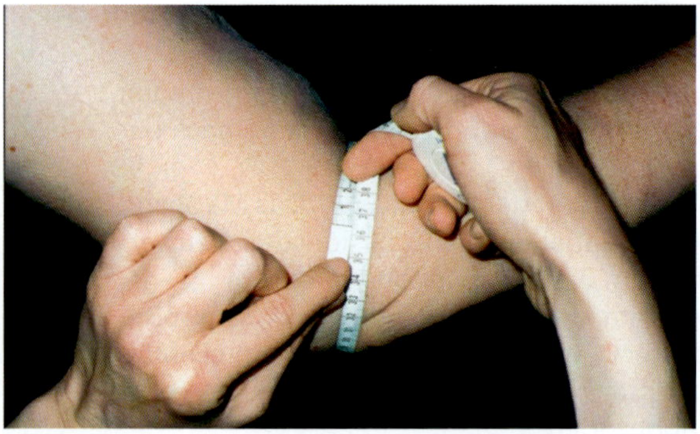

Abb. 24: cE-Maß. Locker umlegen

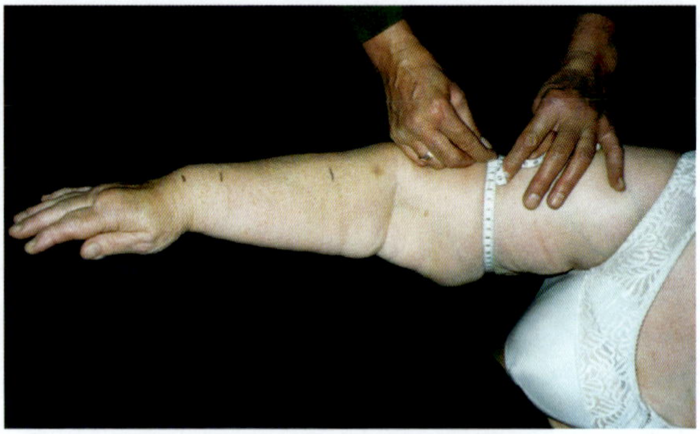

Abb. 25: cF-Maß (s. Tab. oben)

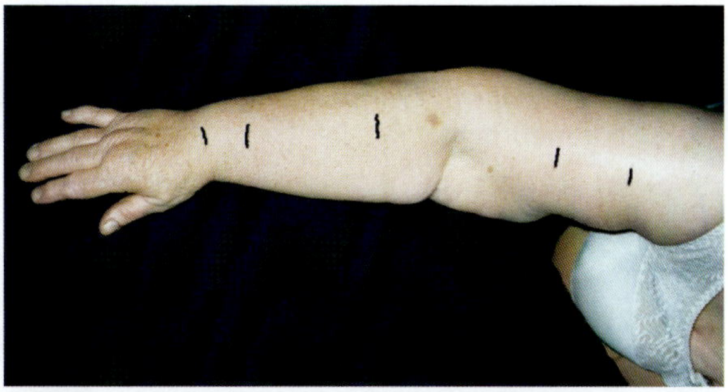

Abb. 26: Längenmaße

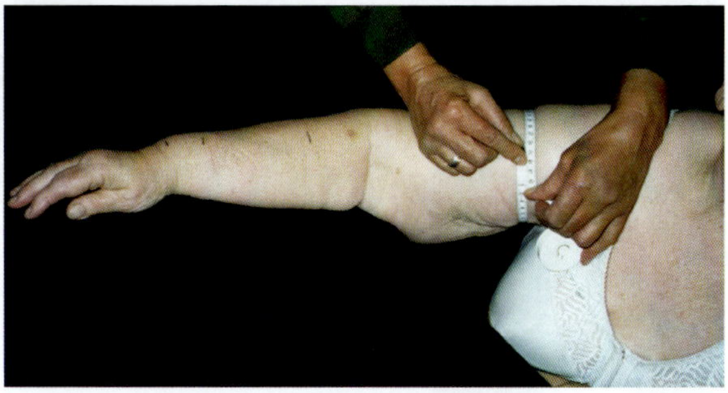

Abb. 27: cG-Maß, ca. –1,3 cm

Etwa 2 cm unterhalb der Achselfalte wird das cG-Maß ermittelt (Abb. 27). Das Maß sollte eng genommen werden, um ein Herunterrutschen des Armstrumpfes zu verhindern sollten noch ca. 1,3 cm abgezogen werden. Ein Einschnüren ist nicht zu erwarten, da durch den proximal schräggestrickten Abschluss des Armstrumpfes eine gute Druckverteilung erfolgt.

3.2.2 Längenmaße (ℓ) von Armstrümpfen

Die Punkte (dorsal) an denen die Umfänge zu ermitteln sind, werden mit einem Markierungsstift (Kajal) markiert. Die Ermittlung der Längenmaße erfolgt bei gestrecktem Arm.

Für den Handschuh wird das Längenmaß vom Maßpunkt A zum Maßpunkt B, von dort zu C und C1 ermittelt. Die Distanz zwischen C- und C1-Maß wird von der Umfangszunahme nach proximal bestimmt. Also, je stärker der Unterarm an Umfang zunimmt, umso größer ist die Distanz. Normalerweise, wie auf Abb. 22 dargestellt, liegen etwa 6 cm zwischen C und C1.

Für den Armstrumpf beginnend von C bis D bis E bis F bis G. Bei Armstrümpfen ohne Schulterkappe sollte der proximale Abschluss des Kompressionsstrumpfes schräggestrickt (Abb. 31) gewählt werden.

Bei proximal starker Ödembetonung ist eine Schulterkappe mit Halterung erforderlich, um ein Herunterrutschen des Armstrumpfes zu vermeiden. Die Länge der Schulterkappe ermittelt sich aus der Distanz Messpunkt G bis Mitte Büstenhalterträger.

Bei leicht zylindrisch ödematisiertem Oberarm ist ein Armstrumpf mit Haftband angebracht.

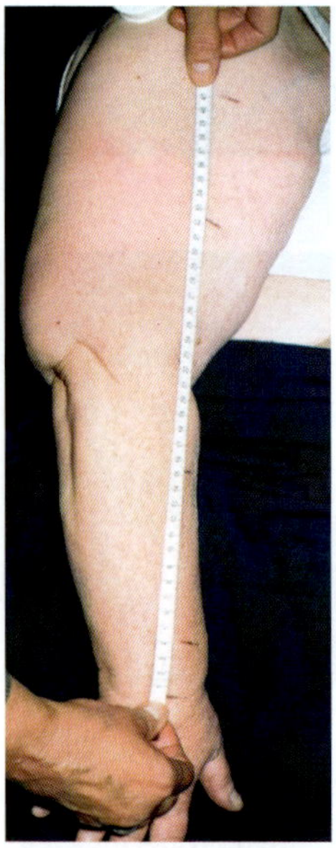

Abb. 28: Längenmaß bei hängendem Arm überprüfen

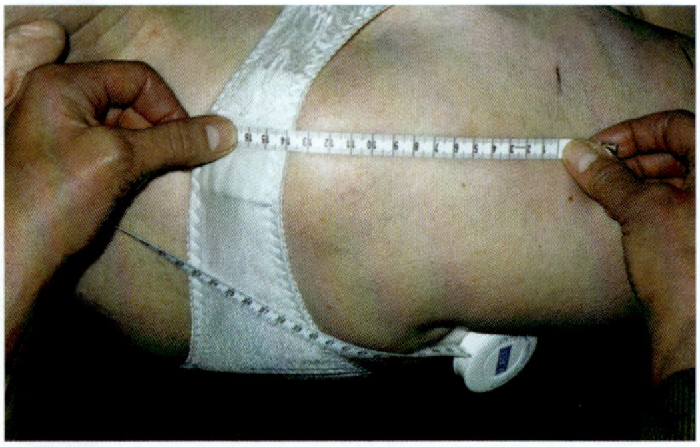

Abb. 29: Schulterkappe oder Haftband?

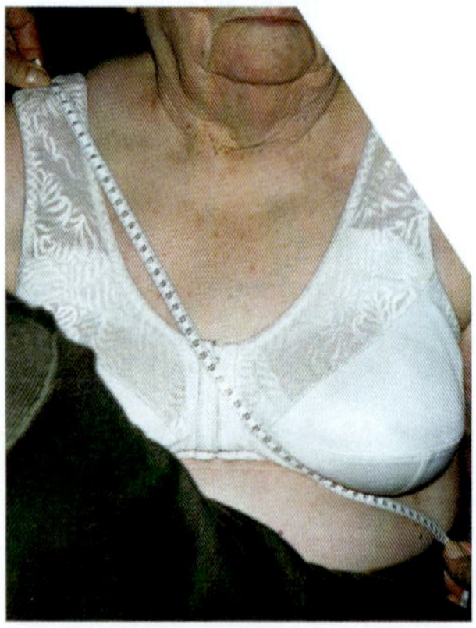

Abb. 30: Mitte BH-Träger bis Taille

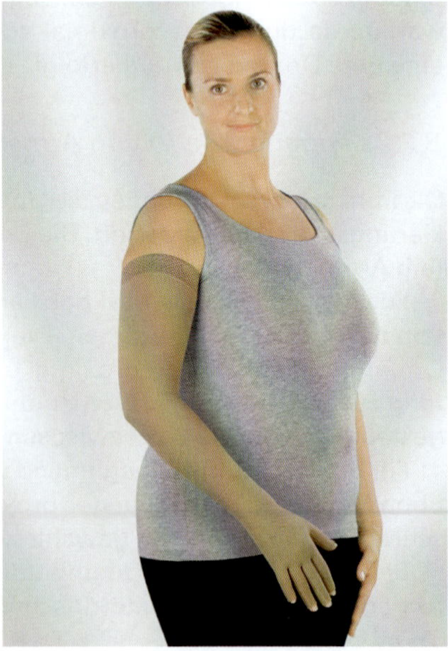

Abb. 31: Proximal schräger Abschluss ohne Schulterkappe (Juzo®/Aichach)

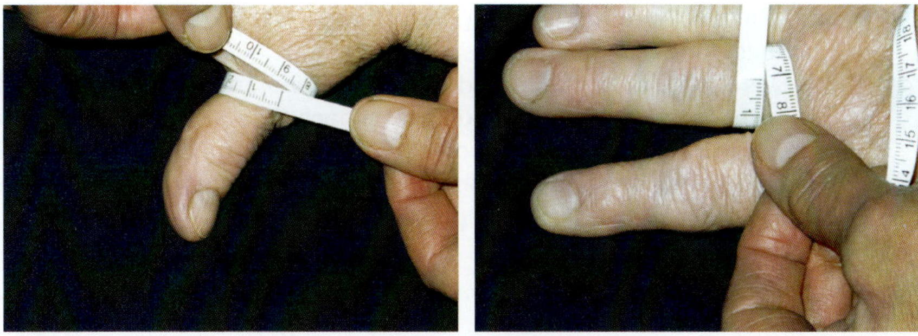

Abb. 32: Locker umlegen

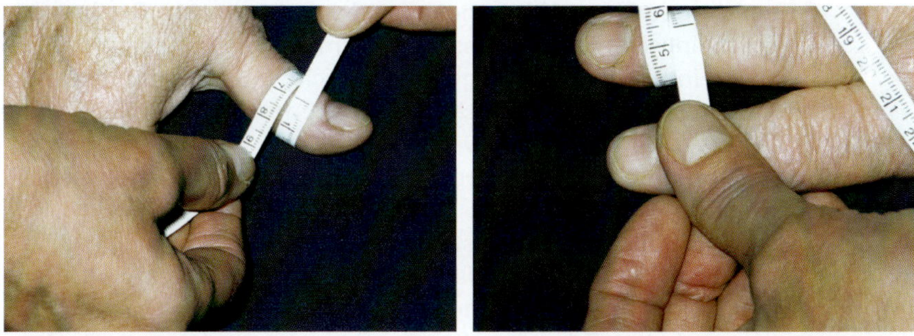

Abb. 33: Locker umlegen

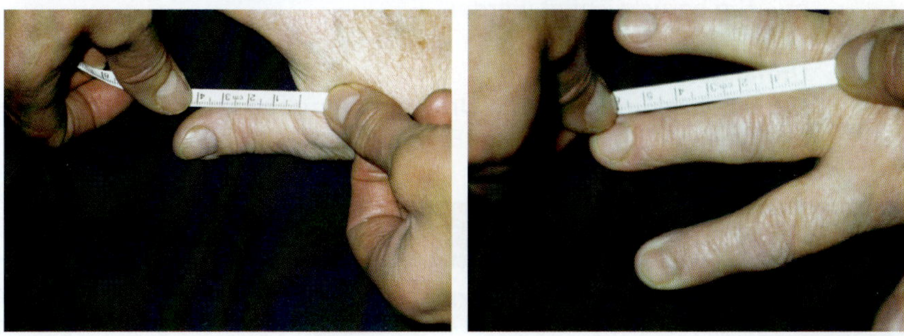

Abb. 34: Längenmaß

Die Längenmessung für den Armstrumpf sollte bei hängendem Arm überprüft werden. Falls bei hängendem Arm der Arm länger ist, muss dieses Maß als Längenmaß für die Kompressionsstrumpfherstellung angegeben werden.

Die Länge der Halterung für den „Kompressionsarmstrumpf mit Schulterkappe" wird, je nach Hersteller, von der Mitte des Büstenhalterträgers der ödematösen Seite, unterhalb der gegenüberliegenden Brust verlaufend, bis zur Taille der nicht betroffenen Seite ermittelt.

3.2.3 Kompressionshandschuh mit Fingern

Das cX-Maß wird mit einem Maßband gemessen, das über dem Daumengrundgelenk nach proximal schräg verläuft. Die Umfänge für die Finger werden für die cX-Maße so handnah wie möglich ermittelt, d.h. so proximal wie möglich. Das Maßband ist locker angelegt.

Das Z-Maß wird über den distalen Interphalangialgelenken der Finger ermittelt, dabei liegt das Maßband locker an. Je nach Ödemlokalisation werden die Längenmaße im Bereich der Finger von der Schwimmhaut, d.h. der Haut zwischen den Fingern, bis zum distalen Interphalangialgelenk genommen, bei starker Ödematisierung wird bis zum Nagelbett gemessen.

3.2.4 Abmesstechnik beim Beinlymphödem

Die Entscheidung, ob ein Kompressionsbeinstrumpf mit oder ohne geschlossener Fußspitze gewählt wird, hängt von der Fußform ab. Bei breitem Vorfuß ist die Wahrscheinlichkeit groß, dass der Strumpf ohne Fußspitze von den Zehengrundgelenken in Richtung Sprunggelenk rutscht. Ist der Fuß gleichmäßig ausgebildet, bleibt er eher vorne. Natürlich muss auch der Wunsch des Patienten, ob mit oder ohne Spitze, berücksichtigt werden.

Also: breiter Fuß gleich Strumpf mit Spitze, ein schmaler Vorfuß kann auch ohne Spitze sein.

Ein Strumpf ohne Spitze ist leichter anzuziehen!

Die bei den folgenden Umfangsmessungen beschriebenen Abzüge müssen auch in Abhängigkeit zur konditionellen Situation des Patienten und zum Krankheitsbild gesehen werden. D.h., das Alter des Patienten und eventuelle Zweiterkrankungen müssen berücksichtigt werden.

Umfangsmaße

Die Bereiche, in denen die Umfänge gemessen werden, werden mit einem Markierungsstift (Kajal) auf dem Bein markiert.

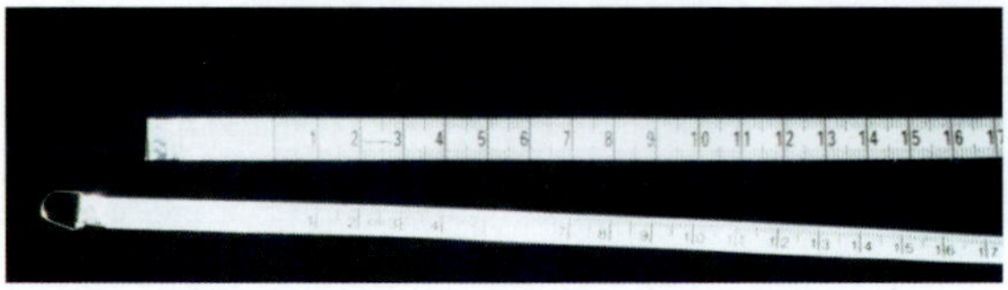

Abb. 35: Maßband mit 1 cm Breite für die Beinumfänge und Längenmaße, Maßband mit 0,7 cm Breite für die Zehen

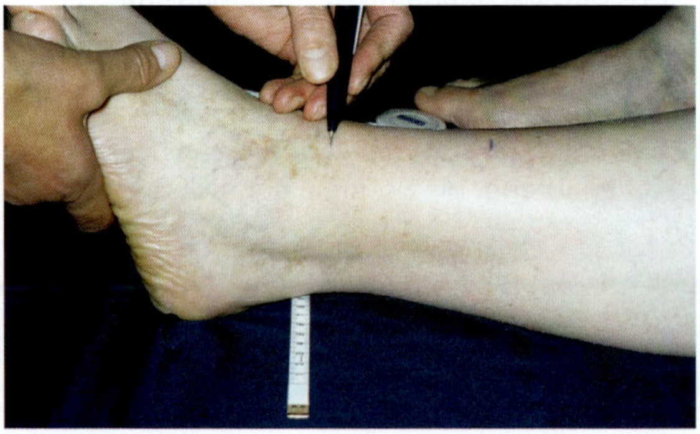

Abb. 36: Markierungen für die Umfangsmessung

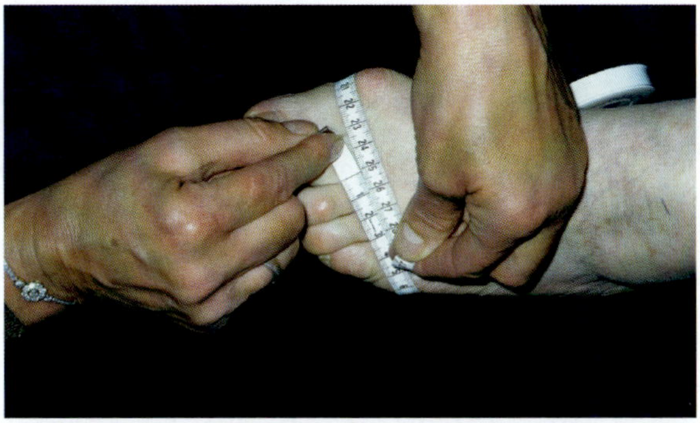

Abb. 37: cA-Maß Zehengrundgelenk

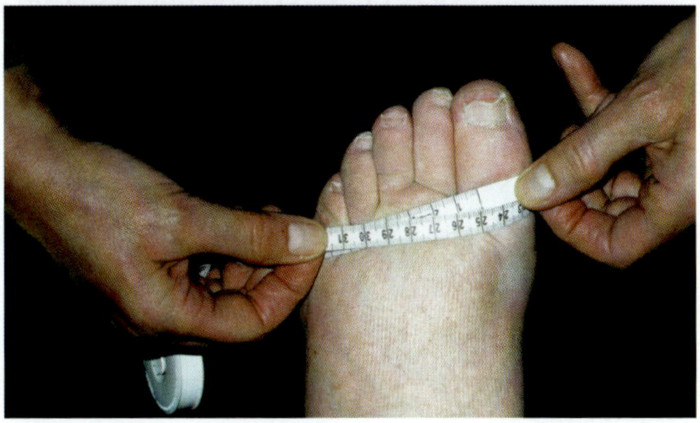

Abb. 38: cA-Maß

cA-Maß

Das cA-Maß wird über den Zehengrundgelenken ermittelt. Bei einem Hallux valgus muss berücksichtigt werden, ob er reizlos ist oder entzündet. Bei reizlosem Hallux valgus wird das cA-Maß distal vom Großzehengrundgelenk genommen. Liegt eine entzündliche Form vor, muss das Maß sehr locker ermittelt werden.

Der Zug, mit dem das Bandmaß angelegt wird, hängt davon ab, ob der Vorfuß ödematös ist oder nicht. Bei stark bombiertem, also ödematösem Fußrücken muss das Maßband intensiv angezogen werden. Bei einer massiven Vorfußschwellung mit ca. 25 cm Umfang muss sogar noch ca. 1 cm in Abzug gebracht werden. Ist der Vorfuß, wie z. B. beim Lipödem, nicht betroffen, liegt das Band nur locker an.

cY-Maß

Beim cY-Maß ist der Fuß in 90°-Position angewinkelt und das Maßband verläuft von der Fersenmitte über das Sprunggelenk. Unter Berücksichtigung der Beweglichkeit im Sprunggelenk ist es wichtig, dass das Maßband nur locker anliegt. Sollten, wie beim elephantiastischen Lymphödem, tiefe Hautfalteneinziehungen und ödematöse Überlappungen im Bereich des Sprunggelenks vorhanden sein, so muss zu diesem Maß noch eine Maßzugabe erfolgen. Auf jeden Fall darf der Kompressionsstrumpf nicht in diese Hautfalten hineinziehen und dort zu Abschnürungen führen.

cB-Maß

Das cB-Maß wird proximal der Malleolengabel (Knöchel) abgenommen. Entscheidend für die Intensität, mit der das Bandmaß angezogen werden muss, ist die Form des Unterschenkels. Ist der Übergang zur Wade fließend (zylindrisches Ödem), kann das Maßband fest umgelegt bis fest angezogen werden. Nimmt das Ödem nach proximal an Umfang stark zu (konischer Verlauf), muss der Orthopädietechniker das B-Maß weiter proximal, wo der Umfang größer ist, abmessen.

Das cB1-Maß wird im Bereich des Übergangs von der Achillessehne zur Wadenmuskulatur bestimmt. Das Bandmaß wird hier intensiv angezogen.

cC-Maß

Das cC-Maß wird im Bereich des größten Umfangs im Bereich des Unterschenkels abgemessen. Entsprechend der Regel: Je größer der Umfang, desto größer ist der Zug auf dem Maßband. Deshalb wird das Maßband hier intensiv angezogen und der Messwert noch mit Abzügen notiert.

Alle folgenden beispielhaften Maßangaben sind nicht verbindlich und können je nach verwendetem Strumpfmaterial, Kompressionsklasse und Patientenbefund variieren:

Umfang	Abzug
cC-Maß	
35 cm	ca. 1 cm
42 cm	ca. 1,5–2 cm

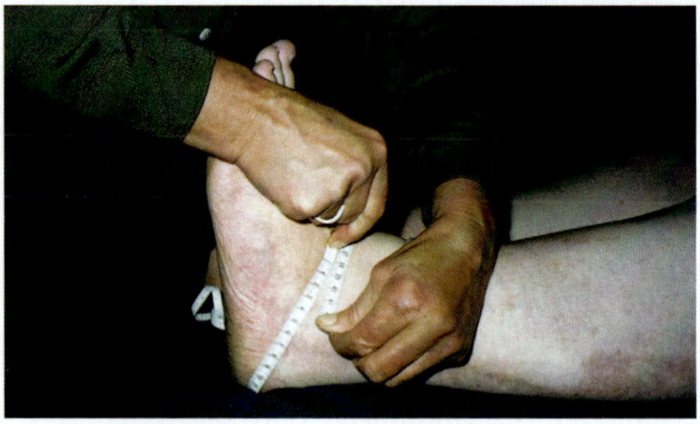

Abb. 39: cY-Maß in 90°-Position

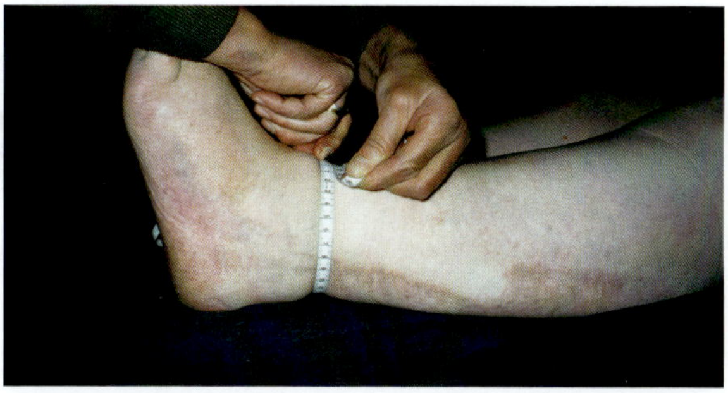

Abb. 40: cB-Maß, proximal der Malleolen (Knöchel)

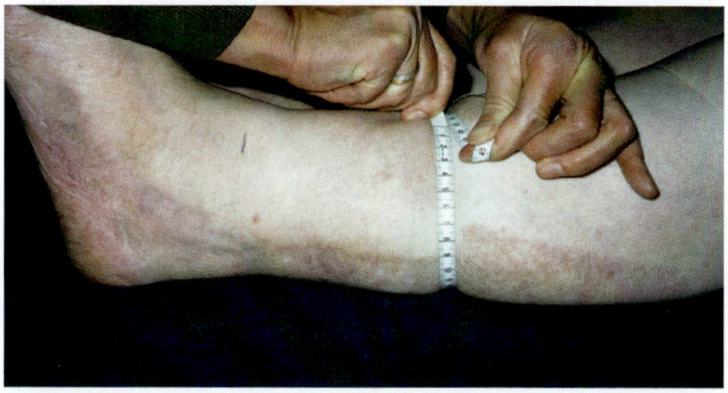

Abb. 41: cB1-Maß, Bandmaß wird intensiv angezogen

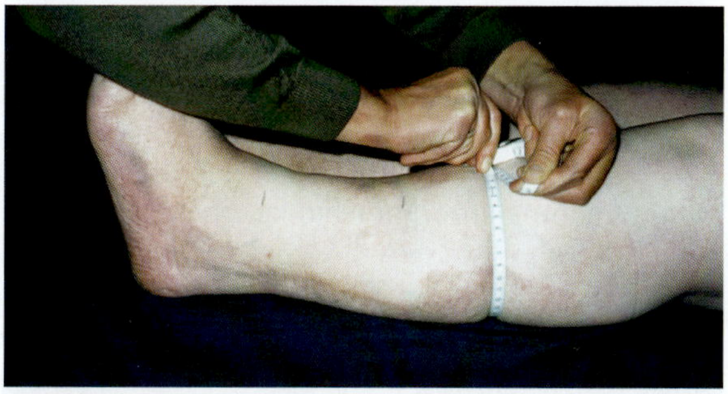

Abb. 42: cC-Maß, Messung beim größten Umfang (s. Tab. S. 232)

cD-Maß

Beim cD-Maß liegt das Maßband unterhalb des Fibulaköpfchens ca. 2 cm distal der Kniebeugefalte an. Entsprechend der Regel, dass bei einem Übergang von einem großen auf ein kleineres Umfangsniveau die Abschnürung dadurch verhindert wird, dass das Maßband locker angelegt wird, bzw. sogar ca. 1 cm hinzugerechnet wird.

Diese Regel gilt auch, wenn das cD-Maß als proximaler Abschluss für einen Kniestrumpf abgenommen wird, da bei einem eng abgemessenen „cC-Maß" mit einem Herunterrutschen des Strumpfes nicht zu rechnen ist. Man kann bei konischer Ödemform am Unterschenkel auch ein Haftband anbringen lassen. Da das Haftband weicher ist, als das Gewebe des Strumpfes mit einem Abzug von 1–2 cm.

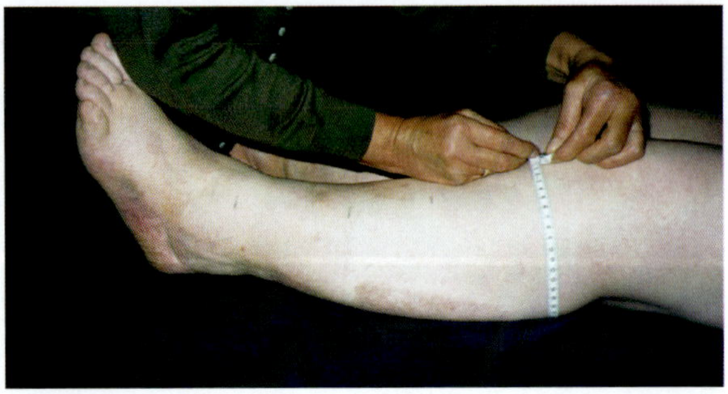

Abb. 43: cD-Maß, 2 cm distal der Kniebeugefalte

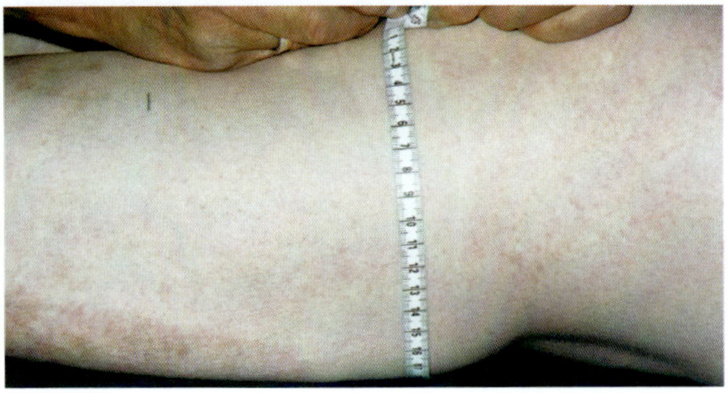

Abb. 44: cD-Maß, Maßband locker anlegen

cE-Maß

Das cE-Maß wird bei etwa 40° flektiertem Knie abgemessen. Das Maßband liegt proximal der Patella und ca. 3 cm proximal der Kniebeugenfalte an und wird locker umgelegt.

Bei konischem Verlauf des Ödems am Oberschenkel muss bei starker Ödemzunahme am Oberschenkel beim cE-Maß 1 cm hinzugerechnet werden (Abb. 45).

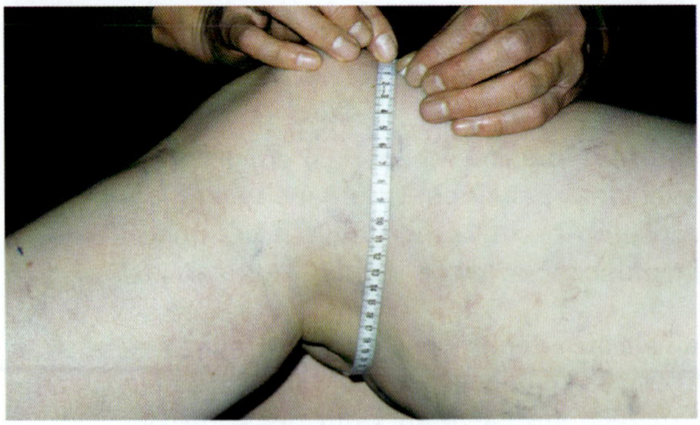

Abb. 45: cE-Maß, 40° Knieflexion, 3 cm proximal der Kniebeugefalte

cF-Maß

Das cF-Maß wird in der Mitte des Oberschenkels ermittelt. Je größer die Weichteilmasse am Oberschenkel, d.h. je größer der Umfang, umso stärker wird das Bandmaß angezogen und umso mehr cm werden in Abzug gebracht (ca. 1–4 cm).

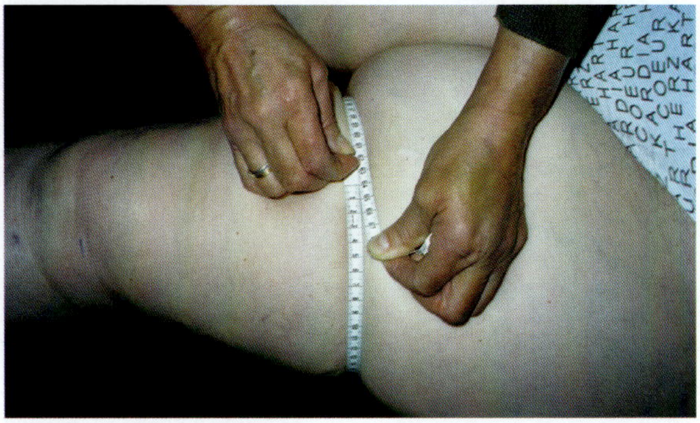

Abb. 46: cF-Maß, große Weichteilmasse: großer Abzug (s. Tab. unten)

Alle folgenden beispielhaften Maßangaben sind nicht verbindlich und können je nach verwendetem Strumpfmaterial, Kompressionsklasse und Patientenbefund variieren:

Musterbeispiele bei Flachstrickware:

Umfang	Abzug
cF-Maß	
50 cm	ca. 1 cm
60 cm	ca. 2 cm
65 cm	ca. 3 cm
70 cm	ca. 4 cm

Diese Abzüge sind auch in Abhängigkeit zur konditionellen Situation des Patienten und zum Krankheitsbild zu sehen. D.h., das Alter des Patienten und eventuelle Zweiterkrankungen müssen berücksichtigt werden.

Für das cG-Maß sollte der Patient aufrecht stehen. Das Maßband verläuft von der queren Gesäßfalte nach vorne zum Oberschenkel (Abb. 47, 48). Entscheidend für die Intensität des Anzugdruckes des Maßbandes ist hier, ob das Abschlussmaß für einen Oberschenkelstrumpf oder das Maß für eine Strumpfhose genommen wird. Handelt es sich um ein Oberschenkelstrumpf-Abschlussmaß, so wird das Maßband intensiv angezogen, um ein Herunterrutschen zu vermeiden. Der Oberschenkelkompressionsstrumpf wird grundsätzlich mit einem 5 cm breiten Haftband versehen.

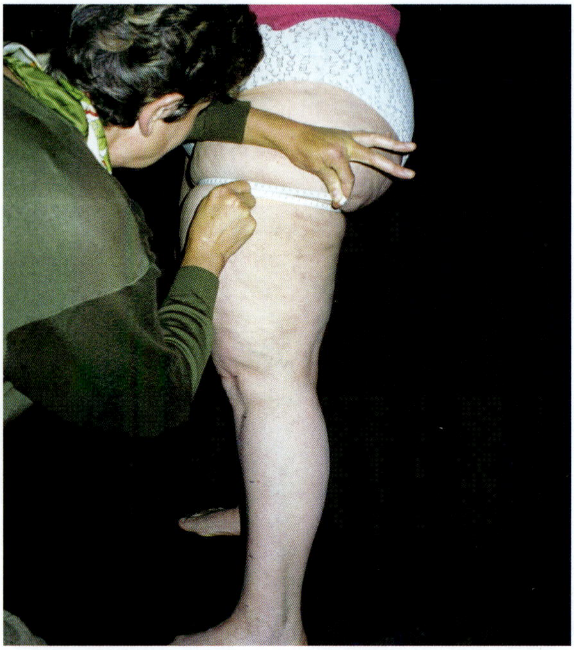

Abb. 47: cG-Maß im Stehen (s. Tab. S. 237)

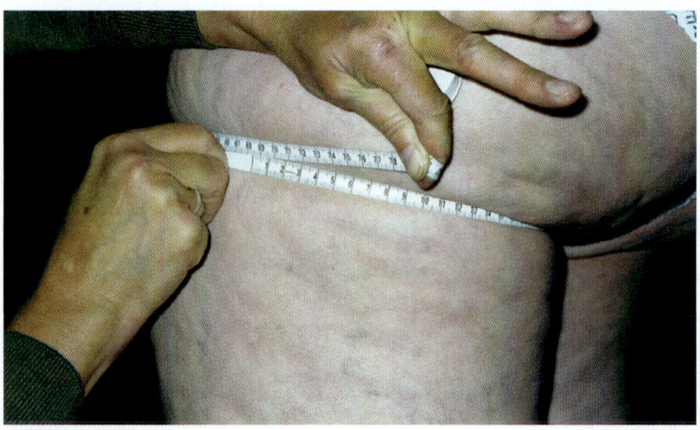

Abb. 48: cG-Maß

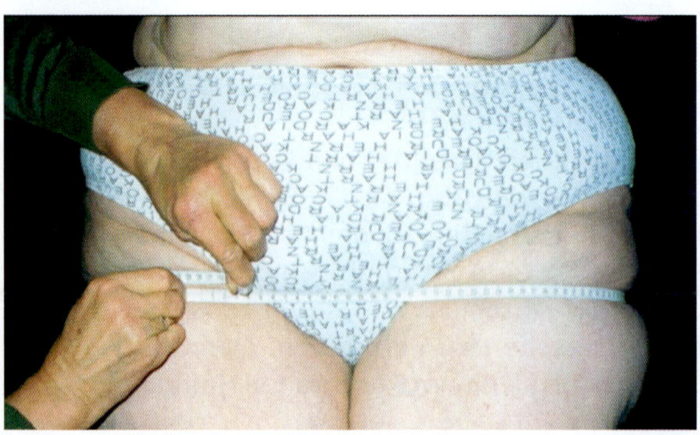

Abb. 49: cK-Maß, größter Umfang über Gesäß und Hüfte (s. Tab. S. 237)

Alle folgenden beispielhaften Maßangaben sind nicht verbindlich und können je nach verwendetem Strumpfmaterial, Kompressionsklasse und Patientenbefund variieren:

Musterbeispiele bei Flachstrickware:

Für das cG-Maß bei Kompressionstrümpfen oder einer Kompressionsstrumpfhose sollten folgende Maße in Relation zum Umfang in Abzug gebracht werden.

Umfang	Abzug
cG-Maß	
60 cm	ca. 2 cm
70 cm	ca. 2,5 cm
80 cm	ca. 3,5 cm

Das bei einer Kompressionsstrumpfhose erforderliche cK-Maß wird beim aufrecht stehenden Patienten ermittelt. Es wird über der dicksten Stelle bzw. dem größten Umfang über Gesäß und Hüfte abgemessen. Auch hier gilt, je größer der Umfang, umso fester wird das Bandmaß angezogen. Je kleiner der Umfang, umso weniger wird das Maßband angezogen. Zur Orientierung sind in folgender Tabelle einige Beispiele für die Zugabe und den Abzug beim „cK- und cH-Maß"-Umfang angegeben:

Alle folgenden beispielhaften Maßangaben sind nicht verbindlich und können je nach verwendetem Strumpfmaterial, Kompressionsklasse und Patientenbefund variieren:

Musterbeispiele:

Umfang	Zugabe	Abzug
cK- + cH-Maß		
80 cm–85 cm	ca. 5 cm	
90 cm–95 cm	0 cm	0 cm
100 cm–110 cm		ca. 3 cm
120 cm–130 cm		ca. 5 cm
140 cm–150 cm		ca. bis zu 10 cm

Das cT-Maß wird auf der Taille ermittelt. Es handelt sich hier um ein Endmaß, d. h. es darf auf keinen Fall abschnüren. Richtlinie ist auch hier: Je größer der Umfang, umso mehr muss in Abzug gebracht werden, je kleiner der Umfang, desto weniger wird in Abzug gebracht.

Alle folgenden beispielhaften Maßangaben sind nicht verbindlich und können je nach verwendetem Strumpfmaterial, Kompressionsklasse und Patientenbefund variieren:

Umfang	Zugabe	Abzug
cT-Maß		
65 cm–75 cm	ca. 5 cm	
75 cm–80 cm	ca. 3 cm	
85 cm–95 cm	0 cm	0 cm
100 cm–105 cm		ca. 3 cm
110 cm–120 cm		ca. 5 cm

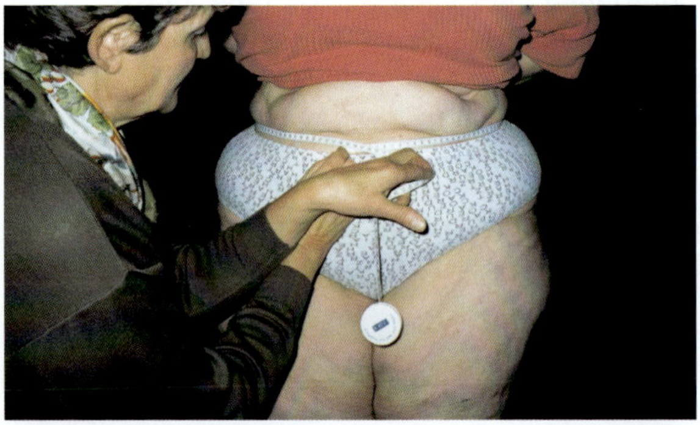

Abb. 50: cT-Maß, Endmaß (keine Abschnürung!)

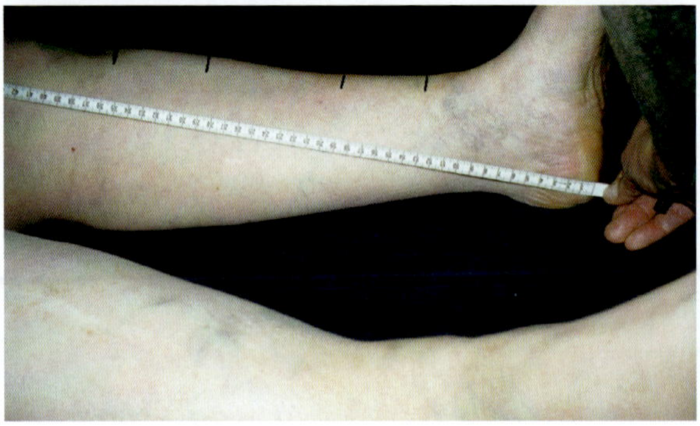

Abb. 51: Längenmaß entsprechend der Markierungen im Liegen

Die Längenmaße werden entsprechend der Markierungen beim liegenden Patienten medial am Bein von der Ferse weg bis zum F-Maß (ℓF) abgemessen, der Fuß muss sich in 90°-Stellung befinden.

Das Längenmaß ℓG wird im Stehen festgestellt (Abb. 52, 53).

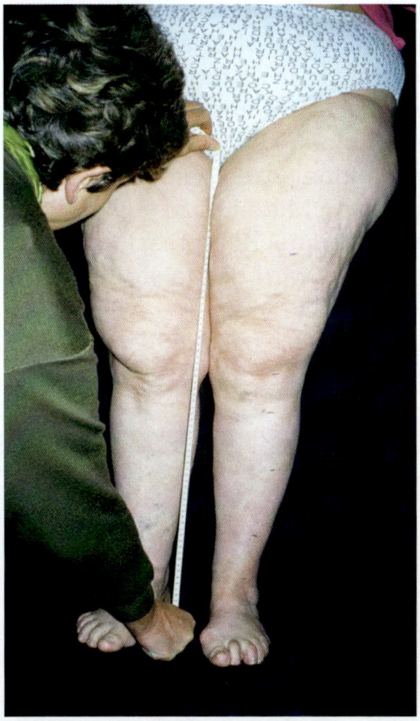

Abb. 52: Längenmaß ℓG

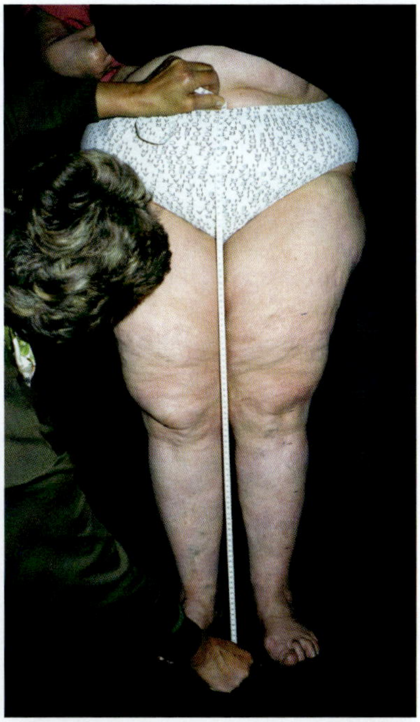

Abb. 53: Längenmaß ℓT

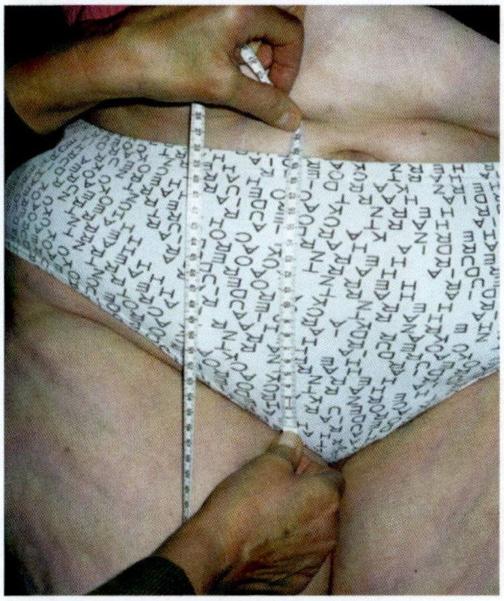

Abb. 54: Separate Messung vorne

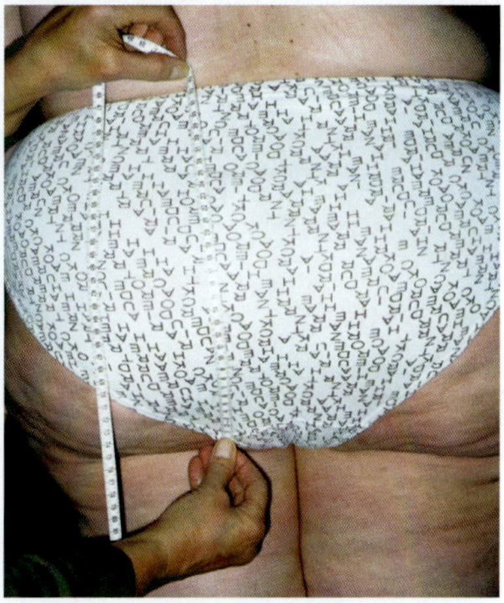

Abb. 55: Separate Messung hinten

Das Längenmaß ℓT wird ventral beim aufrecht stehenden Patienten, sozusagen im „Lot", ermittelt, ebenso die Längemaße ℓK und ℓH.

Die Längenmaße für das Leibteil werden zusätzlich noch ventral (vorne) und dorsal (hinten) separat abgemessen.

Fußkappen- und Zehenabmessung

Bei gering- bis mittelgradig ausgeprägten Zehenödemen kommt die Kompressionsklasse I zur Anwendung. Bedingt durch die elastischen Materialien der Kompressionsklasse I wird beim cA-Maß ca. 1 cm in Abzug gebracht.

Bei stark ausgeprägten Zehenödemen ist die Kompressionsklasse II erforderlich. Hierbei werden die tatsächlich abgenommenen Umfangsmaße festgehalten.

Das cA-Maß wird über den Zehengrundgelenken gemessen.

Das cA1-Maß misst man beim Übergang Mittelfuß zu Fußwurzelknochen (Längenmaß). Das Maßband wird umgelegt und bei Kompressionsklasse I ca. 1 cm in Abzug gebracht. Bei Kompressionsklasse II wird das tatsächliche Maß festgehalten.

Großzehen: cX-Maß so proximal wie möglich (Abb. 58) abmessen. Das cZ-Maß am Ende des Nagelbettes bestimmen (Abb. 59).

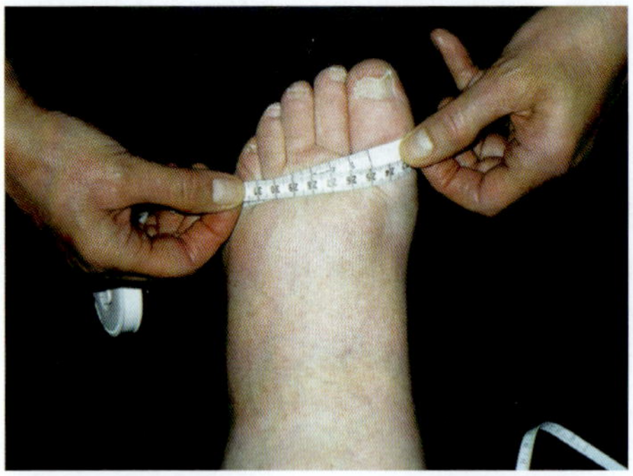

Abb. 56: cA-Maß, ca. 1 cm Abzug bei Kompressionsklasse I. Bei Kompressionsklasse II tatsächliches Maß

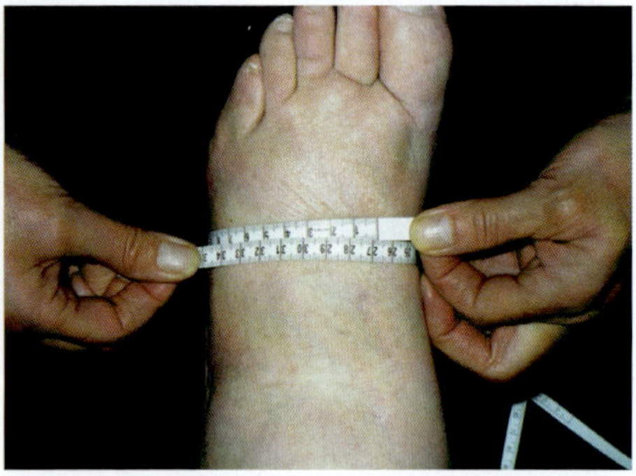

Abb. 57: cA1-Maß, ca. 1 cm Abzug bei Kompressionsklasse I. Bei Kompressionsklasse II tatsächliches Maß

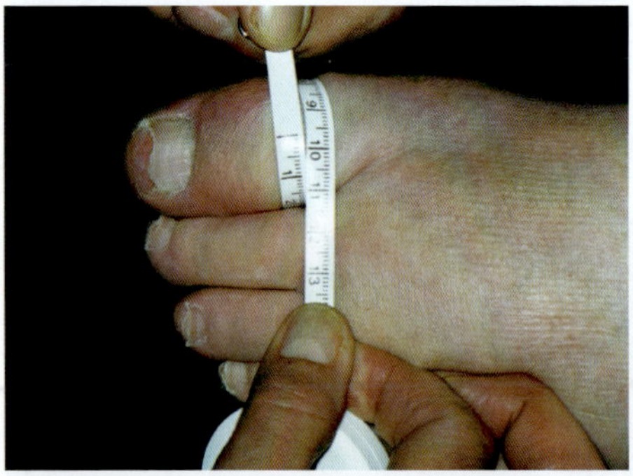

Abb. 58: cX-Maß, so proximal wie möglich, schmales Maßband!

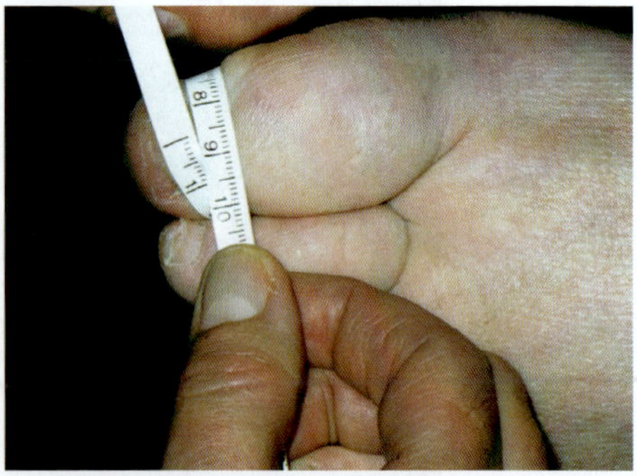

Abb. 59: cZ-Maß am Ende des Nagelbettes, schmales Maßband!

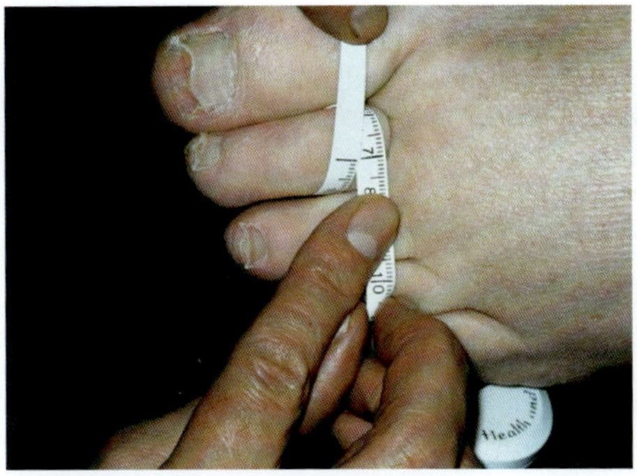

Abb. 60: Umgelegt Kompressionsklasse I, locker umgelegt Kompressionsklasse II

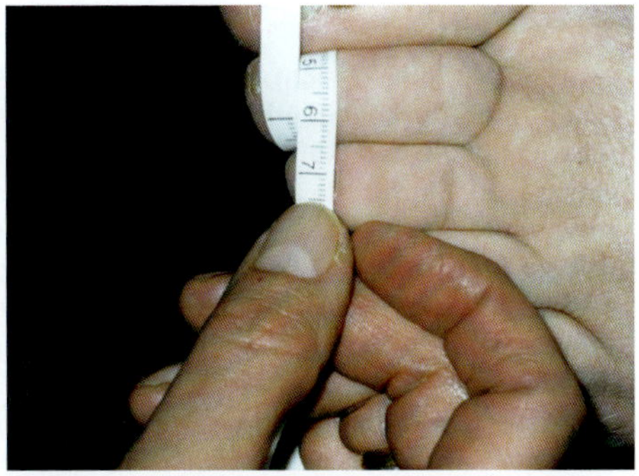

Abb. 61: Umgelegt Kompressionsklasse I, locker umgelegt Kompressionsklasse II, fünfte Zehe wird nicht bestrumpft

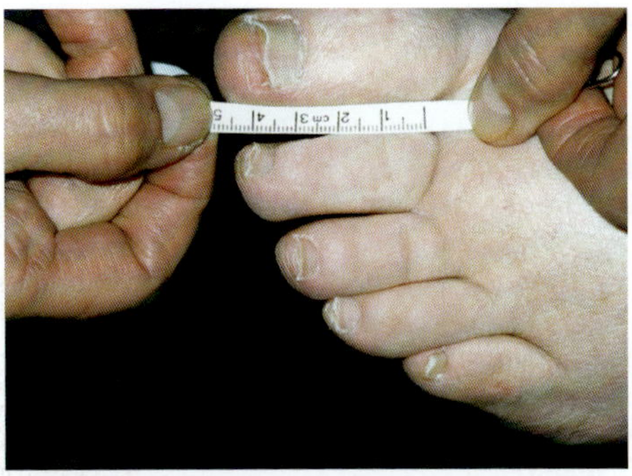

Abb. 62: Großzehe, Schwimmhaut bis Ende Fußnagel

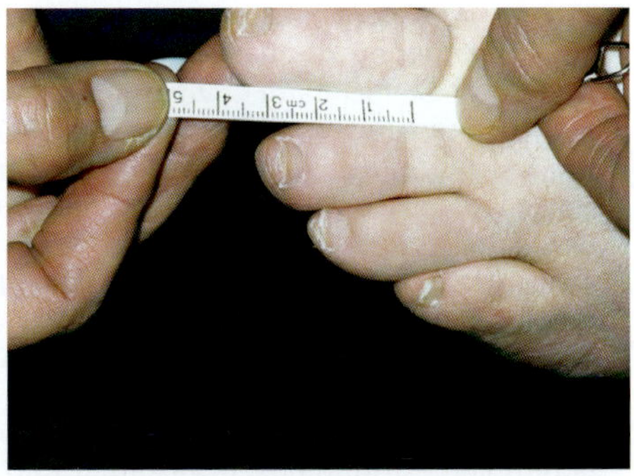

Abb. 63: Zehenlänge medial von Schwimmhaut bis Ende Fußnagel (kürzester Weg)

Das Maßband wird umgelegt. Bei Kompressionsklasse I wird ca. 0,5 cm in Abzug gebracht und bei Kompressionsklasse II wird das Maßband nur umgelegt, ohne Abzug.

Bei der zweiten, dritten und vierten Zehe werden sowohl das X-Maß wie das Z-Maß umgelegt (bei Kompressionsklasse II locker) (Abb. 60, 61).

Die fünfte Zehe wird nicht bestrumpft, um Scheuerstellen zu vermeiden und weil kein/kaum Ödem vorhanden ist.

Längenmaße Fuß und Zehen

Strecke ℓA-A1 wird innen gemessen, damit das Fußteil schräg, entsprechend dem Verlauf der Zehengrundgelenke, gestrickt werden kann. Bei stärkeren Ödemen muss entsprechend dem Ödem dieses Teil länger abgemessen werden

Die Großzehenlänge misst man von der Schwimmhaut bis zum Ende des Fußnagels (Abb. 62).

Die Zehenlänge wird medial (kürzester Weg) von der Schwimmhaut bis zum Ende des Fußnagels bestimmt (Abb. 63).

3.3 Literatur

Brandjes D, Büller H, Heijboer H, Hueisman M, de Rijk M, Jagt H et al. Randomised trial of effect of compression stockings in patients with symptomatic proximal-vein thromboses. Lancet 1997; 349: 759-762.

Hammer JB, Flemming MD. Lymphedema therapy reduces the volume of edema and pain in patients with breast cancer. Ann Surg Oncol 2007; 14: 1904-1908.

Juenger M, Ladwig A, Staecker S et al. Efficacy and safety of silver textile in the treatment of atopic dermatitis (AD). Curr Med Res Opin 2006; 22 (4): 739-750.

Miller A, Ruzicka T. Kompressionsbehandlung und Patientencompliance. LymphForsch 1997; 1 (2): 93-95.

Partsch H, Clark M, Mosti G et al. Classification of compression bandages: practical aspects. Dermatol Surg 2008; 34: 600-609.

Partsch H, Rabe E, Stemmer R. Kompressionstherapie der Extremitäten. Editions Phlebologiques Francaises, Paris 1999.

Partsch J, Horovka M. Kompressionsbestrumpfung zur Behandlung venöser Unterschenkelgeschwüre. WMW 1994; 144: 242-249.

Reißhauer A, Auler S, Jahr S, Bieringer S. Kompendium der lymphologischen Kompressionsversorgung. Bundesfachschule für Orthopädie-Technik, Dortmund 2009.

Schneider W, Schuchhardt C, Vollmer A, Weissleder H. Fehlerhafte Kompressionsbestrumpfung, Folgen und Konsequenzen. LymphForsch 2002; 6 (1): 29-36.

Schneider W, Vollmer A. Qualitätsicherung in der Kompressionstrumpfversorgung - verbesserte Ergebnisse durch optoelektronische Bestrumpfungskontrolle. LymphForsch 2000; 4 (2): 101-106.

Vollmer A. Kompressionstrumpfbehandlung lymphostatischer und venöser Extremitätenödeme. vasomed 1995; 7: 209-216.

Vollmer A. Falsche Kompressionsbestrumpfung bei Lymphödemen. vasomed 1996; 8: 341-350.

Vollmer A. Spezialversorgung außergewöhnlicher Lymphödemformen mit Kompressionsstrümpfen, -strumpfhosen. vasomed 1997; 9: 366-377.

Voogd AC, Ververs JM, Vingerhoets AJ et al. Lymphoedema and reduced shoulder function as indicators of quality of life after axillary lymph node dissection for invasive breast cancer. Br J Surg 2003; 90: 76-81.

Weissleder H. Grundsätzliches zur Kompressionsstrumpfversorgung. LymphForsch 1998; 2: 45-50.

Weissleder H. Kompressionsbestrumpfung bei Extremitätenödemen. Viavital, Essen 1999.

Weissleder H. Aktuelle Information zur Lösung von Anmessproblemen bei der Kompressionsstrumpfversorgung von Lymphödemen. LymphForsch 2003; 7 (1): 44-46.

Weissleder H, Schuchhardt C. Der Lymphödem-Kompressionsstrumpf - Ein Beitrag zur Qualitätssicherung in der Therapie lymphologischer Extremitätenödeme. LymphForsch 1998; 2 (2): 111-113.

E Bewegungs- und Trainingsgrundlagen für Patientinnen mit sekundärem Armlymphödem nach Brustkrebstherapie

N. Severin, H. Pritschow

1 Einführung

Brustkrebs ist heute eine der häufigsten Erkrankungen der weiblichen Brust. Die Therapie, die in der Regel aus der Operation, der Chemotherapie und der Bestrahlung besteht, greift tief in die Körperfunktionen ein und betrifft alle Körpersysteme. In der postoperativen Phase sind die Frauen besonderen physischen und psychischen Anforderungen ausgesetzt. Sie fühlen sich kraftlos und matt, oft sind sie nicht einmal in der Lage ihren eigenen Haushalt zu bewältigen. Die Empfehlung „schonen Sie sich, das wird schon wieder..." ist dennoch falsch! Eine konsequente, individuelle Trainingsplanung, die der persönlichen Leistungsfähigkeit des Patienten angepasst ist, ist notwendig und erfolgt durch den Physiotherapeuten.

Die Bewegung wirkt sich nicht nur positiv auf die Kondition oder Anteile der Kondition aus, sondern hat ebenso positive Auswirkungen auf die Psyche wie auch auf das Immunsystem der Patientinnen. So werden z.B. durch ein moderates Ausdauertraining vermehrt NK-Zellen (Natürliche Killerzellen) gebildet, die bei der Krebsabwehr mithelfen. Eine ausgeglichene psychische Situation der Patientin wirkt sich auch auf das Immunsystem aus. Dieses Gefühl des Wohlbefindens kann durch den Sport erreicht werden. Beweglich und konditionell in der Lage zu sein, den Alltag zu bewältigen, ist mit mehr Lebensqualität und Wohlbefinden verbunden.

Bei lebensrettenden ärztlichen Maßnahmen wie der Brustkrebstherapie werden häufig Lymphknoten entfernt und das Lymphgefäßsystem wird beschädigt. Etwa 20 % der Patientinnen nach Brustkrebstherapie entwickeln nach Operation, Chemotherapie und Bestrahlung ein sekundäres Armlymphödem. Bewegungen, die sich negativ auf das Lymphgefäßsystem auswirken können, wie reißende, schleudernde und länger schwingende Bewegungen, sollten deshalb grundsätzlich vermieden werden. Ansonsten kann jede Art von körperlicher Aktivität ausgeführt werden. Die Intensität, die Belastung des Trainings, das dem Körper zugemutet wird, muss jedoch individuell und situativ der Leistungsfähigkeit der Patientin und der Ihres Lymphgefäßsystems angepasst werden. Diese Leistungsfähigkeit kann nur durch das subjektive Belastungsempfinden und die sorgfältige Beobachtung der Ödematisierungstendenz der Extremität herausgefunden werden. Ödematisierungstendenz bezeichnet die beginnende Schwellung des Armes oder Rumpfes auf Grund von bestimmten „Daily Life Activities" oder anderer Aktivitäten.

In den nachfolgenden Abschnitten wird am Beispiel des Trainings mit dem Thera-Band® Übungsband Einblick in die Bewegungs- und Trainingsmöglichkeiten nach einer Brustkrebstherapie gegeben. Es wird gezeigt, wie die eigene Belastbarkeit eingeschätzt werden kann und wie diese im Trainingsplan Berücksichtigung findet.

Merke: Reißende, schleudernde Bewegungen und langes Schwingen des Armes können das Lymphgefäß zusätzlich schädigen und sind deshalb kontraindiziert.

2 Trainingsmöglichkeiten

2.1 Differenzierung von Bewegungsmöglichkeiten

Wir unterscheiden zwischen Bewegungen, die entweder die Ausdauer, die Kraft, die Beweglichkeit, die Schnelligkeit oder die Koordination ansprechen, erhalten oder fördern. Will die Patientin die allgemeine Ausdauer (Kondition) verbessern, muss mindestens ein Sechstel ihrer Körpermuskulatur an der Bewegung beteiligt sein. Eine Armbewegung allein reicht nicht aus, um die allgemeine Ausdauer zu trainieren. Die Schnelligkeit ist hier nicht von Bedeutung, da die Gefahr der reißenden Bewegung und der damit verbundenen Lymphgefäßschädigung zu groß erscheint. Im Folgenden werden zunächst Trainingsmöglichkeiten für Patientinnen, die unter posttherapeutischen Erschöpfungszuständen leiden, aufgezeigt und dann Bewegungsmöglichkeiten an und mit Geräten beschrieben, die sowohl die Beweglichkeit des Schultergelenks, als auch die Kraft der oberen Extremität erhalten oder fördern können.

2.2 Trainingsmöglichkeiten bei Erschöpfungszuständen nach Tumorbehandlung

Bei Tumorpatienten nach chirurgischer, strahlen- und chemotherapeutischer Behandlung beobachten wir immer wieder Erschöpfungszustände, die, werden sie nicht adäquat therapiert, chronifizieren können. So wurden bei Patienten nach Tumorbehandlung schon bei geringen Belastungen (Gehen bei 5 km/h) Herzfrequenzen von 150/min und mehr gemessen.

Nicht Ruhe und Schonung, sondern die adäquate Belastung im Sinne einer dosierten körperlichen Aktivität hilft der Patientin, wieder leistungsfähig zu werden! Auch ausgedehnte lange Spaziergänge erreichen nicht die Intensität, die für eine Zunahme der Leistungsfähigkeit notwendig ist. Eine Möglichkeit, das Ziel einer „physischen, psychischen und sozialen Stabilisierung" zu erreichen, stellt das aerobe Training dar. Aerobe Sportarten sind unter anderem Laufen und Jogging, Walking, Schwimmen, Radfahren und Rudern.

Aerobes Training bezeichnet körperliche Aktivitäten, die drei Voraussetzungen erfüllen:

- Große Muskelgruppen werden rhythmisch bewegt.
- Die Belastungsintensität liegt zwischen 70 und 80 % der maximalen Belastbarkeit.
- Die Belastung erstreckt sich über eine längere Zeit.

Ein Trainingsbeispiel ist ein sechswöchiges, täglich von Montag bis Freitag durchgeführtes Gehen auf einem Laufband bei einer Geschwindigkeit, die ca. 80 % der maximalen Herzfrequenz (200 minus Alter) entspricht.

Mit folgender Belastung:

Erste Woche	täglich 5 x 3 min,
zweite Woche	täglich 4 x 5 min,
dritte Woche	täglich 3 x 8 min,
vierte Woche	täglich 3 x 10 min,
fünfte Woche	täglich 2 x 15 min.

Zwischen den Belastungen sitzen die Patientinnen zu Beginn während der Pausen, später mit wachsender Belastbarkeit gehen sie bei der Hälfte der Geschwindigkeit über drei Minuten weiter. Erst in der sechsten Woche wird das Training über 30 Minuten ohne Unterbrechung durchgeführt.

Aerobes Training ist eine einfache und wirksame Intervention gegen die krankheits- und behandlungsbedingte Erschöpfung.

2.3 Trainingsmöglichkeiten mit Thera-Band® Übungsbändern

Bei der Auswahl der Übungen wird darauf geachtet, dass die Übungsbehandlung die Hilfsmechanismen für den Lymphtransport wie die Muskelpumpe, die Atmung, die Arterienpulsation, die Gelenkpumpe und die Schwerkraft unterstützen. Patientinnen, die bereits ein Armlymphödem haben, wird empfohlen, während der Übungen den Kompressionsstrumpf zu tragen, um damit einer Ödemzunahme entgegenzuwirken.

Merke: Die durchgeführte Übungsbehandlung sollte die Hilfsmechanismen für den Lymphtransport unterstützen.

Grundregeln für die Durchführung der Übungen:

- Die durchgeführten Bewegungen dürfen nie schmerzen.
- Sollte im Verlauf der Übung der Arm schnell ermüden und ein Ödem sichtbar sein, ist die Übung sofort zu unterbrechen.
- Patientinnen mit Armlymphödem sollten die Übungen nur mit Armkompressionsstrumpf oder Armbandage durchführen.

- Auf die genaue Ausführung der Übung ist zu achten. Sollte eine Bewegungseinschränkung das korrekte Ausführen einer Übung verhindern, ist die Übung abzubrechen.
- Der Körper darf nicht überfordert werden, deshalb muss langsam begonnen werden. Falscher Ehrgeiz ist hier fehl am Platz. Weniger ist oft mehr!
- Vor Beginn der Übungsbehandlung sollte sich die Patientin mittels einer Ausdauersportart (z.B. Radfahren oder Joggen) zehn Minuten aufzuwärmen.

Übungsprogramm

Die folgenden Übungen sind in erster Linie für Bewegungen mit dem Thera-Band® Übungsband beschrieben, da man unabhängig von der Örtlichkeit damit trainieren kann. Die Übungen, die auch teilweise mit Hanteln oder einem Seilzug ausgeführt werden können, sind besonders gekennzeichnet.

Auswahl der individuellen Stärke des Thera-Band® Übungsbandes

Die Bandstärke ist so zu wählen, dass die Übungen gut 15–20-mal wiederholt werden können. An der Farbe ist die Stärke des Bandes zu erkennen: beige (sehr leicht), gelb (leicht), rot (mittel-stark), grün (stark), blau (extra-stark), schwarz (spezialstark), silber (super-stark) und gold (max.-stark). Es empfiehlt sich, von einem leichteren auf ein stärkeres Band zu wechseln, wenn die Übungen problemlos mehr als 30-mal hintereinander ausgeführt werden können. Die Übungsintensität kann auch dadurch gesteigert werden, dass
a) das Band doppelt gelegt wird,
b) das Band schon in der Ausgangsstellung gespannt gehalten wird oder
c) das Band kürzer gefasst wird.
Die normale Bandlänge sollte zwei bis drei Meter betragen.

Technik der Bandführung

Das Band wird mit dem Ende zwischen Zeigefinger und Daumen gelegt und einmal um die Hand gewickelt. Das hat den Vorteil, dass das Band so bei den Übungen nicht festgehalten werden muss. Bei allen Übungen mit Thera-Band® Übungsbändern ist darauf zu achten, dass das Band immer großflächig um die Hände gewickelt ist, um ein Einschneiden (Verletzung) zu vermeiden. Eine weitere Möglichkeit, das Band zu halten besteht darin, eine Schlaufe am Ende des Bandes zu bilden und per Knoten zu fixieren. Für die einzelnen Übungen muss die Bandlänge variiert werden.

Übungspraxis

Für Anfänger und Ungeübte bietet es sich an, die Übungen zunächst sitzend durchzuführen, da die Bewegungen kontrollierter umgesetzt werden können. Wird die Bewegung in ihrer Ausführung sicher beherrscht, sollte zum Stand als Ausgangsstellung gewechselt werden.

2.3.1 Praktische Übungen

Ziel: Kräftigung der Rückenmuskulatur

1. Übung

Ausgangsstellung: Beide Füße stehen parallel auf dem Band. Der Oberkörper wird aufrecht etwas nach vorne geneigt, während die Hände überkreuzt das Band greifen. Die Schultergelenke sind ohne Befund.

Ausführung: Von den Oberschenkeln werden die Hände diagonal nach oben geführt, bis die Arme fast gestreckt sind.

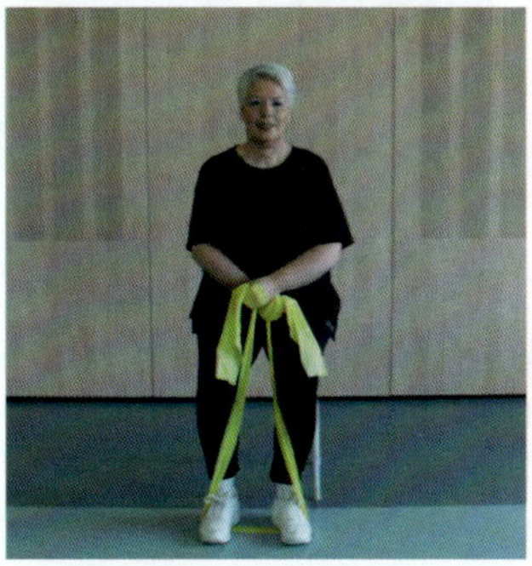

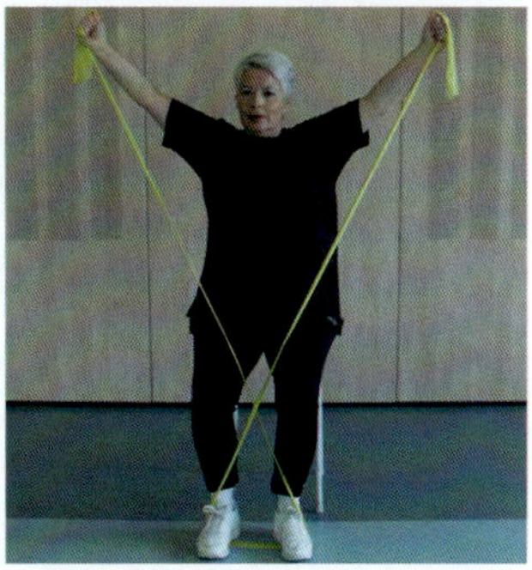

Hinweis: Zur Übung gehört dazu, dass die Bauchmuskulatur angespannt ist. Ruhig weiteratmen.

2. Übung

Ausgangsstellung: Das Band wird etwa schulterbreit mit beiden Händen unter leichtem Zug gehalten, dann über den Kopf geführt.

Ausführung: Von dort ziehen beide Arme so weit in Richtung Decke, bis die Ellenbogen nur noch leicht angewinkelt sind. Die Ellenbogen beugen sich nun wieder bis auf Schulterhöhe und ziehen wieder in Richtung Decke.

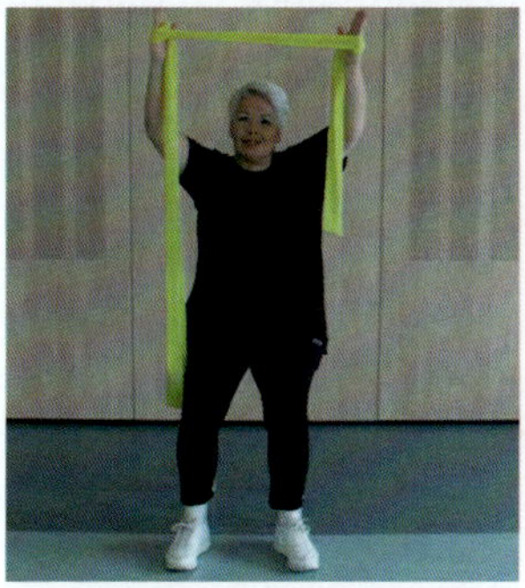

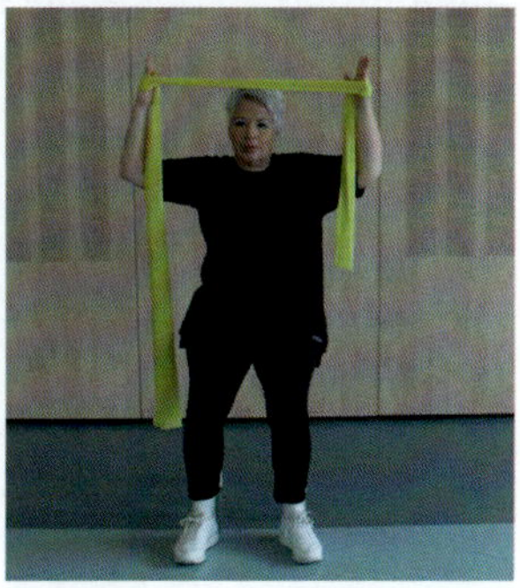

Hinweis: Während der Übung ist die Bauchmuskulatur angespannt, und es wird ruhig weitergeatmet.

3. Übung
Ausgangsstellung: Das Band wird auf Höhe der Ellenbogen befestigt (z.B. am Heizkörper). Mit fast gestreckten Armen wird das Band vor dem Körper gehalten.
Ausführung: Eine Faust wird gebildet und beide Ellbogen werden seitlich am Körper zurückgezogen, bis die Hände die Taille erreichen. Die Unterarme bleiben parallel zum Boden. Auf dem Weg zur Ausgangsstellung wird die gebildete Faust etwas gelöst.

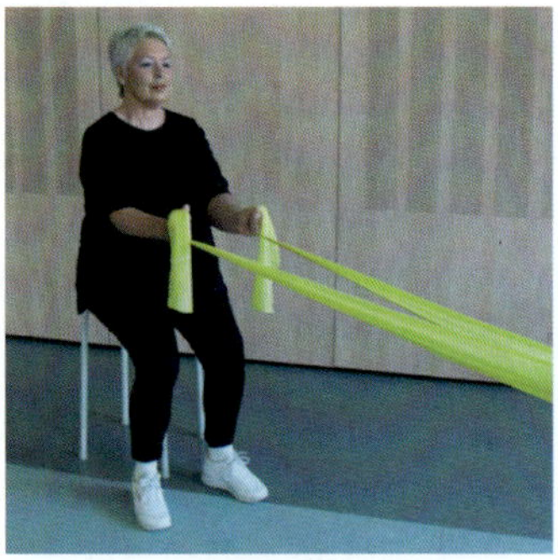
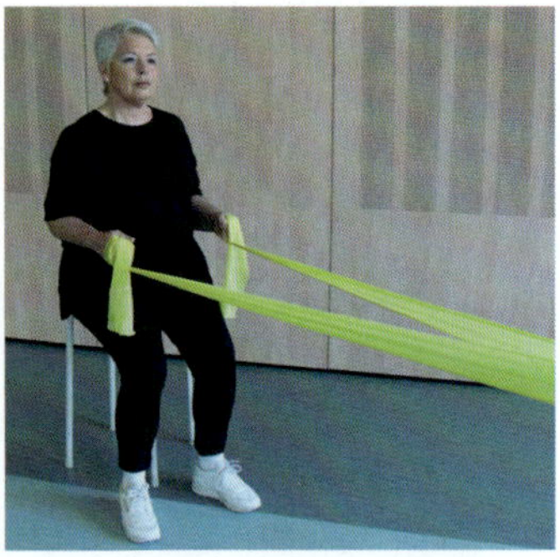

Hinweis: Der Oberkörper bleibt immer in der aufrechten Position. Die Schultern bewegen sich nicht mit nach vorne.

Ziel: Kräftigung der Schultermuskulatur hinten und vorne

4. Übung
Ausgangsstellung: Die Patientin steht. Das Band wird auf Unterarmhöhe angebracht (z.B. Fensterbank, Sprossenwand o.ä.). Der Körper steht seitlich zur Ziehrichtung. Die Füße werden etwa hüftbreit nebeneinander gesetzt. Der Ellenbogen des ziehenden Armes befindet sich in Taillenhöhe, der Unterarm zeigt in Richtung der Bandbefestigung.
Ausführung: In Form einer „scheibenwischerartigen Bewegung" wird der Unterarm nahe zum Bauch herangeführt. Beim Zurückführen in die Ausgangsposition gibt der Unterarm langsam dem Zug des Bandes nach. Der Ellenbogen bleibt während der Ausführung an der Taille. Das Handgelenk ist dabei gestreckt.

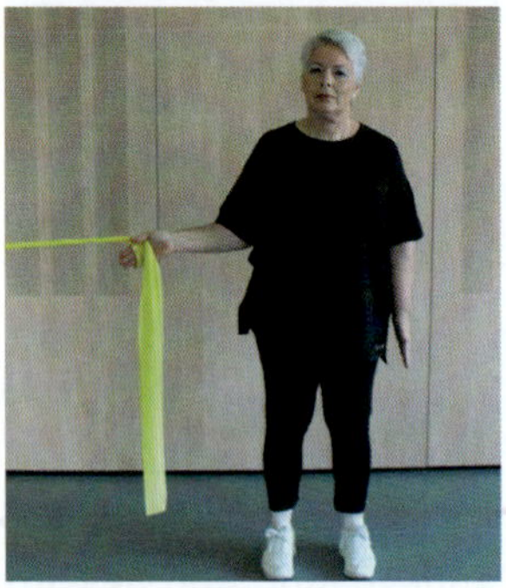
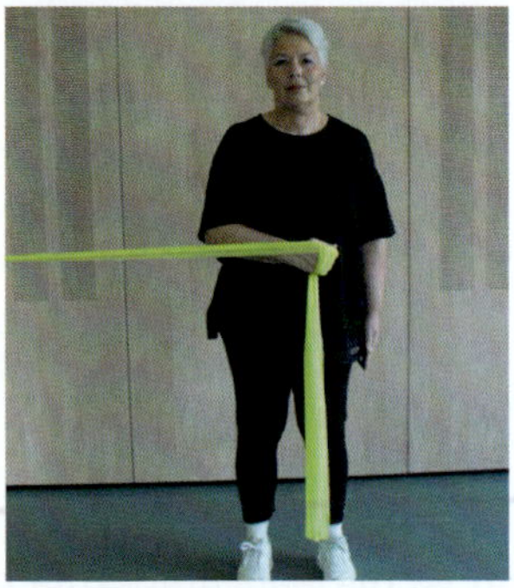

Hinweis: Der Oberkörper bleibt stabil in der Ausgangsposition, nur der Arm bewegt sich.

Ziel: Kräftigung der Armmuskulatur

5. Übung

Ausgangsstellung: Das Band wird auf Unterarmhöhe angebracht (z.B. Fensterbank, Sprossenwand o.ä.). Der Körper steht seitlich zur Ziehrichtung, die Füße stehen hüftbreit nebeneinander. Der Oberarm liegt am Oberkörper an, der Ellenbogen ist rechtwinklig angebeugt und der Unterarm befindet sich vor dem Bauch.

Ausführung: So weit wie möglich zieht der Unterarm nach außen. Das Handgelenk bleibt während der Übung gestreckt und der Ellenbogen bleibt an der Taille. Beim Zurückführen in die Ausgangsposition gibt der Unterarm langsam dem Zug des Bandes nach.

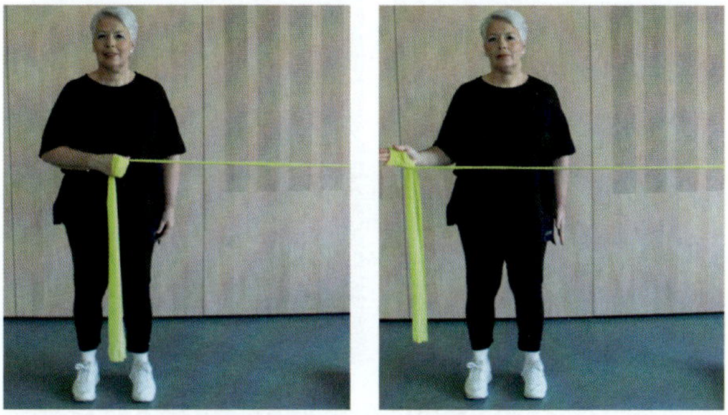

Hinweis: Es bewegt sich nur der Arm. Der Oberkörper bleibt ruhig.

6. Übung

Ausgangsstellung: Die Patientin steht mit hüftbreiter Fußstellung auf dem Band. Die Hände halten das Band mit leicht gebeugten Ellenbogen.

Ausführung: Zu Beginn der Übung werden der Bauch und das Gesäß anspannt. Die Ellenbogen befinden sich nahe der Taille. Das Band wird durch Anbeugen im Ellenbogen in Richtung Schulter gezogen und langsam wieder abgelassen.

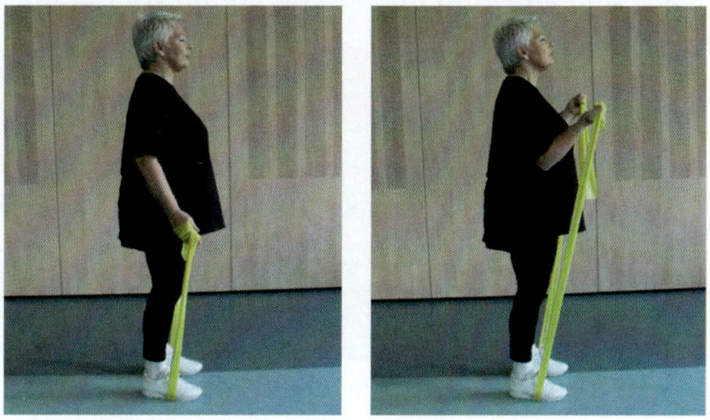

Hinweis: Während der Übung soll das Band immer in Spannung bleiben, d.h. die Arme sollen dabei nicht vollständig gestreckt und gebeugt werden. Nicht immer ist es sinnvoll, diese Muskulatur zu trainieren, da diese speziell nach einer Extirpation (Ausräumung) axillärer Lymphknoten auf Grund der Schonhaltung leicht zur Verkürzung neigt. Hier muss individuell mit dem Therapeuten geklärt werden, ob die Übung durchgeführt werden kann.

7. Übung

Ausgangsstellung: Die Patientin geht in Schrittstellung und steht mit dem hinteren Fuß auf dem Band. Als ob die Patientin sich über den Kopf nach hinten zwischen die Schulterblätter fassen wollte, befindet sich die Hand nahe der Schulter.

Ausführung: Der Unterarm wird nun in Richtung Decke gestreckt und wieder angebeugt, wobei langsam dem Zug des Bandes nachgegeben wird. Es bewegt sich nur der Unterarm!

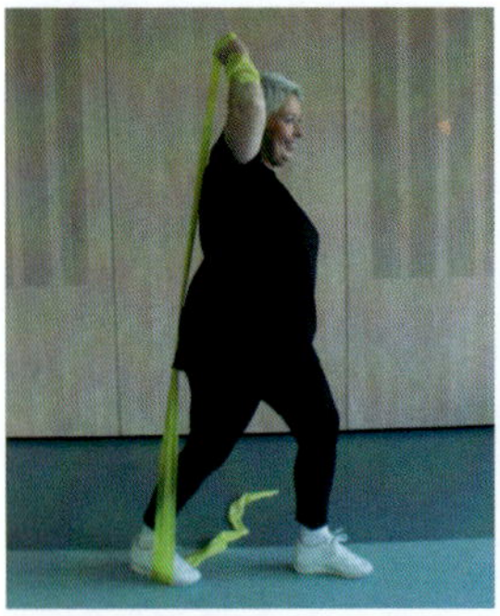

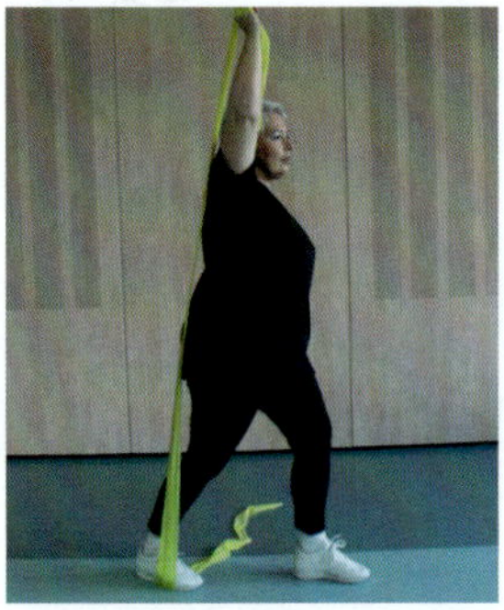

Hinweis: Der arbeitende Arm kann durch das Festhalten des Ellenbogens durch die freie Hand unterstützt werden. Diese Übung lässt sich ebenso mit der Hantel in liegender Position ausführen.

8. Übung

Ausgangsstellung: Auf einer Bank werden in Rückenlage die Füße zum Gesäß mit herangezogen. Die Hantel wird mit beiden Händen festgehalten und hinter den Kopf geführt, so dass die Ellenbogen in Richtung Decke zeigen.

Ausführung: Die Unterarme strecken sich nur so weit, dass die Ellenbogen noch leicht gebeugt sind und werden dann wieder angebeugt.

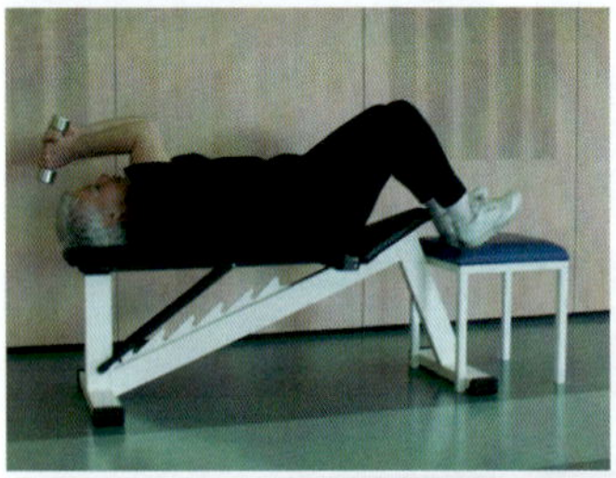

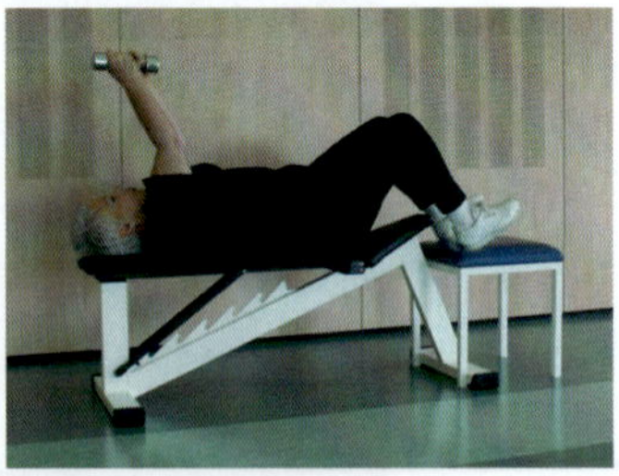

Ziel: Kräftigung der Handmuskulatur

9. Übung
Ausgangsstellung: Die Handfläche der Patientin zeigt nach oben. Der Thera-Band® Handtrainer wird in die Hand gelegt.
Ausführung: Der Ball wird kurz zusammengedrückt und wieder losgelassen.

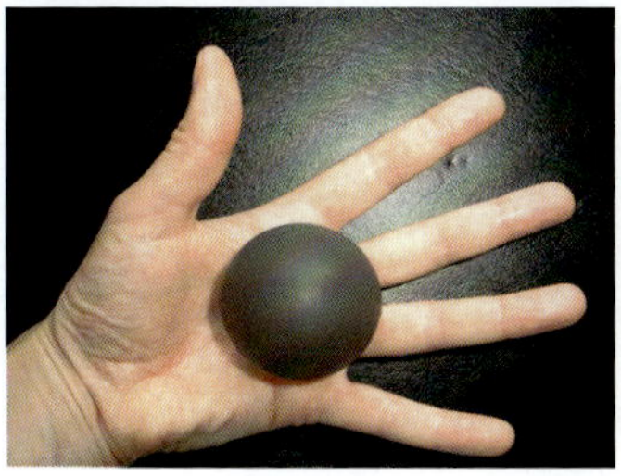
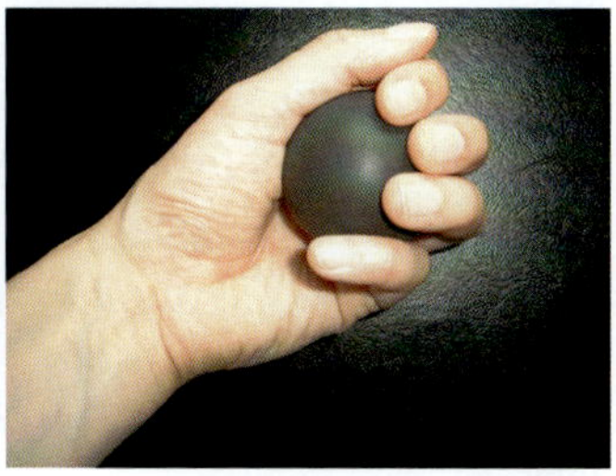

10. Übung
Ausgangsstellung: Der Arm ist mit dem Ellenbogen aufgestützt, die Handflächen zeigen in Richtung Fußboden, die Finger sind angebeugt und komplett vom Band bedeckt. Das Band wird von der freien Hand gehalten und in Richtung Boden gezogen.
Ausführung: Die Finger strecken sich gegen den Widerstand des Bandzuges und beugen sich wieder.

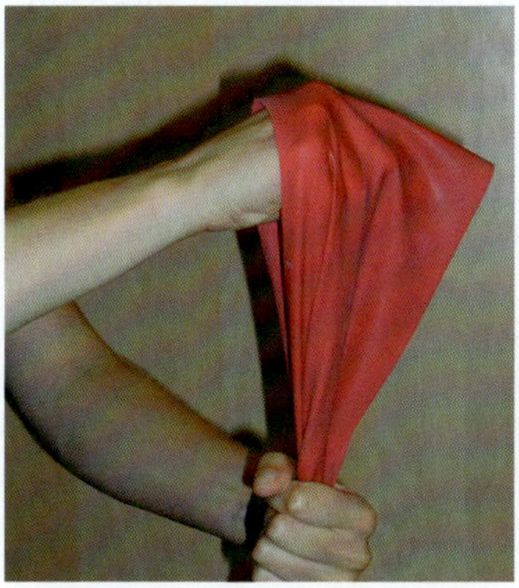
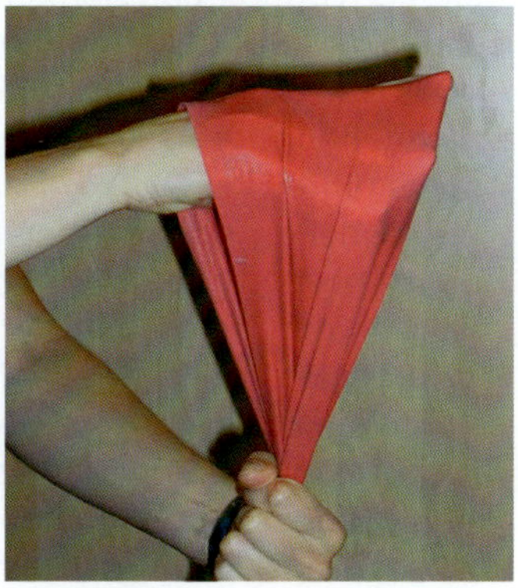

2.4 Die Entwicklung eines persönlichen Trainingsplans

Um die eigene Leistungsfähigkeit, die Fitness, zu erhöhen, ist Training nötig. Dazu ist ein planmäßiges und wiederholtes Ausführen von Bewegungsabläufen erforderlich, die eine Anpassung des Körpers und seiner Organe bewirken. Die erforderlichen Reize, um ein gezieltes und effektives Training zu gewährleisten, dürfen nicht zu groß und nicht zu klein sein. Die Reaktionen des Körpers sollten bekannt sein und wollen ernst genommen werden, wenn einer Überlastung mit destruktiven Folgen begegnet werden soll. Die nachfolgende Tabelle soll helfen, das subjektive Belastungsempfinden, dass sich während der Belastung einstellen kann, richtig einzuschätzen und zu beschreiben.

Die Angabe des Intensitätsbereiches ist auf die Maximalkraft bezogen und gibt einen Überblick, mit welcher Belastung trainiert wird.

Wert	Einschätzung	Intensitätsbereich
1	sehr leicht	0–10 %
2	leicht	10–30 %
3	etwas anstrengend	30–50 %
4	anstrengend	50–70 %
5	schwer	70–90 %
6	sehr schwer	90–100 %

Tab. 1: Subjektive Einschätzung der Kraftbelastung mittels der modifizierten RPE-Skala *(Froböse et al.,* 2010)

Die Patientin nach Brustkrebstherapie sollte maximal bis zur Stufe 4 aufgebaut werden, da die Stufen 5 und 6 mit Schmerzen verbunden sind, die die Lymphangiokontraktionen einschränken können.

2.4.1 Trainingsaufbau und Planung

Eine der Grundlagen der körperlichen Fitness ist die Kraft. Sie kann in Form von Schnellkraft, Kraftausdauer oder Maximalkraft trainiert werden.

Das Trainieren der Schnellkraft wie auch der Maximalkraft ist kontraindiziert, da es schnell zur Überlastung des betroffenen Armes und zur Entstehung eines Lymphödems führen kann.

Der Oberkörper darf aber im Kraftausdauerbereich gefördert werden. In diesem Bereich besteht das Ziel darin, eine Belastungsart zu finden, die ein Gleichgewicht zwischen der Steigerung der Kraft und dem Abtransport der anfallenden Lymphlast (unter Berücksichtigung der eingeschränkten Transportkapazität) ermöglicht. Da sowohl die Menge der anfallenden Lymphlast als auch die verbliebene Drainagefähigkeit des Lymphgefäßsystems bei jeder Person verschieden ist, muss die Belastung individuell eingestellt und dosiert werden.

Die richtige Trainingsbelastung ist für das Erreichen eines gesetzten Ziels unabdingbar. Sie setzt sich zusammen aus der Belastungsintensität, der Belastungsdauer, dem Belastungsumfang, der Belastungsdichte und der Häufigkeit der Belastung. Jeder dieser Faktoren kann verändert werden, um ein Training individuell und optimal zu gestalten.

Trainingsbelastungsbeispiel für Anfänger:

Belastungsfaktoren	**Erklärung**	**Beispiel**
Belastungs**intensität**	Diese gibt an, wie stark die Belastung sein soll. Sie wird nach individuellem Belastungsempfinden eingestellt.	sehr leicht/leicht
Belastungs**dauer**	Diese legt die Anzahl der Wiederholungen bei dynamischen Übungen (auch Serien oder Sätze genannt) fest.	15 Wiederholungen
Trainings**umfang**	Er gibt die Anzahl der Sätze von Übungen an.	2–3 Sätze
Belastungs**dichte**	Diese beschreibt die Pausendauer zwischen den Serien oder den Durchgängen.	2–4 min
Trainings**häufigkeit**	Sie legt fest, wie oft pro Woche trainiert wird.	2–3-mal
Ausführung	Sie beschreibt Tempo und Qualität.	langsam

Trainingshinweise:

- Die Belastungsintensität ist am wichtigsten! Das Gewicht oder die Belastung ist so einzustellen, dass während der Ausführung der Bewegung die Belastung (subjektives Belastungsempfinden) als sehr leicht bis leicht empfunden wird.
- Das subjektive Belastungsempfinden gibt immer das Tempo für erforderliche Trainingsveränderungen an.
- Die Belastungsdauer sollte in der ersten Woche bei zuerst zehn Wiederholungen liegen, um den Körper an die neue Bewegung zu gewöhnen. Dem folgt eine Belastungsdauer von 15 Wiederholungen.
- Es wird erst dann die Belastung (Gewicht/Bandstärke) gesteigert, wenn mehr als 30 Wiederholungen leicht ausgeführt werden können. Mit der Steigerung beginnt die Belastungsdauer erneut mit nur 15 Wiederholungen.
- Nach jedem Satz folgt eine Pause. Diese kann aktiv genutzt werden, indem man eine Übung für ein anderes Körperteil, z.B. für die Beine, anschließt.
- Jede Übung wird zwei- bis dreimal ausgeführt.
- Um einen Trainingseffekt zu erzielen, ist es notwendig, mindestens zweimal pro Woche zu trainieren.
- Alle Bewegungen sollen langsam ausgeführt werden.

Trainingsbelastung für Fortgeschrittene:

Belastungsfaktoren	Beispiel
Belastungs**intensität**	leicht/etwas anstrengend
Belastungs**dauer**	15–30 Wiederholungen
Trainings**umfang**	2–3 Sätze
Belastungs**dichte**	2–4 min
Trainings**häufigkeit**	2–3-mal
Ausführung	langsam

Für das Training gilt:

- Auf das subjektive Belastungsempfinden ist unbedingt zu hören und zu achten.
- Immer schmerzfrei trainieren.
- Einer Belastungsphase folgt immer eine Ruhephase.

Das Ziel der Bewegungs- und Trainingsmöglichkeiten ist, durch eine erhöhte Fitness den Alltag besser zu bewältigen und somit unter anderem auch die Lebensqualität zu steigern. Bewegung und Sport machen Spaß und tragen dazu bei, sich wohler und fitter fühlen. Die Aussagen über Belastung, Aufbau und Durchführung des Übungsprogramms sind auch auf Patienten mit Beinlymphödem anwendbar!

Merke:

- Die Teilnahme an einem Training sollte zuerst mit dem Arzt und/oder Therapeuten besprochen werden.
- Mögliche Begleiterkrankungen, für die ein Training kontraindiziert sein könnte, müssen vorher abgeklärt werden.
- Hinweise und Ermutigungen, auf die Belastungsanzeichen des eigenen Körpers zu hören, sind ernst zu nehmen und von größter Bedeutung.
- Die Übung ist sofort abzubrechen, wenn ein Spannungs- oder Schweregefühl des betroffenen Armes auftritt.

3 Literatur

Balk A. Krafttraining. Falken Verlag, Niederhausen 1995.

Baumann FT, Schüle K (Hrsg.) Bewegungstherapie und Sport bei Krebs. Neue aktive Wege. Deutscher Ärzte-Verlag, 2008.

Baumann M. Sport bei Krebs: Ein Projekt der Schweizerischen Krebsliga, 2. Aufl. Schweizerische Krebsliga, Bern 2000.

Dimeo F, Thiel E, Böning D. Körperliche Aktivität in der Rehabilitation von onkologischen Patienten. Die Rolle des aeroben Trainings. Dtsch Arztebl 1999; 20: B-1042-B-1046.

Froböse I. Sport- und Bewegungstherapie. In: Hörmann G (Hrsg.) Psychosoziale Gesundheit im Beruf. Kapitel 6.6. Genter Verlag Stuttgart, 2007.

Froböse I, Nellessen-Martens G, Wilke C (Hrsg.). Training in der Therapie. Urban & Fischer bei Elsevier, 2010..

Geiger U, Schmid C. Muskeltraining mit dem Thera-Band®, 3. Aufl. BVL, München 2001.

Hilary A, Deane A. The Dyna-band Challenge. Overlook Press, New York 1994.

Hilary A, Deane A. Das Band, das fit macht. Büchergemeinschaft Donauland, Wien 1992.

Huth R. Das Thera-Band® als Übungsgerät in der Prävention ausgewählter Zivilisationserkrankungen: Entwicklung einer konzeptionellen Umsetzung. Dipl. Arbeit. Dt. SpoHo, Köln 1996.

Kempf H. Fit und schön mit dem Thera-Band®: Ein Trainingsbuch für Frauen. Rowohlt, Hamburg 1999.

Lörenz F. Ambulante krankengymnastische Behandlung nach Brustkrebsoperation. Krankengymnastik 1998; 50 (7), 1147-1157.

McKenzie D. Abreast in a boat: team manual. British Columbia University 2000.

Schuchhardt C, Gültig O, Pritschow H, Weissleder H. Therapy concepts. In Weissleder H, Schuchhardt C (eds.). Lymphedema. Diagnosis and therapy. Viavital, Essen 4th edition 2008; 403-434.

Severin N. Fitnesstraining mit Brustkrebspatientinnen unter besonderer Berücksichtigung des Lymphödems. Dipl. Arbeit, Dt. SpoHo, Köln 2000.

Tiidus PM, Shoemaker JK. Effleurage massage, muscle blood flow and long-term post-exercise strength recovery. Int J Sports Med 1995; 16 (7): 478-483.

Uhlenbruck G, Ledvina I. Glück, Gesundheit, Sport und Immunsystem. Krankengymnastik 1996; (9): 1363-1369.

F Anhang

U. Schwarz

1 Befunde aus der ambulanten Praxis

Befund: Sekundäres Armlymphödem (29.10.2007)

Geschlecht:	weiblich
Alter:	71 Jahre
Größe:	1,68 m
Gewicht:	75 kg
Beruf:	Hausfrau

Diagnose: sekundäres Armlymphödem beidseitig nach BET beidseitig

Anamnese:

- 2006 Entfernung Karzinom 3 cm in brusterhaltender Therapie (BET) linke Brust
- BET rechts wegen Carcinoma in situ
- in rechter Axilla wurden 23 Lymphknoten entfernt, 27 in der linken Axilla
- 6 x Chemotherapie alle 14 Tage
- Bestrahlung bis Mitte November 2006

Inspektion und Palpation:

- diskrete symmetrische, mittelgradige Ödematisierung beidseitig ab Handgelenk, am Oberarm links > rechts, Stemmer'sches Zeichen positiv links > rechts, am rechten Unterarm Hautfalte nach proximal breiter
- Konsistenz: derb, flach dellenhinterlassend, lateral Oberarm fest, medial weicher, linker Arm massiv proliferiert, Oberarm ist weicher, Unterarm ist härter
- Hautfalten der Rumpfquadranten ventral und dorsal links > rechts, trockene, rissige Haut, Narbe links von Axilla bis Mamille, rechts Narbenverlauf von Axilla kaudal, sichelförmig um die Mamma bis Sternum, medial bis Mamille. Bräunliche Hautfarbe der Mammae wegen Bestrahlung.
- 15 cm lange Narbe am Rücken in Höhe der siebten Rippe (Rippenfellentzündung vor 70 Jahren)
- Nackenmuskulatur ist verspannt
- Ödematisierung beider Beine: CVI, Stemmer'sches Zeichen positiv beidseitig, phlebo-lymphostatisches Ödem beidseitig

Umfangsmessungen:

	rechter Arm	linker Arm
Handrücken (10 cm von Zeigefingerspitze)	18,3 cm	19,5 cm
Handgelenk (18,5 cm von Zeigefingerspitze)	18,5 cm	19,0 cm
dickste Stelle Unterarm (32 cm von Zeigefingerspitze)	30,0 cm	28,0 cm
proximal Ellenbogen (42 cm)	30,8 cm	30,0 cm
Axilla (59 cm)	35,2 cm	35,2 cm

Prognose:
Nach ca. drei Wochen KPE Phase I entödematisiert, KPE Phase II 1–2 x wöchentliche Behandlung, nach ca. drei Monaten erneut Phase I, um weitere Bindegewebeproliferationen zu lockern und erneut adäquaten Strumpf anzumessen.

Therapieplan: KPE Phase I, 10–15 KPE, 1 x täglich, 6 x pro Woche.

Verordnung: 6 x MLD 60 min einschließlich LKV (Bandagierung) beidseitig
6 x Bewegungstherapie
Behandlungsintervall: 6 x pro Woche
Indikationsschlüssel: LY 2

Behandlung:
Kontaktaufnahme Hals: Effleurage, Supraklavikulargrube, Schulterkreisen,
Bauchbehandlung und Bauchatemgriffe,
NII. inguinales beidseitig vorbehandeln,
von oberen Rumpfquadranten beidseitig Übergänge in Richtung NII. inguinales),
Rückenbehandlung modifiziert in Richtung NII. inguinales, interkostal und paravertebral Behandlung,
wieder in Rückenlage, derjenige Ödemarm, der zuerst reagiert, wird zuerst behandelt!
Armbehandlung wie sekundäres Armlymphödem, ausschließlich mit Abflussrichtung Supraklavikulargrube und NII. inguinales.

Befund: Phlebo-lymphostatisches Ödem (22.10.2009)

Geschlecht: männlich
Alter: 68 Jahre
Größe: 1,86 m
Gewicht: 120 kg
Hobby: Heimtrainer bis Stufe 9, 1 x pro Woche eine Stunde Rückengymnastik bei Seniorengymnastik
Beruf: Pensionär, vormals sitzende Tätigkeit

Diagnose: Phlebo-lymphostatisches Ödem beidseitig
Stadium III links
Stadium II rechts

Anamnese:
- Ulcus cruris venosum links, seit ca. einem Jahr
- seit 30 Jahren war Ulkus schon oft an derselben Stelle (Rezidive)
- im Juni 2007 erfolgte OP, das Ulkus wurde „ausgeschält“
- drei Monate Klinikaufenthalt vom 12. Juni bis Ende August 2007
- Diabetes Typ II seit 2002
- Herzrhythmusstörung seit 1998
- chronisch obstruktive Lungenerkrankung (COPD) seit 1992, früher Raucher, seit acht Jahren Nichtraucher
- Morbus Parkinson seit drei Jahren

Medikamente:
- Insulin
- Herzmedikamente
- Dopamin (Sifrol®)
- Inhalator (Bronchodilatator)
- Marcumar®

bisherige Therapie:
2 x pro Woche MLD

Inspektion:
- Ödematisierung beider Beine, links > rechts
- Retromalleolargrube gefüllt, Ödem Unterschenkel links > rechts
- Varikosis beidseitig
- Besenreiser beide Beine
- perimalleoläre Kölbchenvenen beidseitig
- Corona phlebectatica paraplantaris beidseitig
- diskrete Hämosiderineinlagerungen US, rechts > links
- Ulkus medialer Malleolus, oval, 5 cm x 1 cm, Durchmesser 2,5 cm
- Wundrand ödematös
- Ulkus verkrustet und nässt aus einer stecknadelgroßen Stelle
- am linken ventralen Oberschenkel Narbe von Hauttransplantat 2007, 7 cm lang, 3,5 cm breit (Ulkusdeckung)
- vom Liegen in den Stand: Venenfüllung <20 s
- Patella-Sehnenabriss 2003, 16 cm Narbe querverlaufend proximal der Patella
- Platt-, Senk- und Spreizfuß
- Fersengang

Palpation:
- Hautfalte beidseitig teigige Konsistenz Fuß, Malleolen und Unterschenkel
- Stemmer'sches Zeichen positiv, links > rechts
- Ödem dellenhinterlassend, links > rechts, am Fußrücken
- retromalleolar lateral   Delle links > rechts
- retromalleolar medial   Delle rechts > links
- prätibial   Delle links > rechts
- Oberschenkel   keine Delle nachweisbar; Hautfalte links > rechts

Prognose: zwei bis drei Wochen KPE Phase I; Ziel = Entödematisierung und Abheilung des Ulkus

Therapieplan: 10–15 Behandlungen mit der KPE, pro Tag 1 x, nach der zweiten Woche ist die Entödematisierung abgeschlossen → Kompressionsstrumpfanmessung

Therapie:
- MLD
- Hautpflege
- Gymnastik
- Wundversorgung
- Vorbandage, LKV beidseitig

Umfangsmessung:

	rechts	**links**
Fußrücken (11 cm ab Großzehspitze)	25 cm	25,5 cm
Unterschenkel (10 cm von Ferse aus)	25,5 cm	25,5 cm
Unterschenkel (40 cm von Ferse aus)	43,5 cm	43,5 cm

Verordnung: 6 x MLD 60 min einschließlich Unterschenkelbandage, beidseitig
6 x Bewegungsübungen
5–6 x wöchentlich
Indikationsschlüssel: LY 2

Behandlung:
- Hals
- Bauch und Bauchatemgriffe
- Behandlung beider Beine
- auch über Anastomosen zur Axilla hinarbeiten

Befund: Lymphatisches Kind (04.11.2007)

Geschlecht: männlich
Alter: 7 Jahre
Hobby: Fußball

Diagnose: adenoide Vegetationen,
Lymphödem Kopf und Nasen-Rachenraum

Anamnese:
- geht in die Schule, Lieblingsfächer Mathe, Deutsch und Sport
- eine Schwester, drei Jahre alt
- seit er drei Jahre alt ist, hat er immer wieder Erkältungen, meist in der Zeit von Oktober bis April (ca. 10 x)

- eine Erkältung dauert drei bis vier Wochen, dann hat er Druck auf den Augen, eine verstopfte Nase und Husten sowie Fieber. Zusätzlich hört er nicht gut und schnarcht in der Nacht
- bisher nahm er zweimal Antibiotika (letztes Jahr und als er vier Jahre alt war) wegen hohem Fieber
- ansonsten wird er mit homöopathischen Mitteln von der Kinderärztin versorgt (Nasenspray, Kügelchen, Schleimlöser etc.)
- letztes Jahr bekam er einmal Physiotherapie (Kraniosakrale Therapie), ohne Erfolg!

Inspektion und Palpation:
- Nll. cervicales vergrößert
- Nll. occipitales, Nll. prae- und retroauriculares ohne Befund
- Ödem um die Augen
- Übergang Kontur Nase-Wange verstrichen (ödematös)
- Mundinnenraum: rechts und links am harten Gaumen dellenhinterlassendes Ödem
- Mandeln vergrößert rechts > links und gerötet

Prognose: Verschwinden der Symptome nach 10–15 MLD-Behandlungen

Therapieplan: 10–15 Wochen 1 x wöchentlich MLD und Atemgymnastik

Verordnung: 6 x MLD 45 min und Atemübungen
1 x wöchentlich
Indikationsschlüssel: LY 2

Befund: Primäres Beinlymphödem (2009)

Geschlecht:	weiblich
Alter:	18 Jahre
Größe:	1,68 m
Gewicht:	58 kg
Beruf:	Studentin
Hobbys:	1 x wöchentlich Fitness

Befundergebnis/Diagnose:
primäres Beinlymphödem links mit massiver Bindegewebeproliferation (chronisches Lymphödem Stadium II)

Anamnese:
- seit 2003 Schwellung linkes Bein, Beginn am Unterschenkel
- seit 2004 1 x jährlich für vier Wochen in lymphologischer Fachklinik. Zu Hause 2 x wöchentlich MLD ambulant
- trägt flachgestrickte Strumpfhose mit halbem Bein rechts, Zehenkappe links

- keine Medikamente
- sonst ohne Befund

Inspektion und Palpation:
- Stemmer'sches Zeichen links positiv
- dellenhinterlassendes Ödem am Fußrücken
- Malleolen verstrichen
- konisch verlaufendes Unterschenkelödem links bis Knie
- Konturen Knie verstrichen
- Oberschenkel zylindrisch ödematisiert
- Rumpfquadranten links mitbetroffen
- Ödemkonsistenz: Unterschenkel distal fest, Hautfalte abhebbar; Unterschenkel proximal keine Hautfalte abhebbar; Oberschenkel proximal Knie fest; Oberschenkel zur Leiste hin weicher

Umfangsmessungen:

	rechts	**links**
Fußrücken (10 cm von Zehenspitze)	21,5 cm	21,5 cm
Fessel (15 cm von Ferse)	23,5 cm	27,5 cm
Wade (31 cm, dickste Stelle Unterschenkel)	36,0 cm	46,5 cm
Knie (46 cm von Ferse)	37,2 cm	42,2 cm
Mitte Oberschenkel (63 cm von Ferse)	47,0 cm	51,3 cm
Schritt (76 cm von Ferse)	44,7 cm	56,4 cm

Prognose: weitere Verhärtung des Lymphödems verhindern, KPE Phase I für zwei Wochen

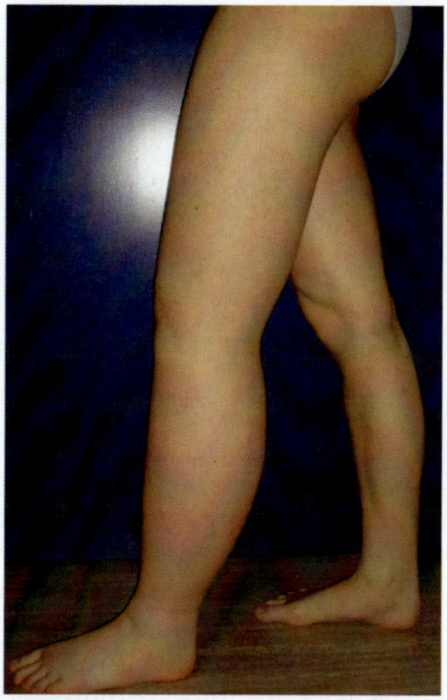

Abb.1: Seitliche Ansicht

Therapieplan und Behandlungsziel:
Zunächst Schwerpunkt Entödematisierung der Rumpfquadranten, täglich KPE mit entsprechender Bandage, danach Strumpfhose neu und passgenau anmessen, dann Konservierungsphase 2 x wöchentlich. Behandlungsintervall kann hier nicht der Reödematisierungstendenz angepasst werden, da die Lebenssituation der Patientin momentan wegen Prüfungssituation in der Schule nicht mehr Behandlungstermine zulässt.

MLD Behandlung:
Die Strumpfhose bei der zentralen Vorbehandlung anlassen (bzw. Vorbandage), um peripher den interstitiellen Druck zu erhöhen.

Patientin in Rückenlage, Kontaktaufnahme Hals (supraklavikulär und Trapeziusrand), Schulterkreisen beidseitig, Nll. axillares (betroffene Seite), Bauch und Bauchatemgriffe, Nll. iliacales in Seitenlage, Rückenlage Nll. inguinales nicht betroffene Seite, Übergänge von der betroffenen Seite Nll. inguinales in Richtung Axilla betroffene Seite und über Mons pubis zur kontralateralen Seite inguinal, Lendenbehandlung auf nicht betroffener Seite und Anastomosenwege von links nach rechts und zur Axilla (betroffene Seite), Ischias-Anastomose in Bauchlage, Ödemgriffe in Seitenlage zur Axilla. Das Beinlymphödem wird erst behandelt, wenn die Rumpfquadranten ödemfrei sind.

Verordnung:	6 x MLD 60 min einschließlich erforderlicher Bandage 6 x Bewegungsübungen Intervall 5–6 x pro Woche Begründung: Vermeidung weiterer Sekundärschäden Indikationsschlüssel: LY 2

Befund: Primäres Beinlymphödem (12.09.2007)

Patientin:	weiblich
Alter:	48 Jahre
Größe:	1,76 m
Beruf:	Bäckerin
Hobbys:	2–3 x pro Woche Fitness-Studio

Diagnose: massives, primäres Beinlymphödem beidseitig

Anamnese:
- Adipositas permagna
- Schilddrüsenunterfunktion mit kalten Knoten, nicht behandlungsbedürftig, regelmäßig Einnahme von homöopathischen Kügelchen
- 1973 laterale Meniskektomie links
- Rückenschmerzen im Bereich der BWS, gelegentlich auch an der LWS, Schmerzen rechts Schulter
- Vitiligo
- Verdauung ohne Befund, Wasserlassen viel und schnell nach dem Trinken

- vor 25 Jahren traten plötzlich Schwellungen auf; keine Schmerzen außer bei Entzündungen (Erysipel?), besonders am dorsolateraler Oberschenkel

Inspektion:
Massives Ödem der Beine beidseitig, Kastenzehen beidseitig, Hyperkeratosis lymphostatica Fuß und Malleolarregion, Fußrücken beidseitig „bombiert", tiefe Hautfalteneinziehung im Bereich der Malleolen beidseitig, Varikosis, über der Tibia tiefe Einziehung (Induration) der Haut und des Ödems (massiv proliferiert und verhärtet), Papillomatosis lymphostatica an beiden Füßen und Unterschenkeln, Hyperpigmentierung linker Unterschenkel; ca. 4 x 5 cm große Rötung dorsolateral medialer Unterschenkel links, Kniekonturen beidseitig verstrichen, Oberschenkel nur diskret geschwollen, handbreit über dem lateralen Malleolus rechts, narbige, fingerkuppengroße Einziehungen, CVI Stadium I links

Palpation:
Stemmer'sches Zeichen positiv links > rechts, teigig-weiche Bombierung der Fußrücken beidseitig, Haut an den Unterschenkeln nicht abhebbar, feste, gespannte Unterschenkel, im Bereich der Induration links prätibial Überwärmung, Haut gut gepflegt

Umfangsmessung:

Datum	**12.09. rechts**	**13.09. rechts**	**14.09. rechts**	**12.09. links**
10 cm von Großzehe zum Fußrücken	25,1 cm	24,5 cm	23,6 cm	28,3 cm
8 cm von der Ferse	33,9 cm	31,0 cm	30,0 cm	32,0 cm
26 cm von der Ferse	45,7 cm	42,9 cm	42,8 cm	46,5 cm
48 cm von der Ferse	44,6 cm	44,5 cm	44,1 cm	48,0 cm
80 cm von der Ferse	66,0 cm	61,9 cm	65,0 cm	67,0 cm

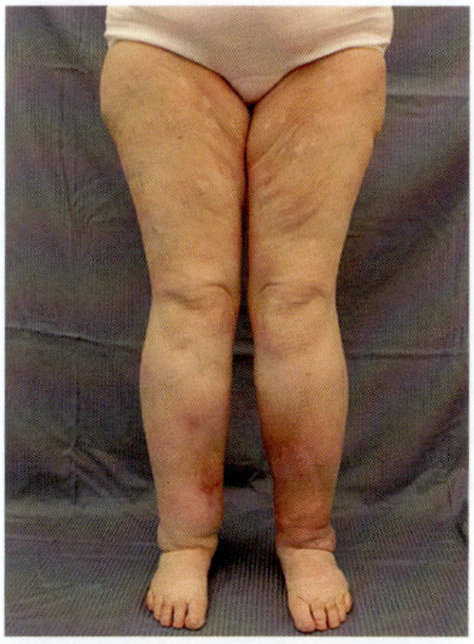

Abb. 2: Primäres Beinlymphödem beidseitig

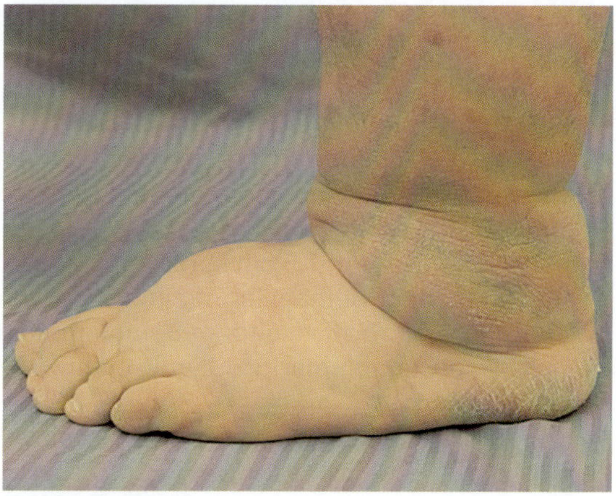

Abb. 3: Fußansicht

Die Messung am 13.09. erfolgte zur gleichen Zeit wie am 12.09., zuvor war das Bein ca. sechs Stunden bandagiert bis zum Knie, am 14.09. vormittags, nachdem das Bein 16 Stunden bandagiert war.

Behandlungsziel: Entödematisierung, Verbesserung der Trophik beider Beine, erlernen des Krankheitsselbstmanagements

Prognose: Bei engagierter Mitarbeit der Patientin Entödematisierung nach zehn Behandlungen, danach entsprechend der Reödematisierungstendenz 1 x wöchentlich KPE lebenslang!

Diagnose: chronisches primäres Beinlymphödem beidseitig, Stadium II

Therapie:
Kontaktaufnahme Hals, NII. axillares beidseitig, Bauch, Bauchatemgriffe, Übergänge inguinal-axillar beidseitig, Bein ventral-dorsal in Richtung Axilla, abschließend NII. inguinales beidseitig, Bandage beide Beine, Bewegungsübungen

Verordnung: 6 x MLD 60 min einschließlich Bandage
6 x Bewegungsübungen
5–6 x pro Woche
Indikationsschlüssel: LY2

Befund: Sekundäres Beinlymphödem (21.01.2010)

Geschlecht:	männlich
Alter:	55 Jahre
Beruf:	Kraftfahrer
Hobbys:	1 x pro Woche Fahrrad fahren

Anamnese:
- 1960 Verkehrsunfall (wurde vom LKW erfasst)
- Fraktur Oberschenkel links
- massive Weichteilquetschungen (distal am Femur)
- großflächige Ablederung der Haut
- linkes Bein seitdem 1,5 cm kürzer
- 2000 erstmals Ödematisierung linker Unterschenkel (Bein)
- 2004 Hüft-TEP rechts (seitdem Beinlängendifferenz ausgeglichen)
- 2005 Hauttransplantation, Lymphbahnen wurden freigelegt (Anastomosierungsversuch)
- Gonarthrose rechts (OP geplant) → nimmt Voltaren® 1–2 täglich wegen Schmerzen
- bisherige Behandlung: 3 x 6er-Rezept für MLD pro Jahr, Strumpfversorgung links (Patient trägt Strumpf nur sporadisch, Complianceproblem!?)

Inspektion:

- Ödem links Oberschenkel, Unterschenkel, Zehen und Fußrücken
- Malleolen links verstrichen, ödematisiert
- Unterschenkel links mittelgradig ödematisiert
- Oberschenkel links bis Leiste ödematisiert
- Rumpfquadranten ohne Befund
- Interdigitalmykose links
- natürliche Hautfalte an Zehengrundgelenken vertieft
- Narbe medial am Knie handgroß (Hauttransplantat)
- Narbe medial am Oberschenkel im Bereich der Adduktoren und eine sichelförmige Narbe ca. 2 cm breit, bis zur Mitte der Leiste verlaufend
- narbige Einziehung medial der Patella, Haut hier rissig, trocken und pergamentartig
- beidseitig medial am Fuß Kölbchenvenen und Corona phlebectatica paraplantaris
- rechts Knie Knochenstrukturen verändert (evtl. Osteophytenbildung an medialem Femurkondylus)
- rechts Narbe über Trochanter major (Hüft-TEP-Operation)
- Haut sehr gut gecremt, sonnenbraune Farbe

Palpation:

- Stemmer'sches Zeichen links positiv
- Fußrücken links dellenhinterlassendes Ödem mit teigig bis derber Konsistenz
- prätibial distal teigig bis derb, proximal weicher
- Hautfalten nicht abhebbar, erst wieder am proximalen Unterschenkel
- Ödem am Malleolus derb
- Oberschenkel Hautfalte links ist breiter

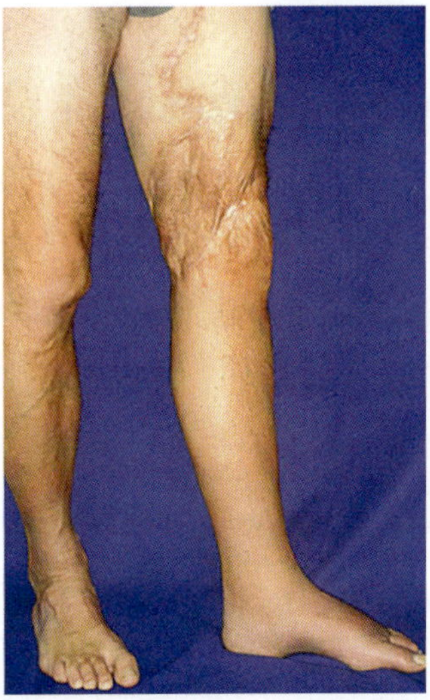

Abb. 4: Sekundäres Beinlymphödem

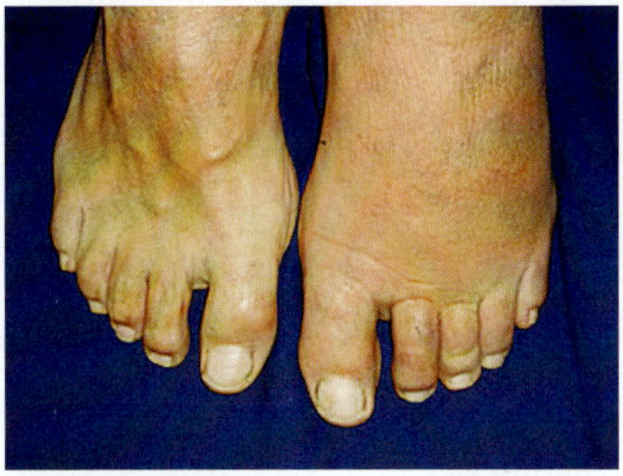

Abb. 5: Fußansicht

Diagnose: sekundäres Beinlymphödem links Stadium II

Behandlungsziel: Entödematisierung, Vermeidung der Progredienz der Bindegewebeproliferationen, Anleitung des Patienten zum Krankheitsselbstmanagement.

Therapieplan: 1. Phase 5–10 KPE täglich, Kompressionsstrumpfanmessung
2. Phase Frequenz entsprechend der Reödematisierungstendenz

MLD-Behandlung:

- Kontaktaufnahme Hals
- supraklavikulär
- Schulterkreisen
- Trapeziusrand (langer Weg)
- Bauch und Bauchatemgriffe
- Beinbehandlung links
- proximal freimachen
- viele große Griffe, nicht in die Narben hineinarbeiten
- evtl. in Bauchlage linkes Bein, vor allem Wade, optimale Proliferationslockerung

Bandage: einschleichend
erst Fuß/Malleolen mit Schaumstoffpolster, dann bis hoch zur Leiste mit Schaumstoffpolster

Verordnung: 6 x MLD 60 min einschließlich Bandage
6 x Bewegungsübungen
Frequenz siehe Behandlungsplan
Indikationsschlüssel: LY 2

Befund: Posttraumatisches sekundäres Handlymphödem (17.04.2009)

Geschlecht: weiblich
Alter: 56 Jahre

Diagnose: chronisches posttraumatisches sekundäres Handlymphödem

Anamnese:
Zustand nach Verkehrsunfall 1956 (Zusammenstoß mit LKW). Es gab massive Weichteildefekte am linken Unterarm. Zuerst wurde Amputation des Unterarmes erwägt, dann jedoch „nur" Hauttransplantation (vom Oberschenkel). In regelmäßigen Abständen Austreten von „mandelsplitterartigen" knöchernen Auswüchsen aus der Narbe. Laut eigenen Angaben hat die Patientin keine Einschränkungen, außer Span-

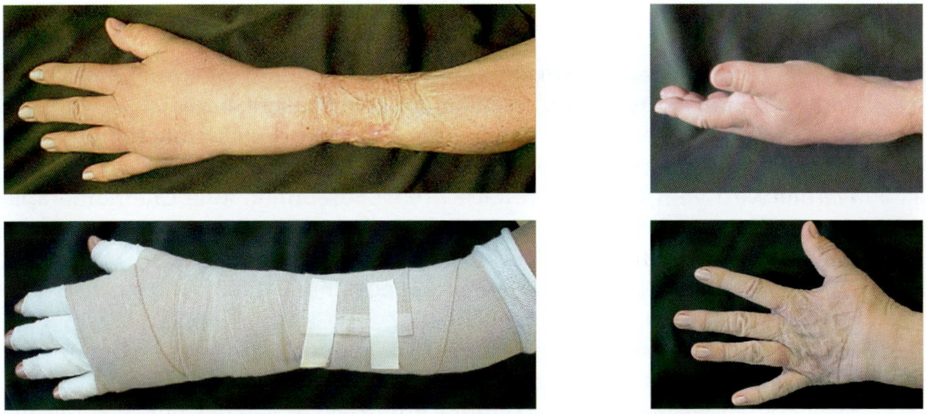

Abb. 6: Oben: vor der Therapie, unten links: Lymphologischer Kompressionsverband, unten rechts: nach 24 Stunden

nungsgefühl bei Faustschluss und manchmal im Sommer (Wärme) bei körperlicher Arbeit Parästhesien („Kribbeln", „Ameisenlaufen") an der linken Hand.

Inspektion:
Großflächige, ca. 12 cm lange manschettenartige Narbe am linken Unterarm, proximal des Handgelenks beginnend. Lokale Entzündung proximal des Handgelenks mit Austritt eines ca. 1–2 mm großen knöchernen „Splitters", volar aus der Narbe. Unter der Narbe Weichteile deutlich reduziert, deutlicher Niveauunterschied am Unterarm. Konturen um Handgelenk sehr schlecht erkennbar.

Palpation:
Kaum abhebbare Hautfalte am linken Handrücken, derbe Hautverdickung, Proliferationen, Pachydermie. Das Stemmer'sche Zeichen ist positiv. Die Narbe ist nur minimal verschiebbar, nicht abhebbar, das Gewebe erscheint „ledrig". Ödematöse Hand wärmer als kontralaterale Seite.

Therapie:
KPE, entödematisierende Phase, ca. zehn Behandlungen. Am fünften Tag wird ein Kompressionsstrumpf nach Maß mit Reißverschluss angemessen. Wegen der starken Proliferationen ist ein Polster auf dem Handrücken zu platzieren.

Manuelle Lymphdrainage Armbehandlung: Effleurage, Nll. axillares, Oberarm, Ellenbogen, dann folgt die vorsichtige Behandlung der Narbe im Sinne einer Angiomotorikanregung (da die Hautlymphgefäße zerstört sind, erfolgt der Druck in die Tiefe zwischen Ulna und Radius), an der Reaktion des Handödems ist zu sehen, dass volar am Thenar das Ödem faltig wird und abläuft. Das Handödem wird deshalb in Richtung zu diesem Abfluss drainiert. Anschließend erfolgt die Hand- und Unterarmbandage. Auf dem Handrücken platzieren wir ein Schnipselsäckchen (unruhige Polsterung) zur Fibroselockerung, das mit einer Wattebinde fixiert wird. Mit dieser wird der restliche Unterarm gepolstert. Behandlungsdauer ca. 45 Minuten.

2 Fragen zur Selbstkontrolle

1. Eine Patientin mit einem sekundären Armlymphödem kommt in Ihre Praxis und klagt über Parästhesien im Ödemarm. Woran denken Sie?
2. Welche Grunderkrankungen können zu einer Hypoproteinämie führen?
3. Was sind die klinischen Anzeichen für ein Erysipel?
4. Warum wird vom Onkologen nach Krebsoperationen eine Chemotherapie durchgeführt?
5. Wie hoch ist normalerweise die Plasmaproteinkonzentration?
6. Wie können Sie als Lymphdrainagetherapeut einer Patientin mit einem Ödem auf Grund einer Hypoproteinämie helfen?
7. Ein Patient nach Bandscheiben OP L5/S1 klagt über Schmerzen im Bereich der LWS. Kann hier mit Manueller Lymphdrainage gearbeitet werden?
8. Beschreiben Sie den Weg der Lymphe vom kleinen Zeh des linken Fußes bis zum Venenwinkel, gebildet von der Vena subclavia und der Vena jugularis interna.
9. Schildern Sie den Therapieverlauf bzw. die -systematik der physikalischen Therapie bei einer massiven Knieschwellung nach vorderer Kreuzbandplastik.
10. Was verstehen wir unter der Hautpflege innerhalb der „Komplexen Physikalischen Entstauungstherapie"?
11. Beschreiben Sie die drei Insuffizienzformen des Lymphgefäßsystems.
12. Wann denken Sie an ein (Lymph-) Angiosarkom?
13. Wie erkennen Sie eine bakterielle Infektion eines Körperteils?
14. Welche Voraussetzung für einen Stoffaustausch muss im Bereich der Endstrombahnen gegeben sein?
15. Welche Formen der Varikosis unterscheiden Sie?
16. Woran denken Sie bei einem Patienten, der mit schmerzenden axillären und Leistenlymphknoten zur Behandlung kommt?
17. Was verstehen Sie unter dem Frank-Starling-Mechanismus?
18. Welche Kräfte bestimmen Ultrafiltration und Resorption im Bereich der Blutkapillaren?
19. Was verstehen Sie unter einem bösartigen Lymphödem?
20. Was ist die Anamnese bei bösartigen Lymphödemen?
21. Was sind klinische Befunde beim bösartigen Lymphödem?
22. Besteht die Gefahr der Verschleppung von Krebszellen bei Manueller Lymphdrainage?
23. Beschreiben Sie die physikalische Therapie bei chronischer venöser Insuffizienz.
24. Wie lautet die Definition der Transportkapazität des Lymphgefäßsystems?
25. Was verstehen Sie unter einschleichender oder Stufenbandage?
26. Definieren Sie die Insuffizienz des Lymphgefäßsystems. Was muss die Folge sein?
27. Was halten Sie vom aeroben Training von Patientinnen nach Brustkrebs-OP?
28. Was verstehen Sie unter einer aktiven Hyperämie?
29. Was verstehen Sie unter einem regionären Lymphknoten?
30. Definieren Sie den Begriff der lymphpflichtigen Last.
31. Beschreiben Sie die Wirkung der Bauchatemgriffe auf den Ductus thoracicus.

32. Definieren Sie den Begriff Ödembereitschaft.
33. Nennen Sie die möglichen Antworten des Körpers auf eine Lymphostase.
34. Definieren Sie den Begriff primäres Lymphödem posttraumatisch apparent.
35. Welche Mechanismen sind für den Rücktransport des Blutes durch die Venen verantwortlich?
36. Nennen Sie Kontraindikationen der Manuellen Lymphdrainage und der Kompressionsbandage.
37. Was würden Sie einer Patientin nach Brustkrebstherapie und immer wieder auftretenden Erschöpfungszuständen für die Wiedereingliederung in ihren Arbeitsprozess empfehlen?
38. Schildern Sie den schematischen Aufbau des Lymphgefäßsystems von der kleinsten bis zur größten Einheit (Interstitium bis zum linken Venenwinkel).
39. Welche Rolle spielt das Lymphgefäßsystem beim kardialen Ödem?
40. Nennen Sie die typischen Merkmale des primären Lymphödems.
41. Nennen Sie mögliche Ursachen für das sekundäre Lymphödem.
42. Definieren Sie den Begriff funktionelle Reserve.
43. Schildern Sie die Behandlung des Erysipels.
44. Auf welche Reize reagiert der präkapillare Sphinkter?
45. Was verstehen Sie unter der Klassifikation des Lymphödems?
46. Beschreiben Sie die Ödematisierung bei einer Hypoproteinämie.
47. Was versteht man unter einer Lymphangitis?
48. Definieren Sie den Begriff Lymphzeitvolumen (LZV).
49. Welche Aspekte müssen bei der Behandlung eines Lymphödems, das mit einer radiogenen Weichteilschädigung einhergeht, berücksichtigt werden?
50. Schleudertrauma der HWS und Manuelle Lymphdrainage. Wie denken Sie darüber?
51. Warum treten bei Lymphödemen gehäuft Erysipele auf?
52. Nennen Sie mögliche Ursachen für eine passive Hyperämie.
53. Wie unterscheidet sich die venöse Drainage von der lymphatischen Drainage?
54. Erklären Sie die Wirkungen der Kompressionsbehandlung.
55. Ist ein Ödem immer mit einer Lymphgefäßinsuffizienz verbunden?
56. Was verstehen Sie unter der lymphatischen Wasserscheide?
57. Erklären Sie Arbeitsdruck und Ruhedruck.
58. Welches sind die Aufgaben der Lymphknoten und wie viele besitzt jeder Mensch?
59. Wann verwenden Sie bei der Kompressionsbandagierung:
    a) Wattepolsterung?
    b) Schaumgummipolsterung?
    c) eine unruhige Polsterung?
60. Welche physikochemischen Austauschvorgänge im Bereich der Endstrombahn kennen Sie?
61. Beschreiben Sie den Therapieaufbau der MLD bei einem sekundären Armlymphödem beidseits nach beidseitiger Brustamputation mit Exstirpation der Nll. axillares.
62. Welche möglichen Ursachen für die Insuffizienz des Lymphgefäßsystems können Sie sich vorstellen?

63. Beschreiben Sie anhand der klinischen Zeichen die Stadieneinteilung der CVI.
64. Erklären Sie das Starling'sche Gleichgewicht.
65. Unterscheiden Sie ein initiales Lymphgefäß vom Kollektor.
66. Erklären Sie mit einfachen Worten die Aufgaben des Lymphgefäßsystems.
67. Definieren Sie den Begriff „Lymphödem".
68. Wie hoch ist das Lymphtagesvolumen des Ductus thoracicus?
69. Schildern Sie das klinische Bild des Lipödems.
70. Warum wirkt sich ein Erysipel bei einem Lymphödem so verheerend aus?
71. In welcher Reihenfolge der Behandlungsgebiete führen Sie die MLD bei Patienten mit einem einseitigen Gliedmaßenlymphödem durch?
72. Beschreiben Sie die Zwei-Phasen-Therapie des Lymphödems.
73. Beschreiben Sie die Komplexe Physikalische Therapie beim komplexen regionalen Schmerzsyndrom (CRPS, bzw. sympathische Reflexdystrophie, Sudeck-Syndrom).
74. Wie ist die Definition eines Ödems?
75. Wie wirkt der präkapillare Sphinkter anterograd und wie wirkt er sich retrograd aus?
76. Welche Methoden zur Ödemvolumenbestimmung haben Sie kennengelernt?
77. Beschreiben Sie anhand der klinischen Zeichen eine manifeste Rechtsherz-Insuffizienz.
78. Lymphostase bei Erkrankungen des rheumatischen Formenkreises: Pathophysiologie, therapeutische Ansätze?
79. Wann darf man bei einer akuten Entzündung Manuelle Lymphdrainage anwenden?
80. Welches Tributargebiet haben die inguinalen Lymphknoten?
81. Welche klinischen Befunde beim bösartigen Lymphödem kennen Sie?
82. Warum wird im Rahmen der Kompressionsbandage gepolstert?
83. Wie sollte die ärztliche Verordnung in der Entstauungsphase eines massiven, sekundären, einseitigen Lymphödems aussehen?
84. Welche typischen Haut- und Gewebeveränderungen sehen Sie beim chronischen Lymphödem?
85. Definieren Sie die Aussage „Lymphangiopathie mit noch suffizienter Lymphdrainage".
86. Nennen Sie Beispiele für
    a) eiweißreiche Ödeme,
    b) eiweißarme Ödeme.
87. Wie ist die Definition eines Lymphangions?
88. Wie muss ein aktuelles Bestrahlungsfeld in der Manuellen Lymphdrainage Berücksichtigung finden?
89. Nennen Sie Beispiele für eine kombinierte Insuffizienz.
90. Was ist bei der krankengymnastischen Behandlung einer Patientin mit einem sekundären Armlymphödem nach Ablatio mammae und einer festen periklavikulären und axillaren radiogenen Fibrose zu beachten?
91. Herkunft des interstitiellen Eiweißes?
92. Eine nicht verschiebbare, radiogene Fibrose ist für die Behandlung mittels Manueller Lymphdrainage kontraindiziert. Warum?
93. Was verstehen wir unter einer palliativen Behandlung?

94. Erläutern Sie die Wirkungen der Manuellen Lymphdrainage auf verschiedene Gewebestrukturen.
95. Beschreiben Sie den anatomischen Aufbau und die Funktion des initialen Lymphgefäßes.
96. Was verstehen Sie unter Lymphangiomotorik und wie kann sie durch die Manuelle Lymphdrainage beeinflusst werden?
97. Wie ist die Definition eines Lymphangioms?
98. Unterscheiden Sie zwischen KPT und KPE.
99. Was versteht man unter einer Wundrose?
100. Was sind mögliche Ursachen für ein Therapieversagen in der KPE?
101. Nennen Sie Beispiele für eine mechanische Insuffizienz des Lymphgefäßsystems.
102. Nennen Sie mögliche auslösende Faktoren für ein primäres Lymphödem.
103. Beschreiben Sie die Anamnese beim malignen Lymphödem.
104. Unterscheiden Sie zwischen Lang-, Mittel- und Kurzzugbinden.
105. Nennen Sie Beispiele für eine dynamische Insuffizienz des Lymphgefäßsystems.
106. Welche Personengruppen sind vom Lipödem betroffen?
107. Bezeichnen Sie die klinischen Anzeichen des Erysipels.
108. Welche Aussagekraft hat das Stemmer'sche Zeichen?
109. Wie ist die Definition einer Lymphzyste?
110 Wann darf eine radiogene Fibrose behandelt werden?
111. Welche Verhaltensmaßregeln sollte der Therapeut mit dem Lymphödem-Patienten erarbeiten?
112. Beschreiben Sie die eine mögliche Therapie des Lipödems.
113. Was versteht man unter einem artifiziellen Lymphödem und wodurch ist es gekennzeichnet?
114. Welche Umstände verlängern die Filtrationsstrecke in den Blutkapillaren?
115. Was verstehen Sie unter Mikrozirkulation?
116. Wann wird aus der Blutkapillare filtriert?
117. Definieren Sie das Stewart-Treves-Syndrom.
118. Was passiert mit der Lymphe, wenn Sie eine Lymphknotenstation passiert?
119. Nennen Sie die Ziele der Lipödemtherapie.
120. Was verstehen Sie unter lymphpflichtiger Last?
121. Nennen und beschreiben Sie die Stadieneinteilung des Lymphödems.
122. Nennen Sie die Definition einer Lymphozele.
123. Welche physikalisch-therapeutischen Möglichkeiten haben Sie, um die Bindegewebeproliferationen in Folge einer Lymphostase zu lockern?
124. Welche Kompressionsklassen können bei Kompressionsarmstrümpfen verwendet werden?
125. Wie ist die Definition einer Lymphvarize?
126. Es gibt relative Kontraindikationen bezüglich der Bauchbehandlung. Welche kennen Sie?
127. Nennen Sie mindestens fünf Punkte für eine adäquate Dokumentation.
128. Was ist das Einzugsgebiet des Ductus lymphaticus dexter.
129. Wie lautet der Leitsatz bei der Behandlung des CRPS?
130. Nennen Sie die Symptome des lymphatischen Kindes.

131. Welche Lymphknotengruppen behandeln wir bei der Hals- und Gesichtsbehandlung?
132. Beschreiben Sie die Therapie, einschließlich der Hausaufgaben, beim lymphatischen Kind.
133. Was bedeutet Suffizienz und Insuffizienz?
134. Welches sind die relativen Kontraindikationen der Halsbehandlung?
135. Beschreiben Sie Aufbau und Funktion des Lymphkollektors.
136. Welche Anforderungen sollte jeder Lymphdrainagetherapeut an einen optimal angelegten Kompressionsverband stellen?
137. Worauf sollte beim Anlegen der Kompressionsbandage geachtet werden?
138. Unterscheiden Sie anhand der klinischen Zeichen die sterile von der bakteriellen Entzündung.
139. Welche Kompressionsklassen können bei Kompressionsbeinstrümpfen verwendet werden?
140. Welche einzige mögliche Reaktion hat unser Körper auf ein Trauma? Nennen Sie die Kardinalsymptome.
141. Beschreiben Sie Aufbau und Funktion des Präkollektors.
142. Beschreiben Sie die Entzündungsphasen.
143. Wie ist die Definition einer Lymphfistel?
144. Welche Mechanismen fördern den lymphatischen Transport?
145. Erklären Sie die Pathophysiologie der CVI.
146. Wie wirkt sich eine Erhöhung der interstitiellen Proteinkonzentration auf das Starling'sche Gleichgewicht aus?
147. Wie würden Sie mit dem behandelnden Arzt Ihres Patienten das Telefongespräch über die Notwendigkeit der KPE führen?
148. Wie gestalten Sie den Behandlungsaufbau der MLD bei einer beidseitigen Neck-Dissektion?
149. Was verstehen Sie unter dem Qualitätsregelkreis?
150. Wie sollte die ärztliche Verordnung bei einem sekundären Beinlymphödem für die entödematisierende Therapie aussehen?

3 Sachwortverzeichnis

A

B

C

D

I

K

L

M

N

T

U

V

W

Y

Z

4 Verzeichnis

4.1 Autoren

Hans Pritschow
Fachlehrer für Manuelle Lymphdrainage
Zentrum für Manuelle Lymphdrainage
Goethestr. 17
79183 Waldkirch
zmlpritschow@t-online.de
www.pritschow.info

Dr. med. Christian Schuchhardt
Internist, Hämatologe, Onkologe, Lymphologe
Eggstr. 18
79117 Freiburg
chrischuchhardt@web.de

Kirsten Pritschow
Führungs- und Betriebspädagogin
Elzstr. 33 b
79261 Gutach
www.KirstenPritschow.de

Angela Vollmer
Orthopädietechnikerin (Bandagistenmeisterin)
Tivolistr. 11
79104 Freiburg
AngelaVollmer@aol.com

Oliver Gültig
Fachlehrer für Manuelle Lymphdrainage
Lymphologic® med. Weiterbildungs GmbH
Im Neurod 2
63741 Aschaffenburg
info@lymphologic.de

Ulrike Schwarz
Fachlehrerin für Manuelle Lymphdrainage
Burgstr. 8
79183 Waldkirch
Schulli4@gmx.de

Nicole Severin
c/o Zentrum für Manuelle Lymphdrainage
Goethestr. 17
79183 Waldkirch

Catrin Bromberger
MLD/KPE Therapeutin, Wundmanagement
c/o Zentrum für Manuelle Lymphdrainage
Goethestr. 17
79183 Waldkirch

4.2 Lymphologische Institutionen

Deutsche Gesellschaft für Lymphologie (DGL)
Dr. W. J. Brauer
Lindenstr. 8
79877 Friedenweiler
post@dglymph.de
www.dglymph.de

Gesellschaft Deutschsprachiger
Lymphologen (GDL)
Prof. R.G.H. Baumeister, M.D.
Klinikum Großhadern
Marchioninistr. 15
81377 München
www.lymphologie.org/GDL

International Society of Lymphology (ISL)
M. H. Witte, MD
P.O. Box 245063
1501 N. Campbell Avenue
Tucson, Arizona 85724-5063 USA
lymph@u.arizona.edu
www.u.arizona.edu

Lymphdrainage-Schulen:
www.Lymphdrainageschulen.de

Lymphdrainage-Therapeutenliste der DGL:
www.Lymphtherapeutenliste.de

Fachkliniken für Lymphologie und Ödem-
krankheiten:
www.dglymph.de/Lymphkliniken

Lymphforum:
www.Lymphnetzwerk.de

Lymphologische Foren:
www.med-foren.de

Datenbank lymphologischer Adressen:
www.lymph-datenbank.de